Martin Trebsdorf

Biologie Anatomie Physiologie

Lehrbuch und Atlas

lauverlag

Der Autor hat alle Anstregungen unternommen, um sicherzustellen, dass etwaige Auswahl und Dosierungsabgaben von Medikamenten im vorliegenden Text mit den aktuellen Vorschriften und der Praxis übereinstimmen. Trotzdem muss der Leser im Hinblick auf den Stand der Forschung und mit Blick auf die Änderung staatlicher Gesetzgebungen, mit dem ununterbrochenen Strom neuer Erkenntnisser bezüglich Medikamentenwirkung und Nebenwirkungen unbedingt bei jedem Medikament den Packungsprospekt konsultieren, um mögliche Änderungen im Hinblick auf Indikation und Dosis nicht zu übersehen.

Die Wiedergabe von Gebrauchsnamen, Handelsnamen, Warenbezeichnungen usw. in diesem Werk berechtigt auch ohne besondere Kennzeichnung nicht zu der Annahme, dass solche Namen im Sinne der Warenzeichen- und Markenschutz-Gesetzgebung als frei zu betrachten wären und daher von jedermann benutzt werden dürfen.

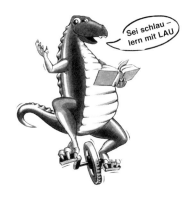

Autor:
Dr. päd. Martin Trebsdorf

Illustrationsideen und Beratung:
Dipl.-Med. päd. Paul Gebhardt

Zeichnungen:
Sylvana Bardl, Halle
Mark Bitter, Hamburg
Andreas Busse, Suderburg
Steffen Faust, Berlin
Gerhard Schäfer, Bad Bevensen

Layout und Satz:
GS Werbeagentur, Bad Bevensen

Lektorat:
Karin Schanzenbach, Hamburg

ISBN 3-928537-30-X
6., überarbeitete Auflage 2001
© 1993 by Lau-Verlag GmbH, Reinbek
Alle Rechte vorbehalten
Printed in Germany
Gedruckt auf chlorfrei gebleichtem Papier

Vorwort

Das völlig neue „Gesicht" der 4. Auflage hat sowohl bei Schülern als auch bei Lehrern großen Anklang gefunden, nicht zuletzt weil das bewährte inhaltliche und didaktische Grundkonzept beibehalten wurde. Das hat uns bewogen, auch die 5. Auflage weiter zu verbessern, was durch viele neu gestaltete Zeichnungen sichtbar wird.

Bei der Arbeit mit dem Buch ist es deshalb von großer Bedeutung, stets den Text in engster Verbindung mit den in unmittelbarer Nähe befindlichen Abbildungen und Tabellen zu studieren. Gerade durch diese enge Nachbarschaft von Text und Bild – *lesen und sogleich sehen* – hebt sich dieses Lehrbuch unmissverständlich von allen anderen ab, zum Vorteil von Lernenden und Lehrenden. Aufgrund dieser Tatsache war es auch möglich, einfache oder bereits bekannte Sachverhalte, wie zum Beispiel makroskopische Strukturen, „nur" aufzuzählen, um dadurch das umfangreiche anatomische und physiologische Wissen gerafft wiedergeben zu können.

Das Studieren wird durch den streng *logischen Aufbau* und eine *übersichtliche Anordnung des Stoffes* erleichtert. In *Merksätzen* wird das *Wichtigste* immer wieder präzise *zusammengefasst*. *Wiederholungsfragen* am Ende der Kapitel helfen, den Lerneffekt zu überprüfen. Hilfreich dabei ist auch das umfangreiche Stichwortregister.

Darüber hinaus bietet die neugeschaffene, extra zu diesem Buch konzipierte CD-Rom die Möglichkeit, mit Hilfe neuer Technik die Inhalte noch präziser anschaulich aufnehmen und erarbeiten zu können.

Reinbek, im Juni 2001   Martin Trebsdorf

Die positiven Resonanzen haben uns bewogen, das Konzept unverändert zu lassen. Mit der vorliegenden 6. Auflage zählt das Werk im Bereich „Biologie, Anatomie, Physiologie" bereits zu den erfolgreichsten Titeln in der Ausbildung der pflegerischen und medizinischen Berufe, was auch auf die vielen Anregungen von Dozentinnen und Dozenten sowie den Auszubildenden selber zurückzuführen ist. Hierfür möchten wir uns bedanken, weil ein gutes und erfolgreiches Buch nur dann Ihren Ansprüchen gerecht wird, wenn immer wieder Hinweise und Tipps aus der täglichen Praxis berücksichtigt werden.

Die mitgelieferte CD gehört selbstverständlich weiterhin zur Ausstattung und wird Ihnen ein hilfreicher Begleiter während Ihres beruflichen Werdeganges sein.

Reinbek, im August 2001   Uwe Hamann
Lau-Verlag, Reinbek bei Hamburg

Erläuterungen zu den Abkürzungen und Zeichen

Abk.	Fachbez.	deutsche Bez.
A.	Arteria	Arterie
Aa.	Arteriae	Arterien
Art.	Articulatio	Gelenk
Artt.	Articulationes	Gelenke
Col.	Columna	Säule
Gl.	Glandula	Drüse
Gll.	Glandulae	Drüsen
Lig.	Ligamentum	Band
Ligg.	Ligamenta	Bänder
M.	Musculus	Muskel
Mm.	Musculi	Muskeln
N.	Nervus	Nerv
Nn.	Nervi	Nerven
Proc.	Processus	Fortsatz
R.	Ramus	Zweig, Ast
V.	Vena	Vene
Vv.	Venae	Venen

Sonstige Abkürzungen

ADH	antidiuretisches Hormon
ADP	Adenosindiphosphat
AMP	Adenosinmonophosphat
ATP	Adenosintriphosphat
BPH	benigne Prostatahyperplasie
dB	Dezibel (Pegelmaß)
EEG	Elektroenzephalogramm, -graphie
EPS	extrapyramidal-motorisches System
EZF	extrazelluläre Flüssigkeit
EZR	extrazellulärer Raum
HCG	Choriongonadotropin
HMV	Herzminutenvolumen
HPL	human placento lactogen (Plazentalaktogen)
IgG	Immunglobin G
IZF	intrazelluläre Flüssigkeit
IZR	intrazellulärer Raum
NNM	Nebennierenmark
NNR	Nebennierenrinde
PNS	peripheres Nervensystem
R	Molekülrest
ZNS	Zentralnervensystem

Maßeinheiten

µs	Mikrosekunde (0,000 001 s)
ms	Millisekunde (0,001 s)
µg	Mikrogramm (0,000 001 g)
mg	Milligramm (0,001 g)
µm	Mikrometer (0,000 001 m)
nm	Nanometer (0,000 000 001 m)
µl	Mikroliter (0,000 001 l)
nl	Nanoliter (0,000 000 001 l)
Pa	Pascal (0,0075 mmHg)
mmHg	Millimeter Quecksilbersäule (133 Pa = 1,33 mbar)
mbar	Millibar (100 Pa = 0,75 mmHg)
A	Ampère (Stromstärke)
V	Volt (Potential)
Hz	Hertz (= 1/s)
mol	Mol

Vorsätze vor Maßeinheiten

	Symbol	Faktor	Beispiele
Kilo	k	$1000\ (10^3)$	$1\ kg = 1000\ g$
Dezi	d	$0{,}1\ (10^{-1})$	$1\ dm = 0{,}1\ m$
Zenti	c	$0{,}01\ (10^{-2})$	$1\ cm = 0{,}01\ m$
Milli	m	$0{,}001\ (10^{-3})$	$1\ mm = 0{,}001\ m$
Mikro	µ	$0{,}000001\ (10^{-6})$	$1\ µm = 0{,}000001\ m$
Nano	n	10^{-9}	$1\ nm = 0{,}000000001\ m$

Chemische Elemente

Symbol	Element
C	Kohlenstoff
Ca	Calcium
Cl	Chlor
F	Fluor
Fe	Eisen
I	Iod
Mg	Magnesium
N	Stickstoff
Na	Natrium
O	Sauerstoff
Zn	Zink

Chemische Verbindungen

Symbol	Element
CO_2	Kohlendioxid
H_2O	Wasser
HCl	Salzsäure
H_2CO_3	Kohlensäure

Funktionelle Gruppen

Symbol	Element
COOH	Carboxylgruppe
NH_2	Aminogruppe
OH	Hydroxylgruppe
PO_4	Phosphatgruppe
SO_4	Sulfatgruppe

Besonders hervorgehoben sind einzelne Passagen mit folgenden Markierungen:

Merke

Diese Merkesätze enthalten wichtige ergänzende oder zusammenfassende Informationen der vorangegangenen Inhalte.

P Die nachfolgenden Informationen stellen einen Praxisbezug dar.

Allgemeine Symbole

↑ = Erhöhung, Anstieg
↓ = Reduzierung, Abfall
↪ = siehe

Inhaltsverzeichnis

	Vorwort	3
	Erläuterungen zu den Abkürzungen und Zeichen	4
1	**Der menschliche Körper**	**11**
	1.1 Inhalt und Aufgaben der Anatomie und Physiologie	11
	1.2 Orientierung am Körper	15
2	**Grundlagen, Bau- und Funktionsstoffe**	**17**
	2.1 Bau- und Funktionsstoffe des menschlichen Körpers und ihre biologische Bedeutung	17
	2.1.1 Wasser	17
	2.1.2 Mineralstoffe	18
	2.1.3 Kohlenhydrate, Fette und Eiweiße	19
	2.2 Zellen und ihr umgebendes Milieu	22
	2.2.1 Bau und Funktion der Zelle	23
	2.2.2 Flüssigkeitsräume des Körpers und Körperflüssigkeiten	28
	2.2.3 Das innere Milieu	28
	2.2.4 Säure-Basen-Haushalt	29
	2.3 Arten des Stofftransports im Organismus	31
	2.3.1 Passiver Transport	32
	2.3.2 Aktiver Transport	33
	2.4 Physiologie des Stoff- und Energiewechsels	35
	2.4.1 Stoff- und Energiewechsel	35
	2.4.2 Bedeutung energiereicher Phosphatverbindungen im Stoff- und Energiewechsel	36
	2.4.3 Enzyme	37
	2.4.4 Stoffumsatz- und Energiefreisetzung	40
	2.5 Genetik (Vererbungslehre)	43
	2.5.1 Chromosomen	43
	2.5.2 Nukleinsäuren als Trägerstoff der Erbinformation	44
	2.5.3 Zellteilung	48
	2.5.4 Gesetzmäßigkeiten der Vererbung – Mendel'sche Erbregeln	50
	2.5.5 Mutationen	54
	2.5.6 Modifikationen	56
	Fragen zur Wiederholung	57

Inhaltsverzeichnis

| 3 | **Gewebe** | **59** |

	3.1	Epithelgewebe (= Epithel)	60
	3.2	Binde- und Stützgewebe	62
	3.3	Muskelgewebe	68
	3.4	Nervengewebe	69
		3.4.1 Bau	69
		3.4.2 Grundlagen der Erregungsphysiologie	71
	Fragen zur Wiederholung		76

| 4 | **Häute und Drüsen** | **77** |

	4.1	Äußere Haut	77
		4.1.1 Schichten der äußeren Haut	77
		4.1.2 Gefäßversorgung	80
		4.1.3 Haut als Sinnesorgan	80
		4.1.4 Altersveränderung der Haut	82
	4.2	Anhangsorgane der Haut	82
		4.2.1 Hautdrüsen	82
		4.2.2 Haare (Pili)	83
		4.2.3 Nägel	85
	4.3	Schleimhaut (Tunica mucosa)	85
	4.4	Seröse Haut (Tunica serosa) und seröse Höhlen	86
	4.5	Drüsen (Überblick)	86
	Fragen zur Wiederholung		88

| 5 | **Stütz- und Bewegungssystem** | **89** |

	5.1	Allgemeine Knochenlehre	89
		5.1.1 Aufgaben der Knochen	89
		5.1.2 Knochentypen	89
		5.1.3 Bau eines Knochens	89
		5.1.4 Knochenwachstum	90
		5.1.5 Knochenverbindungen	91
	5.2	Allgemeine Muskellehre	95
		5.2.1 Bau und Hilfseinrichtungen des Skelettmuskels	95
		5.2.2 Kontraktion des Skelettmuskels	96
	5.3	Spezielle Knochen- und Muskellehre	104
		5.3.1 Wirbelsäule (Columna vertebralis)	104
		5.3.2 Brustkorb (Thorax)	109
		5.3.3 Schultergürtel und obere Extremität	111
		5.3.4 Beckengürtel und untere Extremität	118
		5.3.5 Kopf (Caput)	128
	Fragen zur Wiederholung		135

6 Leibeswand und Beckenboden — 137

6.1	Brustwand	137
6.2	Bauchwand	137
6.3	Leistenregion (Regio inguinalis)	138
6.4	Beckenboden	140
	Fragen zur Wiederholung	142

7 Die großen Körperhöhlen — 143

7.1	Brusthöhle (Cavitas thoracis)		143
7.2	Bauchhöhle (Cavitas abdominalis)		144
	7.2.1	Bauchfell (Peritoneum)	144
	7.2.2	Lage der Bauchorgane	146
7.3	Beckenhöhle		148
	Fragen zur Wiederholung		148

8 Hals (Collum) — 149

8.1	Bau	149
8.2	Leitungsbahnen	149
	Fragen zur Wiederholung	152

9 Kreislaufsystem — 153

9.1	Aufgaben (Überblick)		153
9.2	Das Blut		153
	9.2.1	Blutzellen (Blutkörperchen)	153
	9.2.2	Blutplasma	156
9.3	Physiologie des Blutes		156
	9.3.1	Transportfunktion	156
	9.3.2	Blutstillung (Hämostase)	157
	9.3.3	Fibrinolyse	158
	9.3.4	Blut und Immunsystem	158
	9.3.5	Unspezifische und spezifische humorale und zelluläre Abwehrmechanismen	165
	9.3.6	Verschiedene Immunreaktionen	168
	9.3.7	Immunisierung	168
	9.3.8	Blutgruppen des Menschen	168
9.4	Das Herz (Cor)		172
9.5	Gefäßsystem		176
	9.5.1	Blutgefäßarten	176
	9.5.2	Blutkreislauf	178
	9.5.3	Lymphgefäßsystem	187
9.6	Physiologie des Kreislaufsystems		189
	9.6.1	Erregung des Herzens	189
	9.6.2	Mechanik der Herztätigkeit	191

Inhaltsverzeichnis

9.6.3	Funktion der Gefäße	196
9.6.4	Regulation des Blutkreislaufes	202
Fragen zur Wiederholung		205

10 Wärmehaushalt 207

10.1	Körpertemperatur des Menschen	207
10.2	Wärmeproduktion und Wärmeabgabe	208
Fragen zur Wiederholung		212

11 Atmungssystem 213

11.1	Gliederung		213
11.2	Bau der Atmungsorgane		213
	11.2.1	Nase (Nasus)	213
	11.2.2	Rachen (Pharynx)	214
	11.2.3	Kehlkopf (Larynx)	216
	11.2.4	Luftröhre (Trachea)	219
	11.2.5	Lungen (Pulmones)	220
	11.2.6	Brustfell (Pleura)	223
11.3	Physiologie der Atmung		224
	11.3.1	Atembewegungen	224
	11.3.2	Gasaustausch	228
	11.3.3	Atemgastransport	229
	11.3.4	Regulation der Atmung	230
Fragen zur Wiederholung			232

12 Verdauungssystem 233

12.1	Mundhöhle (Cavum oris)		234
	12.1.1	Lippen und Wangen	234
	12.1.2	Zähne, Gebiss	234
	12.1.3	Zunge (Lingua, Glossa)	237
	12.1.4	Gaumen (Palatum)	238
	12.1.5	Große Mundspeicheldrüsen	238
12.2	Speiseröhre (Ösophagus)		239
12.3	Magen (Gaster, Ventriculus)		240
12.4	Dünndarm (Intestinum tenue)		242
12.5	Dickdarm (Intestinum crassum)		244
12.6	Leber (Hepar)		246
12.7	Bauchspeicheldrüse (Pankreas)		250
12.8	Physiologie der Verdauung		252
	12.8.1	Verdauungsvorgänge in der Mundhöhle	252
	12.8.2	Verdauungsvorgänge im Magen	254
	12.8.3	Verdauungsvorgänge im Dünndarm	255
	12.8.4	Verdauungsvorgänge im Dickdarm	256
	12.8.5	Regulation der Verdauung	257
	12.8.6	Funktionen der Leber (Überblick)	259
Fragen zur Wiederholung			262

Inhaltsverzeichnis

13 Harnsystem, Funktionen der Niere — 263

- 13.1 Niere (Ren, Nephron) — 264
- 13.2 Harnleiter (Ureter) — 267
- 13.3 Harnblase (Vesica urinaria) — 268
- 13.4 Harnröhre (Urethra) — 270
- 13.5 Physiologie der Niere — 271
- *Fragen zur Wiederholung* — 276

14 Geschlechtssystem (Genitalsystem) — 277

- 14.1 Männliche Geschlechtsorgane — 277
  - 14.1.1 Innere männliche Geschlechtsorgane — 278
  - 14.1.2 Äußere männliche Geschlechtsorgane — 280
- 14.2 Weibliche Geschlechtsorgane — 281
  - 14.2.1 Innere weibliche Geschlechtsorgane — 281
  - 14.2.2 Äußere weibliche Geschlechtsorgane — 285
- 14.3 Fortpflanzung und Individualentwicklung des Menschen bis zur Geburt (Überblick) — 286
- *Fragen zur Wiederholung* — 294

15 Hormonsystem (Endokrines System) — 295

- 15.1 Regulationsfunktionen der Hormone — 295
- 15.2 Hormongruppen — 298
  - 15.2.1 Hormone des Hypothalamus und der Hypophyse — 298
  - 15.2.2 Hormone des Hypophysenvorderlappens — 299
- 15.3 Periphere Hormondrüsen, die durch die glandotropen Hormone gesteuert werden — 301
  - 15.3.1 Schilddrüse und die Hormone Thyroxin (T_4) und Trijodthyronin (T_3) — 301
  - 15.3.2 Nebennieren und ihre Hormone — 302
  - 15.3.3 Keimdrüsen, Sexualhormone und Menstruationszyklus — 304
- 15.4 Periphere Hormondrüsen, die nicht durch die glandotropen Hormone gesteuert werden — 307
  - 15.4.1 Pankreashormone und Blutzuckerregulation — 307
  - 15.4.2 Hormonelle Regulation des Mineralhaushaltes (Überblick) — 308
- *Fragen zur Wiederholung* — 310

16 Sinnessystem — 311

- 16.1 Oberflächen- und Tiefensensibilität — 312
- 16.2 Chemische Sinne (Geschmack und Geruch) — 313
- 16.3 Hör- und Gleichgewichtssinn — 315

Inhaltsverzeichnis

	16.3.1	Gleichgewichtssinn	316
	16.3.2	Gehörsinn	318
	16.3.3	Physiologie des Hörens	319
16.4	Gesichtssinn		321
	16.4.1	Bau des Auges	321
	16.4.2	Schutz- und Bewegungsapparat des Auges	323
	16.4.3	Physiologie des Sehens	326
Fragen zur Wiederholung			330

17 Nervensystem 331

17.1	Gliederung		331
17.2	Rückenmark (Medulla spinalis)		332
	17.2.1	Lage und Form	333
	17.2.2	Innerer Bau	333
	17.2.3	Rückenmarksegmente	335
17.3	Gehirn (Encephalon)		335
	17.3.1	Masse, Lage, Form, Gliederung	335
	17.3.2	Endhirn (Telencephalon)	335
	17.3.3	Zwischenhirn (Diencephalon)	341
	17.3.4	Mittelhirn (Mesencephalon)	342
	17.3.5	Brücke (Pons)	343
	17.3.6	Kleinhirn (Cerebellum)	343
	17.3.7	Verlängertes Mark (Medulla oblongata)	344
	17.3.8	Netzsubstanz (Formatio reticularis) und aufsteigendes redikuläres aktivierendes System (ARAS)	344
17.4	Hirnkammern (Ventriculi encephali)		345
17.5	Schutzeinrichtungen des ZNS		345
17.6	Gehirn-Rückenmarks-Flüssigkeit (Liquor cerebrospinalis)		346
17.7	Blutversorgung des Gehirns		348
17.8	Leitungsbahnen des ZNS		349
	17.8.1	Sensible aufsteigende Leitungsbahnen	349
	17.8.2	Motorische absteigende Leitungsbahnen	350
17.9	Peripheres Nervensystem (PNS)		352
	17.9.1	Hirnnerven	353
	17.9.2	Rückenmarksnerven (Nn. spinales)	357
17.10	Reflexe		361
17.11	Vegetatives Nervensystem (VNS)		364
17.12	Zusammenwirken der Koordinationssysteme VNS, animales Nervensystem und Hormonsystem		371
17.13	Wachsein und Schlafen		372
Fragen zur Wiederholung			375

Stichwortverzeichnis 377

1 Der menschliche Körper

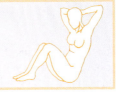

1.1 Inhalt und Aufgaben der Anatomie und Physiologie

Die genaue Kenntnis des gesunden menschlichen Körpers ist eine unabdingbare Voraussetzung, um pathologische (krankhafte) Veränderungen festzustellen. Ohne die Kenntnisse der Anatomie und Physiologie ist keine Diagnose (Krankheitsbestimmung) und ohne Diagnose keine Therapie (Heilverfahren) möglich.

Anatomische und physiologische Kenntnisse sind die erste Voraussetzung für alle Pflege- und Gesundheitsfachberufe.

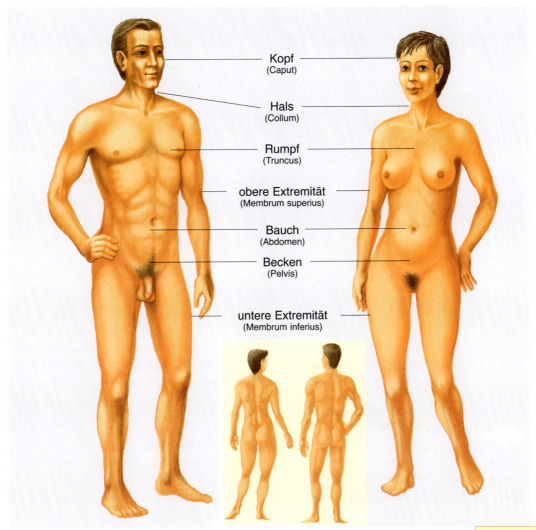

Körperbau von Mann und Frau. Abb. 1.1

1 Der menschliche Körper

Der Mensch gehört als biologische Art zur Gattung der Säugetiere, von denen er sich allerdings in einigen Merkmalen deutlich unterscheidet.
Dies sind
– die spärliche Körperbehaarung,
– der aufrechte Gang,
– der Gebrauch der Hände und
– das stark entwickelte Endhirn (Großhirn), welches solche herausragenden Leistungen wie das Denken und Sprechen ermöglicht.

Betrachten wir also unseren komplizierten und zugleich interessanten menschlichen Körper näher. An erster Stelle wenden wir uns zunächst der äußeren Körpergestalt zu (↪ Abb. 1).

Gliederung des menschlichen Körpers
Der menschliche Körper gliedert sich in
– *Kopf* (Caput), in dem sich das Gehirn, wichtige Sinnesorgane sowie die Anfangsorgane des Verdauungs- und Atmungstraktes befinden;
– *Hals* (Collum). Er enthält als Verbindungsteil zwischen Kopf und Rumpf:
  • den Kehlkopf und den Anfangsteil der Luftröhre (vorn),
  • den Anfangsteil der Speiseröhre (hinter der Luftröhre und vor der Halswirbelsäule) sowie
  • Blutgefäße und Nerven, welche zwischen Brusthöhle und Kopf seitlich verlaufen;
– *Rumpf* (Truncus), der aus der Wirbelsäule, dem Brustkorb und dem Beckengürtel besteht. In ihm eingebettet sind die *Brusthöhle* (Cavitas thoracis), die *Bauchhöhle* (Cavitas abdominalis) und der *Beckenraum* (Regio pelvis), in denen viele Organe geschützt untergebracht sind;
– *obere Extremität* (Membrum superius), die durch den Schultergürtel mit dem Rumpf beweglich verbunden ist und sich untergliedert in
  • *Oberarm* (Brachium),
  • *Unterarm* (Antebrachium) und
  • *Hand* (Manus);
– *untere Extremität* (Membrum inferius), die durch den Beckengürtel mit dem Rumpf beweglich verbunden ist und sich unterteilt in
  • *Oberschenkel* (Femur),
  • *Unterschenkel* (Crus) und
  • *Fuß* (Pes).

Tab. 1.1 **Unterschiede zwischen weiblichem und männlichem Körper.**

Unterschiede	Körper der Frau	Körper des Mannes
Körpergröße	kleiner	größer
Knochen und Muskeln	schwächer	stärker
Körperform	abgerundet wegen des stärker ausgebildeten Unterhautfettgewebes (besonders an Brust, Gesäß und Hüften)	weniger abgerundet wegen des dünneren Unterhautfettgewebes, dafür treten die oberflächlichen Muskeln deutlicher hervor
Kopf	kleiner, Kiefer und Kaumuskeln schwächer	größer, stärkere Ausprägung von Ober- und Unterkiefer und der Kaumuskulatur
Hals	zierlicher, Kehlkopf kleiner, Schildknorpel (Adamsapfel) kaum vorgewölbt	dicker, Kehlkopf größer, deutlich hervortretender Adamsapfel
Schultern	stärker abgerundet, leicht abfallend, schmaler	breiter und kantiger
Brustkorb	enger, kürzer	weiter, länger
Rumpf	länger	kürzer
Becken	breiter	schmaler
Beine	kürzer, rundlicher, zierlichere Fußgelenke	länger, oberflächliche Muskeln sind deutlicher zu erkennen
Behaarung	schwächer	stärker; Bartwuchs
Schambehaarung	obere Grenze horizontal	spitzförmig zum Nabel laufend

1.1 Inhalt und Aufgaben der Anatomie und Physiologie

Unterschiede von Mensch zu Mensch
Bereits im Kindesalter erkennen wir, dass jeder Mensch eine Reihe äußerer Merkmale besitzt, die ihn deutlich von allen anderen Menschen unterscheiden (Ausnahme eineiige Zwillinge). Dazu gehören z. B.
- *Konstitution,*
- *Körpergröße,*
- *Haut-* und *Haartyp,*
- *Hautleistenmuster,*
- *Widerstandsfähigkeit gegen Krankheiten*
- *Körpermasse,*
- *Muskelkraft,*
- *Nasen-* und *Lippenform,*
- *Verhaltenseigenschaften,*

und v. a. m.
Aufgrund der unterschiedlichen biologischen Funktionen treten deutliche Unterschiede zwischen weiblichem und männlichem Körper zutage, die in der Tabelle 1.1 gegenübergestellt sind.

P Die geschlechtsspezifischen Unterschiede sind genetisch festgelegt und werden maßgeblich durch die Wirkung verschiedener Hormone (auch durch künstliche Hormongaben) beeinflusst werden.

Veränderungen der Körpergestalt und Körperproportionen
Nach der Geburt erfolgt das Wachstum des Menschen diskontinuierlich und proportional verschieden, was bei einem Vergleich zwischen Neugeborenem, 6jährigem Kind und Erwachsenen deutlich zu erkennen ist (⇨ Abb. 1.2).
Beim Neugeborenen sind Kopf und Rumpf relativ groß, Hals und Beine dagegen kurz. Sehr gut erkennt man diese Proportionsveränderungen am Kopf. Während beim Neugeborenen die Kopflänge $1/4$ der Körperlänge ausmacht, ist es beim Erwachsenen nur noch $1/8$. Der Rumpf ist im Vergleich zu den Extremitäten beim Neugeborenen wesentlich größer. Beim Neugeborenen liegt der Nabel, beim Erwachsenen die Symphyse (Schambeinfuge) etwa in der Körpermitte. Die Brustwirbelsäule des Neugeborenen ist nur leicht nach vorn gekrümmt. Erst mit dem Laufenlernen und dem damit verbundenen aufrechten Gang bilden sich beim Kind die typischen Krümmungen heraus (⇨ S. 104, Kap. 5.3). Das *diskontinuierliche Wachstum* des menschlichen Körpers zeigt sich sowohl im

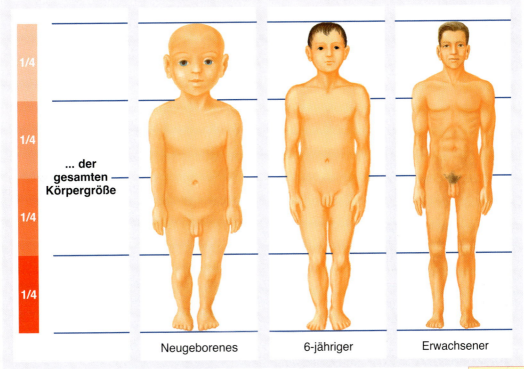

1/4
1/4 ... der gesamten Körpergröße
1/4
1/4

Neugeborenes — 6-jähriger — Erwachsener

Veränderungen der Proportionen durch Wachstum. Abb. 1.2

1 Der menschliche Körper

Längen- als auch im Breitenwachstum. So ist im 1. und 5. bis 7. Lebensjahr sowie während der Pubertät ein verstärktes *Längenwachstum*, dazwischen und nach der Pubertät ein erhöhtes *Breitenwachstum* zu beobachten.

Im 5. bis 7. Lebensjahr verändert sich der füllige *Kleinkindtyp* durch stärkeres Wachstum der Gliedmaßen, Vergrößerung des Kauapparates, Abnahme des Unterhautfettgewebes und Abflachung des Rumpfquerschnitts in den typischen *Schulkindtyp*. Diese Körperformveränderungen werden als *1. Gestaltenwandel* bezeichnet. Der *2. Gestaltenwandel* vollzieht sich während der Pubertät und führt zu den endgültigen Körperproportionen des Erwachsenen. In dieser Phase werden auch die *Geschlechtsorgane* funktionstüchtig, und es kommt zur Ausprägung der *sekundären Geschlechtsmerkmale*.

Die Regulation des Wachstums erfolgt durch das Erbgut, das Hormon- und das Nervensystem sowie durch Umweltfaktoren wie Ernährung u.a.

Inhalte des Lehrgebietes Biologie, Anatomie und Physiologie

Im Mittelpunkt des Lehrgebietes steht die Betrachtung des Baus von Zellen, Geweben und Organen des menschlichen Körpers einschließlich ihrer Funktionen.

> **Merke**
>
> Biologie ist die Lehre von den Lebewesen; Anatomie die von der Lage, der Form und dem Bau der Organe und Gewebe. Mit den Funktionen und Leistungen des menschlichen Körpers, seinen Zellen, Geweben und Organen befasst sich die Physiologie.

Gliederung der Anatomie

1. *Makroskopische Anatomie*: Das ist die Lehre der Körperstrukturen, die mit bloßem Auge wahrzunehmen sind.

2. *Mikroskopische Anatomie*: Sie befasst sich mit den Körperstrukturen, die nur mit Lupe und Mikroskop wahrzunehmen sind. Die mikroskopische Anatomie umfaßt die *Histologie* (Gewebelehre) und die *Zytologie* (Zellenlehre).

3. *Embryologie* (Lehre von der Embryonalentwicklung): Dieses Teilgebiet befasst sich mit der Entwicklung des Menschen von der befruchteten Eizelle bis zur Geburt.

4. *Systematische Anatomie*: Sie bietet eine Einteilung nach gleichen Funktionen. Auf diese Weise wird eine Vereinfachung und bessere Übersicht des menschlichen Körpers erreicht.

Das Lehrbuch orientiert sich deshalb an der systematischen Anatomie und behandelt folgende Organsysteme:
- Haut,
- Stütz- und Bewegungssystem,
- Kreislaufsystem,
- Atmungssystem,
- Verdauungssystem,
- Harnsystem,
- Geschlechtssystem,
- Hormonsystem,
- Sinnesorgane,
- Nervensystem.

5. *Topographische Anatomie*: Sie beschäftigt sich mit der Lagebeschreibung der Organe.

Das Ziel der **Physiologie** besteht darin, die ursächlichen (kausalen) Zusammenhänge der Lebensvorgänge zu ergründen. Sie ist ein Teilgebiet der Biologie und bedient sich naturwissenschaftlicher Forschungsmethoden.

Im vorliegenden Lehrbuch werden im Kapitel „Grundlagen" notwendige physiologische Kenntnisse und Gesetzmäßigkeiten aufgezeigt, die gleichermaßen für alle Organsysteme gelten.
In den weiteren Kapiteln werden die anatomischen und physiologischen Sachverhalte der einzelnen Organe anschaulich dargestellt.

> **Merke**
>
> Anatomie und Physiologie bilden eine Einheit. Der Bau und die Form einer anatomischen Struktur werden erst verständlich durch die Kenntnis ihrer Funktion. Umgekehrt lassen sich Funktionen erst richtig erklären, wenn Bau und Form bekannt sind.

1.2 Orientierung am Körper

Sowohl in der Anatomie als auch in der Medizin ist die Lagebeschreibung anatomischer Strukturen von großer Bedeutung. Um dies möglichst exakt vornehmen zu können, verwendet man *Körperachsen* und *Körperebenen* sowie eine Reihe von *Richtungsbezeichnungen*. Man kann beliebig viele Achsen und Ebenen durch den menschlichen Körper bzw. seine Organe legen. Entsprechend den 3 Raumdimensionen werden jeweils 3 Gruppen von Hauptachsen und -ebenen unterschieden.

Hauptachsen
1.) **Längsachse** (Longitudinal- oder Vertikalachse)
Die Längsachsen verlaufen zwischen cranial und caudal, also bei aufrechtem Stand senkrecht zur Standfläche.
2.) **Querachse** (Horizontal- oder Transversalachse)
Die Querachsen verlaufen zwischen lateral und lateral, also von links nach rechts bzw. umgekehrt. Jede Querachse steht senkrecht auf einer Längsachse.
3.) **Pfeilachse** (Sagittalachse)
Die Pfeilachsen verlaufen zwischen ventral und dorsal, also von der Körperhinter- zur Körpervorderfläche bzw. umgekehrt. Die Pfeilachsen stehen senkrecht zu den Längs- und Querachsen.

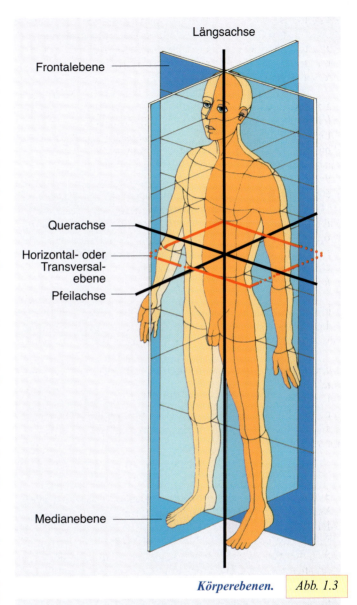

Körperebenen. Abb. 1.3

Hauptebenen
Körperebenen sind gedachte Schnittflächen durch den Körper in den 3 Dimensionen des Raumes.
1.) **Medianebene** (Sonderfall unter den Sagittalebenen)
Die Medianebene liegt genau in der Mitte des Körpers und teilt ihn in eine rechte und eine linke Hälfte, die sich spiegelbildlich annähernd gleich sind. Folglich gibt es nur eine Medianebene.
2.) **Sagittalebenen**
Die Sagittalebenen liegen parallel rechts und links zur Medianebene. Durch sie ist der Körper von medial nach lateral in viele „Längsscheiben" teilbar.
3.) **Frontalebenen**
Die Frontalebene zerlegt den Körper jeweils in einen vorderen und hinteren Abschnitt.
4.) **Horizontal- oder Transversalebenen**
Die Ebenen gliedern den Körper immer in einen oberen und unteren Abschnitt.

1 Der menschliche Körper

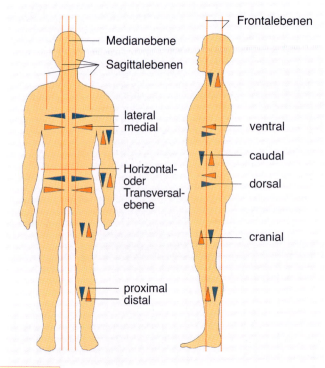

Abb. 1.4   Richtungsbezeichnungen.

Merke

Es gibt unendlich viele Sagittal-, Frontal- und Horizontalebenen, aber nur eine Medianebene (Körpermittelebene).
Die Medianebene ist ebenfalls eine Sagittalebene.

Richtungsbezeichnungen
Die Richtungsbezeichnungen dienen ebenfalls der besseren Orientierung am Körper. Die wichtigsten sind in der Tabelle „Lage- und Richtungsbezeichnungen auf einen Blick" verdeutlicht.

Hinzuzufügen ist noch, dass für cranial häufig *superior* (= oben) und für caudal *inferior* (= unten) benutzt wird.
In gleicher Weise verwendet man statt ventral *anterior* (= vorn) und statt dorsal *posterior* (= hinten).

Lage- und Richtungsbezeichnungen auf einen Blick

Allgemein		Den Schädel betreffend	
anterior	– vorne	basal	– in Richtung Schädelbasis
caudal	– steißbeinwärts gelegen	occipital	– in Richtung Hinterhaupt
cranial	– kopfwärts gelegen	frontal	– in Richtung Stirn
dexter	– rechts	**Die Extremitäten betreffend**	
dorsal	– rückenwärts gelegen	proximal	– rumpfwärts
externus	– außenliegend	distal	– vom Rumpf weg
inferior	– weiter unten	**Arm:**	
internus	– innenliegend	radial	– auf der Speichenseite gelegen (daumenwärts)
lateral	– seitlich		
longitudinal	– längs verlaufend	ulnar	– auf der Ellenseite gelegen (kleinfingerwärts)
medial	– zur Mittelebene hin		
median	– in der Medianebene bzw. Mittellinie gelegen	**Hand:**	
		palmar	– hohlhandwärts gelegen
posterior	– weiter hinten	dorsal	– handrückenwärts gelegen
profundus	– tief gelegen	**Bein:**	
sinister	– links	tibial	– auf der Schienbeinseite gelegen
superficialis	– oberflächlich gelegen		
superior	– weiter oben	fibular	– auf der Wadenbeinseite gelegen
transversal	– quer verlaufend		
ventral	– bauchwärts gelegen	**Fuß:**	
		plantar	– fußsohlenwärts gelegen
		dorsal	– fußrückenwärts gelegen

2 Grundlagen, Bau- und Funktionsstoffe

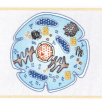

Der Mensch ist ein Teil der belebten Natur. Zwischen allen Lebewesen und der Umwelt bestehen lebensnotwendige Wechselwirkungen. Besonders wichtig sind:
1. die ständige Aufnahme und Abgabe von Stoffen und Energie, sowie
2. die ständige Aufnahme und Abgabe von Informationen.

Für jedes Lebewesen sind die aus der Umwelt aufgenommenen Stoffe *körperfremd*. In den Zellen werden sie in der Regel in *körpereigene* Stoffe umgewandelt (= Assimilation) oder unverändert ausgeschieden.

Autotrophe Assimilation

Die grünen Pflanzen sind als autotrophe Lebewesen in der Lage, im Prozess der Photosynthese die anorganischen energiearmen Stoffe CO_2 und H_2O mithilfe ihres Chlorophylls und unter Nutzung der Lichtenergie in den energiereichen organischen Stoff Glucose (Traubenzucker) umzuwandeln (= autotrophe Assimilation).
Die Glucose wiederum dient der Pflanze zusammen mit einigen anorganischen Stoffen, z. B. Stickstoff (N), Schwefel (S), Phospor (P), als Ausgangsstoff für die Synthese der verschiedensten Pflanzeninhaltsstoffe (z. B. Eiweiße, Fette, Vitamine, Farbstoffe, Duftstoffe).

Heterotrophe Assimilation

Alle Lebewesen ohne Chlorophyll, also auch der Mensch, nehmen organische energiereiche Stoffe auf, die letztendlich immer von chlorophyllhaltigen Zellen stammen, und wandeln diese in körpereigene Stoffe um (Stoffwechsel).

Merke

Die Photosynthese ist der wichtigste Assimilationsprozess auf der Erde, weil durch sie sowohl die stoffliche als auch die energetische Grundlage für alle heterotrophen Organismen geschaffen werden. Außerdem produziert sie den gesamten molekularen Sauerstoff auf der Erde.

In der kleinsten lebensfähigen Struktureinheit, der Zelle, vollziehen sich durch Wechselwirkung mit ihrer unmittelbaren Umgebung die für das Leben notwendigen Funktionsabläufe.
Im Folgenden beschäftigen wir uns mit allgemeinen Grundlagen der Lebensvorgänge.

2.1 Bau- und Funktionsstoffe des menschlichen Körpers und ihre biologische Bedeutung

Alle Zellen bestehen aus **organischen Stoffen** (Eiweiße, Fette, Kohlenhydrate) und **anorganischen Stoffen** (Salze, Wasser). Die physikochemischen Eigenschaften dieser Substanzen bestimmen ihre biologische Funktion in der Zelle.

2.1.1 Wasser

Der erwachsene Mensch besteht zu 60 % aus Wasser. Ohne Wasser gibt es kein Leben. Das Wasser ist ein polarisiertes Molekül, das als Dipol auf einer Seite positiv, auf der anderen Molekülseite negativ geladen ist. Diese Polarisierung ermöglicht es, dass sich Wasser an andere elektrisch geladene Teilchen (Ionen) anlagern kann.
Der Vorgang der Wasseranlagerung wird als *Hydratation* bezeichnet (Abb. 2.1, Seite 18).
Die Hydratation spielt für Wasser- und Elektrolytverschiebungen in und zwischen der außerhalb der Zellen liegenden extrazellulären Flüssigkeit (EZF) und der in den Zellen enthaltenen intrazellulären Flüssigkeit (IZF) eine wichtige Rolle. Dieser Dipolcharakter des Wassers ermöglicht es außerdem, dass Stoffe gelöst und mit der Flüssigkeit im Organismus transportiert werden können.
Wasser kommt in Molekülverbänden vor. Aufgrund seiner inneren Struktur kann es viel Wärme aufnehmen und transportieren. Diese Eigenschaft ist eine wichtige Voraussetzung für die Regulation der Körpertemperatur.

2 Grundlagen, Bau- und Funktionsstoffe

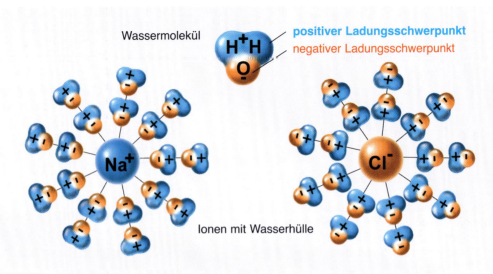

Abb. 2.1 *Wassermolekül und Hydratation.*

Merke

Wasser dient aufgrund seiner chemischen und physikalischen Eigenschaften im Organismus
- als Baustoff (ca. 60 % des menschlichen Körpers besteht aus Wasser),
- als Lösungs- und Transportmittel für: Elektrolyte, Hormone, Glucose, Aminosäuren, Stoffwechselzwischen- und Stoffwechselendprodukte,
- der Wärmeregulation,
- als Reaktionsmedium und Reaktionsstoff für die chemischen Reaktionen in der Zelle.

2.1.2 Mineralstoffe

Die Mineralstoffe (Salze) liegen entweder dissoziiert (= Elektrolyte) oder in gebundener Form vor. Die Elektrolytkonzentrationen sind in der EZF und in der IZF unterschiedlich, wie die Tabelle 2.1 zeigt. Alle übrigen Mineralstoffe kommen nur in sehr geringen Mengen vor und werden deshalb als *Spurenelemente* bezeichnet.

Spurenelemente *(Bedeutung)*
Eisen: Zentralatom des roten Blutfarbstoffes (Hämoglobin).
Kupfer: Zentralatom vieler Enzyme.

Tab. 2.1 *Elektrolytkonzentrationen.*

Mineralstoffe	IZR (mmol/l)[1]	EZR (mmol/l)	hauptsächliche Funktion/ biologische Eigenschaften
Natrium (Na^+)	10	145	Grundvoraussetzung für die Erregbarkeit, osmotische Regulation.
Kalium (K^+)	155	4	
Calcium (Ca^{2+})	10^{-5}	2,5	Blutgerinnung, Muskelkontraktion, Knochen- und Zahnaufbau, Herztätigkeit.
Magnesium (Mg^{2+})	15	1	Bestandteil zahlreicher Enzyme.
Chlorid (Cl^-)	8	102	HCl-Produktion im Magen, osmotische Regulation.
Bicarbonat (HCO_3^-)	10	25	Pufferung.

[1] 1 mol = 6×10^{23} Teilchen

2.1 Bau- und Funktionsstoffe

Zink: Bestandteil des Insulins und von Enzymen.
Mangan: Bindegewebs- und Skelettentwicklung, Bestandteil von Enzymen.
Kobalt: Zentralatom des Vitamin B_{12}, Bildung von Blutzellen.
Iod: Bestandteil der Schilddrüsenhormone Trijodthyronin und Thyroxin.
Fluor: Knochen- und Zahnaufbau.

> **Merke**
>
> In allen Körperflüssigkeiten liegen charakteristische Elektrolytkonzentrationen vor. Die dominierenden Ionen im IZR sind K^+ und Eiweißionen, im EZR Na^+ und Cl^-.
> Die Mineralstoffe dienen dem Körper als Bau- sowie Regelstoffe und sind Bestandteile von Enzymen.

[P] Veränderungen der Mineralstoffkonzentrationen führen zu schweren Funktionsstörungen.

2.1.3 Kohlenhydrate, Fette und Eiweiße

Kohlenhydrate, Fette und Eiweiße sind *energiereiche organische Stoffe*. Sie werden als *Bau-, Betriebs- und Funktionsstoffe* benötigt. Für diese Stoffe besteht ein Mindestbedarf.

Kohlenhydrate
Die Kohlenhydrate, die aus den Elementen Kohlenstoff (C), Sauerstoff (O) und Wasserstoff (H) bestehen, sind die einzigen von den Zellen ständig benötigten und genutzten **Energielieferanten**. Sie sind an allen energieabhängigen Stoffwechselvorgängen beteiligt. Außerdem sind sie Bausteine für viele biologisch wichtige Verbindungen (⇨ Tab. 2.2).
Der eigentliche Energieträger ist die Glucose (Traubenzucker). Im Blut gelöst wird Glucose als Blutzucker zu allen Zellen transportiert. Durch regulierende Hormone (einerseits Insulin, zum anderen Glucagon u. a.) wird der Glucosespiegel im Blut beim Gesunden zwischen 3,4 und 5,5 mmol/l einreguliert (= 0,6 bis 1 g pro Liter bzw. als Messwert oft angegeben 60 bis 100 mg pro 100 ml).

[P] Vor allem Erythrozyten und Nervenzellen sind bei der Deckung ihres Eigenbedarfes auf Glucose angewiesen. Ein Glucoseabfall im Blut unter 3,4 mmol/l führt deshalb zu Ausfallerscheinungen des zentralen Nervensystems (ZNS). Besonders gefährlich ist das hypoglykämische Koma.

Glykogen ist die Speicherform der Kohlenhydrate im tierischen Organismus. Gespeichert wird es in der Muskulatur (= Muskelglykogen) und in der Leber (= Leberglykogen). Der Muskelglykogenvorrat ist relativ stabil und beträgt ca. 300 g. Die Leberglykogenmenge wird mit ca. 100 g angegeben und ist sehr beweglich. Glykogen kann bei Bedarf rasch in Glucose umgewandelt werden. Umgekehrt lässt sich Glucose sehr schnell in Glykogen umwandeln.

> **Merke**
>
> Kohlenhydrate sind Energielieferant Nummer eins. Die Möglichkeit der raschen Umwandlung von Glucose in Glykogen und umgekehrt garantiert einen konstanten Blutzuckerspiegel.

Übersicht über wichtige Kohlenhydrate und ihre biologische Bedeutung im menschlichen Körper. Tab. 2.2

Gruppe	Vertreter	Biologische Bedeutung
Monosaccharide	Glucose (Hexose)	Energiespender, Baustein und Reaktionspartner
	Fruktose (Hexose)	Reaktionspartner
	Ribose (Pentose)	Baustein der RNA
	Desoxyribose (Pentose)	Baustein der DNA
Polysaccharide	Glykogen	Energiespeicherung

2 Grundlagen, Bau- und Funktionsstoffe

Fette (Lipide)
Fette (bestehend aus den Atomen C, O, H) stellen eine heterogene Stoffgruppe dar. Alle Fettstoffe sind **wasserunlöslich**. Für unsere Betrachtung kommen infrage:
– Triglyceride als einfache Lipide,
– Phosphatide als zusammengesetzte Lipide, die zusätzlich Phospor (P) und andere Atome enthalten,
– Cholesterol (= Cholesterin) als wichtigstes Sterin des höheren tierischen Organismus und
– Steroidhormone.

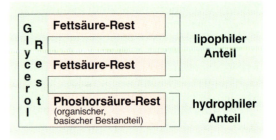

Triglyceride sind Verbindungen (Ester) von Glycerol mit drei gleichen oder verschiedenen Fettsäuren (daher Triester). Dabei kann es sich um gesättigte Fettsäuren (FS) handeln, die vor allem in tierischen Fetten vorkommen, oder um ungesättigte Fettsäuren mit einer oder mehreren Doppelbindungen, die überwiegend Bestandteil pflanzlicher Fette sind. Ungesättigte Fettsäuren sind ernährungsphysiologisch günstiger.

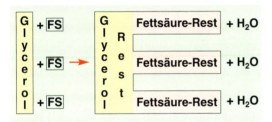

Einige Fettsäuren kann der Körper selbst synthetisieren, andere müssen zugeführt werden. Die wichtigste Fettsäure für den Menschen ist die *Linolsäure*. Sie ist Ausgangsstoff für die Synthese weiterer Fettsäuren, die bei Mangel von Linolsäure ebenfalls essentiell werden. Mehrfach ungesättigte Fettsäuren werden besonders für den Aufbau von Biomembranen benötigt.

P Ungesättigte Fettsäuren sind besonders in pflanzlichen Fetten enthalten. Deshalb sind diese für die Ernährung wertvoller als tierische Fette.

Triglyceride dienen im Organismus als
– langfristige Energiespeicher und Reservedepot (Glykogen dagegen ist ein Kurzzeitspeicher);
– Körperfett dem Schutz vor mechanischen Belastungen;
– Fettschicht unter der Haut der Isolation und der Temperaturregelung des Körpers.

Phosphatide gleichen dem Aufbau der Triglyceride, haben aber statt einer der drei Fettsäuren-Reste einen Phophorsäurerest gebunden, der sich an Wasser binden kann (hydrophiler Anteil). So können Stoffe, die sich nicht in Wasser lösen, durch Bindung an Phosphatide wasserlöslich, und dadurch mit der Blutflüssigkeit transportiert werden. Außerdem werden Phosphatide beim Aufbau von Zellwänden und anderen Biomembranen benötigt.

Cholesterol (oft noch als Cholesterin bezeichnet) befindet sich, wie die Phosphatide, in allen Zellen und wird ebenfalls für den Aufbau der Biomembranen benötigt. Außerdem ist es Ausgangsstoff für die Steroidhormone und Gallensäuren. Cholesterol kommt in freier (unveresterter Form) in den Zellen und in gebundener (veresterter Form) im Blutplasma vor.

P Ein erhöhter Cholesterolspiegel im Blut (Hypercholesterinämie) zählt neben Übergewicht zu den ernährungsbedingten Risikofaktoren für Arteriosklerose mit den möglichen Folgen eines Herzinfarktes oder Schlaganfalles.

Steroidhormone (↪ Hormonsystem, S. 295).

Merke

Fette leisten vielfältige und nützliche Aufgaben, wie z. B.:
• Energiespeicherung
• Schutz vor Auskühlung   } Triglyceride
• mechanischen Schutz

und dienen als

• Bausteine der Biomembranen   } Phosphatide, Cholesterol

2.1 Bau- und Funktionsstoffe

Eiweiße (Proteine)
Eiweiße, die neben den Atomen C, O und H noch Stickstoff (N) und häufig Schwefel (S) und Phosphor (P) enthalten, sind die *kompliziertesten* Verbindungen der Lebewesen. Sie stellen den *Hauptanteil* der organischen Substanz des Menschen dar. Jeder Zelltyp besteht aus spezifischen Eiweißen, sodass sich auch jedes Individuum in der Gesamtheit seiner Eiweiße von den übrigen unterscheidet.

Aminosäuren als Bausteine der Eiweiße
Die Grundbausteine der Eiweiße sind 20 verschiedene Aminosäuren, von denen Isoleuzin, Leuzin, Lysin, Methionin, Phenylalanin, Threonin, Tryptophan und Valin essentiell (unentbehrlich) sind, d. h., diese Aminosäuren können vom menschlichen Organismus nicht synthetisiert werden.

Aminosäuren sind Stoffe, die im Molekül Aminogruppen (-NH_2) und Carboxylgruppen (-COOH) enthalten.

Tab. 2.3 **Allgemeine Formel der Aminosäuren.**

$$R - \underset{\underset{NH_2}{|}}{\overset{\overset{H}{|}}{C}} - COOH$$

(COOH = saure Funktion)
(NH_2 = basische Funktion)

Je nach Anzahl der Amino- und Carboxylgruppen im Molekül unterscheiden wir:
- *neutrale* Aminosäuren (Alanin, Threonin, Methionin, Valin, Leucin, Isoleucin),
- *basische* Aminosäuren (Lysin, Arginin),
- *saure* Aminosäuren (Asparaginsäure, Glutaminsäure).

Aminosäuren bilden Ionen, und zwar:
- in neutraler Lösung (pH 7): Zwitterionen,
- in saurer Lösung (pH < 7): Kationen,
- in basischer Lösung (pH > 7): Anionen.

Die Fähigkeit, überschüssige H^+ bzw. OH^- chemisch zu binden, trägt zur Konstanthaltung des pH-Wertes der Körperflüssigkeiten bei (↪ auch Pufferung, S. 30).

Eiweißbildung
Aminosäuren verknüpfen sich zu Peptiden bzw. Eiweißen.

Je nach Anzahl der so miteinander verbundenen Aminosäuren unterscheidet man:
- Dipeptide: 2 Aminosäuren,
- Tripeptide: 3 Aminosäuren,
- Polypeptide: ab 4 Aminosäuren.

> **Merke**
>
> Ab einer Kettenlänge von ca. 100 Aminosäuren spricht man von Eiweißen (Proteinen). Eiweiße sind Riesenmoleküle.

Verhalten von Aminosäuren in Lösungen mit unterschiedlichen pH-Werten. Tab. 2.4

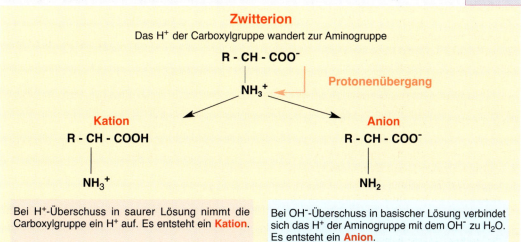

Zwitterion
Das H^+ der Carboxylgruppe wandert zur Aminogruppe
R - CH - COO^-
    |
    NH_3^+

Protonenübergang

Kation
R - CH - COOH
    |
    NH_3^+

Anion
R - CH - COO^-
    |
    NH_2

Bei H^+-Überschuss in saurer Lösung nimmt die Carboxylgruppe ein H^+ auf. Es entsteht ein **Kation**.

Bei OH^--Überschuss in basischer Lösung verbindet sich das H^+ der Aminogruppe mit dem OH^- zu H_2O. Es entsteht ein **Anion**.

2 Grundlagen, Bau- und Funktionsstoffe

Tab. 2.5   *Einteilung der Eiweiße (Übersicht).*

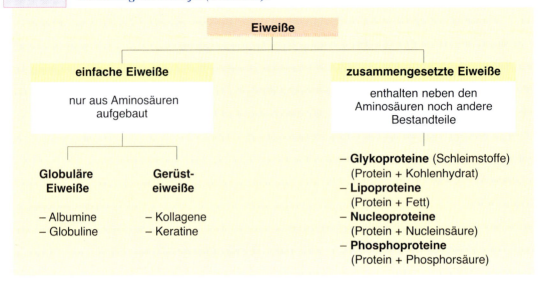

Räumliche Struktur der Eiweiße
Die Proteine liegen in verschiedenen Strukturen vor, die für ihre biologische Aktivität bedeutungsvoll sind. Man unterscheidet vier Stufen:
Primärstruktur: Genetisch festgelegte Aufeinanderfolge (= Sequenz) der Aminosäuren, für die es eine gigantische Fülle von Möglichkeiten gibt.
Sekundärstruktur: Spiralform (= Helixstruktur), lange Peptidketten.
Tertiärstruktur: knäuelartige Aufwindung der Sekundärstruktur durch intramolekulare Wechselwirkungen.
Quartärstruktur: räumliche Anordnung mehrerer Tertiärstrukturen durch weitere intramolekulare Wechselwirkungen.

Eigenschaften und Funktionen der Proteine liegen begründet in ihrer Strukturvielfalt und chemischen Reaktionsfreudigkeit.
Die Eiweiße kommen bei Pflanzen und Tieren vor und sind für die Struktur und für die Funktion des menschlichen Organismus von großer Bedeutung.

Die wichtigsten biologischen **Funktionen** sind:
- Baustoff von Zell- und Gewebsstrukturen,
- Stoffwechselsteuerung als Enzyme und Hormone,
- Abwehr durch Antikörperbildung,
- Blutstillung durch die Gerinnungsfaktoren,
- Bewegung durch kontraktile Eiweiße, vor allem in Muskelzellen bzw. -fasern,
- Stofftransport durch Transportproteine,
- Festigung und Schutz durch Strukturproteine (z. B. Kollagen) in Haut, Sehnen, Knorpel, Knochen,
- Pufferung in den Körperflüssigkeiten.

2.2 Zellen und ihr umgebendes Milieu

Zellen sind die Grundbausteine des menschlichen Organismus. Ein einziger Blutstropfen enthält ca. 5 Millionen roter und weißer Blutzellen. In Anpassung an bestimmte Funktionen haben sich vielfältige Zellformen herausgebildet, z. B. Knochenzellen, Nervenzellen, Epithelzellen, Fettzellen etc.

Gewebe sind Zellverbände aus annähernd gleichartig differenzierten Zellen und der von ihnen abgegebenen und sie verbindenden Interzellularsubstanz, z. B. Muskelgewebe, Nervengewebe, Epithelgewebe, Binde- und Stützgewebe.

Organe sind Teile des Körpers, die aus verschiedenen Geweben bestehen und eine funktionelle Einheit bilden, z. B. Auge, Herz, Niere, Lunge, Leber u. a.

2.2 Zellen und ihr umgebendes Milieu

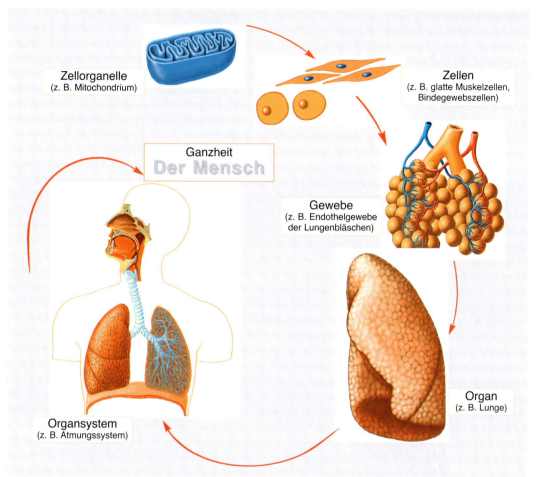

Viele gleichartige Zellen bilden durch Zusammenschluss Gewebe; unterschiedliche Gewebe bilden Organe, und Organe schließen sich zu Organsystemen zusammen. Alle Organsysteme bilden den menschlichen Organismus. Abb. 2.2

Organsysteme sind Funktionseinheiten, die aus mehreren Organen bestehen. Das Verdauungssystem z. B. besteht aus den Organen Mund, Rachen, Speiseröhre, Magen und Darm.

Der menschliche Organismus besteht aus Zellen, Geweben, Organen und Organsystemen.

2.2.1 Bau und Funktion der Zelle

Die Zellenlehre (Zytologie) beschreibt den grundsätzlichen Aufbau und die Leistungen der Zellen.
Die Zelle ist die kleinste selbständige Bau- und Funktionseinheit mit den Kennzeichen des Lebens. Diese sind:
– *Vermehrungsfähigkeit* (Fortpflanzung),
– *Formwechsel* (Wachstum und Entwicklung),
– *Informationsaustausch* (Aufnahme, Weiterleitung, Verarbeitung, Speicherung und Abgabe von Informationen),
– *Stoff- und Energiewechsel*.
Beachte: Die Zellteilungen werden im Abschnitt 2.5.3 Seite 48 beschrieben.
Zellen sind im Prinzip identisch gebaut. Sie variieren allerdings aufgrund unterschiedlicher Funktionen vor allem in ihrer Gestalt und ihren funktionellen Bestandteilen.

2 Grundlagen, Bau- und Funktionsstoffe

Menschliche Zellen
- durchschnittliche Größe: 7,5 µm,
- kleinste Zellen: Lymphozyten (5 µm),
- größte Zelle: Eizelle (150 µm),
- längste Zelle: Nervenzelle mit Fortsatz (1 m).

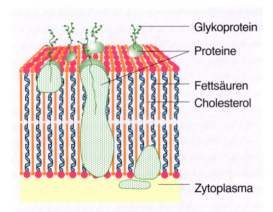

Wichtige Membranfunktionen

- Abgrenzung von Zellen und Zellräumen
- Regulation des Stoffaustausches
- Aufbau elektrischer Spannungspotentiale
- Erkennen von Boten- und Fremdstoffen
- Binden von Antikörpern.

Abb. 2.3 *Elementarmembran mit Glykokalyx (Kohlenhydratketten der Außenseiten vieler Zellmembranen, z. B. im Darm).*

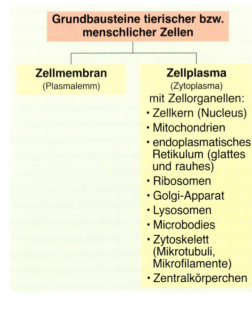

Zellmembran (d = 9 nm = 10^{-9} m)
Alle Membranen der Zelle sind im Prinzip gleichartig gebaut. Sie sind hauchdünn (wenige millionstel Millimeter) und bestehen aus einer **Phospholipiddoppelschicht** mit eingelagerten Membranproteinen. Jede Phospholipidschicht besteht wiederum aus einem *hydrophilen* (wasserlöslichen) Anteil (Membranaußen- und -innenseite) und einem *hydrophoben* (wasserabweisenden) Anteil (Membranmitte).
Die **Membranproteine** spielen eine wichtige Rolle für den Transport hydrophiler Stoffe durch die *Biomembranen*. Man unterscheidet diesbezüglich zwischen *Transportproteinen* und *Kanal-* oder *Tunnelproteinen*. Letztere durchdringen die gesamte Membran, sodass durch den Kanal gelöste Stoffe fließen können.
Die meisten Zellmembranen besitzen an ihrer Außenseite spezifische *Kohlenhydratketten*, welche in ihrer Gesamtheit als **Glykokalyx** bezeichnet werden. Die Glykokalyx ist mit Rezeptormolekülen ausgestattet, z. B. für Hormone und Antikörper, und hält die Zellen zusammen.

Kompartimente
Als Kompartimente werden Reaktionsräume bezeichnet, die von Membransystemen abgegrenzt werden. Intrazellulär sind es die Zellorganellen (z. B. Zellkern, Mitochondrien), die vom Zellplasma getrennt sind. Weitere Membransysteme bilden das endoplasmatische Retikulum und den Golgi-Apparat. Sinn dieser Membransysteme ist, den Zellinnenraum in eine Vielzahl von **Reaktionsräumen** aufzuteilen, damit möglichst viele verschiedene Stoffwechselreaktionen gleichzeitig ablaufen können. Extrazellulär werden der intravasale Raum (in den Blutgefäßen) und das Interstitium (die Räume zwischen den Zellen, EZR) unterschieden. Die Beziehung der Flüssigkeitsräume zueinander ist in der Abb. 2.4 zu sehen.

Zellplasma (Zytoplasma)
Das *Zellplasma* ist ein kolloidales System mit wechselnder Viskosität (= Zähigkeit) und besteht hauptsächlich aus Wasser, Eiweißen, Ionen (vor allem Na^+, K^+, Ca^{2+}, Cl^-, PO_4^{2-}, SO_4^{2-}) sowie löslichen Kohlenhydraten und Nukleinsäuren. Im Zytoplasma finden wichtige Stoffwechselreaktionen statt (z. B. Glykolyse, Fettsäuresynthese – ⇨ S. 40/41). Außerdem dient es dem Stoff- und Informationsaustausch.

2.2 Zellen und ihr umgebendes Milieu

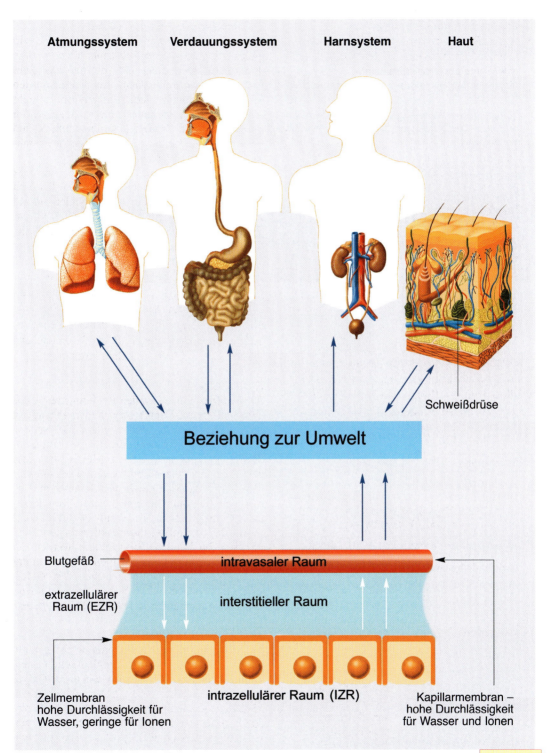

Darstellung der Kompartiments-Beziehungen. Abb. 2.4

2 Grundlagen, Bau- und Funktionsstoffe

Zellorganellen und ihre Aufgaben

Zellkern (Nucleus) – d: 3 – 10 µm

Wird von einer Doppelmembran abgegrenzt. Im Inneren befinden sich das Chromatin, das Kernkörperchen und das Kernplasma. Chromatin und Kernkörperchen bestehen hauptsächlich aus Nukleinsäure (95 % DNS, 5 % RNS) und Eiweißen; das Kernplasma vorwiegend aus Wasser und Eiweißen.

Hauptaufgaben: Übertragung der Erbinformation bei der Zellteilung, Speicherung der Erbinformation und ihre Weitergabe an die Orte der Eiweißsynthese während des Zellwachstums und der Zellentwicklung.

Mitochondrien – d: 0,5 – 1 µm; l = 1 – 5 µm

Lang gestreckte Zellorganellen, von zwei Membranen begrenzt (äußere Membran glatt, innere eingestülpt), dadurch mehrfache „Kammerbildung" (Kompartimentierung) und Oberflächenvergrößerung. Enthalten Enzyme der Atmungskette, des Zitronensäurezyklus und des Fettabbaus.

Aufgabe: Energiebereitstellung durch Oxidation, Abbau von Nährstoffen.

Agranuläres (glattes) endoplasmatisches Retikulum

Meist schlauchförmig und oft mit Golgi-Apparat verbunden, ohne Ribosomen.

Aufgabe: Bildung der Lipide und Steroidhormone, Entgiftungsfunktion (z. B. Entgiftung von Medikamenten in Leberzellen).

Granuläres (raues) endoplasmatisches Retikulum

Dreidimensionales, röhren- und bläschenförmiges Hohlraumsystem, Membranen sind mit Ribosomen besetzt.

Aufgabe: Synthese der verschiedenen Proteine (z. B. Membranproteine, Glykoproteine, Proteine für den Aufbau der Lysosomen).

Ribosomen – d: 18 – 20 nm

Kleinste kugelförmige Partikel, die aus ca. 40 % RNA und 60 % Proteinen bestehen, liegen entweder einzeln im Plasma oder am granulären endoplasmatischen Retikulum.

Aufgabe: Eiweißsynthese.

Golgi-Apparat – (netzförmig oder Knäuel)

Membranumgrenzte flache Hohlräume (ein Zwischenstapel oder Membranfeld heißt Dictyosom).

Aufgabe: Beteiligung an der Synthese aller sekretorischen Produkte einer Zelle, z. B. der Glykoproteine zur ständigen Erneuerung der Glykokalyx.

Lysosomen – 1 µm

Vesikel (= Bläschen) meist vom endoplasmatischen Retikulum stammend, mit Verdauungsenzymen.

Aufgabe: Intrazellulärer Abbau organischer Substanzen.

Microbodies (Peroxisomen) – 0,5 – 1,5 µm

Rundliche membranbegrenzte Zellorganellen, die durch Abschnürung vom endoplasmatischen Retikulum entstehen, enthalten verschiedene Enzyme.

Aufgabe: Mithilfe der Katalase wird z. B. das bei bestimmten Stoffwechselreaktionen entstehende giftige Wasserstoffperoxid (H_2O_2) in Wasser (H_2O) und Sauerstoff (O_2) gespalten.

2.2 Zellen und ihr umgebendes Milieu

Zytoskelett

Die das Zytoskelett bildenden Strukturen sind für den Erhalt der Zellform und für die Stabilität der Zellen zuständig. Man unterscheidet:
- *Mikrofilamente*, die aus den fadenförmigen Eiweißen Aktin und Myosin bestehen und sich meist in Bündeln zusammenlagern, welche dann als Fibrillen bezeichnet werden (z. B. Myofibrillen in Muskelzellen, Neurofibrillen in Nervenzellen, Tonofibrillen in Epithelzellen).
- *Mikrotubuli* sind 25 nm dicke, röhrenförmige, vorwiegend aus dem Protein Tubulin bestehende Strukturen. Sie befinden sich z. B. in Zilien, Geißeln und Mikrovilli und bilden den Spindelapparat während der Zellteilung.

Aufgaben: Stabilisierung von Form und Festigkeit der Zellen, Transport von Zellbestandteilen (z. B. Chromosomen bzw. Chromatiden, Vesikel) und Widerlager bei Bewegungsabläufen.

Zentralkörperchen (Zentriol) – l: 400 nm, d: 150 nm

Das Zentriol liegt in der Nähe des Zellkerns und besteht aus Mikrotubuli.

Aufgabe: Die Zentriolen stehen funktionell in enger Beziehung zur geordneten Bewegung der Chromosomen bei der Zellteilung (Spindelapparat).

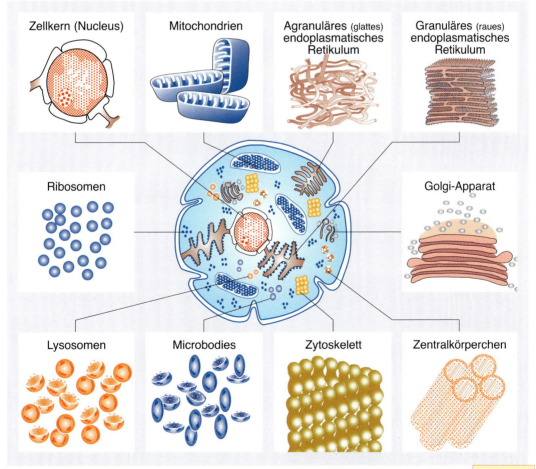

Bestandteile einer Zelle. Abb. 2.5

2.2.2 Flüssigkeitsräume des Körpers und Körperflüssigkeiten

Flüssigkeitsräume
Als Flüssigkeitsräume bzw. Kompartimente werden hier die Volumenbereiche des Körpers (z. B. Blutvolumen) bezeichnet. Die Abbildung 2.4 (Seite 25) zeigt die Beziehungen der Kompartimente untereinander und zur Umwelt. Die Permeabilität (= Durchlässigkeit) der Barrieren (= Kapillar-, Zellmembran) gilt nur für passive Transportvorgänge (☞ S. 32).

Bei einem Erwachsenen mit einer Körpermasse von ca. 70 kg ergeben sich bei 60 % Wassergehalt ca. 42 l Wasser, die wie folgt auf die Flüssigkeitsräume aufgeteilt werden.
1. *Extrazellulärer* Raum mit extrazellulärer Flüssigkeit: ca. 14 l
   - *interstitieller* Raum (= Zwischenzellraum) mit der interstitiellen Flüssigkeit (ca. 10 l),
   - *intravasaler* Raum (= Raum in den Blut- und Lymphgefäßen) mit der Blut- und Lymphflüssigkeit (ca. 4 l).
2. *Intrazellulärer* Raum (= Gesamtheit der Zellinnenräume) mit intrazellulärer Flüssigkeit: ca. 28 l.

Die Körperflüssigkeiten sind Lösungen und bestehen aus dem Lösungsmittel Wasser, in dem eine Vielzahl an Stoffen enthalten ist.

Wasserbedarf
Der Wasserbedarf hängt von den Faktoren Alter, körperlicher Belastung, Klima und Kochsalzzufuhr ab.

Merke

Der Mindestwasserbedarf pro Tag beträgt 1 bis 1,5 Liter.
Die durchschnittliche Wasserzufuhr pro Tag sollte ca. 2,5 Liter betragen.

P Säuglinge haben wegen ihres gesteigerten Stoffwechselgeschehens und erhöhter Wasserausscheidung einen im Verhältnis höheren Wasserbedarf und trocknen leichter aus (Lebensgefahr!).

Bilanzierung

Wasserzufuhr	Wasserausscheidung	
• durch Getränke	Harn	Niere
• durch feste Nahrung	Kot	– Darm
• Oxidationswasser	Atemluft	– Lunge
	Schweiß	– Haut
= 2,5 l	= 2,5 l	

Die temperaturabhängige nicht wahrnehmbare Wasserabgabe durch Haut und Atmung wird als *Perspiratio insensibilis* bezeichnet.

2.2.3 Das innere Milieu

Das innere Milieu ist die unmittelbare Umgebung der Zellen, wobei Menge, Verteilung und Zusammensetzung der *Körperflüssigkeiten* (inneres Flüssigkeitsmilieu) und die *Temperatur* wichtige Bestimmungsgrößen sind. Damit alle biologischen Reaktionen optimal ablaufen können, muss das innere Milieu dauerhaft konstant gehalten werden. Dies wird als **Homöostase** bezeichnet.
Die Regelung der Homöostase des inneren Milieus umfasst demnach:
1. die Regulation des inneren Flüssigkeitsmilieus mit
   - der Einstellung des normalen Volumens (*Isovolämie*),
   - der Einstellung des normalen osmotischen Druckes (*Isotonie*),
   - der Einstellung des normalen Elektrolythaushaltes (*Isoionie*) und
   - der Einstellung des normalen pH-Wertes (*Isohydrie*);
2. die Regulation der Körpertemperatur.

Darüber hinaus spielt die Steuerung des Hormonhaushaltes, der Atmung und des Kreislaufes ebenfalls eine bedeutende Rolle.

Merke

Der Hypothalamus (Teil des Zwischenhirns) ist das wichtigste Integrationsorgan des inneren Milieus. Die Homöostase des inneren Milieus wird durch das Blut, die Nieren und die Lunge reguliert.

Größere Abweichungen des inneren Milieus können, insbesondere bei Säuglingen und älteren Menschen, lebensbedrohlich sein.
Gründe, die zu solchen Veränderungen führen, sind z. B.:
– Wasser- und Elektrolytverluste bei extremem Schwitzen, Durchfällen oder Erbrechen,
– zu geringe Flüssigkeitszufuhr über längere Zeit,
– Störungen des Elektrolythaushaltes bei Nierenerkrankungen,
– Eiweißmangel bei Hunger oder Leberschäden,
– Einnahme bestimmter Medikamente.

Wichtig: Bei Verlust größerer Flüssigkeitsmengen für ausreichende Flüssigkeits- und Elektrolytzufuhr sorgen!

2.2.4 Säure-Basen-Haushalt

Für eine normale Stoffwechselfunktion müssen die Säure- und Basenkonzentrationen in den Körperflüssigkeiten immer konstant gehalten werden.
Entscheidend für das *Säure-Basen-Gleichgewicht* ist die Einstellung einer festen Wasserstoffionenkonzentration (Isohydrie) mit einem *pH-Wert* von *7,37 bis 7,43* in der *extrazellulären* und *7,28 bis 7,29* in der *intrazellulären* Flüssigkeit. Die *Isohydrie* ist notwendig, weil die Enzyme bestimmte, oft eng begrenzte pH-Werte für ihre Wirksamkeit benötigen.

P Schon eine geringfügige Änderung der Wasserstoffionenkonzentration ist lebensbedrohlich.

Die Isohydrie ist permanent Störungen ausgesetzt, weil im Stoffwechselgeschehen ständig u. a. H$^+$, aber auch OH$^-$ anfallen. Hauptsäurequelle ist der Energiestoffwechsel. Hier entsteht die flüchtige Kohlensäure. Darüber hinaus fallen nichtflüchtige Säuren an, z. B. Milch- und Phosphorsäure.

pH-Wert
Der pH-Wert ist eine Zahl zur Kennzeichnung der Wasserstoffionenkonzentration [H$^+$] in einer Lösung und somit der Stärke einer Säure oder Base. Der Organismus hält den pH-Wert von allen Messgrößen am genauesten konstant.

Um eine praktikable Anwendung mit einer einfachen Zahl zu haben, wurde der Logarithmus gewählt, sodass ein fallender pH-Wert eine höhere Wasserstoffionenkonzentration bedeutet.

[H$^+$] in mol/l		pH-Wert	
1,0	= 10^0	0	
0,1	= 10^{-1}	1	
0,01	= 10^{-2}	2	sauer
0,001	= 10^{-3}	3	
0,0001	= 10^{-4}	4	
0,00001	= 10^{-5}	5	
0,000001	= 10^{-6}	6	
0,0000001	= 10^{-7}	7	neutral
0,00000001	= 10^{-8}	8	
0,000000001	= 10^{-9}	9	
0,0000000001	= 10^{-10}	10	alkalisch (basisch)
0,00000000001	= 10^{-11}	11	
0,000000000001	= 10^{-12}	12	
0,0000000000001	= 10^{-13}	13	
0,00000000000001	= 10^{-14}	14	

Lösung	pH-Wert
sauer	> 7,0
neutral	= 7,0
alkalisch bzw. basisch	< 7,0
Magensaft	1,5
Urin	4,7 bis 8,0
destilliertes Wasser	7,0
Blut	7,37 bis 7,43
Bauchspeichel	8,0 bis 9,0
Darmsaft	8,0
Ammoniak	12,0

> **Merke**
>
> Der pH-Wert der intra- und extrazellulären Körperflüssigkeiten liegt im schwach alkalischen (basischen) Bereich.

Die Zahlenangabe von 0 bis 14 kommt zustande, weil in sauren, neutralen und basischen Lösungen das Produkt aus Wasserstoffionenkonzentration [H$^+$] und Hydroxidionenkonzentration [OH$^-$] konstant ist, immer 10^{-14} mol/l. Sind viele H$^+$-Ionen enthalten (z. B. im sauren Milieu pH 4 = 10^{-4}), dann sind weniger OH$^-$-Ionen vorhanden (10^{-10}).

$[H^+] \cdot [OH^-] = \text{konstant}$

Für neutrale Lösungen bedeutet dies:
$[10^{-7}] \cdot [10^{-7}] = 10^{-14}$

Regulation des Säure-Basen-Haushaltes

Wie zuvor ausgeführt, muss der pH-Wert in sehr engen Grenzen konstant gehalten werden. Dies geschieht durch drei Vorgänge:
– *Pufferung*,
– *respiratorische* Regulation durch Abatmung von CO_2 und
– *renale* Regulation durch differenzierte Ausscheidung von H^+ bzw. HCO_3^- über die Nieren.

Pufferung

Pufferung bedeutet, dass durch bestimmte Stoffe – *Puffersubstanzen* – überschüssige H^+ bzw. OH^- chemisch gebunden und somit Schwankungen des pH-Wertes vermieden werden. Die Puffersubstanzen befinden sich in den Körperflüssigkeiten, z. B. im Blutplasma.

Für die Konstanthaltung des pH-Wertes im menschlichen Organismus sorgen hauptsächlich drei Puffersysteme:
1. Kohlensäure-Bicarbonat-System,
2. Proteinpuffersysteme, z. B. Hämoglobin,
3. Phosphatpuffersysteme.

Versuch zum Nachweis der Pufferwirkung des Blutplasmas

Zu diesem Zweck werden zunächst zwei Reagenzgläser wie folgt gefüllt:
Reagenzglas I: 5 ml frisches Blutplasma, 2 bis 3 Tropfen Methylorange;
Reagenzglas II: 5 ml destilliertes Wasser, 2 bis 3 Tropfen Methylorange.

Nun gibt man nacheinander in beide Reagenzgläser so viel Salzsäure, bis ein Farbumschlag eintritt. Dieser Farbumschlag tritt im Reagenzglas II bereits nach wenigen Tropfen, im Reagenzglas I erst nach vielen Tropfen Salzsäure ein.

Erklärung

Im Blutplasma befinden sich Puffersysteme (Kohlensäure-Bicarbonat-System, Plasmaeiweiße), die durch chemische Bindung der H^+ zunächst den pH-Wert konstant halten.

Die große Bedeutung des Kohlensäure-Bicarbonat-Puffersystems liegt darin, dass die Konzentrationen beider Pufferkomponenten (H^+ und HCO_3^-) durch das System *Blut – Atmung – Niere* weitestgehend unabhängig voneinander verändert werden können.

So zerfällt einerseits die bei H^+-Überschuss vermehrt gebildete Kohlensäure in H_2O und CO_2. Letzteres kann über die Lunge durch Intensivierung der Atmung abgegeben werden. Andererseits reguliert die Niere die Abgabe von H^+ und HCO_3^- (↔ Abb. 2.6).

Merke

Die respiratorische Regulation des pH-Wertes erfolgt schnell, die renale dagegen sehr langsam.

P Bei den Störungen des Säure-Basen-Haushaltes unterscheidet man:
– respiratorische und nicht respiratorische Azidose (= Säureüberschuss) sowie
– respiratorische und nicht respiratorische Alkalose (= Basenüberschuss).

Tab. 2.6   ***Regulation des pH-Wertes.***

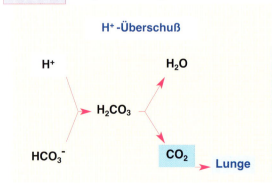
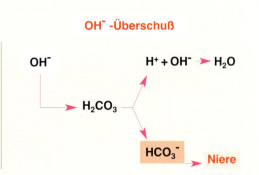

2.3 Arten des Stofftransports im Organismus

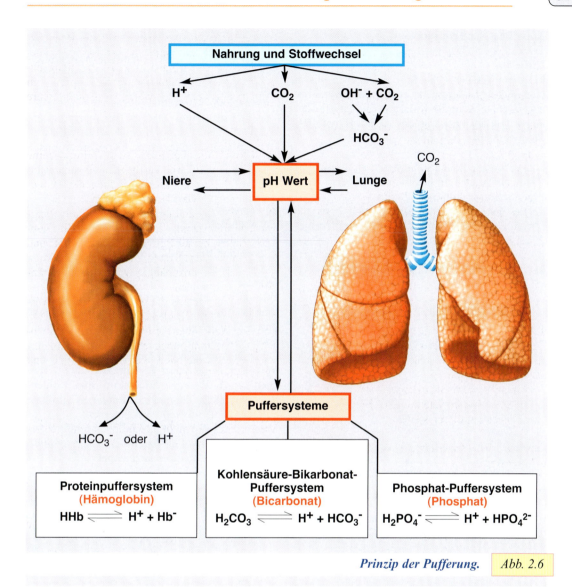

Prinzip der Pufferung. Abb. 2.6

2.3 Arten des Stofftransports im Organismus

In die Zellen, innerhalb der Zellen, zwischen den Zellen und aus den Zellen muss eine Vielzahl von Stoffen transportiert werden. *Zum Beispiel:*
– Nährstoffe,
– Vitamine,
– Harnstoff,
– Mineralstoffe,
– Atemgase,
– Hormone.

Der vielzellige Organismus nutzt zu dessen Realisierung verschiedene Transportformen.
– *Passive Transportformen* (= Formen, die ohne Energie aus dem Stoffwechsel ablaufen): Diffusion, Osmose, Filtration.
– *Aktive Transportformen* (= Formen, die Energie aus dem Stoffwechsel benötigen): Bläschentransport, Trägertransport, Konvektion.

Eine wichtige Voraussetzung für den geordneten Stofftransport stellen die Biomembranen als Barrieren mit veränderlicher Permeabilität (Durchlässigkeit) dar.

2 Grundlagen, Bau- und Funktionsstoffe

2.3.1 Passiver Transport

Diffusion

In einem Versuch (vgl. Abb. 2.7) geben wir in einen Glaszylinder zuerst etwas Wasser und danach wenige Kristalle Kaliumpermanganat oder einige Tropfen eines wasserlöslichen Farbstoffes. *Was geschieht?*

1. Die Farbstoffteilchen bewegen sich vom Ort ihrer höheren zum Ort ihrer niedrigeren Konzentration (sichtbar).
2. Die Wasserteilchen bewegen sich ebenfalls vom Ort ihrer höheren zum Ort ihrer niedrigeren Konzentration (unsichtbar).

Die Folge: Die Stoffe mischen sich allmählich.

> **Merke**
>
> Unter *Diffusion* versteht man die Wanderung von *Teilchen* aufgrund ihrer Eigenbeweglichkeit vom *Ort* ihrer *höheren* zum *Ort* ihrer *niedrigeren* Konzentration bis zum Konzentrationsausgleich. Dieser Transportprozess verläuft relativ langsam und setzt deshalb im Organismus außer dem Konzentrationsgefälle hinreichend große Austauschflächen und sehr kurze Wege voraus.

Vorkommen:
Gasaustausch
– zwischen Atemluft und Blut in der Lunge,
– zwischen Blut und Zellen in den Geweben.

Osmose

Wie auf S. 24 beschrieben, befinden sich die Inhaltsstoffe einer Zelle in Kompartimenten, die durch Membranen (= dünne Häutchen) voneinander getrennt sind.
Diese Membranen wirken ähnlich einem Sieb mit einer bestimmten Porenweite: Kleine Teilchen, z. B. Wasser-, Sauerstoff- und Kohlendioxidmoleküle, können diffundieren, größere Teilchen, z. B. Eiweißmoleküle, nicht.
Membranen, die nicht alle Teilchen hindurchtreten lassen, werden als *halbdurchlässige* = **semipermeable** *Membranen* bezeichnet.

Ein Experiment – in Abb. 2.8 dargestellt – soll uns Klarheit über die genaueren Vorgänge an einer solchen semipermeablen Membran verschaffen:
Reines Wasser wird durch eine semipermeable Membran von einer Kochsalzlösung getrennt.

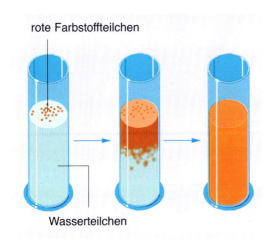

Abb. 2.7 **Diffusion.**

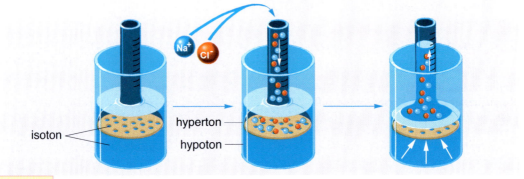

Abb. 2.8 **Osmose.**

2.3 Arten des Stofftransports im Organismus

Die Kochsalzlösung ist die Lösung mit der höheren Konzentration[1] (= hypertone Lösung) und entspricht dem Zellplasma. Das Wasser ist die Lösung mit der niederen Konzentration (= hypotone Lösung) und entspricht der Außenlösung einer Zelle.

Beobachtung:
Das Flüssigkeitsvolumen im inneren Gefäß vergrößert sich allmählich.

Erklärung:
Die semipermeable Membran lässt nur die Wasserteilchen hindurch, die entsprechend ihrem Konzentrationsgefälle von außen nach innen diffundieren.

> **Merke**
>
> Wird die Bewegung bestimmter größerer Teilchen (hier Na$^+$ und Cl$^-$) durch eine halbdurchlässige Membran behindert, können also nur kleinere Teilchen (hier Wasserteilchen) durch die Membran, spricht man von Osmose. Osmose führt immer zu einer Wasserzunahme der hypertonen Lösung. Die größeren Teilchen werden als osmotisch aktive Teilchen bezeichnet, der von ihnen hervorgerufene Druck an der semipermeablen Membran als *osmotischer Druck*. Verursachen Kolloide (z. B. Eiweiße) den osmotischen Druck, heißt er **kolloid-osmotischer (KOD)** oder **onkotischer** *Druck*.

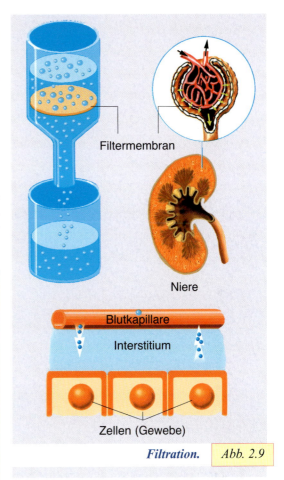

Filtration. Abb. 2.9

Vorkommen:
Da fast alle Zellen semipermeable Membranen als Grenzschichten (Zellmembran, intrazelluläre Membransysteme) besitzen, spielt die Osmose bei der Wasseraufnahme der Zelle und beim Wassertransport innerhalb der Zelle eine bedeutende Rolle.

> **Merke**
>
> Voraussetzung für den Ablauf der Körperfunktionen ist, dass die Körperflüssigkeiten annähernd isoton (isoton = gleicher osmotischer Druck) sind.

Filtration
Besteht zwischen beiden Seiten einer Biomembran ein **Druckunterschied**, werden alle Teilchen einer Flüssigkeit, die durch die Poren passen, vom Ort des höheren zum Ort des niederen Druckes gepresst.

Vorkommen:
– Stoffaustausch im Gewebe,
– Filtration des Blutplasmas in der Niere.

2.3.2 Aktiver Transport

Diese Transportform ist notwendig, um Stoffe *gegen Konzentrationsgefälle* und *hydrophile Stoffe*, die ansonsten die Biomembran nicht passieren können, zu transportieren. Hier sollen einige Formen näher beschrieben werden:

---
[1] Konzentration bezieht sich auf die Menge der im Lösungsmittel Wasser gelösten osmotisch aktiven Teilchen.

2 Grundlagen, Bau- und Funktionsstoffe

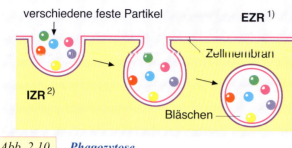

Abb. 2.10 *Phagozytose.*

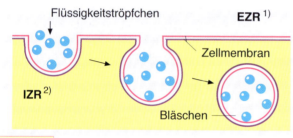

Abb. 2.11 *Pinozytose.*

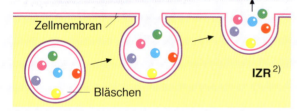

Abb. 2.12 *Exozytose.*

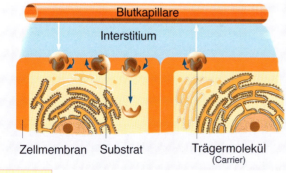

Abb. 2.13 *Trägertransport.*

1. Bläschentransport

a) **Phagozytose** (griech.: Fresstätigkeit einer Zelle)

Amoeboid[3] bewegliche Zellen, z. B. bestimmte weiße Blutzellen, umfließen feste Partikel (z. B. Bakterien). An der Berührungsstelle der Zellmembran entsteht eine Vertiefung, die als Bläschen abgeschnürt wird.

b) **Pinozytose** (griech.: Trinken einer Zelle)

Die Pinozytose läuft prinzipiell ähnlich der Phagozytose ab. Es wird Flüssigkeit mit darin gelösten Stoffen aufgenommen. Zur Pinozytose sind im Gegensatz zur Phagozytose fast alle Zellen fähig.

c) **Exozytose** (griech.: Ausscheidung von Stoffen durch eine Zelle)

Verschiedene in der Zelle anfallende Stoffe, z. B. Sekrete, können ebenfalls in Bläschen, die meist vom Golgi-Apparat abgeschnürt werden, eingeschlossen werden. Diese Bläschen verschmelzen vom Plasma her mit der Zellmembran und entleeren ihren Inhalt nach außen.

2. Trägerstoffe

Die zu transportierenden Teilchen, vor allem Nähr- und Mineralstoffe, werden an spezifische Trägermoleküle – **Transporteiweiße** (Carrier) – gebunden (= Trägertransport) und transportiert.

Vorkommen:
– Aufnahme der Glucose, Aminosäuren, Vitamine und Mineralstoffe in die Darmzellen, von dort in das Blut und danach in die Körperzellen.

3. Konvektion

Unter Konvektion wird Stofftransport durch Mitführung verstanden.

Beispiele:
– Sauerstoff- und Kohlendioxidtransport bei der Belüftung der Lunge;
– Stofftransport durch das Blutplasma und durch den Harn.

---

1) Extrazellulärer Raum
2) Intrazellulärer Raum
3) Kriechbewegungen von Zellen ohne feste Zellwand

2.4 Physiologie des Stoff- und Energiewechsels

2.4.1 Stoff- und Energiewechsel

Alle Lebensäußerungen lassen sich im Prinzip auf chemische Reaktionen im Körper zurückführen, die Bestandteile des Gesamt- und Energiestoffwechsels sind.

> **Merke**
>
> *Stoff- und Energiewechsel* ist die Gesamtheit der biologischen Vorgänge, die der Aufnahme, Umwandlung und dem Abbau jener Stoffe dienen, die für die Existenz des Organismus und der Aufrechterhaltung seiner Lebensfunktionen notwendig sind.

Stoffaufnahme
– Atmungssystem: Sauerstoff.
– Verdauungssystem: organische, energiereiche Stoffe (Kohlenhydrate, Fette, Eiweiße), Vitamine, Mineralstoffe, Wasser und Ballaststoffe (Letztere gelangen nicht in das Blut oder in die Zellen).

Stofftransport
Herz-Kreislauf-System; Lymphsystem; Blut und Lymphe als Transportmittel.

Stoffausscheidung
– Harnsystem: Harn
– Atmungssystem: Kohlendioxid, Wasser
– Hautsystem: Wasser
– Darm: Abbauprodukte des Stoffwechsels

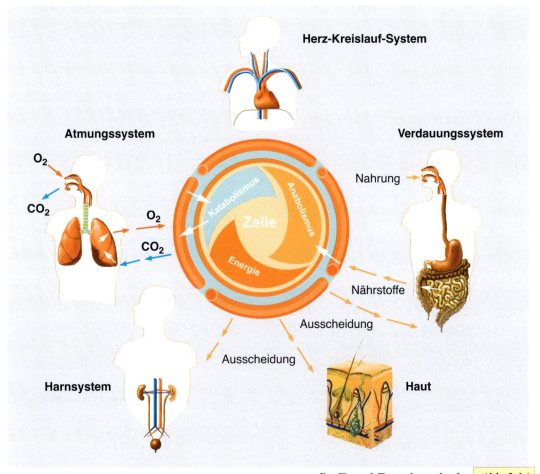

Stoff- und Energiewechsel. Abb. 2.14

2 Grundlagen, Bau- und Funktionsstoffe

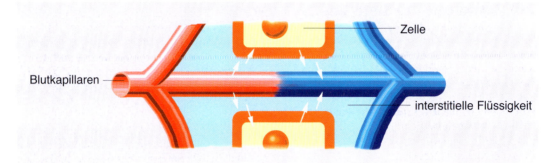

Abb. 2.15 **Stoffaustausch im Gewebe.**

Intermediärstoffwechsel
(Zwischenstoffwechsel)
Intermediärstoffwechsel ist die Gesamtheit der in den Zellen ablaufenden chemischen Reaktionen, denen sowohl die aufgenommenen als auch die körpereigenen Stoffe unterworfen sind.

Prinzip:

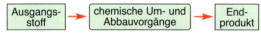

Die Stoffe werden einerseits zum *Aufbau* und zur *Erhaltung* der *Körperstrukturen* und andererseits als *Energielieferant* zur Aufrechterhaltung der *Lebensvorgänge* benötigt. Jeder Stoffwechsel stellt also gleichzeitig einen Energiewechsel dar. Dieser gliedert sich in zwei sich gegenseitig bedingende Bereiche:
- **anabole** *(aufbauende)* **Stoffwechselwege**
  (= Baustoffwechsel) – Synthese körpereigener Bau- und Betriebsstoffe aus einfachen Molekülen unter Energieverbrauch (z. B. Proteinsynthese),
- **katabole** *(abbauende)* **Stoffwechselwege**
  (= Betriebsstoffwechsel) – Abbau energiereicher organischer Verbindungen zum Zweck der Energiefreisetzung für Organleistungen.

2.4.2 Bedeutung energiereicher Phosphatverbindungen im Stoff- und Energiewechsel

Energiereiche Phosphatverbindungen fungieren als Überträger Energie verbrauchender und Energie liefernder Prozesse.
Die größte Bedeutung hat das Adenosintriphosphat (ATP). Es gehört zu den Coenzymen (☞ S. 39) und besteht aus der organischen Base Adenin, dem Zucker Ribose (Adenin + Ribose = Adenosin) und drei Phosphatgruppen (P) (☞ Tab. 2.7).

Wird Energie freigesetzt, läuft in der Zelle folgender Vorgang ab:

ADP + (P) + Energie ⟶ ATP

Wird Energie benötigt, kehrt sich der Vorgang um:

ATP ⟶ ADP + (P) + Energie

> **Merke**
>
> ATP ist in allen Zellen die wichtigste energiereiche Phosphatverbindung und einziger unmittelbarer Energielieferant.

Tab. 2.7 **Energiereiche Phosphatverbindungen.**

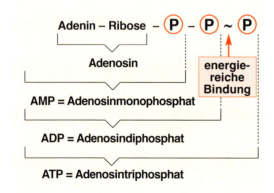

2.4 Physiologie des Stoff- und Energiewechsels

2.4.3 Enzyme

Die chemischen Reaktionen in der Zelle laufen nur in Anwesenheit von Katalysatoren ab. Die Katalysatoren der Zelle heißen *Enzyme* (= **Biokatalysatoren**), die von ihnen umgesetzten Stoffe *Substrate*. Alle Enzyme sind **Proteine**. Sie ermöglichen die chemischen Umsetzungen unter äußerst günstigen Bedingungen: *37 °C, Normaldruck, pH 7,4* und *wässriges Milieu* und mit relativ *hoher* Geschwindigkeit.

Sinn der Enzyme ist, dass alle notwendigen Reaktionen unter Körperbedingungen koordiniert ablaufen können.

Bezeichnung der Enzyme
Die Enzymnamen enden in der Regel auf *-ase*. Für uns sind drei Enzymgruppen bedeutungsvoll (Einteilung nach dem Reaktionstyp):
1. *Hydrolasen* – katalysieren hydrolytische Spaltungen, d. h. Spaltung durch Wasser (z. B. Verdauungsenzyme),
2. *Oxidoreduktasen* – katalysieren Redoxprozesse, d. h. Oxidations- und Reduktionsvorgänge (z. B. Enzyme der Atmungskette),
3. *Transferasen* – katalysieren die Übertragung von Stoffgruppen (z. B. Aminogruppen).

Enzyme sind substrat- und reaktionsspezifische Funktionseiweiße.
– *Substratspezifität*: Das Enzym reagiert nur mit einem ganz bestimmten Zwischenprodukt des Stoffwechsels,
– *Reaktionsspezifität*: Von den vielen möglichen Reaktionen, die ein Zwischenprodukt eingehen kann, wird nur eine katalysiert.

Ablauf einer Enzymreaktion
Wasserstoffperoxid (H_2O_2) zerfällt normalerweise sehr langsam in Wasser (H_2O) und Sauerstoff (O_2). Gibt man einem mit H_2O_2 gefüllten Reagenzglas nur wenige Tropfen des Enzyms Katalase[1] hinzu, läuft diese Reaktion so schnell ab, dass man den frei werdenden O_2 mit einem glühenden Holzspan nachweisen kann. Mithilfe der Katalase wird also beispielsweise das beim Zellstoffwechsel anfallende Zellgift H_2O_2 beseitigt.

Die Katalase ist ein Biokatalysator. Ein einziges Molekül kann in der Minute bis zu 5 Millionen Moleküle H_2O_2 zerlegen. Dabei geht das Enzym selbst unverändert aus der Reaktion hervor.

Wie ist das möglich?
Jede chemische Reaktion benötigt für den Start einen bestimmten Energieschub. Diesen nennt man **Aktivierungsenergie**. Sie wird gebraucht, um die Teilchen der Stoffe, die miteinander reagieren sollen, in einen reaktionsfähigen Zustand zu bringen.

> **Merke**
>
> Katalysatoren – also auch unsere Enzyme – setzen die Aktivierungsenergie herab, indem sie die betreffenden Reaktionen in Teilschritte zerlegen. Jeder Teilschritt benötigt so wenig Aktivierungsenergie, dass die Körpertemperatur ausreicht und die Reaktionsgeschwindigkeit stark erhöht wird.

Es gibt aber auch Reaktionen, die gebremst werden müssen. Die entscheidende Reaktion zur Energiefreisetzung: O_2 (aus der Atmung) + H_2 (aus dem Zitratzyklus) zu H_2O unter Freisetzung von Energie würde unter Normalbedingungen als Knallgasreaktion ablaufen. Die Enzyme der Atmungskette sorgen dafür, dass die Energie schrittweise übertragen und in Form von ATP gespeichert werden kann.

---
[1] Katalase ist ein weit verbreitetes Zellenzym. Besonders hohe Konzentrationen sind in Leberzellen und Erythrozyten vorhanden.

Schritte der Enzymkatalyse. Tab. 2.8

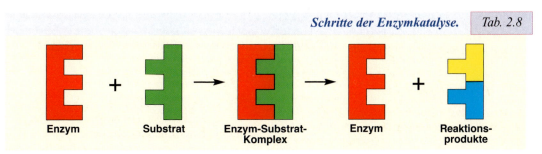

Enzym + Substrat → Enzym-Substrat-Komplex → Enzym + Reaktionsprodukte

Herabsetzung der Aktivierungsenergie durch Katalyse

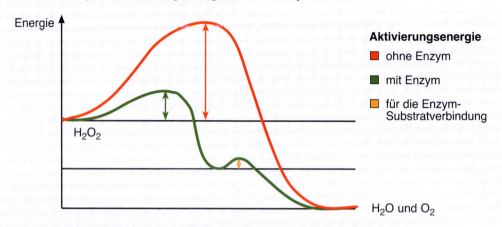

Wirkungsweise der Carboanhydrase bei der Regulation des Gleichgewichts von Bicarbonat sowie von Wasser und Kohlendioxid

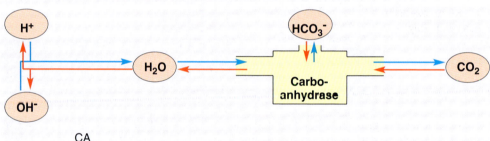

$$H_2O + CO_2 \xrightleftharpoons{CA} H_2CO_3 \rightleftharpoons H^+ + HCO_3^- \quad \text{oder}$$

$$H_2O \rightleftharpoons H^+ + OH^-;\ OH^- + CO_2 \xrightleftharpoons{CA} HCO_3^-$$

Wirkungsweise der Verdauungsenzyme (Wirkung der Lipase zur Fettspaltung)

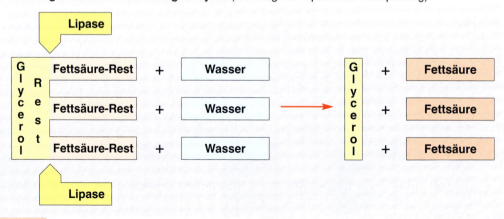

Abb. 2.16 Enzymwirkung.

2.4 Physiologie des Stoff- und Energiewechsels

Beeinflussende Faktoren der Enzymtätigkeit. Tab. 2.9

1. Experiment:
Drei Reagenzgläser werden nach folgendem Schema gefüllt:

Reagenzglas	1	2	3
Stärkelösung	2 ml	2 ml	2 ml
Amylaselösung	4 ml	4 ml	4 ml
Iod-Kaliumjodid-Lösung	1 Tropfen	1 Tropfen	1 Tropfen

Die Reagenzgläser werden in unterschiedliche Temperaturbereiche gebracht:

Reagenzglas	1	in ein Wasserbad von	15 – 20 °C
Reagenzglas	2	in ein Wasserbad von	35 – 40 °C
Reagenzglas	3	in ein Wasserbad von	70 – 80 °C

Ergebnis:
Das *Temperaturoptimum* für die meisten Enzyme liegt zwischen 30 ° und 40 °C, also bei *Körpertemperatur*. Temperaturerhöhung über 60 °C zerstört die Enzyme.

2. Experiment:
Drei Reagenzgläser werden wie folgt gefüllt:

Reagenzglas	1	2	3
Wasser	0,5 ml	0,5 ml	0,5 ml
Pufferlösung (pH = 4,8)	1 ml		
Pufferlösung (pH = 7,0)		1 ml	
Pufferlösung (pH = 8,0)			1 ml
Stärkelösung	0,5 ml	0,5 ml	0,5 ml

Jetzt wird in jedes Reagenzglas 1 ml Amylaselösung (spaltet Stärkemoleküle) gegeben und kurz geschüttelt. Danach werden aus jedem Glas einige Tropfen in je eine Vertiefung einer Tüpfelplatte gegeben und mit 1 Tropfen Iod-Kaliumjodid-Lösung (verfärbt sich bei Vorhandensein von Stärke kräftig blau) auf Stärke geprüft.

Ergebnis: Unterschiedliche Färbungen lassen erkennen, dass sich im Ansatz 2 (pH 7) kaum noch Stärke befindet, d. h., bei einem *pH-Wert 7* ist der Substratumsatz *optimal*.

Coenzyme
Für manche Enzymkatalysen sind unbedingt Coenzyme (= Cosubstrate) notwendig. Dies sind niedermolekulare Stoffe (also keine Eiweiße), die im Gegensatz zum Enzym bei der Reaktion verändert und wieder regeneriert werden müssen. Es handelt sich also nicht um Enzyme. Als Bausteine oder Vorstufen für Coenzyme dienen verschiedene Vitamine. ATP ist das „Coenzym des Energiestoffwechsels".

Beeinflussende Faktoren der Enzymtätigkeit
Aus der Eiweißstruktur der Enzyme ergibt sich, dass ihre Aktivität insbesondere von der Temperatur und vom pH-Wert abhängt. Dies verdeutlichen zwei Experimente (vgl. Tabelle 2.9).

Merke

Jedes Enzym wirkt nur in einem bestimmten pH-Bereich.
Enzyme haben meist eine geringe Temperatur- und pH-Wert-Toleranz. Manche Enzyme müssen durch bestimmte Ionen (z. B. Ca^{2+}, Mg^{2+}, K^+) aktiviert werden bzw. benötigen die Anwesenheit eines Coenzyms.

Bestimmte Chemikalien (z. B. Kupfer- u. Silberionen, Säuren) *hemmen* bzw. *blockieren* die Enzymtätigkeit.

2.4.4 Stoffumsatz und Energiefreisetzung

In diesem Abschnitt werden die wichtigsten Reaktionswege der Kohlenhydrate, Fette und Eiweiße in vereinfachter Form dargestellt.

Abbau- und Synthesewege der Kohlenhydrate

Die Glucose (= Traubenzucker) ist das wichtigste Kohlenhydrat für den menschlichen Organismus. Nervenzellen und Erythrozyten können Energie nur durch Glucoseabbau bereitstellen. Eine Voraussetzung hierfür ist ein geregelter Blutzuckerspiegel.

Der Blutzuckerspiegel wird hauptsächlich durch vier Faktoren beeinflusst (⇨ Tab. 2.10).

Faktoren, die den Blutzuckerspiegel beeinflussen. Tab. 2.10

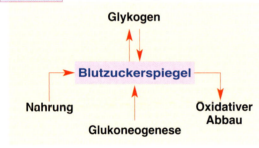

Glykolyse

Die Glykolyse ist die wichtigste Stoffwechselreaktion der Glucose und leitet deren Abbau zum Zwecke der Energiefreisetzung ein.

Die Glucose wird hierbei zu Pyruvat (= Brenztraubensäure) abgebaut, das bei Anwesenheit von Sauerstoff im Zitratzyklus weiter bis zum CO_2 und H_2O oxidiert wird (= Hauptabbauweg). Anaerob (ohne O_2) entsteht aus dem Pyruvat in Anwesenheit des Enzyms Lactatdehydrogenase (LDH) Milchsäure. Die dabei freigesetzte Energiemenge reicht aus, um zwei ATP-Moleküle zu synthetisieren.

P Lebererkrankungen, Herzinfarkt, perniziöse Anämie, akute Hämolysen und Erkrankungen der Muskulatur verändern die LDH-Konzentration im Serum. LDH-Bestimmungen dienen deshalb sowohl der Diagnosestellung als auch der Verlaufskontrolle dieser Erkrankungen.

Glykolyse. Tab. 2.11

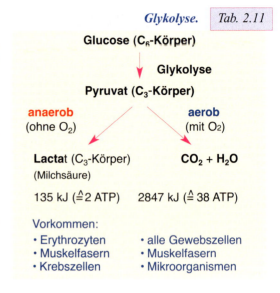

Glukoneogenese

Was geschieht bei Erschöpfung der Glykogenreserven? Der Organismus hat in einem solchen Fall die Möglichkeit, in der Leber aus „Nichtkohlenhydrat-Material" Glucose zu synthetisieren. Dies nennt man Glukoneogenese. Folgende Ausgangsstoffe stehen zur Verfügung:
1. Lactat (aus Erythrozyten ständig, aus Muskulatur bei Überbeanspruchung),
2. Glycerol (aus eingeschmolzenen Fettvorräten),
3. glucoplastische Aminosäuren (durch Eiweißabbau verfügbar).

Abbau und Synthese der Triglyceride (Neutralfette)

Fettabbau

Die Fette werden zunächst in *Glycerol* und *Fettsäuren* zerlegt.

Glycerol kann zwecks Energiefreisetzung zu CO_2 und H_2O abgebaut werden, oder es dient als Ausgangsstoff für die Bildung von Glucose (siehe Glukoneogenese).

Verstoffwechslung des Glycerols. Tab. 2.12

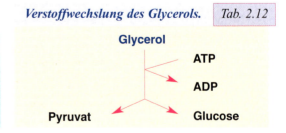

2.4 Physiologie des Stoff- und Energiewechsels

Die *Fettsäuren* bilden eine wichtige Energiequelle. Sie werden in den Mitochondrien zunächst in C_2-Einheiten zerlegt und dann weiter zu CO_2 und Wasser abgebaut.

Beim Fettsäureabbau in der Leber entstehen Ketonkörper (= Aceton, Acetessigsäure, β-Hydroxybuttersäure) als Stoffwechselprodukte, die normalerweise in den peripheren Organen abgebaut werden. Bei Hunger und beim Diabetes mellitus mit extremer Mobilisierung der Fettreserven kommt es zu einer überschießenden Produktion dieser Ketonkörper. Sie werden dann mit dem Urin ausgeschieden (Obstgeruch!). Außerdem führen sie zu einer azidotischen Stoffwechsellage (↪ S. 230).

Fettspeicherung
Triglyceride können in Fettzellen und begrenzt auch in der Leber gespeichert werden. Überschüssige Kohlenhydrate können leicht in Triglyceride umgewandelt und so ebenfalls zur Auffüllung der so genannten Fettdepots (z. B. Bauch, Oberschenkel, Oberarm) dienen.

> **Merke**
> Auch aus Kohlenhydraten können Fettdepots gebildet werden.

P Fettsucht (Adipositas) und das damit verbundene Übergewicht sind eine der häufigsten Ursachen für Herz-Kreislauf-Erkrankungen und Erkrankungen des Bewegungsapparates.

Fettaufbau
Die Tabelle 2.13 zeigt in stark vereinfachter Form die Synthese der Fettsäuren bzw. Fette (↪ auch S. 19/20).

Abbau der Aminosäuren
Der Stoffwechsel der Proteine beginnt mit der Zerlegung des Eiweißmoleküls (im Verdauungstrakt) in Aminosäuren. In der Leber dienen die Aminosäuren entweder dem Aufbau körpereigener Proteine oder sie werden abgebaut. An dieser Stelle werden drei mögliche Reaktionswege stark vereinfacht beschrieben:

1. Transaminierung
Transaminasen (ASAT = Aspartat-Amino-Transferase, ALAT = Alanin-Amino-Transferase) übernehmen die NH_2-Gruppe einer Aminosäure und geben sie an ein anderes Kohlenstoffskelett ab. Auf diese Weise wird der Aminostickstoff in den ausscheidungsfähigen Harnstoff überführt.
ASAT und ALAT spielen eine wichtige Rolle in der Leberenzymdiagnostik. Eine erhöhte Konzentration dieser Enzyme im Blutserum deutet auf einen Leberschaden hin (z. B. Hepatitis, Leberzirrhose).

Decarboxylierung. Tab. 2.14

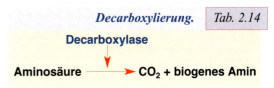

2. Decarboxylierung
Spezifische Enzyme (Decarboxylasen) spalten von Aminosäuren CO_2 ab. Dadurch entstehen die *biogenen Amine*, welche im Organismus vielfältige Aufgaben erfüllen, z. B. als Bausteine von Coenzymen oder Vorstufen von Hormonen (↪ Tab. 2.14).

3. Oxidative Desaminierung
Durch Aminosäure-Oxidasen wird in der Leber von Aminosäuren die NH_2-Gruppe abgespalten. Dabei entsteht Ammoniak, der unter Energieverbrauch in Harnstoff umgewandelt wird.

Tab. 2.13 *Synthese von Fettsäuren und Fetten.*

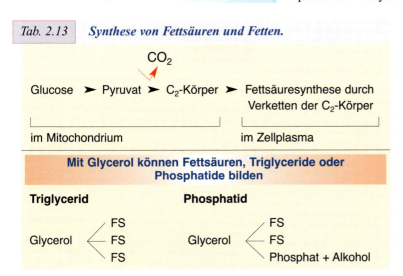

2 Grundlagen, Bau- und Funktionsstoffe

Der Harnstoff besitzt folgende Eigenschaften, die seine Ausscheidung mit dem Urin problemlos ermöglichen. Er ist *ungeladen*, *nicht toxisch* und kann gut durch die Biomembranen *diffundieren*.

> **Merke**
>
> Die wenigen nicht als Baustoff oder Funktionsstoff benötigten Aminosäuren werden vor allem in der Leber zur Energiefreisetzung abgebaut.
> Die Endprodukte des Aminosäureabbaus sind:
> • Wasser • Kohlendioxid • Ammoniak.

P Fast jede Erkrankung verursacht mehr oder weniger deutliche Veränderungen des Eiweißstoffwechsels. Bei Schwerkranken und Schockpatienten ist immer darauf zu achten, dass ausreichend Harnstoff ausgeschieden wird.

Stoffwechselwege zur Energiefreisetzung
(Überblick)
Der Mensch benötigt zur Aufrechterhaltung seiner Lebensvorgänge (wie z. B. Informationsaustausch, Stoffsynthesen, Bewegung, gleichmäßige Körpertemperatur) ständig Energie, die durch Abbau energiereicher Stoffe in den Zellen bereitgestellt werden muss.
Als energiereiche Stoffe kommen infrage
– Kohlenhydrate: 99 %.
– Fette: Geringe Beteiligung, aber die langkettigen Fettsäuren liefern bei hohem O_2-Verbrauch viel Energie.
– Eiweiße: Spielen normalerweise keine Rolle.

Im Folgenden wird in einfacher Form dargestellt, wie die chemische Energie dieser Stoffe freigesetzt wird. Grundsätzlich erfolgt der Abbau schrittweise mithilfe von Enzymen.
Drei grundlegende Schritte sind zu erkennen:

Bei der Energiefreisetzung sind folgende biochemische Vorgänge zu erkennen (➪ Tab. 2.15):
– Pyruvat und C_2-Körper sind zentrale Stoffe im Energiestoffwechsel, wobei, wie bereits gesagt, 99 % aus der Glykolyse stammen.
– Alle C_2-Körper werden in den Zitratzyklus eingeschleust und weiter abgebaut, wobei Wasserstoff (wird an Coenzyme gebunden) und CO_2 (wird abgegeben) entstehen.

P Die zentrale Stellung des Zitratzyklus im Intermediärstoffwechsel kommt darüber hinaus beim Fettsäure-, Aminosäure-, Glucosestoffwechsel und bei der Synthese körpereigener Stoffe (z. B. Häm) zum Ausdruck.

Biologische Oxidation des Wasserstoffs
Unter biologischen Bedingungen werden Wasserstoff und Sauerstoff stufenweise in ihrer Reduktions-Oxidationsenergie angenähert, sodass es nicht zur Knallgasreaktion kommt. Die bei der biologischen Oxidation hintereinander geschalteten Redoxreaktionen bezeichnet man als **Atmungskette**. Zuerst wird der Wasserstoff (enthält die Energie) ionisiert. Die dabei entstehenden energiereichen Elektronen werden sogleich über die Atmungskette, die aus *Oxidoreduktasen* besteht, „bergab" transportiert. Das heißt, es kommt zu einer *schrittweisen* Energieabgabe. Die freigesetzte *Elektronenenergie* wird sofort durch *ATP*-Bildung in chemische Bindungsenergie umgewandelt (➪ S. 36). Zum Schluss werden die energiearmen Elektronen auf molekularen *Sauerstoff* (O^{2-}) übertragen. Der so ionisierte Sauerstoff verbindet sich mit den entstandenen Wasserstoffionen (H^+) zu *Wasser*.

> **Merke**
>
> Das CO_2 entsteht im Säurekreislauf, der O_2 wird zur Wasserbildung verbraucht und nicht zur Oxidation von Kohlenstoff zu CO_2.

1. Zerlegung der Makromoleküle in ihre Grundbausteine (➪ Kap. Verdauung):

   • Kohlenhydrate —— Amylasen ——➤ Monosaccharide,
   • Fette —— Lipasen ——➤ Glycerol + Fettsäuren,
   • Eiweiße —— Proteasen und Peptidasen ——➤ Aminosäuren.

2. Zerlegung der Grundbausteine in C_2-Körper.

3. Oxidation der C_2-Körper zu CO_2 + H_2O, wobei die Hauptmenge der Energie dosiert freigesetzt wird.

Die beschriebenen Abbauwege zur Energiefreisetzung sind in allen Zellen gleich.

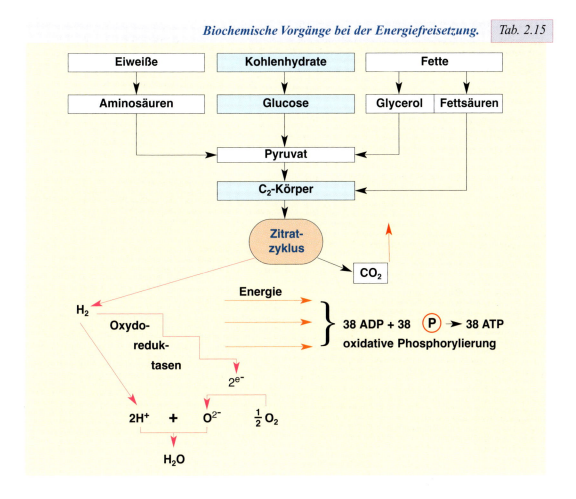

Biochemische Vorgänge bei der Energiefreisetzung. Tab. 2.15

2.5 Genetik (Vererbungslehre)

Bei der Fortpflanzung einer Organismenart entstehen immer wieder Nachkommen, die in ihren wesentlichen Merkmalen den Eltern gleichen. Diese *relative Konstanz der Arten* wird durch die Konstanz spezifischer Eiweiße gewährleistet. Die „Anweisungen" für die Bildung der Eiweiße sind in der DNA gespeichert, welche sich in den Chromosomen befindet. Bei der geschlechtlichen Fortpflanzung werden sie von den Eltern auf die Nachkommen übertragen und bei der Zellteilung an die Tochterzellen weitergegeben. Man sagt, sie werden vererbt, und bezeichnet sie als *Erbinformation* oder *genetische Information*.
Alle Merkmale eines Lebewesens sind von seiner Erbinformation abhängig. In der DNA sind die Informationen für die einzelnen Eiweiße hintereinander angeordnet.

2.5.1 Chromosomen

Die nur während der Zellteilungsphase sichtbaren Chromosomen gehen aus dem Chromatin hervor und nach Abschluss der Zellteilung wieder in dieses über.

Merke

Die Chromosomen stellen die „Transportform" der Erbinformation während der Zellteilung dar. Das Chromatin ist die „Funktionsform", die im Stoffwechsel der Zelle wirksam wird und sich verdoppelt. Struktur und Anzahl der Chromosomen sind artspezifisch.

P Veränderungen der Chromosomenstruktur und Chromosomenzahl haben meist Krankheiten (Erbkrankheiten) zur Folge.

Bei allen höheren Lebewesen, also auch beim Menschen, ist die arttypische Chromosomenzahl in allen Zellen zweimal vorhanden. Sie sind *diploid*. Nur ihre reifen Keimzellen sind *haploid*, d. h., sie besitzen nur den einfachen Chromosomensatz.

> **Merke**
>
> Im doppelten (diploiden) Chromosomensatz sind immer 2 Chromosomen in Form und Größe gleich. Sie heißen **homologe Chromosomen**.
> Eine Ausnahme bilden die **Geschlechtschromosomen**. Sie werden als X- und Y-Chromosomen bezeichnet und sind nicht gleich (↪ S. 49).

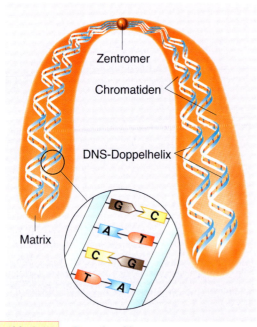

Abb. 2.17 **Bau des Chromosoms.**

Menschliche Keimzellen (sowohl Eizellen als auch Samenzellen) enthalten 23 Chromosomen; die bei der Befruchtung entstehende befruchtete Eizelle (Zygote) und alle aus ihr hervorgehenden Körperzellen besitzen 46 Chromosomen (↪ S. 49).

Feinbau
Jedes Chromosom ist gekennzeichnet durch seine Länge und die Lage seines Zentromers.

> [P] Der unterschiedliche Bau ermöglicht die Einordnung der Chromosomen in Karyogramme.[1]

Ein Chromosom (↪ Abb. 2.17) besteht aus *2 Chromatiden* (= Längshälften, Halb- oder Tochterchromosomen), die am Zentromer (Spindelfaseransatzstelle) miteinander verbunden sind. Jede Chromatide besteht aus einem doppelsträngigen DNA-Molekül.

> **Merke**
>
> In einem Chromosom ist die Erbinformation vierfach gespeichert. Die **Chromosomen** bestehen aus:
> – *DNA* (enthält die genetische Information),
> – *RNA* (ermöglicht die Umsetzung der genetischen Information, ↪ S. 45),
> – *Eiweiße* (haben Stütz- und regulatorische Funktionen).

2.5.2 Nukleinsäuren als Trägerstoff der Erbinformation

Wir wissen, dass bei jeder Mitose die Tochterzellen die vollständige Erbinformation der Mutterzelle erhalten. Die Nukleinsäuren sind hierfür die stoffliche Grundlage. Sie besitzen die für diese Funktion notwendigen *drei* Eigenschaften:
– relativ stabil zu sein,
– zahlreiche Informationen speichern zu können,
– sich identisch zu verdoppeln.

Aufbau der Nukleinsäuren
Für das Vererbungsgeschehen kommen zwei unterschiedliche Nukleinsäuren in Frage:
– **D**esoxyribo**n**ukleins**ä**ure (***DNS***) oder (englisch) **D**esoxyribo**n**uclein**a**cid (***DNA***),
– **R**ibo**n**ukleins**ä**ure (***RNS***) oder (englisch) **R**ibo**n**uclein**a**cid (***RNA***).

Jede dieser Nukleinsäuren besteht aus vielen miteinander verbundenen Nukleotiden als Baustein. Deshalb werden sie auch als *Polynukleotid* bezeichnet.

---
[1] Bildliche Darstellung der Chromosomen eines Organismus

2.5 Genetik

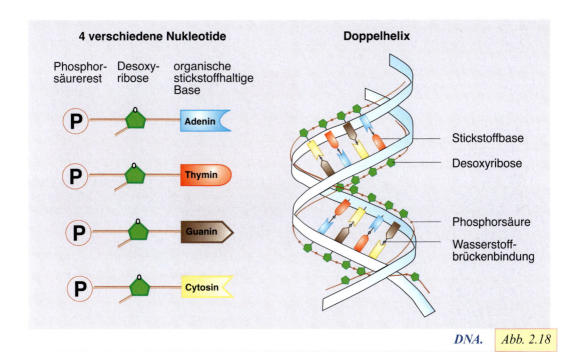

DNA. Abb. 2.18

Ein *Nukleotid* setzt sich zusammen aus:
– Zuckermolekül,
– Phosphorsäuremolekül,
– organischer Stickstoffbase.

DNA
Die DNA wird aus vier verschiedenen Nukleotiden gebildet (➪ Abb. 2.18).
Ähnlich den Proteinen sind auch bei der DNA verschiedene Strukturen zu unterscheiden:
– Primärstruktur (= Nukleotidsequenz),
– Sekundärstruktur (= Doppelstrang),
– Tertiärstruktur (= Raumstruktur, rechtsdrehende Doppelhelix).

> **Merke**
> Aufgrund der Molekülstruktur können sich durch Wasserstoffbrücken nur *Adenin* mit *Thymin* und *Guanin* mit *Cytosin* verbinden.

Die sich im Doppelstrang gegenüberstehenden Basen heißen **komplementäre** *Basen* (= sich ergänzende Basen). Der Doppelstrang lässt sich längs der Wasserstoffbrücken in zwei komplementäre Einzelstränge spalten. Dies besorgen bestimmte Enzyme.

RNA
Die RNA wird ebenfalls aus vier verschiedenen Nukleotiden gebildet. An der Stelle von Thymin steht **Uracil** im Nukleotid und die Desoxyribose ist durch **Ribose** ersetzt. In der Abbildung 2.19 sind Gemeinsamkeiten und Unterschiede von DNA und RNA dargestellt.

Die **Speicherung** *der Erbinformation* erfolgt verschlüsselt durch *Anzahl* und *Reihenfolge* der verschiedenen *Nukleotide* in der DNA bzw. RNA. Die spezifische Aufeinanderfolge der Nukleotide beinhaltet die Anweisung für die Synthese der Eiweiße.

> **Merke**
> Die Aminosäuresequenz der Eiweiße wird durch die Basensequenz der DNA verschlüsselt (codiert) gespeichert.

Triplett-Code
Die Aminosäuren werden durch Nukleotidbasentripletts codiert. Zur Codierung der 20 vorkommenden Aminosäuren gibt es aufgrund vier verschiedener Basen $4^3 = 64$ *Kombinationsmöglichkeiten*. Das heißt, für die meisten Amino-

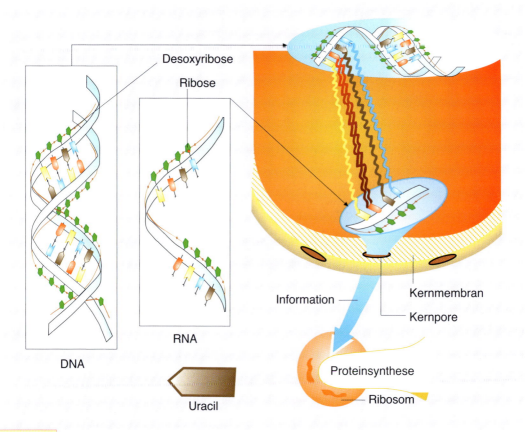

Abb. 2.19   *Merkmale DNA – RNA.*

säuren gibt es mehrere Tripletts. Die Speicherung der Erbinformation ist bei allen Lebewesen gleich.

Identische Verdopplung (= Reduplikation) der DNA
Die identische Verdopplung des genetischen Materials bei Zellteilungen ist die Voraussetzung für die unveränderte Weitergabe und die Erhaltung *artspezifischer* Merkmale. Nur dadurch ist es möglich, dass bei der Zellteilung zwei völlig gleiche Zellen mit identischen Eigenschaften und gleicher Erbinformation entstehen. Ohne den Mechanismus der identischen Reduplikation wäre kein Wachstum und kein gleichwertiger Ersatz abgestorbener Zellen möglich.
Die identische Reduplikation beruht darauf, dass die beiden Polynukleotidstränge eines DNS-Moleküls aufgetrennt werden und sich dann die jeweils passenden Nukleotide aus dem Umfeld in der Zelle so anlagern, dass eine völlig gleiche Kopie des Ausgangsmoleküls entsteht (komplementäre Paarung der organischen Basen). Dieser Vorgang wird durch Enzyme gesteuert und verläuft in mehreren Phasen. Die Abbildung 2.20 stellt den komplizierten Vorgang schematisch dar.

1. Mittels Enzymen werden die Wasserstoffbrückenbindungen zwischen den komplementären Basen gelöst. Der Doppelstrang öffnet sich wie ein Reißverschluss. Es entstehen zwei *Einzelstränge*.
2. An die Basen jedes Einzelstranges lagern sich die jeweils passenden freien Nukleotide aus dem Zellstoffwechsel an und verbinden sich in der bereits bekannten Weise miteinander.

Es sind zwei *genetisch identische Doppelstränge* entstanden, halb aus altem und halb aus neuem Material.

2.5 Genetik

Realisierung der Erbinformation
(Eiweißsynthese)
In den Abschnitten 2.1.3 (☞ S. 21 – 22) und 2.4.3 (☞ S. 37) ist die Bedeutung der Eiweiße als Bau- und Funktionsstoffe dargestellt. Weil schon der Ausfall eines einzigen Enzyms zu einer gestörten Zellfunktion oder gar zum Zelltod führen kann, kommt der Eiweißsynthese eine *zentrale* Bedeutung zu.

Die Umsetzung der Erbinformation besteht in der **Synthese** der *individualspezifischen* **Eiweißstoffe.** Dabei wird derjenige Abschnitt der DNA, der die Synthese eines bestimmten Eiweißstoffes steuert, als *Gen* (= Erbanlage) bezeichnet (☞ S. 50).

Der Ablauf erfolgt in zwei Stufen:
1. **Informationsabgabe im Zellkern**
   (= Transkription)
   Die Information der DNA (Gen) wird in die Nukleotidsequenz einer m-RNA (m-RNA = Messenger-RNA: Boten-RNA) umgeschrieben. Dies geschieht wie folgt:
   – *Aufspaltung* des DNA-Doppelstranges durch Lösen der Wasserstoffbrücken,
   – *komplementäre* Anlagerung der m-RNA-Nukleotide,
   – *Ablösen* der m-RNA und Wanderung zu den Ribosomen.
2. **Entschlüsselung am Ribosom** (= Translation)
   Die genetische Information der m-RNA als

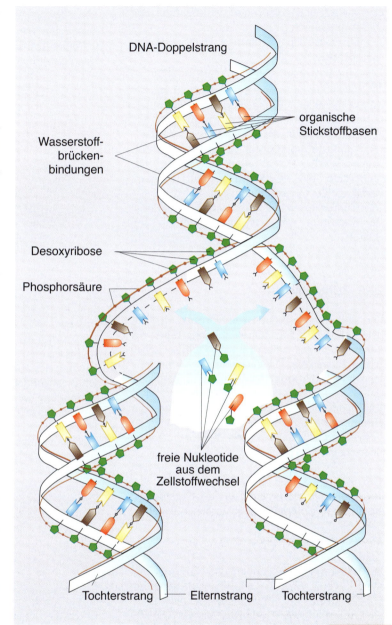

Identische Reduplikation der DNA. Abb. 2.20

Aminosäuresequenz eines Proteins wird entschlüsselt. Der Proteinaufbau erfolgt mithilfe der *t-RNA* (= Transfer-RNA) in folgenden Schritten:
– *Anlagerung* der m-RNA an ein Ribosom,
– *komplementäre* Basenpaarung zwischen

m-RNA und t-RNA und Verknüpfung der Aminosäuren,
– *Lösen* des neu gebildeten Eiweißes von der t-RNA.

P Sowohl durch äußere Einflüsse (z. B. radioaktive Strahlen, Röntgenstrahlen, Zellgifte, Viren) als auch durch innere Einflüsse (z. B. Erbeinflüsse) kann die DNA verändert werden. Auf diese Weise können Zellen entarten und beispielsweise Krebszellen entstehen, die außerhalb der Regulations- und Steuervorgänge des Organismus liegen.
Hieraus lässt sich das weitgehend ungehemmte Wachstum von bösartigen Tumoren erklären.

2.5.3 Zellteilung

Die Zellteilung ist ein Grundvorgang, der bei den Lebewesen zur *Zellvermehrung* führt. So können sich aus einer Zelle vielzellige Lebewesen entwickeln. Die entstehenden Tochterzellen sind mit der Mutterzelle genetisch identisch.

Entscheidend bei jeder Zellteilung ist, dass die Erbinformation, die im Zellkern der Mutterzelle gespeichert ist, fehlerfrei auf die Tochterzellen übertragen wird.

Die Zellteilung ist die Grundlage für das **Wachstum** und die **Vermehrung** der Organismen sowie die **Regeneration** abgestorbener Zellen.

Formen der Zellteilung

1. Mitose
Als Mitose bezeichnet man die „indirekte Kernteilung" im Sinne des Wachstums- und Zellerneuerungsprozesses. Sie kann in verschiedene Phasen untergliedert werden, die ohne deutliche Grenzen ineinander übergehen.

Die Kernteilung geht stets der Zellteilung voraus.

Prophase
- Die spezifischen *Zellfunktionen* werden eingestellt und viele Zellorganellen sowie die Kernmembran beginnen sich aufzulösen.

- Das Chromatin formt sich zu den *Chromosomen* um (∞ Abb. 2.17, S. 44), und die Chromatiden werden sichtbar (Längsspalt).
- Das Zentriol teilt sich.

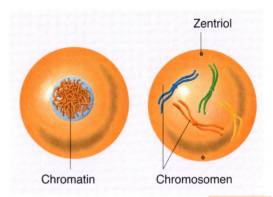

Prophase. Abb. 2.21

Metaphase
- Auflösung der Kernmembran wird abgeschlossen.
- Bildung des *Spindelapparates* aus kontraktilen Plasmafäden und
- Verbindung der Chromosomen am Zentromer mit den Plasmafäden.
- Die Chromosomen werden in die *Äquatorialebene* verlagert und geordnet (die Chromosomenarme zeigen polwärts).

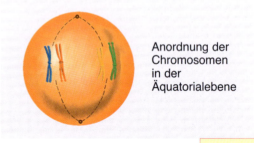

Metaphase. Abb. 2.22

Anaphase
- Die Zentromere werden geteilt und die *Chromatiden* mithilfe der Spindelfasern an die *Zellpole* transportiert. Bei diesem Vorgang kommt es darauf an, dass die beiden Chromatiden eines jeden Chromosoms getrennt werden.

2.5 Genetik

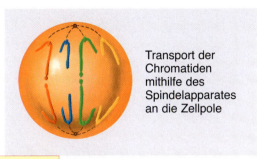

Abb. 2.23   *Anaphase.*

Transport der Chromatiden mithilfe des Spindelapparates an die Zellpole

Telophase
- Spindelapparat löst sich auf.
- Neubildung der *Kernmembran*.
- Bildung des *Chromatins*.
- Zwischen den beiden *Tochterkernen* bildet sich eine neue Zellmembran.
- 2 neue Tochterzellen sind entstanden.

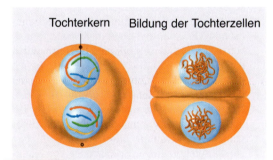

Abb. 2.24   *Telophase.*

Merke

Bei der Mitose entstehen genetisch „gleichwertige" Zellen. Der Chromosomensatz der Tochterzelle entspricht dem der Mutterzelle. In der auf die Mitose folgende Interphase (= Phase zwischen den Kern- bzw. Zellteilungen) erfolgt die identische Verdopplung der DNA (↪ S. 46).

Bedeutung der Mitose
- *Grundlage des Wachstums* (= Zellteilungswachstum):
  Ausgehend von der befruchteten Eizelle (= Zygote) entstehen alle Körperzellen durch Mitosen, besitzen also das gleiche Erbmaterial wie die Zygote.

- *Grundlage der Wundheilung:*
  Bei Verletzungen werden bestimmte Zellen wieder zur Mitose angeregt.

2. Polyploidie (↪ Abb. 2.25)
Im Zellkern entstehen Chromatiden, aber die Kernmembran bleibt erhalten und die Zelle teilt sich nicht.
Ergebnis: Zellen mit *vielfachen* Chromosomensätzen (= polyploide Zellen).
Vorkommen: Megakaryozyten des Knochenmarks, bösartige Tumorzellen.

3. Amitose (= direkte Kernteilung)
Hierbei wird nur der Zellkern einfach geteilt, ohne dass eine geordnete Aufteilung der Chromatiden erfolgt (↪ Abb. 2.25).
Ergebnis: Zellen mit zwei Zellkernen.
Vorkommen: Leberzellen und Harnblasenepithelzellen.

4. Meiose (↪ Abb. 2.26)
Die Meiose dient der Bildung der Geschlechtszellen (= Keimzellen = Gameten). In den Hoden werden die Samenzellen (Spermien) und in den Eierstöcken die Eizellen gebildet.
Die *Körperzellen* des Menschen besitzen einen doppelten Chromosomensatz (↪ S. 44). Sie sind *diploid* (= 2n).
In jeder menschlichen Körperzelle befinden sich *22 Autochromosomenpaare* und *1 Gono-* oder *Geschlechtschromosomenpaar* (2n = 46).

Chromosomensatz der Frau:
   22 Autochromosomenpaare
   + 2 gleich gestaltete Geschlechtschromosomen, die X-Chromosomen.
Chromosomensatz des Mannes:
   22 Autochromosomenpaare
   + 2 ungleich gestaltete Geschlechtschromosomen, ein X- und ein Y-Chromosom.
Damit dieser Chromosomensatz auch in den Folgegenerationen erhalten bleibt, findet bei der Bildung der Geschlechtszellen eine Halbierung statt. Die *Samen- und Eizelle* besitzen demnach einen einfachen Chromosomensatz. Sie sind *haploid* (= n).
In jeder reifen menschlichen Keimzelle befinden sich somit 23 Chromosomen (n = 23), in den Samenzellen 22 Autosomen plus 1 Y- oder 1 X-Chromosom und in den Eizellen 22 Autosomen plus in jedem Fall 1 X-Chromosom.

2 Grundlagen, Bau- und Funktionsstoffe

Trifft bei der Befruchtung eine Samenzelle mit einem X-Chromosom auf die Eizelle, so entsteht ein weiblicher Organismus (XX). Eine Samenzelle mit einem Y-Chromosom bewirkt bei der Verschmelzung das männliche Geschlecht (XY) (➪ S. 288).

Ablauf der Meiose
(= Reifeteilung)
Die Meiose läuft in zwei aufeinander folgenden Teilungsschritten (Reifeteilungen) ab:

Meiose **I** (*1. Reifeteilung*)
Prophase I
   Paarung der *homologen* Chromosomen (je 1 mütterliches mit dem entsprechenden väterlichen Chromosom). Während der Paarung kann es zum Austausch einzelner homologer Bruchstücke bei Nichtschwesterchromatiden kommen („*crossing over*"). Dadurch können Veränderungen im Erbgut entstehen.
Metaphase I
   Anordnung der *homologen* Chromosomen in der *Äquatorialebene* zufallsgemäß.
Anaphase I
   Die mütterlichen und väterlichen *Chromosomen* gelangen entsprechend der zufallsgemäßen Anordnung an die *Zellpole*.
Telophase I
   Bildung von 2 haploiden *Tochterzellen*.
Meiose **II** (*2. Reifeteilung*)
Die Meiose II ist eine Mitose.
Beim Menschen entstehen:
– 4 haploide plasmaarme Spermien (Mann) bzw.
– 1 haploide plasmareiche Eizelle plus 3 haploide plasmaarme Polkörperchen (Frau).

Merke
Bei der Meiose entstehen aus diploiden Urkeimzellen in zwei Teilungsschritten haploide Geschlechtszellen.

Vergleichende Übersicht der Zellteilungsformen. Abb. 2.25

Bedeutung der Meiose
1. *Grundlage* für die *Konstanz* der artspezifischen Chromosomenzahlen.
2. *Grundlage* für die *Neukombination* des genetischen Materials zwischen den Generationen. Bei Trennung der homologen Chromosomen hängt es vom Zufall ab, welche mütterlichen bzw. väterlichen Chromosomen in die eine oder andere Tochterzelle gelangen. Beim Menschen sind demnach 2^{23} = 8.388.610 verschiedene Kombinationen möglich. Dies wird noch erweitert durch den möglichen Austausch homologer Bruchstücke von Nichtschwesterchromatiden in der Prophase I.

2.5.4 Gesetzmäßigkeiten der Vererbung – Mendel'sche Erbregeln

Im 19. Jahrhundert stellte Gregor Mendel durch zahlreiche Kreuzungsversuche als Erster das Auftreten von Gesetzmäßigkeiten in der Vererbung fest. Er legte damit den Grundstein für die moderne Genetik. Im Folgenden wollen wir uns mit einigen seiner wichtigsten Erkenntnisse, den *Mendel'schen Erbregeln*, genauer auseinander setzen.

Zum besseren Verständnis der Erbgänge werden zunächst einige *wichtige Fachbegriffe* erklärt.
Gen (= Erbanlage): Ein Abschnitt der DNA, der die Information für den Aufbau eines bestimmten Eiweißes enthält, heißt Gen (➪ S. 47).

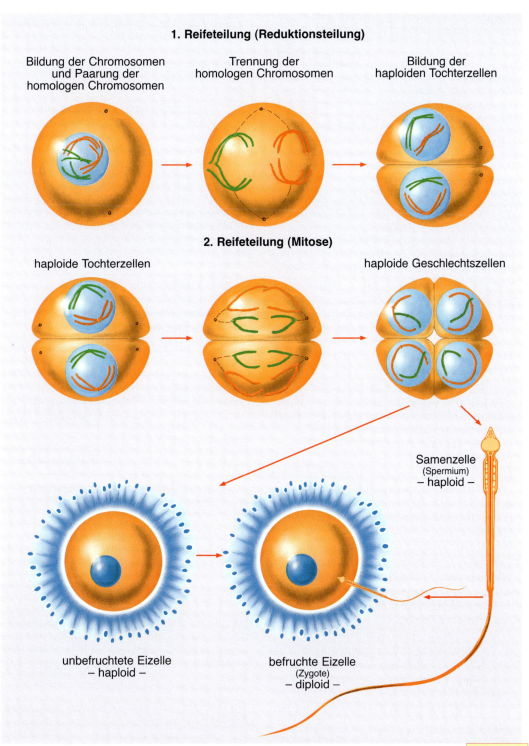

Meiose – Bildung der Geschlechtszellen und Befruchtung. Abb. 2.26

Jedes Gen hat eine spezifische Erbinformation gespeichert. Die Gesamtheit der Gene eines Lebewesens werden als seine *Erbanlagen* bezeichnet. An der Ausbildung eines Merkmals (z. B. Augenfarbe) sind in der Regel Genpaare beteiligt, d. h. je ein Gen vom Vater und von der Mutter.

Genotyp: Gesamtheit der in den Genen verschlüsselten Erbinformation.

Phänotyp: Äußeres Erscheinungsbild eines Individiums, welches sich aus allen Merkmalen zusammensetzt.

Reinerbig (homozygot): Für die Ausbildung eines Merkmals sind zwei *gleiche Gene* oder Gengruppen vorhanden.

Mischerbig (heterozygot): Für die Ausbildung eines Merkmals (z. B. Augenfarbe) sind *zwei verschiedene Gene* oder Gengruppen vorhanden. Diese Individuen mit 2 verschiedenen Anlagen für ein Erbmerkmal werden als *Hybride* oder *Bastarde* bezeichnet.

Solche gleichen oder auch unterschiedlichen Zustandsformen von Genen, die in homologen Chromosomen den gleichen Platz einnehmen, werden als allele Gene oder *Allele* bezeichnet.

Monohybrider Erbgang: Kreuzung, bei der sich die Eltern in einem Allelpaar unterscheiden.

Dihybrider Erbgang: Kreuzung, bei der sich die Eltern in zwei Allelpaaren unterscheiden.

Dominant: Ein Gen oder eine Gengruppe herrscht in der Merkmalsausprägung vor.

Rezessiv: Ein Gen oder eine Gengruppe tritt in der Merkmalsausprägung zurück.

Intermediär oder *kodominant:* Zwei Gene oder Gengruppen sind in der Merkmalsausprägung gleich stark.

Autosomaler Erbgang: Ein an die Autosomen (normale Chromosomen, nicht Geschlechtschromosomen) gebundener Erbgang.

Geschlechtsgebundener Erbgang: Ein an die Geschlechtschromosomen (Heterochromosomen) gebundener Erbgang.

Bei der Darstellung von Erbgängen werden zur Vereinfachung Buchstaben verwendet:
– ein großer Buchstabe für dominant, zum Beispiel B;
– ein kleiner Buchstabe für rezessiv, zum Beispiel b;
– zwei gleiche Buchstaben für reinerbig, zum Beispiel BB, bb;
– zwei ungleiche Buchstaben für mischerbig, zum Beispiel aB, AB, bA.

Bei der Durchführung von Kreuzungen werden für die Kreuzungspartner die folgenden Bezeichnungen benutzt:
P = Elterngeneration (Parentalgeneration),
V = Vater,
M = Mutter,
F_1 = 1. Tochtergeneration (1. Filialgeneration),
F_2 = 2. Tochtergeneration (2. Filialgeneration)
usw.

1. Mendel'sche Erbregel (Uniformitätsregel)
Kreuzt man reinerbige Individuen, die sich in einem oder mehreren Merkmalen unterscheiden, sind alle F_1-Bastarde gleich (= uniform).

Beispiel: Vererbung der Blutgruppen

a) Dominant-rezessiver Erbgang
AA = Blutgruppe A (Vater)
oo = Blutgruppe 0 (Mutter)

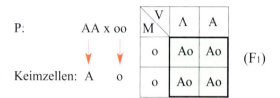

Ergebnis: Alle Nachkommen haben die Blutgruppe A und sind mischerbig.

b) Intermediärer Erbgang
AA = Blutgruppe A (Vater)
BB = Blutgruppe B (Mutter)

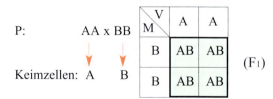

Ergebnis: Alle Nachkommen haben die Blutgruppe AB und sind mischerbig.

2.5 Genetik

2. Mendel'sche Erbregel (Spaltungsregel)
Kreuzt man F1-Bastarde, die in einem Merkmal mischerbig sind, so ist die F2-Generation in dem betreffenden Merkmal nicht einheitlich, sondern spaltet sich in einem bestimmten Zahlenverhältnis auf.
Bei dominant-rezessiven Erbgängen:
    3 : 1   = 75 % : 25 %
Bei intermediären Erbgängen:
    1 : 2 : 1   = 25 % : 50 % : 25 %

Beispiel: Vererbung der Blutgruppen

a) Dominant-rezessiver Erbgang
Ao = Blutgruppe A (Vater)
Ao = Blutgruppe A (Mutter)

P: Ao x Ao

Keimzellen: A,o A,o

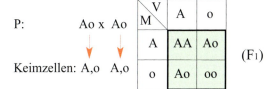

(F1)

Ergebnis: Blutgruppe A = 3x, Blutgruppe o = 1x; Spaltungsverhältnis = 3 : 1.

b) Intermediärer Erbgang
AB = Blutgruppe AB (Vater)
AB = Blutgruppe AB (Mutter)

P: AB x AB

Keimzellen: A,B A,B

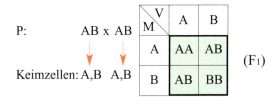

(F1)

Ergebnis: Blutgruppe A = 1x, Blutguppe AB = 2x, Blutgruppe B = 1x; Spaltungsverhältnis = 1 : 2 : 1.

3. Mendel'sche Erbregel (Neukombinationsregel)
Kreuzt man Bastarde, die sich in mehreren Merkmalen unterscheiden, so werden die Merkmale unabhängig voneinander nach der Spaltungsregel vererbt, soweit sie nicht gekoppelt auf einem Chromosom lokalisiert sind.

Beispiel: Vererbung der Blutgruppe und des Rhesusfaktors.
    AAdd (Vater)   x   ooDD (Mutter)
    A = Blutgruppe A   o = Blutgruppe 0
    d = rh$^-$ D = Rh$^+$

P: AAdd x ooDD

Keimzellen: Ad   oD
F1   AoDd
Keimzellen: AD, Ad, oD, od

M \ V	AD	Ad	oD	od
AD	AADD	AADd	AoDD	AoDd
Ad	AADd	AAdd	AoDd	Aodd
oD	AoDD	AoDd	ooDD	ooDd
od	AoDd	Aodd	ooDd	oodd

(F2)

Ergebnis:
4 Phänotypen:
A, Rh$^+$; A, Rh$^-$; 0, Rh$^+$; 0, Rh$^-$ im Verhältnis 9:3:3:1.

A, Rh$^+$ (reinerbig):   1   } 9
A, Rh$^+$ (mischerbig):   8

A, Rh$^-$ (reinerbig):   1   } 3
A, Rh$^-$ (mischerbig):   2

0, Rh$^+$ (reinerbig):   1   } 3
0, Rh$^+$ (mischerbig):   2

0, Rh$^-$ (reinerbig):   1   } 1
0, Rh$^-$ (mischerbig):   –

9 Genotypen:
AADD, AADd (2x), AoDD (2x), AoDd (4x), AAdd, Aodd (2x), ooDD, ooDd (2x), oodd.

Die Genotypen AADD und oodd stellen reinerbige Neukombinationen dar.

2.5.5 Mutationen

Mutationen sind *spontan* entstandene Veränderungen der *Erbinformation*. Das betroffene Individuum heißt *Mutante*.

Arten

Genmutationen betreffen ein Gen, sind also Veränderungen innerhalb der Basenfolge der DNA.
Beispiele: – Sichelzellanämie,
– Phenylketonurie und
– Hämophilie.

Chromosomenmutationen sind Strukturveränderungen einzelner Chromosomen.
Beispiel – Katzenschrei-Syndrom.

Genommutationen sind Änderungen der Chromosomenzahl.
Beispiele: – Trisomie 21 oder Langdon-Down-Syndrom (Chromosom Nr. 21 ist 3x vorhanden),
– Klinefelter-Syndrom: 44 + XXY,
– Turner-Syndrom: 44 + X.

Ursachen: – energiereiche Strahlen, z. B. Röntgenstrahlen,
– Chemikalien, z. B. LSD, Nikotin, Salpetersäure, bestimmte Industrieabgase,
– Temperatur, z. B. Kälte- und Wärmeschocks,
– Viren.

> **Merke**
>
> Mutationen in den Keimzellen können zu Erbkrankheiten führen.
> Mutationen in den Körperzellen hingegen führen zu veränderten Zellverbänden und damit zu Fehlbildungen des Individuums (z. B. Krebs), werden aber nicht direkt vererbt.

Autosomal rezessive Erbgänge (typisch für Stoffwechseldefekte)
A = gesundes Gen, dominant,
a = krankes Gen, rezessiv.

Beispiel 1:

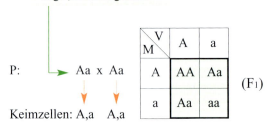

Ergebnis: aa (25 %) homozygot, klinisch krank;
AA (25 %) homozygot, klinisch gesund;
Aa (50 %) heterozygote Merkmalsträger; klinisch gesund.

Beispiel 2:

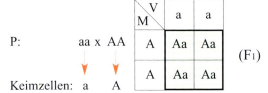

Ergebnis: Aa (100 %): heterozygot, klinisch gesunde Merkmalsträger.

Beispiel 3:

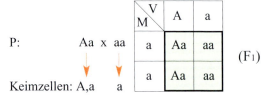

Ergebnis: Aa (50 %): heterozygot, klinisch gesunde Merkmalsträger; aa (50 %): homozygot, klinisch krank.

2.5 Genetik

Autosomal dominanter Erbgang (typisch für Missbildungen)
   a = gesundes Gen, rezessiv;
   A = krankes Gen, dominant.

Beispiel 1:

P: aa x Aa

Keimzellen: a   a

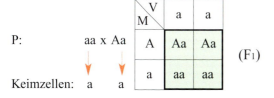

(F1)

Ergebnis: aa (50 %): homozygot, klinisch gesund; Aa (50 %): heterozygot, klinisch krank.

Beispiel 2:

P: Aa x Aa

Keimzellen: A,a   A,a

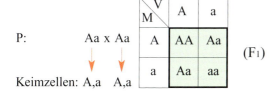

(F1)

Ergebnis: AA (25 %): homozygot, klinisch krank; Aa (50 %): heterozygot, klinisch krank; aa (25 %): homozygot, klinisch gesund.

Beispiel 3:

P: AA x aa

Keimzellen: A   a

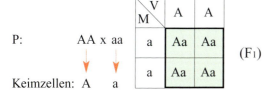

(F1)

Ergebnis: Aa (100 %): heterozygot, klinisch krank.

Geschlechtsgebundener Erbgang

Das defekte Gen liegt auf dem X-Chromosom und wird bei Vorhandensein eines Normalgens (heterozygote Frauen) von diesem unterdrückt. Das Y-Chromosom des Mannes besitzt dieses Gen nicht, sodass bei der Konstellation X-Chromosom mit defektem Gen plus Y-Chromosom es sich um klinisch kranke Männer handelt. Heterozygote Frauen werden als Konduktorinnen bezeichnet.

Beispiele sind Hämophilie, Rotgrünblindheit und Sehnervenatrophie. Es bedeutet:
   X = gesundes Gen,
   X_K = krankes Gen.

Beispiel 1:

P: XY x XX_K

Keimzelle: X,Y   X,X_K

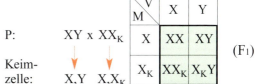

(F1)

Ergebnis: XX (25 %): homozygot, klinisch gesund; XX_K (25 %): klinisch gesund, heterozygote Konduktorin; XY (25 %): klinisch gesund; X_KY (25 %): klinisch krank.

Beispiel 2:

P: X_KY x XX

Keimzelle: X_K,Y   X

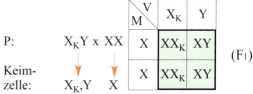

(F1)

Ergebnis: XY (50 %): klinisch gesund; XX_K (50 %): klinisch gesund, heterozygote Konduktorin.

Beispiel 3:

P: X_KY x XX_K

Keimzelle: X_K,Y   X,X_K

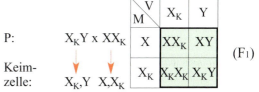

(F1)

Ergebnis: XX_K (25 %): klinisch gesund, heterozygote Konduktorin; X_KX_K (25 %): klinisch krank; XY (25 %): klinisch gesund; X_KY (25 %): klinisch krank.

2.5.6 Modifikationen

Kein Mensch gleicht völlig dem anderen. Selbst eineiige Zwillinge mit weitgehend identischen Erbanlagen sind nie völlig gleich. Die Unterschiede (körperliche und geistige Merkmale) nehmen mit fortschreitendem Alter zu. Der Grund liegt darin, dass selbst bei gemeinsamem Aufwachsen die Umweltbedingungen nicht absolut gleich sind.

Wird bei Individuen mit gleichen Erbanlagen infolge unterschiedlicher Umweltfaktoren ein Merkmal verändert, spricht man von einer *Modifikation*. Dadurch wird die Erbanlage nicht beeinflusst, d. h. in der Folgegeneration können diese Veränderungen wieder fehlen.

[P] Beim Menschen können auch soziale Faktoren verändernd auf die Ausprägung körperlicher und psychischer Merkmale wirken.

Sinn der Modifikationen ist, dass sich die Organismen innerhalb eines bestimmten erblichen Spielraumes – *der* **Reaktionsnorm** – an veränderte Umweltbedingungen *anpassen* können.

Nicht alle Merkmale sind gleichermaßen modifizierbar. So gibt es beim Menschen:
– *umweltstabile* Merkmale, die nicht modifizierbar sind, z. B. die Blutgruppen;
– *umweltlabile* Merkmale mit *geringer* Reaktionsnorm, z. B. Haarfarbe, Größe und Masse des Körpers;
– *umweltlabile* Merkmale mit *großer* Reaktionsnorm, z. B. Intelligenz, handwerkliche Geschicklichkeit und andere Begabungen.

[P] Jeder Mensch besitzt andere Reaktionsnormen. Um das Gleiche im Leben zu erreichen, muss derjenige mit der ungünstigeren Reaktionsnorm mehr tun.

Der überwiegende Teil der Merkmale wird beim Menschen durch das *Zusammenwirken* von *Erbanlagen* und *Umweltfaktoren* geprägt.

Änderung von Merkmalen können durch die Gestaltung entsprechender Entwicklungsbedingungen (Umwelt) niemals über die Grenzen der genetisch festgelegten Reaktionsnorm erfolgen.

Die Ursache der Unterschiedlichkeit (Variabilität) zwischen den Menschen sind Modifikationen und Mutationen.

2 Grundlagen, Bau- und Funktionsstoffe

Fragen zur Wiederholung

1. Beschreiben Sie die chemischen und physikalischen Eigenschaften des Wassers und seine Bedeutung für den menschlichen Organismus.
2. Nennen Sie die intra- und extrazellulären Elektrolytkonzentrationen, und geben Sie wesentliche Funktionen der jeweiligen Elektrolyte an.
3. Erläutern Sie die Hauptfunktionen der Kohlenhydrate, Fette und Eiweiße im menschlichen Organismus.
4. Erklären Sie folgende Begriffe:
   a) Zelle,
   b) Gewebe,
   c) Organ,
   d) Organsystem.
5. Skizzieren Sie aus dem Gedächtnis eine menschliche Zelle und ordnen Sie den einzelnen Bestandteilen die entsprechenden Funktionen zu.
6. Beschreiben Sie den Aufbau der Zellmembran. Welche Eigenschaften und Aufgaben hat sie?
7. Nennen Sie Vorkommen und Funktion der Kompartimente.
8. Erstellen Sie eine Übersicht über Menge und Verteilung der Körperflüssigkeiten.
9. Was versteht man unter der Homöostase des inneren Milieus?
10. Was versteht man unter dem pH-Wert? – Nennen Sie den Normbereich des Blutes.
11. Begründen Sie, warum schon geringfügige Abweichungen vom normalen pH-Wert lebensbedrohlich sind.
12. Wie erfolgt die Regulation des Säure-Basen-Haushalts? Erläutern Sie exakt die Pufferung.
13. Erläutern Sie die Notwendigkeit des Stofftransportes im menschlichen Körper.
14. Erklären Sie folgende Begriffe:
    a) passiver Transport,
    b) Konzentrationsgefälle,
    c) Diffusion,
    d) Osmose,
    e) osmotischer Druck,
    f) kolloidosmotischer Druck,
    g) aktiver Transport,
    h) Phagozytose,
    i) Pinozytose,
    j) Trägertransport,
    k) Konvektion!
15. Überlegen Sie, was passiert, wenn rote Blutzellen
    a) in eine hypotone,
    b) in eine hypertone Lösung gebracht werden.
16. Erläutern Sie den Begriff Stoffwechsel und die wichtigsten Teilprozesse.
17. Was ist ATP und welche Bedeutung hat es?
18. Unterscheiden Sie Enzyme und Coenzyme.
19. Beschreiben Sie den Ablauf einer Enzymreaktion. Welche Bedeutung haben Enzyme im Stoffwechsel?
20. Erklären Sie die Begriffe Glykolyse und Gluconeogenese.
21. Nennen und erläutern Sie die drei grundlegenden Schritte der Energiefreisetzung.
22. Worin liegt die besondere Bedeutung der biologischen Wasserstoffoxidation?

Fragen zur Wiederholung

23. Erklären Sie folgende Begriffe:
    a) Chromosom,
    b) Chromatin,
    c) Chromatide,
    d) DNA, m-RNA, t-RNA,
    e) Nukleotid, Polynukleotid,
    f) Reduplikation.
24. Was versteht man unter dem Triplett-Code?
25. Beschreiben Sie die Eiweißsynthese.
26. Beschreiben Sie die Mitose und ihre Bedeutung.
27. Erläutern Sie Ziel und Ablauf der Meiose.
28. Vergleichen Sie Mitose und Meiose.
29. Was versteht man unter der relativen Konstanz einer Art?
30. Erklären Sie folgende Begriffe:
    a) Erbinformation,
    b) Gen,
    c) Allel,
    d) Genotyp,
    e) Phänotyp,
    f) homozygot,
    g) heterozygot,
    h) dominant-rezessiver Erbgang,
    i) intermediärer Erbgang.
31. Erläutern Sie die drei Mendel'schen Gesetze anhand konkreter Beispiele.
32. Mutter und Kind haben Blutgruppe 0. Kann der Vater Blutgruppe A haben? Begründen Sie Ihre Antwort.
33. Unterscheiden Sie Mutationen und Modifikationen. Welche Bedeutung haben sie?
34. Was verstehen Sie unter
    a) autosomal-rezessiven Erbleiden?
    b) autosomal-dominanten Erbleiden?
35. Was verstehen Sie unter X-chromosomal-rezessiver Vererbung?

3 Gewebe

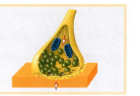

Gewebe sind Verbände von Zellen mit annähernd gleichem Bau und gleicher Funktion einschließlich der von ihnen abgegebenen Interzellularsubstanz.

Interzellularsubstanzen
Die Interzellularsubstanzen (Zwischenzellsubstanzen) sind Stoffe, welche in die Zwischenzellräume eingelagert werden und vor allem für die Binde- und Stützgewebe von besonderer Bedeutung sind.
Zu den Interzellularsubstanzen gehören
ungeformte *Interzellularsubstanzen*
- *Flüssigkeiten*: Blut- und Lymphflüssigkeit, interstitielle Flüssigkeit sowie
- *amorphe Grundsubstanz*. Hierbei handelt es sich um ein Gel unterschiedlicher Konsistenz, das sich hauptsächlich zusammensetzt aus:
  - Proteinen,
  - Polysacchariden,
  - anorganischen Verbindungen (z. B. Calciumsalze) und
  - wechselnder Menge Wasser (wenig);

geformte *Interzellularsubstanzen (= Fasern)*
Die Fasern ermöglichen als wichtiger Bestandteil des Körpers den Zusammenhalt und die Festigkeit der Organe.

Bei den geformten Interzellularsubstanzen sprechen wir von drei Faserarten:
1. **Retikuläre Fasern**
   Sie bilden Fasernetze um Zellen und um Blutgefäße. Außerdem kommen sie im retikulären Bindegewebe vor.

2. **Kollagenfasern**
   Die Kollagenfasern sind die zugfesten Bauelemente in den Bändern, Gelenkkapseln und Sehnen. Kollagen heißt „leimgebend". Aus diesen Fasern entsteht beim Kochen eine leimartige Masse.

3. **Elastische Fasern**
   Dieser Fasertyp verhält sich wie ein Gummiband. Wir finden ihn vor allem in häufig beanspruchten Organen (z. B. Wände der großen Arterien, Lunge und Gallenblasenwand). Elastische Fasern bilden ebenfalls Fasernetze.

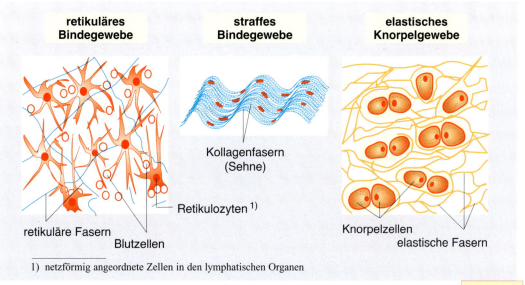

1) netzförmig angeordnete Zellen in den lymphatischen Organen

Geformte Interzellularsubstanz (= Fasern). Abb. 3.1

3 Gewebe

Der menschliche Organismus besteht aus vier Haupttypen von Geweben:
1. Epithelgewebe,
2. Binde- und Stützgewebe,
3. Muskelgewebe,
4. Nervengewebe.

Jeder Typ hat mehrere Untergruppen, die anschließend beschrieben werden. Jedes Organ ist aus mehreren Gewebearten zusammengesetzt (vgl. S. 22). Diejenigen Zellen, die für die spezielle Organleistung der kompakten inneren Organe verantwortlich sind, werden als *Parenchymzellen* bezeichnet.

Diese Zellen bilden also das eigentliche Organgewebe (Parenchym), z. B. Leber-, Pankreas- und Nierenparenchym.

3.1 Epithelgewebe (= Epithel)

Das zellreiche Epithelgewebe ist praktisch in allen Körperorganen anzutreffen. Es erfüllt sehr unterschiedliche Aufgaben, wie z. B.:
– mechanischen Schutz,
– Einschränkung der Verdunstung,
– Abgabe und Aufnahme von Stoffen sowie
– Reizaufnahme.

Den Aufgaben entsprechend zeigen Epithelzellen ganz unterschiedliche Formen.
Nach ihrer Funktion werden die Epithelien in drei Gruppen eingeteilt:
• Deckepithel,
• Drüsenepithel (⇨ Drüsen, S. 86),
• Sinnesepithel (⇨ Sinnesorgane, S. 311),

Epithelgewebe sind fast ohne Interzellularsubstanz.

Tab. 3.1 Gliederung der Epithelgewebe.

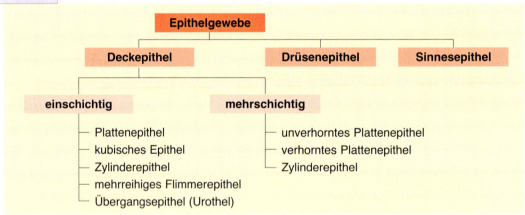

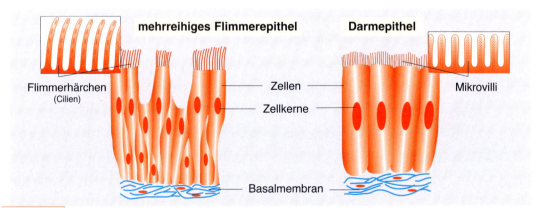

Abb. 3.2 Funktionell bedingte Ausstülpungen der Zellmembran.

3.1 Epithelgewebe

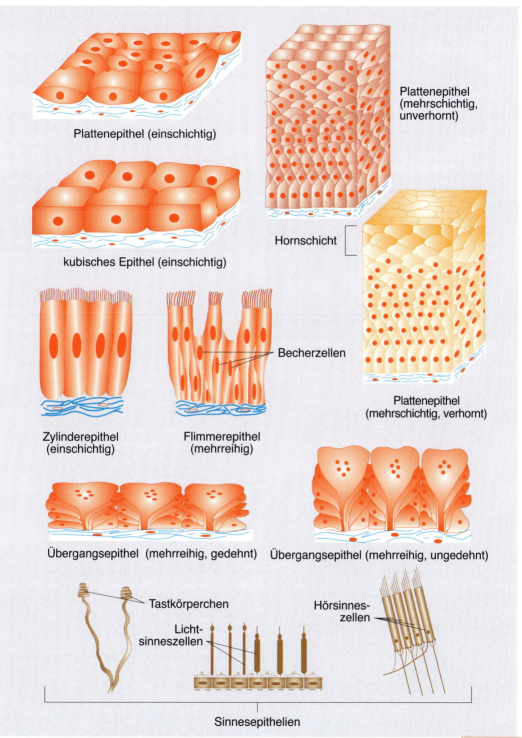

Formen der Epithelgewebe: Deck- und Sinnesepithelien. Abb. 3.3

Deckepithel (= Schutzepithel)
Das Deckepithel bedeckt als flächiger, in sich geschlossener Zellverband die Körperoberfläche und kleidet die Hohlorgane (z. B. Verdauungstrakt, Harnwege) aus. Es ruht mit einer Grenzmembran (= Basalmembran) auf dem darunter liegenden Bindegewebe. Entsprechend den Funktionen weisen die Deckepithelien verschiedene Merkmale auf. Man unterscheidet:

a) Nach der Zellform
- **Plattenepithel** mit abgeflachten Zellen,
- **isoprismatisches** *(kubisches) Epithel* mit annähernd würfelförmigen Zellen,
- **hochprismatisches** *Epithel (Zylinderepithel)* mit hohen Zellen,
- **Flimmerepithel**: *Bewegliche Plasmastrukturen in der Schleimhaut der Atemwege sowie Eileiter dienen dem Transport von Staub bzw. Eizelle.*

Die freie Oberfläche der Zellen kann verschiedene Bildungen tragen.
Beispiel: Bürstensaum; feinste Fäserchen (= Mikrovilli) der Dünndarmepithelzellen, die an der Zelloberfläche entspringen und der Oberflächenvergrößerung und damit der besseren Stoffaufnahme dienen.

b) Nach der Zahl der Zellenlagen
- **Einschichtige Epithelien** (die ein- oder mehrreihig sein können)
  1.) *Einschichtiges* einreihiges *Plattenepithel*
     - als Auskleidung der Blutgefäße und Lungenbläschen (hier heißt es *Endothel*),
     - als Epithel der serösen Häute (hier heißt es *Mesothel*).
  2.) *Einschichtiges* einreihiges *kubisches Epithel*
     - als Auskleidung der kleinen Bronchien.
  3.) *Einschichtiges* einreihiges *Zylinderepithel*
     - als Auskleidung des Magens und Darmes.
  4.) *Einschichtiges* mehrreihiges *Flimmerepithel*
     - als Auskleidung der Atemwege. Nicht alle Zellen erreichen durch unterschiedliche Größe die Oberfläche, aber alle Zellen sind mit der Basalmembran verbunden. Da die Zellkerne in verschiedenen Ebenen liegen, wird von Mehrreihigkeit gesprochen.
  5.) *Einschichtiges* mehrreihiges *Übergangsepithel (Urothel)*
     - kleidet überwiegend die harnableitenden Wege aus. Bedingt durch unterschiedliche Druck- und Dehnungszustände ist die Anzahl der Zellreihen verschieden.

Mehrschichtige Epithelien
1.) *Mehrschichtiges Plattenepithel*:
   - *unverhornt* als Auskleidung von Mundhöhle, Speiseröhre, Scheide und Bedeckung der Lippen,
   - *verhornt* als Bedeckung der Körperoberfläche (= Epidermis).
2.) *Mehrschichtiges Zylinderepithel* als Auskleidung der männlichen Harnröhre.

3.2 Binde- und Stützgewebe

Das Binde- und Stützgewebe gibt dem Körper Festigkeit und Halt und verbindet seine Teile untereinander.

Zum Binde- und Stützgewebe gehören:
- Bindegewebe,
- Knorpelgewebe,
- Knochengewebe.

Binde- und Stützgewebe besitzen im Unterschied zum Epithelgewebe relativ *wenig Zellen*, dafür *reichlich Interzellularsubstanz*.

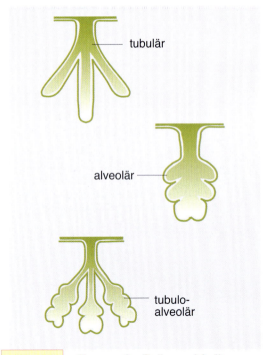

Abb. 3.4   **Formen der Drüsenepithelien.**

3.2 Binde- und Stützgewebe

Bindegewebsformen — Tab. 3.2

Bindegewebe	fixe Zellen	freie Zellen	Interzellularsubstanz	Vorkommen und Aufgaben
Embryonales Bindegewebe, Mesenchym	sternförmige Zellen zu einem räumlichen Gitterwerk angeordnet	selten	flüssig	bildet Füllgewebe des Embryos, Ausgangsmaterial für alle anderen Binde- und Stützgewebe
Retikuläres Bindegewebe, netzförmiges Bindegewebe	Retikulumzellen	sehr viele	flüssig (= Gewebsflüssigkeit) Verfestigung durch Retikulinfasern	bildet das Grundgerüst von Knochenmark, Milz, Lymphknoten und Lymphfollikeln. Retikulum- und freie Zellen sind zur Phagozytose und Speicherung befähigt
Fettgewebe • weißes: Fetttropfen im Zytoplasma als Bau- und Speicherfett im Körper verteilt • braunes: Fettzellen des Neugeborenen mit kleinen Fetttröpfchen und Mitochondrien; zur zitterfreien Wärmebildung	zahlreiche Fettzellen	keine	Grundsubstanz mit wenig Fasern	**Baufett:** bildet druckelastische Polster (z. B. Gesäß, Augenhöhle, Wange) und hält Organe in ihrer Lage (z. B. Niere) **Speicherfett:** wirkt v. a. als Bestandteil des Unterhautfettgewebes als Wärmeisolator; außerdem stellt es eine Energiereserve dar und spielt eine wichtige Rolle bei der Regulation des Wasserhaushaltes
Lockeres Bindegewebe	Fibrozyten	viele, z. B. Plasmazellen, Histiozyten	Gewebsflüssigkeit mit eingelagerten retikulären Kollagen- und elastischen Fasern	füllt Lücken zwischen den Organen und verbindet sie beweglich, liegt zwischen den Parenchymzellen der Organe, speichert Flüssigkeit, erfüllt Abwehraufgaben
Straffes Bindegewebe	wenig Fibrozyten	selten	sehr viel in dichten Geflechten oder parallel angeordnete Kollagenfasern, die von elastischen Fasern begleitet werden	baut Lederhaut, Sehnen, Bänder und Gelenkkapseln auf

3 Gewebe

Bindegewebe
Das Bindegewebe bezeichnet eine Gruppe recht unterschiedlicher Gewebsformen. Dazu gehören das *embryonale, retikuläre, lockere* und *straffe* Bindegewebe sowie auch das Fettgewebe. Das Bindegewebe erfüllt diverse Aufgaben; es
– *umhüllt* und verbindet die Organe,
– bildet das *Grundgerüst* der Organe,
– *erfüllt* Stoffwechselfunktionen und
– *speichert* Fett.
Neben den *fixen* Zellen (= jeweilige Bindegewebszellart) kommen oft sog. *freie*, teilweise zur Wanderung befähigte *Zellen* vor, die Abwehrfunktionen ausüben (↪ Tab. 3.2).

> **Merke**
>
> Das Bindegewebe zeigt in seiner Ausbildung eine große Mannigfaltigkeit und übt im Organismus vielfältige Funktionen aus.

Knorpelgewebe und Knochengewebe
Knorpel- und Knochengewebe sind die *Stützgewebe* im engeren Sinn. Sie geben dem Körper durch ihre besondere *Festigkeit* seine *Form*. Das formgebende Prinzip ist die geformte und ungeformte Interzellularsubstanz. Letztere wird als *Grundsubstanz* bezeichnet.

Knorpelgewebe, Knorpel
Das Knorpelgewebe geht aus dem Mesenchym hervor. Es bildet auch beim Menschen zunächst das Knorpelskelett, welches sich durch den Prozess der Knochenbildung in das Knochenskelett umwandelt. Der Knorpel besteht aus den **Knorpelzellen** (Chondrozyten), die von einer gallertartigen **Grundsubstanz** mit eingekitteten Kollagenfasern umgeben werden. Die Knorpelzellen liegen in Ein- oder Mehrzahl in den *Knorpelhöhlen* (= Aussparungen der Interzellularsubstanz). Die Wand der Knorpelhöhlen heißt *Knorpelkapsel*. Mit Ausnahme der Gelenkknorpel werden alle übrigen von einer **Knorpelhaut** (Perichondrium) überzogen, von der aus die Versorgung des Knorpels erfolgt.

Eigenschaften
• hohe Druckelastizität, • geringe Zugfestigkeit.
Beim Menschen tritt der Knorpel in 3 Formen auf:
1. *Hyaliner Knorpel*
   Die Interzellularsubstanz wird etwa zur Hälfte von amorpher Grundsubstanz und kollagenen Fibrillen (kleinste Fäserchen) gebildet. Der hyaline Knorpel zeichnet sich durch hohe **Druckfestigkeit**, aber nur geringe Zugfestigkeit aus. Es ist die am häufigsten vorkommende Knorpelart.
Vorkommen: Skelettanlage, Rippenknorpel, Nasenscheidewand, Knorpelspangen der Luftröhre, Schild-, Ring- und Stellknorpel des Kehlkopfes, Gelenkknorpel (ohne Perichondrium).

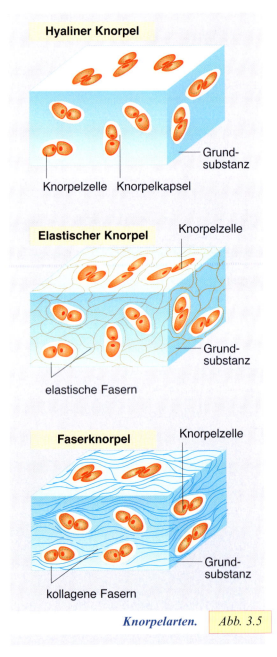

Knorpelarten. Abb. 3.5

3.2 Binde- und Stützgewebe

2. *Elastischer Knorpel*
Der elastische Knorpel ist dem hyalinen sehr ähnlich. Außer den kollagenen Fibrillen ist er von elastischen Fasern durchsetzt. Er ist **zugfester**, dafür weniger druckfest als der hyaline.
Vorkommen: Ohrmuschel, Ohrtrompete, Kehldeckel.

3. *Faserknorpel*
Der Faserknorpel hat große Ähnlichkeit mit dem straffen Bindegewebe. Die Kollagenfasern überwiegen gegenüber der amorphen Grundsubstanz deutlich. Er zeichnet sich deshalb durch eine hohe **Zugfestigkeit** aus.
Vorkommen: Zwischenwirbelscheiben, Disci, Minisci.

P Der Gelenkknorpel hat keine eigene Blutversorgung. Die stoffliche Versorgung erfolgt durch Diffusion über die Gelenkinnenhaut und den unter dem Knorpel liegenden Knochen. Diese ohnehin nicht optimale Versorgung reagiert zudem sehr empfindlich auf unterschiedlichste Störfaktoren. Die Folge sind Abnutzungen des Knorpels, die als Arthrose (= degeneratives Gelenkleiden) der entsprechenden Gelenke in Erscheinung treten. Da die Zellen des erwachsenen Knorpels außerdem ihre Teilungsfähigkeit verloren haben, ist die Arthrose irreversibel.

Knochengewebe, Knochen
Das Knochengewebe zeichnet sich durch seine besondere *Druck-* und *Scherbelastbarkeit* bei relativ geringer Masse aus. Diese Eigenschaften sind auf die Zusammensetzung und Anordnung der reichlich vorhandenen Interzellularsubstanz zurückzuführen.

> **Merke**
>
> Die Interzellularsubstanz enthält große Mengen *Calciumphosphat* und reichlich *kollagene Fasern*, wodurch dem Knochengewebe *Druckfestigkeit* und *Elastizität* verliehen werden. Die Anordnung des „Baumaterials" ist den Belastungen angepasst.

P Mit zunehmendem Alter nimmt die Knochenelastizität ab. Das Knochengewebe wird spröder (= Ursache für häufigere Knochenbrüche).

Die *Struktur* des Knochengewebes ist bei seiner Entstehung zunächst *unregelmäßig* und bildet die ursprünglichen **Geflechtknochen** (⇒ Abb. 3.6, S. 66). Im Zuge des Wachstums wandelt sich diese in Anpassung an die Belastung in eine lamellen- oder schalenförmig *geordnete* Knochenstruktur um und bildet die endgültigen **Lamellenknochen** (⇒ Abb. 3.7, S. 66).

Knochengewebe. Tab. 3.3

Bestandteile des Knochengewebes

- **Knochenzellen**
  - knochenbildende Zellen (Osteoblasten)
  - Knochenzellen (Osteozyten)
  - knochenabbauende Zellen (Osteoklasten)

- **Interzellularsubstanz**
  - ungeformte (amorphe) Grundsubstanz → **Elastizität**
  - anorganische Substanzen
    - Calciumphosphat (ca. 85 %) → **Festigkeit**
  - Fasern
    - kollagene Fibrillen → **Elastizität**

Der anorganische Bestandteil beträgt 50 % und der organische 25 %. Der Rest ist Wasser. Die Knochenzellen liegen in **Knochenhöhlen**. Untereinander sind sie durch Plasmaausläufer innerhalb feiner **Knochenkanälchen** verbunden.

3 Gewebe

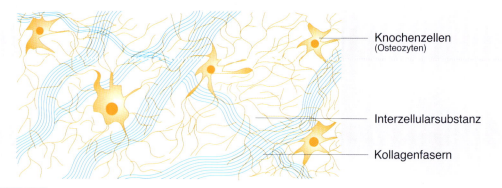

Abb. 3.6 *Geflechtknochen.*

Knochenbildung (Ossifikation)
Die Bildung der einzelnen Knochen beginnt in der Fetalzeit (ab 3. Monat der Schwangerschaft) und erfolgt auf zwei verschiedenen Wegen.

1. Chondrale Ossifikation
Bis auf wenige Ausnahmen werden die Knochen zunächst aus *Knorpelgewebe* (geht aus dem Mesenchym hervor) vorgebildet („Knorpelknochen"). Bereits vor der Geburt beginnt der Abbau des Knorpels und sein *Ersatz* durch *ungeordnetes* Knochengewebe, sodass zuerst *Geflechtknochen* entstehen.

Die Verknöcherung der „Knorpelknochen" erfolgt sowohl von der Knorpelhaut, also von außen (***perichondrale** Ossifikation*) als auch von innen (***enchondrale** Ossifikation*).
Bei den langen *Röhrenknochen* entsteht zunächst im mittleren Bereich der Diaphyse außen um den Knorpel eine *Knochenmanschette*. Diese wird allmählich nicht nur dicker, sondern wächst auch in Richtung der beiden Epiphysen (↦ Abb. 3.8). Gleichzeitig bildet sich innerhalb der Knochenmanschette die *Markhöhle,* und die Knorpelhaut wird zur Knochenhaut.
Die *Epiphysen* verknöchern enchondral, d. h., im

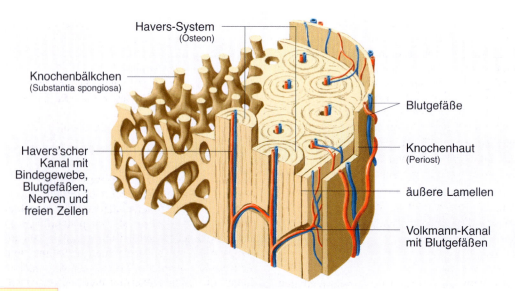

Abb. 3.7 *Lamellenknochen.*

3.2 Binde- und Stützgewebe

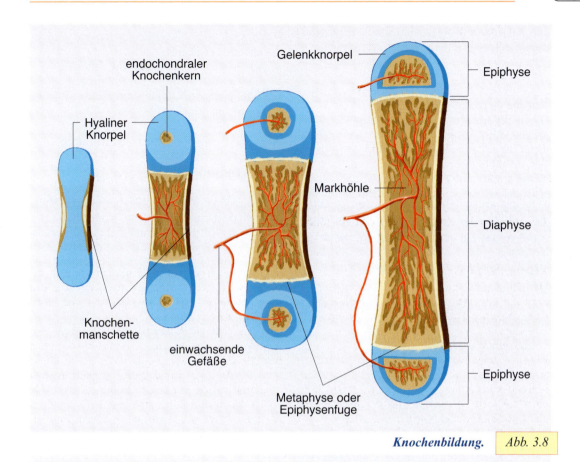

Knochenbildung. Abb. 3.8

Inneren entsteht ein sog. **Knochenkern**, der durch allmählichen Abbau des Knorpelgewebes größer wird. Am Ende ist das Knorpelgewebe bis auf den *Gelenkknorpel* und die *Epiphysenfugen* vollständig in Knochengewebe umgebaut.

Die Ossifikation der einzelnen Knochen geschieht zeitlich verschoben. So sind zum Zeitpunkt der *Geburt* lediglich Rippen, Schädelknochen, Wirbelkörper, Hüftbeine und Diaphysen der Röhrenknochen verknöchert. In den übrigen Knochen sind entweder Knochenkerne (z. B. Epiphysen der Röhrenknochen, Fersenbein) vorhanden oder sie bilden sich zu einem späteren Zeitpunkt in einer ganz bestimmten Reihenfolge.

Merke

Mit dem Längenwachstum der Knochen (↪ S. 90) bildet sich der Geflechtknochen in den Lamellenknochen um.

Mesenchym → Knorpel → Geflechtknochen → Lamellenknochen

2. Desmale Ossifikation
Unter desmaler Ossifikation versteht man die Bildung von Knochengewebe direkt aus dem *Mesenchym*.
Beispiele: Schädeldach, Schlüsselbein.

Mesenchym → Knochen

Aufbau des Lamellenknochens (↪ Abb. 3.7)
Diese Knochenart ist durch ein lamelläres Ordnungsprinzip der Interzellularsubstanz charakterisiert. Die 5 – 10 μm dicken plattenförmigen Knochenlamellen werden aus parallel zueinander verlaufenden kollagenen *Fibrillen* und *Kittsubstanz* gebildet. Zwischen den Lamellen liegen die pflaumenkernförmigen *Knochenzellhöhlen*, welche die *Knochenzellen* (Osteozyten) enthalten.

Die Knochenzellhöhlen sind durch enge Knochenkanälchen untereinander verbunden, in denen sich die Ausläufer der Osteozyten befinden.

Osteone (= Havers-System)
Durch die konzentrische Anordnung der Knochenlamellen entstehen dünne mehrere Zentimeter lange Zylinder, die Osteone.
Wie in Abb. 3.7 zu erkennen, verlaufen die Lamellen um eine Aussparung, die als **Haver'scher-Kanal** bezeichnet wird. Er enthält die versorgenden Blutgefäße und Nerven. Senkrecht zu den Haver'schen Kanälen verlaufen die **Volkmann-Kanäle**, in denen die Arterien, Venen und Nerven von der Knochenhaut (↔ S. 89) kommend in das Zentrum der Osteone gelangen.

P Bei der Frakturheilung legt der Organismus um den Bruchspalt einen stützenden Verband in folgender Art und Weise an:
– Zunächst wächst vor allem vom Periost gefäßreiches Bindegewebe in und um den Bruchspalt (= bindegewebiger Kallus).
– Im Bindegewebe entstehen knochenbildende Zellen (= Osteoblasten), welche um den Bruchspalt eine „Knochenmanschette" legen (= knöcherner Kallus).
– Jetzt, nach Fixierung der Bruchstücke, verknöchert das Bindegewebe im Spalt.
– Zum Schluss des Heilungsprozesses wird die Knochenmanschette abgebaut.

3.3 Muskelgewebe

Das Muskelgewebe besitzt im besonderen Maße die Fähigkeit zur **Kontraktion**, wodurch die Bewegung der Körperteile ermöglicht wird. Verantwortlich für die Kontraktilität sind die **Myofibrillen**. Das sind feinste Fäserchen, bestehend aus den kontraktilen Eiweißen **Aktin** und **Myosin**. Zwischen den Myofibrillen befindet sich ein Netz feinster Kanälchen (= Tubuli).
Nach morphologischen und funktionellen Gesichtspunkten gliedert man das Muskelgewebe in *drei Muskelgewebearten*:
1. glattes Muskelgewebe,
2. quer gestreiftes Muskelgewebe,
3. Herzmuskelgewebe.

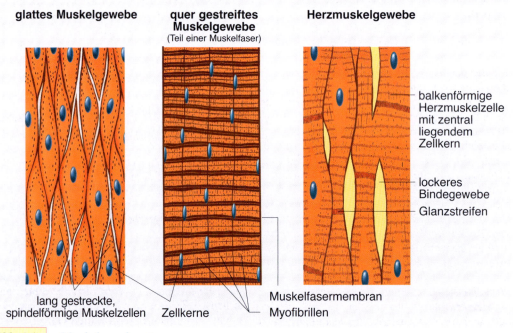

Abb. 3.9 *Muskelgewebearten.*

3.4 Nervengewebe

1. Glattes Muskelgewebe
Bauelement des glatten Muskelgewebes ist die spindelförmige **glatte Muskelzelle** mit zentral gelegenem ovalen Kern. Glattes Muskelgewebe zeigt keine Querstreifung.

Eigenschaften:
- ist nicht dem Willen unterworfen (= *unwillkürlich*), Steuerung durch das vegetative Nervensystem,
- kontrahiert *langsam*,
- kann einen bestimmten *Spannungs-* bzw. *Dehnungszustand* über längere Zeit aufrechterhalten, ermüdet also kaum,
- entfaltet nur *geringe* Kraft und benötigt deshalb nur wenig Energie.

Vorkommen:
- Verdauungstrakt,
- Atmungstrakt,
- Harnleiter, Harnblase,
- Gebärmutter,
- Blutgefäße.

Aufgaben:
- Bewegungen der Hohlorgane sichern.

[P] Besonders hohe Anforderungen führen zur Hypertrophie (= übermäßige Vergrößerung der Zellen). So kann im schwangeren Uterus die Zellgröße auf das Achtfache gesteigert werden.

2. Quer gestreiftes Muskelgewebe
Bauelement des quer gestreiften Muskelgewebes ist die quer gestreifte vielkernige **Muskelfaser**, die eine Länge von wenigen Millimetern bis zu 10 Zentimetern erreicht.
Die reichlich vorhandenen Myofibrillen durchziehen die Faser als parallele Eiweißfäden in Längsrichtung. Sie lassen unter dem Mikroskop helle und dunkle Streifen erkennen, die meist in gleicher Höhe liegen – daher die **Querstreifung**. Um die Myofibrillen bildet das endoplasmatische Retikulum (hier *sarkoplasmatisches* Retikulum) ein netzförmiges Röhrensystem, das bei der Erregung eine wichtige Rolle spielt.

Muskelfaserbündel
Mehrere Muskelfasern werden zu *Primär*bündeln und diese wiederum zu *Sekundär*bündeln zusammengeschlossen. In ihrer Gesamtheit bilden diese Faserbündel den Muskel.

Eigenschaften:
- ist dem Willen unterworfen (= *willkürliche* Muskulatur),
- kontrahiert *schnell*,
- entfaltet *viel* Kraft, d. h., benötigt deshalb *viel* Energie und
- ermüdet *schnell*.

Vorkommen:
- In der gesamten Skelettmuskulatur (= 45 % der Körpermasse), in Zunge, Rachen, Speiseröhre, Zwerchfell und Kehlkopf.

Aufgaben:
- Bewegungen der Extremitäten, des Rumpfes, der Augäpfel, Atembewegungen; auch für die Stimmbildung im Rachen wird die willkürliche Muskulatur eingesetzt.

3. Herzmuskelgewebe
Bau- und Funktionselement des Herzmuskelgewebes sind die quer gestreiften „Herzmuskelfasern". Sie werden aus einer Kette hintereinander geschalteter Herzmuskelzellen gebildet und von einer gemeinsamen Membran umgeben. Untereinander sind die Fasern durch Plasmaausläufer miteinander verbunden. Die Zellgrenzen innerhalb einer Faser werden durch die sog. **Glanzstreifen** (= typisches Kennzeichen) als Verzahnungsstellen sichtbar.

Vorkommen:
- Herzmuskel.

Aufgaben:
- Spezifisch differenzierte Herzmuskelzellen (fibrillenarm, glykogenreich) garantieren die Erregung des Herzmuskels;
- die Arbeitsmuskelzellen (fibrillenreich) sind für die Kontraktion verantwortlich.

3.4 Nervengewebe

3.4.1 Bau

Das Nervengewebe ist das am höchsten entwickelte Gewebe. Es dient dem Informationsaustausch. Zusammen mit der Neuroglia oder Glia (↝ S. 71) bildet es das zentrale und periphere Nervensystem. Hauptbestandteil des Nervengewebes sind die Nervenzellen (= Neurone).

3 Gewebe

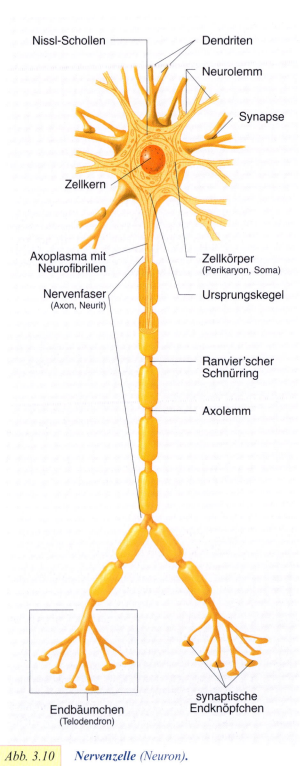

Abb. 3.10 *Nervenzelle (Neuron).*

> **Merke**
>
> Neurone leiten Erregungen schnell über weite Strecken weiter.

Neuron
Das Neuron setzt sich zusammen aus dem **Zellkörper** (Perikaryon), dem *Stoffwechselzentrum* und den von ihm ausgehenden *Fortsätzen* (Dendriten, Neuriten). Die meisten Neurone des Menschen sind multipolar, d. h., sie besitzen mehrere **Dendriten** (baumartig verzweigt) und einen längeren **Neurit** (= Axon). Das Axon zweigt sich am Ende zum Endbäumchen (Telodendron) auf. Die Enden verdicken sich keulenförmig (= Endknopf).
Neurone sind funktionell bipolar, d. h., man unterscheidet einen *Rezeptorpol* zur Informationsaufnahme und -weiterleitung in das Perikaryon und einen *Effektorpol* zur Informationsabgabe über das Axon.
Neurone besitzen ein stark ausgeprägtes granuläres endoplasmatisches Retikulum, welches als **Nissl-Schollen** oder Tigroidsubstanz bezeichnet wird, und zahlreiche Mitochondrien und Lysosomen im Perikaryon. Außerdem enthält das Perikaryon eine größere Anzahl von **Neurofibrillen**, die sich in das Axon fortsetzen. Sie dienen dem Transport von Vesikeln und Mitochondrien in die synaptischen Endknöpfe.

Nervenfaser und Hüllen
Der Neurit bildet zusammen mit einer Gliahülle die Nervenfaser. Die Gliahülle wird im ZNS von Oligodendrozyten und im PNS von Schwann-Zellen gebildet. Ein Oligodendrozyt kann mehrere Neuriten umhüllen, eine Schwann-Zelle immer nur einen. Man unterscheidet je nach Beschaffenheit der Gliahülle 2 Nervenfaserarten.
- **Markhaltige** Nervenfasern: Die Gliazellen wickeln sich lamellenartig um das Axon, sodass eine isolierende Fetthülle entsteht. Diese wird als **Mark-** oder **Myelinscheide** bezeichnet. An den Kontaktstellen von 2 benachbar-

ten Gliazellen fehlt das Myelin, wodurch eine Einschnürung erfolgt. Diese heißt **Nervenfaserknoten** oder Ranvier'scher Schnürring.
- **Marklose** Nervenfasern: Mehrere Axone werden einfach in eine Gliazelle eingeschlossen, sodass nur sehr wenig isolierendes Myelin vorliegt und *keine* Nervenfaserknoten entstehen.

> **Merke**
>
> Nach der Menge des Myelins (= Mark) unterscheidet man markhaltige (myelinreiche) und marklose (myelinarme) Nervenfasern.

Einteilung der Nervenfasern nach ihren funktionellen Eigenschaften:
- *Afferente* (= sensible, aufsteigende) Nervenfasern leiten die Information von der Peripherie zum ZNS.
- *Efferente* (= motorische, absteigende) Nervenfasern leiten die Informationen vom ZNS zur Peripherie.

Faszikel und periphere Nerven
Die Nervenfasern sind zu *Nervenfaserbündeln* zusammengefasst. Im Gehirn und Rückenmark werden diese als *Faszikel* bezeichnet, außerhalb bilden sie den Hauptanteil der *peripheren Nerven* (↔ Abb. 3.11). Die peripheren Nerven sind überwiegend gemischte Nerven, weil sie afferente und efferente Fasern enthalten.

Neuroglia (Glia)
Außer den Neuronen befinden sich sowohl im ZNS als auch im PNS noch die **Gliazellen**, die in ihrer Gesamtheit als Neuroglia bezeichnet werden. Je nach Funktion unterscheidet man verschiedene Gliazelltypen.
Zentrale Glia:
- *Astrozyten*. Dies sind verzweigte Zellen, die die Neurone mit den Blutgefäßen verbinden und den Stoffaustausch ermöglichen. Sie bilden den Hauptanteil der Neuroglia.
- *Oligodendrozyten*. Diese sind weniger verzweigt und bilden die Markscheiden im ZNS.
- *Ependymzellen*. Sie kleiden Hirnventrikel und Zentralkanal des Rückenmarks aus.
Periphere Glia:
- *Schwann-Zellen*. Sie umhüllen die peripheren Neuriten.
- *Mantelzellen*. Sie umgeben die in den Ganglien liegenden Perikaryen.

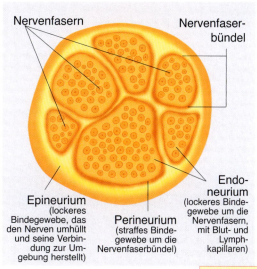

Peripherer Nerv *(Querschnitt).* Abb. 3.11

> **Merke**
>
> Die wesentlichen Aufgaben der Neuroglia sind:
> – Stützfunktion,
> – Isolationsfunktion,
> – Beeinflussung des Nervenzellstoffwechsels.

[P] Gliazellen füllen Defekte in der Hirnsubstanz aus. Es entstehen die sog. Glianarben.

3.4.2 Grundlagen der Erregungsphysiologie

Das Nervengewebe sichert den Informationsaustausch, der in fünf Schritten dargestellt werden kann:
1. Informationsaufnahme durch Sinneszellen (= Rezeptoren),
2. Informationsleitung durch afferente Nervenfasern zum Zentralnervensystem,
3. Informationsverarbeitung und -speicherung im Zentralnervensystem,
4. Informationsleitung durch efferente Nervenfasern zum Muskel bzw. zur Drüse (= Effektoren),
5. Informationsabgabe an die Umwelt durch Muskelleistung und Drüsensekrete.

3 Gewebe

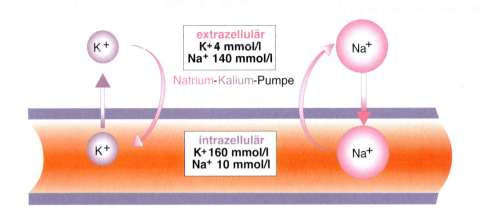

Abb. 3.12   *Ruhepotential.*

Grundlage für den Informationsaustausch ist die Erregung der Nervenzellen. Im Folgenden werden beschrieben: die *Erregungsbildung*, die *Erregungsleitung* und die *Erregungsübertragung*.

Erregungsbildung
Die Bildung einer Erregung bedeutet, dass von einer erregbaren Zelle eine Information aufgenommen und in elektrische Impulse transformiert worden ist. Voraussetzung dafür ist u. a. das Ruhepotential.

Ruhepotential

> **Merke**
>
> Die Spannung (= Potential), die bei einer nicht gereizten Zelle zwischen Zellinnerem und der Außenseite der Membran herrscht, bezeichnet man als Ruhepotential der Zelle (Innenseite negativ, Außenseite positiv). Sie ist eine wichtige *Voraussetzung* für die *Erregungsbildung*.

Folgende Faktoren bedingen die Entstehung des Ruhepotentials:
- ungleichmäßige Verteilung bestimmter *Ionen* in der intra- und extrazellulären Flüssigkeit (☞ S. 18);
- unterschiedliche *Permeabilität* (Durchlässigkeit) der ruhenden Membran für die einzelnen Ionenarten. Die Membran ist für Proteinionen undurchlässig, für Na^+ relativ gering und K^+ relativ gut durchlässig. Entsprechend der unterschiedlichen Durchlässigkeit der Membran diffundieren im Ruhezustand ständig relativ viele K^+ von innen nach außen und wenige Na^+ im umgekehrten Richtungssinn;
- ein aktives Transportsystem (= *Natrium-Kalium-Pumpe*) sorgt dafür, dass es nicht zum Konzentrations- und damit auch Ladungsausgleich kommt.

Letztendlich überwiegen in der intrazellulären Flüssigkeit einige wenige Anionen (negativ geladene Teilchen) und in der extrazellulären Flüssigkeit einige Kationen (positiv geladene Teilchen). Diese wenigen Ionen bewirken, dass die Innenseite der Membran im Ruhezustand gegenüber der Außenseite negativ geladen ist. Sie ist polarisiert.

Erregung (Aktionspotentialbildung)
Erregung einer Zelle bedeutet die Umwandlung des Ruhepotentials in das *Aktionspotential* (= **AP**) infolge Reizung.

Reize
Ein *Reiz* ist eine *energetische* Veränderung *physikalischer* und/oder *chemischer* Natur in der Umgebung einer Zelle, die zu einer *Änderung des Membranpotentials* führt.

Beispiel: Änderung von Lichtintensität, Temperatur, Schallwellen, Druck und pH-Wert.

3.4 Nervengewebe

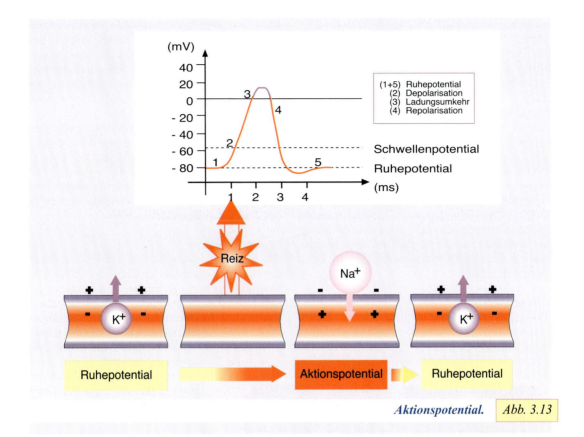

Aktionspotential. Abb. 3.13

Der Verlauf der Potentialänderung bei Reizung ist in der Abbildung 3.13 dargestellt.

Es ist zu erkennen, dass bei Reizung das Ruhepotential (1) sehr schnell zusammenbricht. Die Membran wird depolarisiert (2). Für kurze Zeit findet sogar eine Ladungsumkehr bis ca. +30 mV statt (Membran innen positiv, außen negativ; 3). Anschließend wird die Membran wieder repolarisiert (4), d. h., das Ruhepotential wird wieder hergestellt (5). Der gesamte Vorgang dauert nur wenige Millisekunden (ms).

Den Verlauf der Spannungsänderung von der Depolarisation bis zur Wiederherstellung des Ruhepotentials nennt man Aktionspotential. Es ist Ausdruck einer Erregung.

Beachtet man die Faktoren, die das Ruhepotential bedingen, so kann man feststellen: Reize verändern die Membranpermeabilität. Als Folge kommt es zu einer Veränderung der Ionenverteilung.

Je nach Reizstärke wird die Membran mehr oder weniger depolarisiert.
Voraussetzung für die Entstehung eines Aktionspotentials ist eine **Mindestreizstärke**, welche die Membran auf ca. −60 mV depolarisiert. Bei diesem Wert erhöht sich aufgrund der Ladungsänderung die Permeabilität der Membran für Na^+ auf das 500fache.
Folge:
Rascher Na^+-Einstrom mit weiterer Depolarisation und anschließender Ladungsumkehr.

Das durch die Mindestreizstärke ausgelöste Potential als Voraussetzung für das Aktionspotential heißt **Schwellenpotential**. Reize, die die Membran bis zum Schwellenwert depolarisieren, also die **Reizschwelle** der Zelle erreichen, nennt man **überschwellige** Reize. Reize, die die Membran nicht bis zum Schwellenwert depolarisieren und somit kein Aktionspotential

auslösen, bezeichnet man als **unterschwellige Reize**.
Die Permeabilitätsänderung für Na⁺ hält nur kurzfristig an. Dagegen wird die Membranpermeabilität für K⁺ verbessert.
Folge:
Verstärkter K⁺-Ausstrom, dadurch Repolarisation, d. h., die Ruhespannung wird wieder erreicht.

Im Anschluss daran sorgt die Natrium-Kalium-Pumpe dafür, dass wieder die alten Konzentrationsverhältnisse (wie vor der Erregung) hergestellt werden. Bemerkenswert ist, dass trotz der großen Permeabilitätsänderungen an der erregten Stelle der Membran die Ionenkonzentrationen im intra- und extrazellulären Raum kaum verändert werden.

Alles-oder-Nichts-Gesetz
Die Tatsache, dass bei unterschwelligen Reizen keine Erregung, bei überschwelligen aber immer eine Erregung in vollem Umfang erfolgt, bezeichnet man als „Alles-oder-Nichts-Gesetz". Das bedeutet, nachdem das Schwellenpotential erreicht ist, bleibt bei weiterer Verstärkung des Reizes die Amplitude der Aktionspotentiale trotzdem unverändert.
Wie ist es aber möglich, dennoch unterschiedliche Reizstärken, z. B. unterschiedliche Druckeinwirkung, wahrzunehmen?
Die *Reizstärke* wird durch die *Frequenz* der Aktionspotentiale *verschlüsselt*. Je stärker der Reiz, desto mehr Aktionspotentiale werden in der Zeiteinheit ausgelöst.

Erregungsleitung
Die Erregungsleitung besteht in der *Fortleitung* der *Aktionspotentiale* entlang der Neuritenmembran bis in die Synapsen. Wie ist das zu erklären?
Ein ausgelöstes Aktionspotential hat zur Folge, dass zwischen benachbarten Membranabschnitten ein Ladungsunterschied entsteht. Dieser führt zu einem Ladungsausgleich (= Ausgleichsstrom) längs der Faser (innen und außen). Der Ladungsausgleich aus der Nachbarschaft bedeutet dort die Bildung eines neuen Aktionspotentials usw. Bei *markscheidenhaltigen Neuriten* erfolgt die Erregungsleitung **saltatorisch** (sprunghaft) von Schnürring zu Schnürring. Bei *markscheidenlosen Neuriten* erfolgt die Erregungsleitung **kontinuierlich**, weil polarisierte, de- und repolarisierte Membranabschnitte viel dichter beieinander liegen. Das hat Konsequenzen für die Erregungsleitungsgeschwindigkeit und den Energieverbrauch. Bei der saltatorischen Erregungsleitung „springt" das Aktionspotential von Schnürring zu Schnürring.
Folgen:
- Erhöhung der Leitungsgeschwindigkeit (zirka 100 $\frac{m}{s}$ gegenüber 1 $\frac{m}{s}$ bei kontinuierlicher Leitung).
- Geringerer Energieverbrauch, da Natrium-Kalium-Pumpe nur an den Schnürringen tätig ist.

Abb. 3.14 ***Saltatorische Erregungsleitung** (AP = Aktionspotential).*

3.4 Nervengewebe

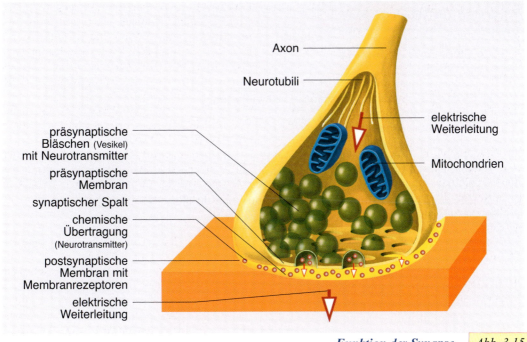

Funktion der Synapse. Abb. 3.15

P Die Repolarisierung benötigt viel Energie, daher ist eine gute Durchblutung des Nervensystems notwendig. Sauerstoffmangel, niedrige Temperaturen und Narkotika lähmen die Tätigkeit des Nervensystems.

Erregungsübertragung in der Synapse
Unter Erregungsübertragung (= Informationsübertragung) versteht man die Übertragung einer Erregung von einem Neuron auf ein anderes Neuron, auf eine Muskelzelle bzw. Drüsenzellen.

Die Erregungsübertragung erfolgt an besonderen Kontaktstellen, den Synapsen.

Funktion der Synapse
Im *präsynaptischen Endknöpfchen* treffen Aktionspotentiale ein und bewirken dort die *Freisetzung* eines bestimmten Quantums **Transmitter** (= chemischer Überträgerstoff). Der Überträgerstoff diffundiert über den *synaptischen Spalt* in die *postsynaptische Membran* (= Membran der benachbarten Zelle) und verändert dort die Durchlässigkeit für positive Ionen.

Folge:
Es kann ein Aktionspotential in der anderen Zelle ausgelöst werden.

Es gibt erregende und hemmende *Transmitter* und damit *erregende* und *hemmende Synapsen*. An einem Neuron können bis über tausend Synapsen liegen.

P Es gibt zahlreiche chemische Substanzen, die die Wirkung der natürlichen Transmitter nachahmen (imitieren) oder hemmen. Sie sind Bestandteil vieler Medikamente (z. B. Atropin, Propranolol).

Die Bildung von Aktionspotentialen in einem Neuron setzt voraus, dass eine bestimmte Mindestzahl von erregenden Synapsen gegenüber den hemmenden vorherrscht. Das Verhältnis von erregenden und hemmenden Synapsenpotentialen bestimmt also, ob eine Information weitergeleitet (= gebahnt) oder gehemmt wird. Synapsen wirken demnach wie Ventile.

3 Gewebe

Fragen zur Wiederholung

1. Erklären Sie die Begriffe
   a) Gewebe,
   b) Interzellularsubstanz.
2. Nennen Sie Bauarten, Vorkommen und Aufgaben
   a) des Epithelgewebes,
   b) des Binde- und Stützgewebes,
   c) des Muskelgewebes.
3. Nennen Sie Unterschiede zwischen Epithel und Bindegewebe.
4. Welche Eigenschaften besitzt Knorpel?
   Nennen Sie die Knorpelarten.
5. Erklären Sie die Festigkeit der Knochen aus ihrer Struktur.
6. Beschreiben Sie den Bau eines Lamellenknochens.
7. Beschreiben Sie die Knochenbildung.
8. Vergleichen Sie die Muskelgewebearten nach Bau, Vorkommen, Aufgaben und Eigenschaften.
9. Was sind Myofibrillen?
10. Vergleichen Sie eine Nervenzelle mit anderen Zellen hinsichtlich Bau und Funktion.
11. Erklären Sie folgende Begriffe:
    a) Dendrit,
    b) Neurit,
    c) Nervenfaser,
    d) Axon,
    e) Nerv.
12. Was versteht man unter der Neuroglia und welche Aufgaben erfüllt sie?
13. Erklären Sie die Begriffe:
    a) Ruhepotential,
    b) Aktionspotential,
    c) Erregung,
    d) Synapse,
    e) Transmitter.
14. Erklären Sie den Vorgang der Erregungsbildung.
15. Erklären Sie die Begriffe:
    a) Reiz, einschließlich über- und unterschwelliger Reiz,
    b) Schwellenpotential,
    c) Alles-oder-Nichts-Gesetz.
16. Wie wird die Reizstärke verschlüsselt?
17. Erklären Sie den Vorgang der saltatorischen Erregungsleitung.
18. Erklären Sie die Erregungsübertragung in der Synapse.
    Was sind erregende und hemmende Synapsen?

4 Häute und Drüsen

Häute sind flächenhafte Gewebsstrukturen, die aus einem Deckepithel und einer darunter liegenden Bindegewebsschicht bestehen.
Besprochen werden in diesem Kapitel
– die äußere Haut, die den Organismus gegen die Umwelt abgrenzt und im weitesten Sinne Schutzaufgaben erfüllt,
– die Schleimhaut als innere Auskleidung vieler Hohlorgane mit wichtigen Schutz- und Transportaufgaben,
– die seröse Haut, deren Hauptaufgabe darin besteht, die Verschiebbarkeit der inneren Organe zu gewährleisten und
– Drüsen, die Sekrete bzw. Inkrete mit vielfältigen Funktionen im Körper produzieren.

4.1 Äußere Haut

Äußere Haut und Schleimhaut bilden die Grenzschicht zwischen Organismus und Umwelt. Die äußere Haut ist die Körperbedeckung des Menschen. Sie ist beim Erwachsenen durchschnittlich 2 bis 3 mm dick, hat eine Masse von ca. 4 kg und eine Fläche von 1,5 bis 2 m^2.

> **Merke**
>
> Die wichtigsten Funktionen der äußeren Haut sind:
> - Schutz vor physikalischen und chemischen Einwirkungen,
> - Vermittlung von Sinneseindrücken,
> - Wärmeregulation.

P Da die äußere Haut wie kein anderes Organ in ihrer ganzen Ausdehnung der unmittelbaren Betrachtung zugänglich ist, hat sie für die Diagnostik besondere Bedeutung. Nicht zuletzt auch deshalb, weil sich Erkrankungen anderer Organe in ihr widerspiegeln, z. B. Rötung der Gesichtshaut bei Bluthochdruck (Hypertonie), Blässe bei Blutarmut (Anämie), Blaufärbung (Zyanose) bei O$_2$-Mangel oder Gelbfärbung (Ikterus) bei Lebererkrankungen.

4.1.1 Schichten der äußeren Haut

Die äußere Haut besteht aus:
- **Oberhaut** (Epidermis) – mehrschichtiges verhorntes Plattenepithel.
- **Lederhaut** (Corium) – vor allem straffes Bindegewebe.
  Oberhaut und Lederhaut bilden die eigentliche Haut, die als *Cutis* bezeichnet wird.
- **Unterhaut** (Subcutis) – Verschiebeschicht aus lockerem Bindegewebe zwischen Cutis und Muskelfascien bzw. Periost (Knochenhaut) der Knochen.

Oberhaut (Epidermis)
Die Oberhaut ist ein mehrschichtiges verhorntes **Plattenepithel**, welches sich in 2 Hauptschichten gliedert.
1. **Keimschicht** (Stratum germinativum), bestehend aus Basalzellschicht (Stratum basale), Stachelzellschicht (Stratum spinosum), Körnerzellschicht (Stratum granulosum) und helle Schicht (Stratum lucidum).
2. **Hornschicht** (Stratum corneum).

Die Dicke der Oberhaut schwankt in Abhängigkeit von der mechanischen Beanspruchung. Je größer die Beanspruchung, desto dicker wird sie (Fußsohle 1 – 2 mm, Hohlhand 1 mm).
Hautstellen, die sehr stark beansprucht werden, bilden Schwielen. Besonders dünn ist die Epidermis an den Augenlidern.
Die unterschiedliche Dicke ist vor allem durch die Hornschicht bedingt.

P Zu viel Horn kann Krankheitswert bekommen (z. B. „Hühnerauge").

Die hochprismatischen Epithelzellen der einschichtigen *Basalschicht* sind als einzige Zellen der Epidermis mit der Basalmembran verbunden, sie werden also am besten versorgt. Hier finden ständig mitotische Zellteilungen zur Bildung neuer Epithelzellen statt. Da ihre Lebensdauer nur ca. 50 Tage beträgt, sterben täglich Millionen ab und genauso viele werden neu gebildet.

4 Häute und Drüsen

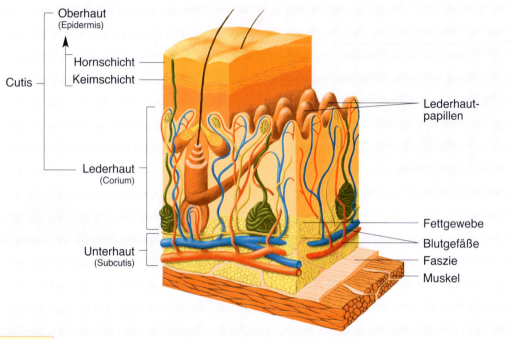

Abb. 4.1 *Hautschichten.*

Durch den Wachstumsdruck werden die älteren Basalzellen in Richtung Oberfläche befördert. Diese Zellen durchlaufen nun der Reihe nach alle Zellschichten der Keimschicht. Während dieser „Wanderung" werden nach und nach Zytoplasma und alle Zellorganellen abgebaut. Im Stratum granulosum bilden die Zellen Keratohyalinkörnchen und Tonofibrillen (feine faserige zugfeste Strukturen), aus denen wahrscheinlich der Hornstoff (Keratin) entsteht. Diese Schicht und das darauf folgende Stratum lucidum bilden also die „verhornende Schicht".

Hornschicht (Stratum corneum)
Die oberflächlich geschlossene Hornschicht besteht praktisch nur noch aus abgestorbenen keratinhaltigen Epithelzellen, wobei Zellgrenzen gar nicht mehr erkennbar sind. Da in der Hornschicht die Verbindungen zwischen den Zellen (sog. Desmosomen) verschwinden, werden die verhornten Zellen laufend abgestoßen. An der Kopfhaut bleiben sie häufig aneinander hängen und bilden Schuppen.

Merke

Die Epidermis besteht aus der lebenden Keimschicht (Stratum germinativum) und der toten Hornschicht (Stratum corneum). In der Basalschicht finden lebenslang mitotische Zellteilungen zur ständigen Regeneration der Haut statt. Die fest geschlossene Hornschicht dient als „Schutzpanzer".

In den Hautschichten der Oberhaut (bei hellhäutigen Menschen nur in der Basalschicht) befinden sich zwischen den Epithelzellen noch Pigmentzellen (Melanozyten). Die Zellen produzieren das braunschwarze Hautpigment Melanin (= wichtigster Hautfarbstoff), das die mitotischen Zellteilungen in der Basalzellschicht vor der schädlichen UV-Strahlung schützt.

P Wegen der raschen Regenerationsfähigkeit der Epidermis heilen Wunden, die nur sie betreffen, schnell vom Rand her ohne Narbenbildung ab.

4.1 Äußere Haut

Hautfarbe
Die Hautfarbe des Menschen wird bestimmt vom Pigmentgehalt, der Farbe des Blutes (abhängig vom O_2-Gehalt) und vom Grad der Durchblutung. Die Hautpigmentierung ist nicht an allen Stellen gleich. Besonders stark pigmentiert ist die Haut der Geschlechtsorgane, des Afters und der Warzenvorhöfe.

P Individuen, die wegen eines Gendefekts kein Melanin synthetisieren können, heißen Albinos; sie sind blasshäutig, haben eine rötliche Iris und sind durch Sonnenstrahlung sehr gefährdet.

Lederhaut (Corium, Dermis)
Die Lederhaut ist der bindegewebige Anteil der Haut und enthält demnach alle typischen Bestandteile des Bindegewebes (⇨ S. 63).
Dominierend sind die wellenartig angeordneten miteinander verflochtenen Kollagenfasern mit eingelagerten elastischen Fasernetzen. Letztere sollen erstere vor Überdehnung schützen.
Die Fasern besitzen außerdem eine gute Quellfähigkeit, was das große Wasserbindungsvermögen der Lederhaut erklärt. Auch die Grundsubstanz enthält relativ viel Wasser. Durch diese Wasserspeicherung entsteht im Gewebe eine Spannung, die als Hautturgor bezeichnet wird. Er lässt mit zunehmendem Alter nach, weil das Wasserbindungsvermögen abnimmt.

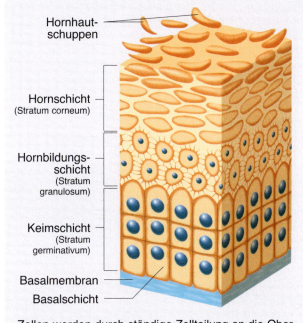

Zellen werden durch ständige Zellteilung an die Oberfläche verlagert und als Hornschuppen abgestoßen.

Oberhaut *(Epidermis).* Abb. 4.2

> **Merke**
>
> Durch die Kombination von kollagenen und elastischen Fasern enthält die äußere Haut große Zugfestigkeit und Elastizität.

Die Lederhaut besteht aus 2 Schichten:
– der Papillarschicht (Stratum papillare) und
– der darunter liegenden Netz- oder Geflechtschicht (Stratum reticulare).
Beide Schichten gehen ohne scharfe Grenze ineinander über. Die **Papillarschicht** ist mit der Basalmembran des Epithels durch die **Bindegewebspapillaren** (= Lederhautpapillaren) verzahnt. Dadurch wird die Kontaktfläche zur Oberhaut vergrößert, sodass diese mehr Halt bekommt. Die Papillaren bestehen aus zellreichem feinfasrigen Bindegewebe. Die Fasern bilden ein dichtes Geflecht. Eingebettet in das Gewebe ist entweder eine Kapillarschlinge oder ein Meissner'sches Tastkörperchen. Die **Netzschicht** wird aus dickeren Fasern gebildet, welche dementsprechend auch gröbere und zugfeste Geflechte bilden.

Leisten- und Felderhaut
In der Epidermis der Handflächen und Fußsohlen spiegelt sich die Beziehung der in Reihen oder „Leisten" angeordneten Lederhautpapillen deutlich wider und bildet die Grundlage für das Muster der nur hier vorkommenden Leistenhaut.

P Die Leistenmuster sind genetisch festgelegt (Beispiel: Fingerabdruck in der Kriminalistik).

Die Leistenhaut ist nicht behaart und sehr fest an der Hohlhand- bzw. Fußsohlensehnenplatte verankert, eine wichtige Voraussetzung für sicheren Griff und Stand. Sie enthält Schweiß-, aber keine

Talgdrüsen. In der Leistenhaut befinden sich besonders viele Hautrezeptoren, so auch die Merkel-Zellen in der Basalschicht (↪ S. 77).
Die übrige Haut zeigt durch feine Furchen getrennte rhombische Felder, daher der Name *„Felderhaut"*. Die Felderhaut ist die behaarte Haut.

Unterhaut (Subcutis)
Die Subcutis gehört nur funktionell zur Haut. Sie besteht vor allem aus **lockerem** Bindegewebe und **Fettgewebe** und befestigt die Cutis mittels von der Lederhaut kommender Faserbündel mehr oder weniger verschiebbar an der darunter liegenden Körperfaszie bzw. dem Periost der Knochen. Die Fettzellen bilden das ***Unterhautfettgewebe*** (Panniculus adiposus), welches als Fettmantel in stark unterschiedlicher Ausprägung den Körper umgibt. Frei von Fettgewebe ist die Unterhaut der Augenlider, äußerer Gehörgang und Penis.
Die besonderen Aufgaben der Subcutis sind
- Energiedepot und Wasserspeicherung,
- Wärmeisolation und
- mechanischer Schutz.

P Die Unterhaut kann viel Flüssigkeit aufnehmen und eignet sich daher gut zur Aufnahme von Medikamenten, z. B. bei subkutanen Injektionen (Heparin zur Thromboseprophylaxe, Insulin zur Blutzuckersenkung).

4.1.2 Gefäßversorgung

In der Haut liegen drei arterielle und entsprechende venöse Gefäßgebiete übereinander:
- tiefes Gefäßgebiet unter der Subcutis,
- Gefäßgebiet an der Grenze von Subcutis und Cutis,
- Gefäßgebiet unterhalb der Lederhautpapillen, von dem die Kapillarschlingen der Lederhautpapillen abzweigen.

Von den Kapillarschlingen wird auch die gefäßlose Oberhaut versorgt.

In der Lederhaut existieren besonders viele arteriovenöse Anastomosen. Über sie können die Kapillaren im Sinne der Wärmeregulation umgangen werden.

4.1.3 Haut als Sinnesorgan

In der Haut befinden sich zahlreiche Sinneszellen (auch Nervenendkörperchen genannt) und freie Nervenendungen zur Aufnahme von Reizen. Die Rezeptoren sind in allen Hautschichten vertreten und sind nach ihren Entdeckern benannt (Merkel, Meissner, Ruffini, Vater-Pacini ↪ Abb. 4.3).

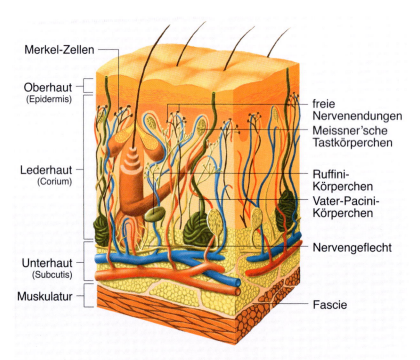

Abb. 4.3   *Sinneszellen der Haut.*

4.1 Äußere Haut

Übersicht über die Funktionen der äußeren Haut. Tab. 4.1

Funktion	Strukturen
1. Mechanischer Schutz	**Hornschicht:** unterschiedlich dick, wird durch das fetthaltige Sekret der Talgdrüsen geschmeidig gehalten. **Lederhaut:** garantiert Zugfestigkeit und Beweglichkeit. **Unterhautfettgewebe:** Druckpolster. **Nägel:** schützen die empfindlichen Finger- und Zehenendglieder. P Die Hornschicht kann sich bei Überbeanspruchung von der Keimschicht lösen, es bildet sich eine Blase.
2. Temperaturregulation, Wärmeschutz	**Hautblutgefäße:** bei Erweiterung – verstärkte Wärmeabgabe; bei Verengung – Drosselung der Wärmeabgabe. **Schweißdrüsen:** Schweiß verdunstet, wodurch dem Körper Wärme entzogen wird („Verdunstungskälte"). **Unterhautfettgewebe:** ist ein schlechter Wärmeleiter und wirkt daher wärmeisolierend (magere Menschen frieren leichter).
3. Flüssigkeitsschutz	**Mehrschichtiges verhorntes Plattenepithel, Talgdrüsen:** Talg bildet wasserabstoßende Fettschicht. P Größere Wasserverluste sind lebensbedrohlich.
4. Strahlenschutz	**Melanin:** schützt die Zellen vor schädlichen UV-Strahlen.
5. Infektionsschutz	**Schweißdrüsen:** produzieren ein saures Sekret (= Schweiß), sodass ein Säuremantel auf der Haut entsteht, durch den das Wachstum der Bakterien gehemmt wird.
6. Speicherfunktion	**Unterhautfettgewebe:** besteht überwiegend aus Fettgewebe mit eingelagerten Kohlenhydraten, Eiweißen und Mineralstoffen; es dient auch als Energiereserve.
7. Sinnesfunktionen • Druckempfindung	**Merkel-Zellen** in den untersten Schichten der Epidermis und **Ruffini-Körperchen** der Lederhaut.
• Berührungsempfindung	**Meissner'sche Tastkörperchen** in den Lederhautpapillen; Nervengeflechte um die Haarwurzeln.
• Vibrationsempfindung	**Lamellenkörperchen** (Vater-Pacini-Körperchen) in der Unterhaut.
• Kälte- und Wärmeempfindung	**Freie Nervenendungen. Kälterezeptoren** unmittelbar unter der Epidermis, reagieren hauptsächlich im Bereich 17 ° – 36 °C. **Wärmerezeptoren** liegen in der Lederhaut und reagieren maximal im Bereich 40 ° – 47 °C.
• Schmerzempfindung	**Freie Nervenendungen** im Corium, der Subcutis und in den unverhornten Schichten der Epidermis.

4.1.4 Altersveränderung der Haut

Mit zunehmendem Alter treten typische Hautveränderungen auf. So nimmt zum Beispiel die Elastizität der Haut infolge Verringerung der elastischen und Zunahme der kollagenen Fasern ab. Ebenso nimmt die Wasserbindungsfähigkeit ab; durch den sinkenden Wassergehalt lässt der Hauttugor nach. Die Sekretion der Schweiß- und Talgdrüsen verringert sich. Dadurch wird die Haut trockener und neigt zu verstärkter Schuppenbildung verbunden mit Juckreiz.

Besonders im Gesicht, an Unterarmen und Handrücken entstehen sog. Altersflecken, weil hier die Tätigkeit der Melanozyten zunimmt. Die Oberhaut wird dünner und die Rezeptoren nehmen ab.

P Länger stehen bleibende abgehobene Hautfalten lassen Rückschlüsse auf den reduzierten Flüssigkeitsgehalt des Körpers zu. Besonders im Alter ist deshalb auf ausreichende Flüssigkeitszufuhr zu achten.
Immobilität (z. B. infolge eines Schlaganfalls) und schlechte Nährstoff- und Sauerstoffversorgung der Gewebe führen bei älteren Menschen häufig zu Druckgeschwüren (Dekubitus). Dabei handelt es sich um eine Hautentzündung verbunden mit lokalem Gewebsverlust.

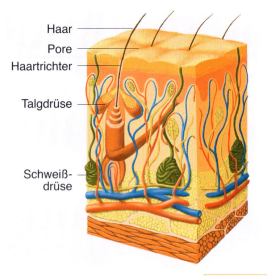

Hautdrüsen. Abb. 4.4

4.2 Anhangsorgane der Haut

Bestimmte Teile der Haut stellen Einzelorgane dar. Dazu gehören die Hautdrüsen (Talg-, Schweiß-, Duft- und Brustdrüsen), die Haare sowie die Nägel. Darüber hinaus gibt es im äußeren Gehörgang Drüsen, die Ohrenschmalz produzieren. Zusammenfassend werden sie als Anhangsorgane bezeichnet.

4.2.1 Hautdrüsen

Talgdrüsen (= Haarbalgdrüsen)
Talgdrüsen sind einfache Drüsen, welche den *Hauttalg* produzieren. Ihr Ausführgang endet vorrangig am *Haartrichter*. Der Talg fettet Haut und Haare so ein, dass sie geschmeidig und wasserabweisend werden. Von Haaren unabhängige Talgdrüsen kommen an folgenden Stellen vor:

– Lippenrot,
– Augenlider,
– Warzenvorhof,
– Anus,
– kleine Schamlippen und
– Peniseichel.

P Der natürliche Fettfilm schützt die Haut. Wird durch zu vieles Waschen mit Seife das Fett beseitigt, können wasserlösliche Schadstoffe und Bakterien leichter in die Haut eindringen. Die Verstopfung ihres Ausführganges führt zur Anschwellung, und es bildet sich ein „Mitesser" (Comedo).

Schweißdrüsen
Schweißdrüsen sind Knäueldrüsen, die den *Schweiß* produzieren. Es gibt sie nahezu in der gesamten Haut. Besonders zahlreich sind sie
– in der Achselhöhle, – am Handteller,
– an der Stirn, – an der Fußsohle und
– am Rücken.
Die Schweißdrüsen münden mit einer *Pore* auf der Haut. Sie dienen der *Wärmeregulation* und in geringem Maße der Ausscheidung von Stoffwechselendprodukten. Der Schweiß besteht zu 99 % aus Wasser. Darüber hinaus enthält er u. a. Kochsalz, flüchtige Fettsäuren, Harnstoff, Harnsäure. Außerdem wirkt der Schweiß aufgrund seines Säuregehaltes (pH = 4,5) *antibakteriell*.

4.2 Anhangsorgane der Haut

Duftdrüsen
Dieser Drüsentyp kommt beim Menschen nur in speziellen Hautarealen vor: Achselhaut, Genital- und Afterbereich, Brustwarzen und Warzenvorhof. Die Duftdrüsen münden ebenfalls in den Haartrichter. Ihr Sekret aber reagiert alkalisch und enthält individuelle *Duftstoffe*.
Das Sekret der Duft- und Schweißdrüsen kann durch Bakterien leicht zersetzt werden, wodurch ein unangenehmer Geruch entsteht. Außerdem zerstört es den Säureschutzmantel, sodass die Duftdrüsen leicht von Bakterien infiziert werden können („Drüsenabszess").

Brustdrüsen (= Milchdrüsen)
Die 2 Brustdrüsen sind die größten Hautdrüsen. Sie produzieren die *Muttermilch*, die als einziges Drüsensekret nicht dem eigenen Körper, sondern der Ernährung des Säuglings dient.
Die Brustdrüse (= *Mamma*) entwickelt sich in der Pubertät beim Mädchen. Sie ist kein Geschlechtsorgan, sondern ein *sekundäres* weibliches Geschlechtsmerkmal. Beim Mann bleibt die Brustdrüse normalerweise in der kindlichen Form bestehen.

[P] Durch Gabe weiblicher Geschlechtshormone zur Behandlung des Prostatakrebses kann sich auch beim Mann die Brustdrüse entwickeln.

Der Drüsenkörper liegt in der Unterhaut normalerweise gut verschiebbar auf der Faszie des großen Brustmuskels. Er besteht aus *12* bis *15 Einzeldrüsen*, die mit selbständigen Ausführgängen (= Milchgänge) an der *Brustwarze* münden. Äußere Form und Größe der Brustdrüsen sind sehr variabel. Sie werden in erster Linie durch eingelagertes Bindegewebe (größtenteils Fettgewebe) bestimmt. Der *Busen* ist im anatomischen Sprachgebrauch die Vertiefung zwischen den beiden Brüsten.
Die Brustwarze wird vom deutlich stärker pigmentierten *Warzenvorhof* umgeben.

[P] Die Berührung der Brustwarze löst den Aufrichterreflex aus. Muskelkontraktionen führen zu ihrer Verlängerung, wodurch das Saugen erleichtert wird.
Der Brustkrebs ist der häufigste Krebs der Frau. Da bei Früherkennung gute Heilungschancen bestehen, sollte eine regelmäßige Selbstuntersuchung vorgenommen werden.

Ohrenschmalzdrüsen
In der Haut des äußeren Gehörganges befinden sich neben Talg- und Schweißdrüsen sog. Ohrschmalzdrüsen. Letztere produzieren ein hellgelbes Sekret, das gemeinsam mit dem Talg und Schweiß sowie abgeschilferten Epithelzellen und Staub das Ohrenschmalz (Cerumen) bildet.

[P] Durch Quellung kann das Ohrenschmalz zu einem Ohrschmalzpfropf werden und den Gehörgang völlig verlegen.

Lymphabflusswege
Es gibt zwei Hauptabflussrichtungen:
– außerhalb des Brustkorbes zum Achselbereich und
– in das Brustkorbinnere.

4.2.2 Haare (Pili)

Das Haarkleid des Menschen ist im Vergleich zu dem anderer Säugetiere stark reduziert. Haare dienen als *Wärmeschutz*, zur *Reibungsminderung* (z. B. Achselhöhle) und der *Berührungsempfindung*. Man unterscheidet beim Menschen zwei Haararten: Woll- und Terminalhaare.

Wollhaare (= Lanugohaare)
Wollhaare sind zarte, kurze und nicht pigmentierte Haare. Sie kommen fast am gesamten Körper des Neugeborenen und an großen Hautgebieten des Erwachsenen vor.

Abb. 4.5 **Brustdrüse** *(Mamma).*

Labels: großer Brustmuskel (M. pectoralis major); Milchgang; Brustwarzenvorhof (Areola mammae); Brustwarze (Mamilla, Papilla mammaria); Milchsäckchen; Einzeldrüse; Fettgewebe

4 Häute und Drüsen

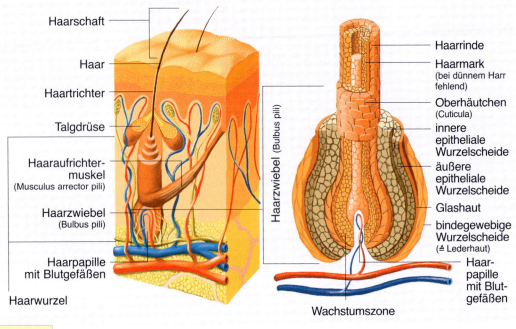

Abb. 4.6 *Haar.*

Terminalhaare
Das sind die längeren, kräftigeren und pigmentierten Haare wie *Kopf-, Bart-, Achsel-* und *Schamhaare*. Auch Augenbrauen, Augenwimpern und Haare des äußeren Gehörganges gehören dazu. Die Terminalbehaarung erfolgt zum Teil erst in der Pubertät unter dem Einfluss der Geschlechtshormone.

Bau (⇨ Abb. 4.6)
Haare sind schräg in der Haut steckende biegsame und zugfeste *Hornfäden* aus *Keratin* (Hornstoff). Sie bestehen aus 2 Hauptteilen, der Haarwurzel (steckt in der Haut) und dem Haarschaft (ragt aus der Haut heraus).

Haarwurzel
Sie beginnt meist in der Unterhaut mit einer Anschwellung, der *Haarzwiebel (Bulbus)*. Von basal liegenden Epithelzellen der *Haarzwiebel* (= Wachstumszone) geht das *Haarwachstum* aus. Der in der Haarzwiebel vorhandene Raum heißt *Haarpapille*. In ihr befinden sich die Blutgefäße für die Versorgung der Wachstumszone.
Haarzwiebel und Haarpapille bilden mit dem umgebenden Bindegewebe den Haarfollikel.

P Die Glatzenbildung beruht auf einer *Atrophie* der Haarpapille.

Die Haarwurzel wird von einer epithelialen und bindegewebigen *Wurzelscheide* umgeben. Letztere entspricht der Lederhaut und bildet den Haarbalg. In die Wurzelscheide mündet unterhalb des Haartrichters der Ausführgang einer Talgdrüse. Darunter setzt der *Haaraufrichtermuskel (M. arrector pili)* an, der das Aufrichten des Haares bewirkt und dabei die so genannte Gänsehaut verursacht.

Haarschaft
Der Haarschaft ragt aus der Haut heraus. Seine Teile bestehen aus verhornten Epithelzellen.

Haarwachstum
Haar wächst von der Haarwurzel aus pro Monat ca. 1 cm. Die Lebensdauer der Terminalhaare beträgt ca. 3 – 5 Jahre, die der Wimpern dagegen nur 3 – 6 Monate. Das Ergrauen der Haare beruht auf Einlagerung von Luftbläschen, das Weißwerden auf Erlöschen der Pigmentbildung.

4.2.3 Nägel

Die Nägel bedecken als *Hornplatten* die Endglieder der Finger und Zehen und dienen als *Schutz* und als *Widerlager* für die Tastballen und gewähren dadurch eine Verbesserung der Tastempfindung.

Bau

Der sichtbare Teil des Nagels ist die aus verhornten Epithelzellen bestehende **Nagelplatte**. Sie ist durchscheinend und sieht nur deshalb rosa aus, weil sie auf dem gut durchbluteten **Nagelbett** liegt. Die Nagelplatte wird von einer Hautfalte, dem **Nagelwall**, umgeben. Proximal bedeckt der Nagelwall die **Nagelwurzel**, die in die ca. 5 mm tiefe **Nageltasche** eingeschoben ist. Ein schmaler Epithelsaum (Eponychium) der Nageltasche geht auf die Nagelplatte über. Unmittelbar unter der Nagelplatte befindet sich zuerst ein Epithel (Hyponochium). Danach folgt das bindegewebige Nagelbett, das mit der Knochenhaut des Fingerendgliedes verwachsen ist. Das Hyponochium wird unter der Nagelwurzel (in der Nageltasche) zur **Nagelmatrix**. Von ihr geht das Nagelwachstum aus. Es beträgt pro Tag 0,1 bis 0,3 mm. Die Nagelmatrix ragt mit ihrem konvexen Rand immer etwas aus der Nageltasche heraus. Dieser halbmondförmige hellere Teil heißt **Lunula** („Möndchen").

> **Merke**
> Die verhornten Zellen der Nagelplatte sowie jene des Hyponochiums entsprechen der Epidermis, das aus Bindegewebe bestehende Nagelbett dem Corium.

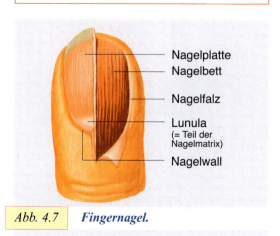

Abb. 4.7 Fingernagel.

P Sauerstoffmangel oder Kälte führen zur Blaufärbung der Nägel, Durchblutungsstörungen zur Beeinträchtigung des Nagelwachstums (erkennbar an Querlinien). Häufige Erkrankungen sind Entzündungen von Nagelwall und -bett sowie Pilzerkrankungen (Nagelmykosen).

4.3 Schleimhaut (Tunica mucosa)

Schleimhäute sind *feucht* und *schleimig*. Der Schleim wird in **Schleimdrüsen** (Becherzellen) produziert. Wir finden die Schleimhäute als innere Auskleidung solcher Hohlorgane, deren Lichtung mit der Umwelt in Verbindung steht, dies sind:
– Verdauungskanal,   – Atemwege,
– Harnwege,   – Geschlechtsorgane,
– Augenlider-Bindehaut,   – Mittelohr.

Jede Schleimhaut besteht aus mindestens zwei Schichten:
1. *Epithelium*,
2. *Schleimhautbindegewebe*.

Aufgaben:
Die Schleimhäute sind in ihrem Bau der speziellen Funktion angepasst. Ihre Aufgaben sind in der Tabelle 4.2 erläutert.

Funktion der Schleimhaut. Tab. 4.2

Funktion	Struktur
Schutzaufgabe • hohe mechanische Beanspruchung	Unverhorntes mehrschichtiges Plattenepithel, z. B. Mundhöhle, Speiseröhre, Harnröhre, Scheide.
• Abtransport von staubigem Schleim	Flimmerepithel, z. B. Atemwege.
• Schutz der Harnwege	Urothel, z. B. Harnblase.
Stoffaufnahme (Resorption)	Falten, Zotten und Mikrovilli zur Vergrößerung der Oberfläche, z. B. Dünndarm.
Stoffabgabe (Sekretion)	Abgabe von Schleim zum Schutz der Schleimhaut, z. B. Magen.
Stofftransport	Blut- und Lymphgefäße des Schleimhautbindegewebes.
Abwehr	Weiße Blutzellen des Schleimhautbindegewebes.

4 Häute und Drüsen

P Schleimhautentzündungen sind häufig vorkommende akute und chronische Erkrankungen der Atemwege (Bronchitis), des Verdauungstraktes (Gastritis) und der ableitenden Harnwege (Cystitis, Pyelonephritis).
Die Endung „-itis" weist immer auf eine Entzündung hin.

4.4 Seröse Haut (Tunica serosa) und seröse Höhlen

Seröse Häute sind *spiegelglatt* und *feucht*. Sie bestehen (wie die Schleimhäute) ebenfalls aus mindestens zwei Schichten.
1. *Serosaepithel*: Es ist im Unterschied zur Schleimhaut immer ein einschichtiges, drüsenloses Plattenepithel, welches als **Mesothel** bezeichnet wird.
2. *Serosabindegewebe*.

Aufgabe:
Die Serosa ermöglicht einerseits eine äußerst reibungsarme **Verschiebbarkeit** *der inneren Organe*. Das wird durch einen Flüssigkeitsfilm erreicht, der durch *Transsudation* (= Übertritt von Flüssigkeit aus dem Blut) und *Resorption* (= Übertritt von Flüssigkeit in das Blut) konstant gehalten wird. Anderseits **verbindet** sie die Organe miteinander.
Die Realisierung dieser Aufgabe wird ermöglicht, indem die Serosa die einzelnen Organe doppelwandig umgibt, so dass eine sog. seröse Höhle entsteht.

Eine *seröse Höhle* besteht aus zwei Blättern:
- dem **visceralen** *Blatt*, das dem jeweiligen Organ anliegt und
- dem **parietalen** *Blatt*, das sich mit der Umgebung verbindet.

Zwischen den beiden Blättern liegt die eigentliche „Höhle", die in Wirklichkeit nur einem *kapillaren Spaltraum* (= Serosaspalt), in dem sich etwas Flüssigkeit befindet, entspricht. Zu den serösen Höhlen gehören das *Brustfell* (Pleura), der *Herzbeutel* (Perikard) und das

P Eiter in solchen Höhlen nennt man Empyem (z. B. Pleuraempyem).
Eine Vermehrung der Flüssigkeit im Serosaspalt führt zur Bildung eines Ergusses (z. B. Pleuraerguss), welcher durch Punktion beseitigt werden kann.

Bauchfell (Peritoneum).

4.5 Drüsen (Überblick)

Drüsen sind Organe, die aus spezialisierten Epithelzellen bestehen. Die spezielle Funktion ist die Bildung von Wirkstoffen (= **Sekrete**) mit einer bestimmten chemischen Zusammensetzung und physiologischen Bedeutung.
Die Abgabe der Sekrete heißt **Sekretion**. Sie erfolgt entweder nach außen (Körperoberfläche) oder in das Blut. Sekrete sind z. B. Schleim, Talg, Schweiß, Gallenflüssigkeit, Hormone.

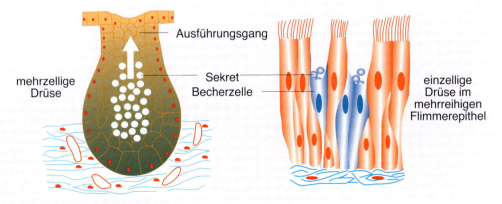

Abb. 4.8   *Exokrine Drüsen.*

4.5 Drüsen (Überblick)

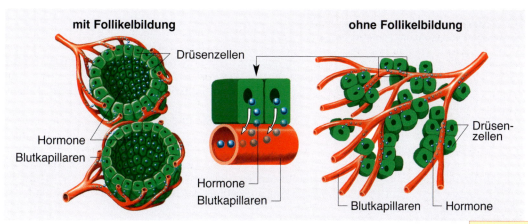

Endokrine Drüsen. Abb. 4.9

Klassifizierung der Drüsen
1. Nach ihrer **Lage** zum Oberflächenepithel:
a) *im* Oberflächenepithel
 - *einzellige* schleimproduzierende Becherzellen der Darmschleimhaut,
 - *mehrzellige* schleimproduzierende Drüsen im Schleimhautepithel der Atemwege;
b) *unter* dem Oberflächenepithel im Bindegewebe
 - es handelt sich immer um mehrzellige Drüsen, die von einer bindegewebigen Kapsel begrenzt werden.
2. Nach der **Form** (↪ Abb. 3.4, S. 62):
a) *schlauchförmige* (tubulöse) Drüsen
 - Darmkrypten; Magendrüsen; Schweißdrüsen; Lieberkühn-Drüsen,
b) *beerenförmige* (acinöse) Drüsen
 - Talg-, Bauchspeichel-, Ohrspeicheldrüse,
c) *bläschenförmige* (alveoläre) Drüsen
 - Duftdrüsen.
Nach dem *Sekretionsziel* unterscheidet man:
– **exokrine** Drüsen (= Drüsen mit äußerer Sekretion mit Ausführungsgang) und
– **endokrine** Drüsen (= Drüsen mit innerer Sekretion ohne Ausführungsgang).

In *exokrinen* Drüsen befindet sich ein Gangsystem, welches das **Sekret** (z. B. Mundspeichel, Gallensaft, Bauchspeichel, Schweiß, Talg, Tränenflüssigkeit) aufnimmt und an die *Oberfläche* leitet. Die Sekrete der **endokrinen** Drüsen werden **Hormone** (= Inkrete) genannt (z. B. Adrenalin, Thyroxin, Insulin). Die in den Zellen gebildeten Hormone gelangen entweder direkt ins Blut oder werden in sog. Follikel sezerniert, um von diesen ebenfalls ins Blut zu gelangen. Mit dem Blutstrom erreichen sie den Wirkungsort.

Merke

Die endokrinen Drüsen (= Hormondrüsen) besitzen im Unterschied zu den exokrinen Drüsen keine Ausführgänge.

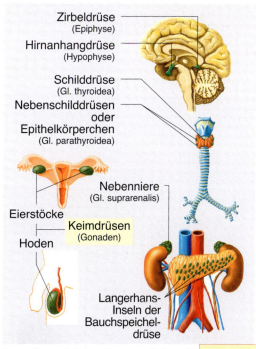

Lage der endokrinen Drüsen (Schema). Abb. 4.10

4 Häute und Drüsen

Fragen zur Wiederholung

1. Vergleichen Sie den Aufbau von äußerer Haut, Schleimhaut und seröser Haut.
2. Welche Beziehung besteht zwischen seröser Haut und seröser Höhle?
3. Stellen Sie in einer Übersicht die hauptsächlichen Funktionen der verschiedenen Häute zusammen.
4. Stimmt es, dass die Haut atmen muss? Begründen Sie Ihre Antwort.
5. Wo kommen
   a) Schleimhäute und
   b) seröse Häute (seröse Höhlen) vor?
6. Definieren Sie: Transsudation und Resorption.
7. Geben Sie einen Überblick über die Anhangsgebilde der Haut.
8. Welche Aufgaben erfüllen
   a) der Talg und
   b) der Schweiß?
9. Beschreiben Sie den Aufbau der Brustdrüse. Erläutern Sie die Bedeutung der Selbstuntersuchung durch Abtasten.
10. Nennen und begründen Sie einige Maßnahmen, die zum Erhalt der Funktionstüchtigkeit der äußeren Haut beitragen.
11. Welche Rolle spielt die äußere Haut im Rahmen der Krankenbeobachtung und Diagnostik?
12. Erklären Sie die Begriffe:
    a) Drüse,
    b) Sekretion,
    c) Sekret,
    d) Hormon.
13. Unterscheiden Sie exokrine und endokrine Drüsen.
14. Nennen Sie die exokrinen und endokrinen Drüsen und die von ihnen gebildeten Sekrete. Beschreiben Sie kurz die Lage dieser Drüsen.

5 Stütz- und Bewegungssystem

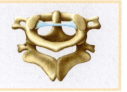

Das Bewegungssystem ist die Gesamtheit der an der Fortbewegung des Menschen beteiligten Organe. Man unterscheidet den **passiven** Bewegungsapparat (= *Knochen, Gelenke und Bänder*) und den **aktiven** Bewegungsapparat (= *Muskulatur*).

5.1 Allgemeine Knochenlehre

Die allgemeine Knochenlehre befasst sich im Wesentlichen mit der *Knochenstruktur* und den *Knochenverbindungen*.

5.1.1 Aufgaben der Knochen

Knochen sind Organe, bei denen das Knochengewebe den Hauptanteil darstellt. Die Knochen erfüllen die folgenden Aufgaben.
1. *Stützfunktion:* Alle Knochen bilden das Skelett (Stützwerk), das maßgeblich die Körpergestalt bestimmt.
2. *Schutzfunktion:* Das Skelett schützt lebenswichtige Organe, z. B. Gehirn in der Schädelhöhle, Rückenmark im Wirbelkanal, Herz und Lunge im Brustkorb, Harn- und Geschlechtsorgane im kleinen Becken.
3. *Bewegungsfunktion:* Knochenverbindungen bewirken zusammen mit den Muskeln Bewegungen.
4. *Bildung der Blutzellen:* Das rote Knochenmark ist die wichtigste Bildungsstätte der Blutzellen.

Der Knochen ist kein totes Gebilde, er hat einen intensiven Stoffwechsel.

5.1.2 Knochentypen

Der Mensch besteht aus einer Vielzahl unterschiedlicher Knochen. Man teilt sie entsprechend ihrer Form und Funktion ein.
- **Röhrenknochen** (z. B. Oberarmknochen, Fingerknochen, Oberschenkelknochen) sind längliche Knochen mit einem röhrenförmigen Schaft, außen einer dichten Knochenschicht (Kompakta) und innen einer aufgelockerten Struktur mit Knochenmark;
- **platte Knochen** (z. B. Schulterblatt, Scheitelbein, Darmbeinschaufel) sind flache, kompakte Knochen mit einer festen Außenschicht und einer inneren aufgelockerten Knochenschicht;
- **unregelmäßige Knochen** – auch kurze Knochen genannt – (z. B. Nasenbein, Jochbein, Unterkiefer, Oberkiefer, Wirbel, Handwurzelknochen, Fußwurzelknochen) sind größtenteils würfel- oder quaderförmig.

5.1.3 Bau eines Knochens

Knochen bestehen aus der *Knochenrinde* (= **Substantia corticalis**, kurz: Kortikalis – äußere kompakte Knochenschicht) und den *Knochenbälkchen* (= **Substantia spongiosa**, kurz: Spongiosa – aufgelockerte Knochenschicht im Inneren).

Den Schaft eines Röhrenknochens (↪ Abb. 5.1, S. 90) nennt man Diaphyse, das proximale und distale Gelenkende Epiphyse. Der dazwischen liegende Abschnitt ist die Wachstumszone (Metaphyse oder Epiphysenfuge).

Bei den Röhrenknochen befindet sich Substantia spongiosa nur in den Epiphysen, während sie bei allen anderen Knochen überall zu finden ist.

Knochenhaut (= Periost)
Jeder Knochen wird mit Ausnahme der Gelenkflächen von einer Knochenhaut umgeben. Sie ist durch zugfeste Fasern im Knochen verankert. Die Knochenhaut ist gefäß- und nervenreich. Von ihr aus dringen Blutgefäße und Nerven in das Knocheninnere und versorgen den Knochen (↪ Abb. 3.7, S. 66).

Knochenmark
Man unterscheidet
- das **rote** Knochenmark im Bereich der Substantia spongiosa, es ist das Gewebe der Blutzellbildung, und
- das **gelbe** Knochenmark (= Fettmark) in den Markhöhlen der Röhrenknochen bei Erwachsenen.

5 Stütz- und Bewegungssystem

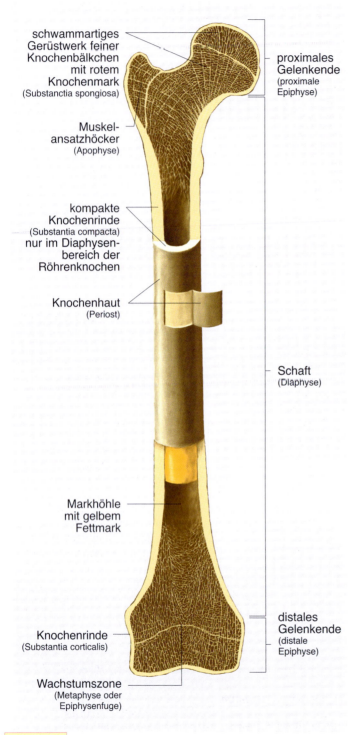

Abb. 5.1 Bau eines Röhrenknochens *(Oberschenkelknochen).*

Labels:
- schwammartiges Gerüstwerk feiner Knochenbälkchen mit rotem Knochenmark (Substanctia spongiosa)
- proximales Gelenkende (proximale Epiphyse)
- Muskelansatzhöcker (Apophyse)
- kompakte Knochenrinde (Substantia compacta) nur im Diaphysenbereich der Röhrenknochen
- Knochenhaut (Periost)
- Schaft (Diaphyse)
- Markhöhle mit gelbem Fettmark
- distales Gelenkende (distale Epiphyse)
- Knochenrinde (Substantia corticalis)
- Wachstumszone (Metaphyse oder Epiphysenfuge)

P Das Fettmark kann unter besonderen Umständen (z. B. bei großen Blutverlusten oder Leukämien) in rotes Knochenmark umgewandelt werden.

5.1.4 Knochenwachstum

Beim Wachstum der Röhrenknochen unterscheidet man Längen- und Dickenwachstum.
Das **Längenwachstum** erfolgt unter dem Einfluss verschiedener Hormone von der **Epiphysenfuge** aus, die bis zum Wachstumsende aus Knorpelgewebe besteht. Nach beiden Seiten wird Knorpelgewebe abgebaut und durch Knochengewebe ersetzt. Gleichzeitig wird das Knorpelgewebe der Epiphysenfuge ständig nachgebildet. Die *Verknöcherung* der Wachstumszone beginnt zwischen dem 15. und 17. Lebensjahr und endet bei der Frau mit dem 18. und beim Mann mit dem 20. Lebensjahr. Zu diesem Zeitpunkt ist das Längenwachstum abgeschlossen.

P Verletzungen (z. B. Fraktur durch die Epiphysenfuge) und Knochenmarkserkrankungen können zu einem vorzeitigen Schluss der Epiphysenfugen führen, was z. B. ungleiche Beinlängen zur Folge haben kann.
Durch Hormonwirkungen (z. B. Keimdrüsenhormone) kann die Verknöcherung der Epiphysenfuge beschleunigt oder verzögert werden.
Folgen sind dann Zwerg- bzw. Riesenwuchs.

Das **Dickenwachstum** geht von der **Knochenhaut** aus, die zeitlebens funktionstüchtig bleibt.

5.1 Allgemeine Knochenlehre

P Bruchheilung erfolgt durch die so genannte Kallusbildung, die größtenteils vom Periost ausgeht (⇨ S. 68).

Knochenumbau

Einmal gebildete Knochen verändern sich im Laufe des Lebens ständig. So werden, wie auf Seite 65 bereits beschrieben, im Kindesalter die primitiveren unregelmäßig strukturierten Geflechtknochen in die kalziumreicheren und stabileren Lamellenknochen umgebaut. Weiterhin findet eine funktionelle Anpassung statt, die es dem Knochen ermöglicht, sich auf veränderte Belastungen einzustellen. Dies erfolgt z. B. durch Zu- oder Abnahme der Knochensubstanz bzw. Änderung der Knochenstruktur durch Umbau der Substantia spongiosa als Anpassung an:
– Veränderungen der Körpermasse und/oder körperlichen Aktivität,
– einseitige oder asymmetrische Belastungen z. B. bei Lähmungen oder einseitiger Arbeitsbelastung etc.

Ist der Mineralstoffgehalt der Knochen vermindert, entsteht eine Osteomalazie (Knochenerweichung). Wird im Alter vermehrt Knochensubstanz abgebaut, spricht man von Osteoporose. Durch die „Entkalkung" werden die Knochen brüchiger. Es kann schon bei geringen Belastungen zu Frakturen, besonders Schenkelhalsfrakturen, kommen. Frauen sind durch die verminderte Östrogenbildung (nach der Menopause) häufiger betroffen.

5.1.5 Knochenverbindungen

Der Grad der Beweglichkeit von zwei oder mehr Knochen gegeneinander muss funktionsbedingt sehr unterschiedlich sein.

Dementsprechend gibt es verschiedene Arten von Knochenverbindungen (⇨ Tab. 5.1):
1. *Bandgelenke* (Articulationes fibrosae). Knochen werden durch Bindegewebe miteinander verbunden:
   a) *Bandhaft* (Syndesmosis)
      Zwischenknochenmembran zwischen Elle und Speiche bzw. Schien- und Wadenbein.
   b) *Naht* (Sutura)
      Nähte zwischen den Schädelknochen.
   c) *Einzapfung* (Gomphosis)
      Federnde Befestigung der Zähne im Zahnfach.

2. *Knorpelgelenke* (Articulationes cartilagineae) Knochen werden durch Knorpelgewebe miteinander verbunden.
   Beispiele:
   Schambeinfuge, Bandscheiben und Rippenknorpel.

Band- und Knorpelgelenke haben nur sehr geringe Bewegungsausmaße.

3. *Synoviale Gelenke* (Articulationes synoviales) Wenn man vom Gelenk spricht, ist praktisch immer das synoviale Gelenk gemeint.

Synoviale Gelenke sind gekennzeichnet durch:
a) mindestens 2 *Gelenkkörper* mit von **Gelenkknorpel** überzogenen *Gelenkflächen*;
b) einen **Gelenkspalt** (gewebefreier Raum zwischen den Gelenkflächen);
c) die **Gelenkschmiere** (Synovia) im Gelenkspalt – sie wird von der inneren Schicht der Gelenkkapsel produziert, hat Ernährungsfunktion und dient gemeinsam mit dem Gelenkknorpel der Reibungsminderung;

Knochenverbindungen. Tab. 5.1

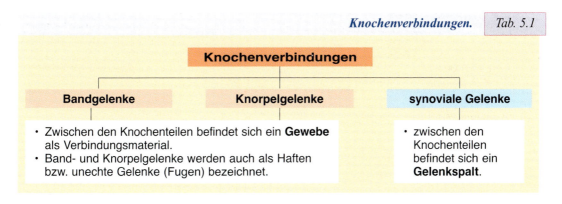

5 Stütz- und Bewegungssystem

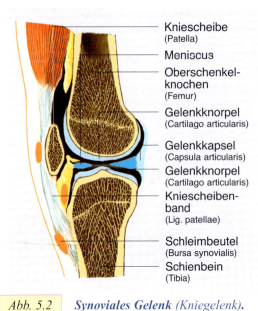

Abb. 5.2 *Synoviales Gelenk (Kniegelenk).*

gewebe sowie Fettgewebe, die zahlreiche Nerven, Blut- und Lymphgefäße enthält und die Synovia sezerniert und resorbiert;
e) die **Gelenkbänder** aus straffem Bindegewebe, die dem Zusammenhalt des Gelenkes dienen.

> **Merke**
>
> Das synoviale Gelenk wird zusammengehalten durch
> - Gelenkkapsel,
> - Muskeln,
> - Körpergewicht,
> - Bänder und
> - Adhäsion im Gelenkspalt

Darüber hinaus können bei bestimmten synovialen Gelenken Besonderheiten auftreten, die die Kongruenzverhältnisse der Gelenkkörper verbessern bzw. die Bewegungsmöglichkeiten beeinflussen. Dies sind:
1. *Gelenkzwischenscheibe* (= **Discus**, Pl: Disci) aus Faserknorpel zur Verbesserung der Kongruenz und Vergrößerung der Kontaktfläche; *Beispiel:* proximales Handgelenk.
2. *Halbmondförmiger Faserknorpel* (= **Meniscus**, Pl: Menisci). Der Meniscus hat im Prinzip die gleichen Aufgaben wie der Discus; *Beispiel:* Kniegelenk.
3. *Gelenklippe* (= **Labium articulare**) zur Vergrößerung der Gelenkpfanne; *Beispiel:* Hüftgelenk.

d) die **Gelenkkapsel** zur Abgrenzung des Gelenkraumes, bestehend aus der *Außenschicht* (Membrana fibrosa) aus straffem Bindegewebe, die den Gelenkzusammenhalt sichert, und der *Innenschicht* (Membrana synovialis), bestehend aus lockerem Binde-

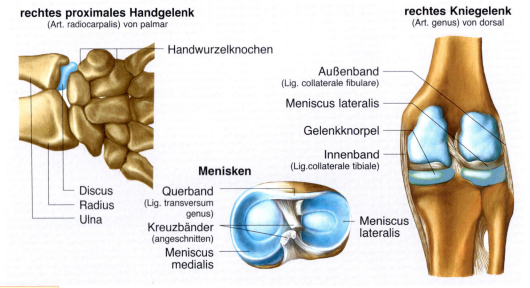

Abb. 5.3 *Disci und Menisci.*

5.1 Allgemeine Knochenlehre

4. *Schleimbeutel* (= **Bursa synovialis**) als Ausstülpung der Gelenkkapsel und damit Reserveraum für die Gelenkschmiere.

> **Merke**
>
> Disci trennen den Gelenkraum vollständig; Menisci nur teilweise.

Die Bewegungsausmaße und Stabilität der Gelenke werden durch drei Komponenten beeinflusst:
- *Knochenführung* (beim Hüftgelenk z. B. besser ausgeprägt als beim Schultergelenk);
- *Muskelführung* (besonders ausgeprägt beim Schultergelenk, z. B. durch den Deltamuskel, M. deltoideus);
- *Bänderführung* (besonders ausgeprägt beim Kniegelenk).

Bei Störungen oder Schwächung einer dieser Komponenten kann eine Gelenkführung durch eine andere teilweise kompensiert werden. Zum Beispiel wird trotz einer Kreuzbandruptur die Funktion des Kniegelenkes aufgrund einer gut ausgebildeten Oberschenkelmuskulatur kaum beeinträchtigt.

Einteilung der synovialen Gelenke

Nach der Form der Gelenkflächen und den sich daraus ergebenden Bewegungsmöglichkeiten sind verschiedene Gelenktypen zu unterscheiden (↪ auch Abb. 5.4 bis 5.6):
- Scharniergelenk (einachsig),
- Radgelenk (einachsig),
- Eigelenk (zweiachsig),
- Sattelgelenk (zweiachsig),
- Kugelgelenk (dreiachsig) und
- straffes Gelenk (Amphiarthrose).

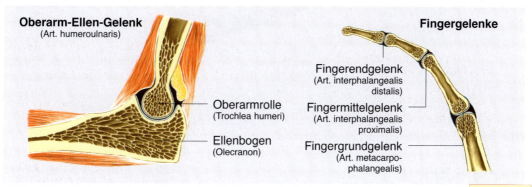

Scharniergelenk *(einachsig). Beispiel: Ellenbogengelenk, Fingermittel- und endgelenke.* Abb. 5.4

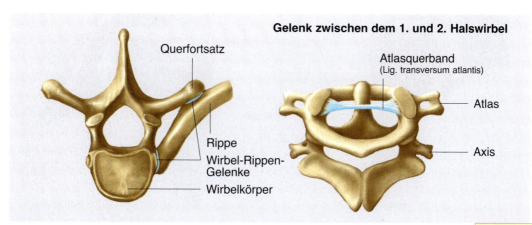

Radgelenk *(einachsig). Beispiel: Wirbel-Rippen-Gelenk; Gelenk zwischen Altas und Dreher.* Abb. 5.5

5 Stütz- und Bewegungssystem

P Häufige Gelenkverletzungen sind
- Prellung (= Kontusion),
- Zerrung (= Distorsion),
- Bänderriss (= Ligamentruptur) und
- Verrenkung (= Luxation).

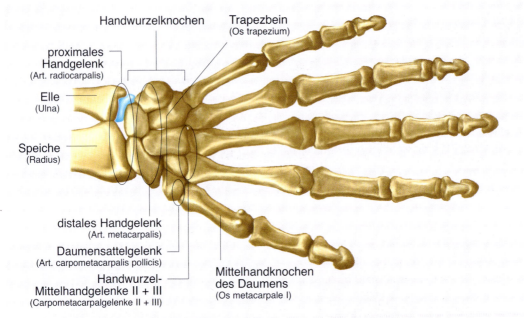

Abb. 5.6 *Eigelenk (zweiachsig). Beispiel: rechtes proximales Handgelenk von palmar.*
Straffes Gelenk (Amphiarthrose). Beispiel: Handwurzel-Mittelhandgelenk II und III.
Sattelgelenk (zweiachsig). Beispiel: Daumensattelgelenk.

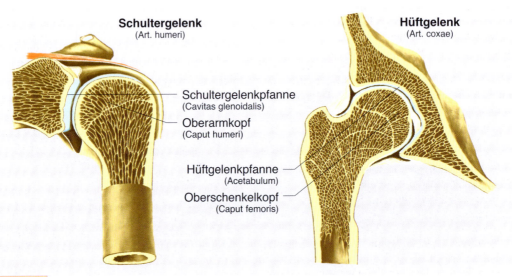

Abb. 5.7 *Kugelgelenk (dreiachsig). Beispiel: Schulter- und Hüftgelenk.*

5.2 Allgemeine Muskellehre

5.2.1 Bau und Hilfseinrichtungen des Skelettmuskels

Muskeln sind *Organe*, die hauptsächlich aus *Muskelgewebe* bestehen (☞ S. 68). Daneben finden wir straffes und lockeres Bindegewebe sowie Blutgefäße und Nerven.

An einem Skelettmuskel lassen sich in der Regel folgende Teile unterscheiden:
- *Ursprung*
  Der cranial bzw. proximal befestigte Teil des Muskels besteht aus einem oder mehreren Köpfen.
- *Ansatz*
  Der caudal bzw. distal befestigte Teil des Muskels.
- *Muskelbauch*
  Der zwischen den Sehnen bzw. Ansatz und Ursprung gelegene Teil.
- *Muskelfaszie* (= Muskelbinde)
  Hülle aus straffem Bindegewebe um einzelne Muskeln oder Muskelgruppen. Muskelfaszien bilden gewissermaßen Führungsröhren für die Muskeln.

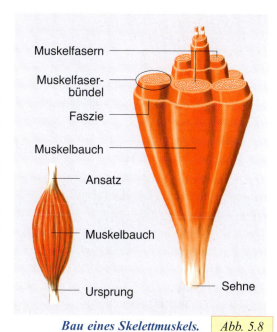

Bau eines Skelettmuskels. *Abb. 5.8*

Skelettmuskelformen

Nach Lage und Aufgabe sind die Muskeln in unterschiedlichen Muskelformen organisiert. Hierdurch wird eine optimale Wirkungsweise aufgrund der unterschiedlichen anatomischen Erfordernissen bei den einzelnen Muskelfunktionen erreicht. So kann zum Beispiel der Kaumuskel (M. masseter) durch seine kurze und platte Form die zum Kauen erforderliche Kraft entwickeln. Der für die Beugung des Armes zuständige zweiköpfige Oberarmmuskel (M. biceps brachii) muss dagegen eine große Strecke zurücklegen und ist deshalb lang und spindelförmig.

Hilfseinrichtungen der Muskeln

Zu den Hilfseinrichtungen der Muskeln gehören Sehnen, Sehnenscheiden, Schleimbeutel und Sesambeine.
- *Sehnen*
  bestehen aus straffem Bindegewebe und befestigen die Muskeln direkt am Knochen oder Periost. Die parallel angeordneten kollagenen Fasern verleihen ihnen eine sehr hohe Zugfestigkeit. Sehnen sind verschieden geformt.

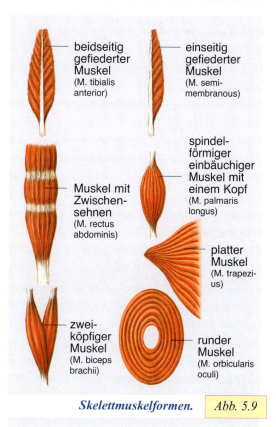

Skelettmuskelformen. *Abb. 5.9*

5 Stütz- und Bewegungssystem

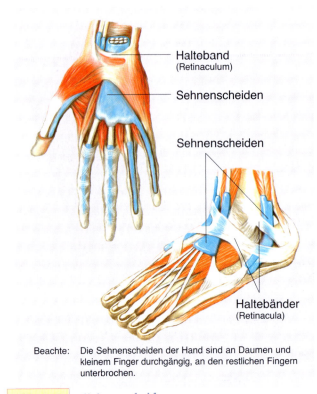

Beachte: Die Sehnenscheiden der Hand sind an Daumen und kleinem Finger durchgängig, an den restlichen Fingern unterbrochen.

Abb. 5.10 *Sehnenscheiden.*

Breite, flache Sehnen werden als *Aponeurosen* bezeichnet, wie z. B. die Sehnen der Bauchmuskeln und die sehnigen Platten unter der Haut der Hohlhand (Aponeurosis palmaris) sowie der Fußsohle (Aponeurosis plantaris).
- *Sehnenscheiden*
  sind Gleit- und Schutzhüllen für Sehnen. Sie werden durch Haltebänder (Retinacula) fixiert und befinden sich im Bereich der Hand- und Sprunggelenke.
- *Schleimbeutel*
  sind bindegewebige Säckchen mit Flüssigkeit, die der Druckverteilung und Reibungsminderung zwischen Knochen, Muskeln und Sehnen dienen. Man findet sie dort, wo Muskeln um einen Knochen biegen.
- *Sesambeine*
  sind meist kleinere Knochen, die in eine Sehne eingebaut sind, um sie umzulenken. Dadurch bildet sich mit dem darunter liegenden Knochen ein synoviales Gelenk. Das größte Sesambein ist die Kniescheibe.

P Wichtige Sehnen für Reflexprüfungen sind:
Kniescheibensehne, Achillessehne, Bicepssehne und *Tricepssehne*.
Übermäßige Beanspruchung von Sehnenscheiden und Schleimbeuteln können zu deren aseptischer Entzündung führen (Bursitis = Schleimbeutelentzündung, Tendovaginitis = Sehnenscheidenentzündung).

Bei der Beschreibung der **Muskelmechanik** werden u. a. folgende Begriffe verwendet:
– *Synergisten*
  Muskeln, die bei einer Bewegung zusammenarbeiten.
– *Agonist* (= Spieler, sich kontrahierender Muskel) und *Antagonist* (= Gegenspieler). Je nach Richtungssinn einer beabsichtigten Bewegung wirkt ein Muskel entweder als Agonist oder Antagonist.
– *Bewegungsmuskeln*
  Muskeln, die überwiegend schnelle Bewegungen ausführen;
  Beispiel: Muskeln der Extremitäten.
– *Haltemuskeln*
  Muskeln, die überwiegend Halteaufgaben ausüben;
  Beispiel: tiefe Rückenmuskulatur.

Merke

Muskeln haben Halte- und Bewegungsfunktion.

5.2.2 Kontraktion des Skelettmuskels

Fast die Hälfte der Körpermasse, nämlich ca. 45 %, besteht aus Skelettmuskulatur. Die Muskelfasern, die eine Länge bis zu 15 Zentimetern erreichen können, verleihen dem Skelettmuskel 4 grundlegende Eigenschaften:
– Er kann sich *aktiv* verkürzen (= kontrahieren),
– er kann *passiv* gedehnt werden,
– er ist *elastisch*, d. h., er nimmt nach Kontraktion oder Dehnung seine Ursprungslage wieder ein,
– er ist *erregbar*.

5.2 Allgemeine Muskellehre

Die Skelettmuskulatur erfüllt *drei Aufgaben*:
- *Haltung* des Körpers in sitzender oder stehender Position,
- *Bewegung* des Körpers und
- *Wärmeproduktion*.

P Frauen haben geringere Skelettmuskelmassen als Männer (Männer ca. 30 kg, Frauen ca. 24 kg). Frauen können deshalb nur 65 % der Kraft eines Mannes entwickeln.

Der Kontraktionsvorgang eines Muskels wird stets durch Nervenimpulse von Motoneuronen gesteuert, setzt also Erregung voraus (↪ S. 72).

Die Erregungsübertragung auf den Muskel erfolgt in spezifischen Synapsen, den *motorischen Endplatten* (↪ Abb. 5.11, S. 98 und Kap. 3.4.2, S. 75).

Der *Neurit* (= Axon, ↪ S. 70) eines motorischen Neurons versorgt mit seinen Verzweigungen 5 bis 200 Muskelfasern. Die von einem Motoneuron versorgten Muskelfasern bilden eine *motorische Einheit*. Je weniger Muskelfasern durch einen Neurit versorgt werden, desto feiner abgestimmte Bewegungen des entsprechenden Muskels sind möglich (z. B. bessere Feinmotorik der Augen- und Fingermuskeln gegenüber der Beinmuskulatur, ↪ auch Kap. 17.9, S. 352).

Erregungsumwandlung in Bewegung
Kontraktion:
- Nervenaktionspotentiale setzen in der motorischen Endplatte *Acetylcholin* frei.
- Acetylcholin löst die Entstehung von Muskelaktionspotentialen aus, die sich in der Muskelfasermembran ausbreiten und über Tubuli in die Tiefe gelangen.
- Dort bewirken sie die Freisetzung von Ca^{2+} aus dem *sarkoplasmatischen Retikulum*, welche zusammen mit den *Regulatoreiweißen Troponin* und *Tropomyosin* für eine Energiefreisetzung aus ATP sorgen (↪ Kap. 2.4.2, S. 36). ATP → ADP + **P** + ***Kontraktionsenergie***.
- Dadurch kommt es zur Muskelzuckung, die Muskelfasern werden verkürzt, indem die *Aktinfilamente* (bilden zusammen mit den Myosinfilamenten die Myofibrillen) zwischen die *Myosinfilamente* gleiten und sich mit ihnen verbinden. Es entsteht ein *Aktomyosinkomplex*.

Erschlaffung:
- Die Ca^{2+} werden aktiv in das sarkoplasmatische Retikulum zurückgepumpt.
- Die Verbindungsstellen zwischen Aktin und Myosin werden durch ATP besetzt, der *Aktomyosinkomplex* wird *gelöst*. Die Muskelfasern werden wieder schlaff und weich.

Die *Abstufung der* **Muskelkraft** geschieht durch die Erregung unterschiedlicher Anzahlen motorischer Einheiten und die Änderung der Aktionspotentialfrequenz.

Eine **Dauerkontraktion** (= Tetanus) kommt zustande, wenn die Frequenz der Nervenaktionspotentiale 50 bis 150 Impulse je Sekunde beträgt. Der **Ruhetonus** (= Ruhespannung) wird durch geringere Aktionspotentialfrequenzen an einzelnen motorischen Endplatten verursacht.

Kontraktionsarten
- **Isotonische** Kontraktion:
  Verkürzung des Muskels und Erzeugung einer Bewegung bei annähernd gleich bleibender Spannung.
  Beispiel: Bewegungen der Gliedmaßen.
- **Isometrische** Kontraktion:
  Keine Verkürzung, aber Kraftentwicklung.
  Beispiel: Haltearbeit vieler Rückenmuskeln.

Meistens wirken beide Kontraktionsarten zusammen, d. h., der Muskel verkürzt sich und entwickelt gleichzeitig Kraft.

P ATP-Mangel verhindert die Erschlaffung. Das ist auch die Ursache der Totenstarre.

Energiequellen für die Muskelkontraktion
Bei der Muskelkontraktion wird chemische Energie des ATP in mechanische umgewandelt (Wirkungsgrad: 20 – 30 %). Das ATP als einzige unmittelbare Energiequelle wird durch drei Prozesse regeneriert:
1. Bildung von ATP aus Kreatinphosphat (= besonderer Energiespeicher der Muskeln). Kreatinphosphat (KP) + ADP → Kreatinin (K) + ATP.
2. Anaerobe Glykolyse
   Glykogen → Glucose → Milchsäure + 2 ATP (↪ S. 40).
3. Atmungskette
   Glykogen → Glucose → CO_2 + H_2O + 38 ATP (↪ S. 40).

5 Stütz- und Bewegungssystem

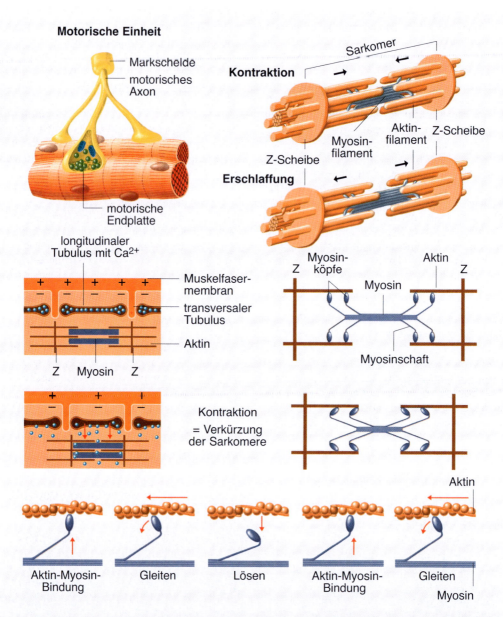

Die Myosinköpfe rudern durch die Kippbewegung die Aktinfilamente in Richtung Sarkomermitte. Weil die Myosinköpfe elastisch sind, können die Sarkomere, auch ohne dass die Filamente ineinander gleiten, Kraft entwickeln. Der Muskel verkürzt sich in diesem Fall nicht.
Bei Dehnung des Muskels werden die dünnen Aktinfilamente wieder aus den dicken Myosinfilamenten herausgezogen.

Abb. 5.11 *Muskelkontraktion und -erschlaffung.*

5.2 Allgemeine Muskellehre

Der ATP-Vorrat eines Muskels wird bei Dauerleistungen in dem Maße *aerob*[1] regeneriert, wie er verbraucht wird. Es herrscht also ein Fließgleichgewicht vor. Dabei kann die Muskeldurchblutung auf das 20fache zunehmen, was wiederum eine entsprechende Erhöhung von *Herz-* und *Atemzeitvolumen* voraussetzt. Die begrenzenden Faktoren sind das Herz-Kreislauf-System und die Enzymkapazitäten.

Sowohl bei Tätigkeitsbeginn, wenn der Muskelstoffwechsel noch auf Ruhe eingestellt ist, als auch bei kurzzeitigen Höchstleistungen wird zusätzlich Energie benötigt. Diese Energiemenge wird *anaerob*[2] durch Glykolyse bereitgestellt, was zwei- bis dreimal schneller erfolgt. Allerdings wird dieser Vorgang relativ rasch begrenzt. Es kommt durch die Anhäufung von Milchsäure und die damit verbundene Senkung des pH-Wertes (= metabolische Azidose) sowie die Anhäufung von ADP und Phosphat zur *Ermüdung*.

Die ATP-Bildung aus Kreatininphosphat und ADP erfolgt ebenfalls zügig.

Bei der Kreatininphosphatspaltung und der anaeroben Glykolyse geht der Organismus eine *Sauerstoffschuld* ein. In der anschließenden Ruhephase muss diese wieder abgetragen werden. Die angesammelte Milchsäure wird unter erhöhtem O_2-Verbrauch (trotz körperlicher Ruhe) in Leber und Herz verstoffwechselt, und die erschöpften ATP- und KP-Speicher werden auf diese Weise wieder aufgefüllt.

Skelett- und Herzmuskulatur besitzen im Myoglobin[3] einen besonderen Sauerstoffspeicher, wodurch kurzfristiger O_2-Mangel während der Kontraktion überbrückt wird.

Bewegungsbezeichnungen der Muskulatur

Je nach Lage und Ausgangsposition können Muskeln unterschiedliche Gelenkbewegungen ausführen. Oftmals lässt bereits die Bezeichnung des Muskels Rückschlüsse auf diese zu (z. B. M. flexor digitorum manus, M. pronator teres, M. supinator, M. extensor hallucis).

Gelenkbewegungen

oder
- Adduktion = Heranführen
- Abduktion = Wegführen
- Opposition = Gegenüberstellen
- Reposition = Zurückstellen

oder
- Flexion = Beugen
- Extension = Strecken
- Anteversion = Vornehmen
- Retroversion = Zurücknehmen

oder
- Innenrotation = Einwärtsdrehen
- Außenrotation = Auswärtsdrehen
- Supination = Auswärtswenden
- Pronation = Einwärtswenden

---

1) aerob = unter Sauerstoffverbrauch
2) anaerob = ohne Sauerstoffverbrauch
3) roter Muskelfarbstoff, dem Hämoglobin ähnlich

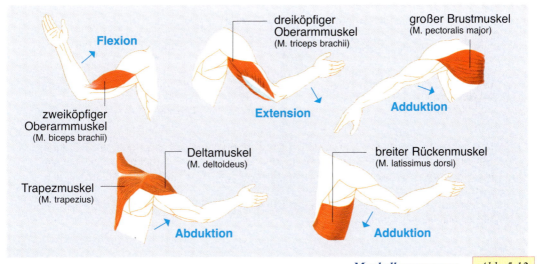

Muskelbewegungen. Abb. 5.12

5 Stütz- und Bewegungssystem

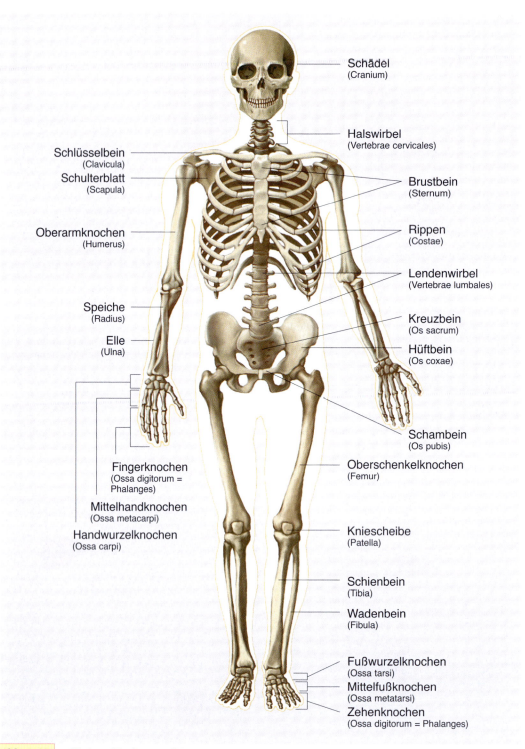

Abb. 5.13 **Skelett** *(Vorderansicht).*

Allgemeine Knochen- und Muskellehre

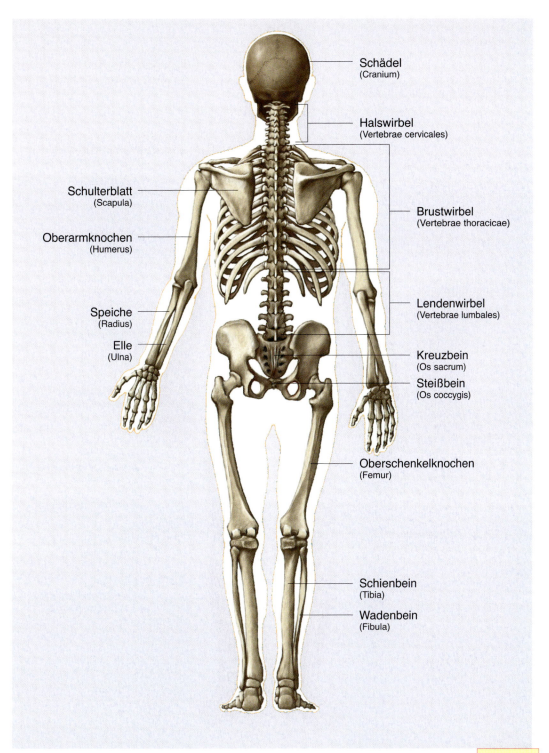

Skelett (Rückansicht). Abb. 5.14

5 Stütz- und Bewegungssystem

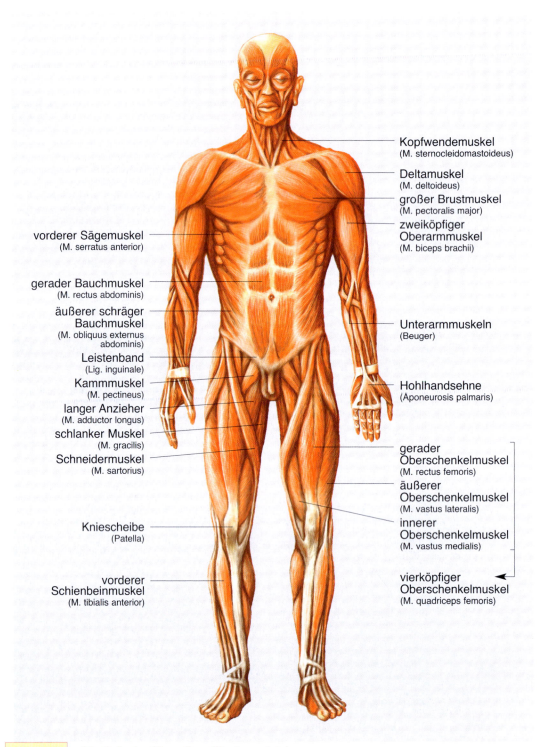

Abb. 5.15 **Muskeln des Menschen** (Vorderansicht).

Allgemeine Knochen- und Muskellehre

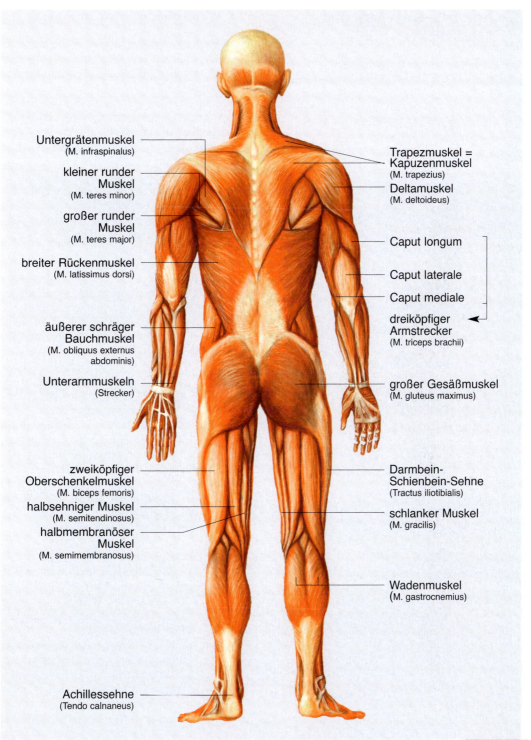

Muskeln des Menschen (Rückansicht). Abb. 5.16

5.3 Spezielle Knochen- und Muskellehre

In diesem Kapitel werden Wirbelsäule (Columna vertebralis), Brustkorb (Thorax), der Schultergürtel mit den oberen Extremitäten, der Beckengürtel mit den unteren Extremitäten sowie der Kopf (Caput) behandelt.

5.3.1 Wirbelsäule (Columna vertebralis)

Die Wirbelsäule verleiht dem Körper zusammen mit einer Vielzahl von Bändern und Muskeln Stabilität und Beweglichkeit. Sie erfüllt folgende Hauptaufgaben:
- *Stützung des Rumpfes* durch die von cranial nach caudal größer werdenden *Wirbelkörper*;
- *Schutz* des Rückenmarkes durch den Wirbelkanal, der von den *Wirbelbögen* gebildet wird sowie
- *Federung* und vielseitige Beweglichkeit durch Doppel-s-Form und zahlreiche einzelne Wirbel, die durch Bandscheiben und synoviale Gelenke gegeneinander beweglich sind.

Gliederung (Abb. 5.17)
Form
Die normal gebaute menschliche Wirbelsäule ist doppel-s-förmig in der Medianebene gekrümmt. Die physiologisch bedingten Krümmungen heißen
– **Lordose**: konvexe Seite der Krümmung liegt ventral;
– **Kyphose**: konvexe Seite der Krümmung liegt dorsal.

Physiologisch sind Halslordose, Brustkyphose und Lendenlordose. Neben der Doppel-s-Form ist das **Promontorium** (= ventrale, gegen den 5. Lendenwirbel abgewinkelte Kante des Kreuzbeins) charakteristisch für die menschliche Wirbelsäule. Sie gliedert sich in fünf Abschnitte.

Bauelemente
Die Bauelemente der Wirbelsäule sind
- 24 *bewegliche* **Wirbel**; sie bilden den mehr oder weniger beweglichen Teil der Wirbelsäule,
- 8 bis 10 miteinander verwachsene Wirbel (Kreuz- und Steißbein) und
- 23 **Bandscheiben** (= *Zwischenwirbelscheiben*) zwischen den beweglichen Wirbeln (außer zwischen C_1 und C_2).

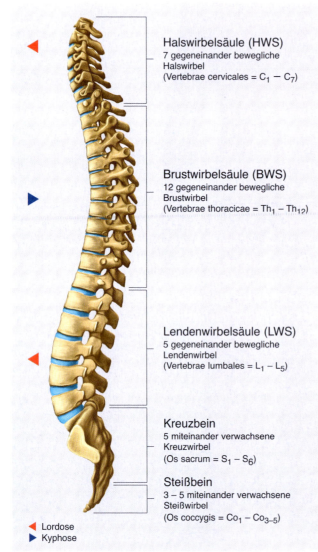

Halswirbelsäule (HWS)
7 gegeneinander bewegliche Halswirbel
(Vertebrae cervicales = $C_1 - C_7$)

Brustwirbelsäule (BWS)
12 gegeneinander bewegliche Brustwirbel
(Vertebrae thoracicae = $Th_1 - Th_{12}$)

Lendenwirbelsäule (LWS)
5 gegeneinander bewegliche Lendenwirbel
(Vertebrae lumbales = $L_1 - L_5$)

Kreuzbein
5 miteinander verwachsene Kreuzwirbel
(Os sacrum = $S_1 - S_6$)

Steißbein
3 – 5 miteinander verwachsene Steißwirbel
(Os coccygis = $Co_1 - Co_{3-5}$)

◄ Lordose
► Kyphose

Abb. 5.17 Die 5 Abschnitte der Wirbelsäule und physiologische Krümmungen.

5.3 Spezielle Knochen- und Muskellehre

P Es gibt viele zum Teil krankhafte Verbiegungen, z. B. Flach- und Rundrücken, Buckel, Skoliosen (= Krümmung in der Frontalebene).

Bis auf die ersten beiden Halswirbel weisen die Wirbel folgenden Bau auf.
– *Wirbelkörper* (Corpus vertebrae)
  Ventral gelegenes massives Tragstück. (Man beachte die Größenzunahme von cranial nach caudal.)
– *Wirbelbogen* (Arcus vertebrae) mit 7 Fortsätzen:
  1 Dornfortsatz (Processus spinosus),
  2 Querfortsätze (Processus transversi),
  2 obere Gelenkfortsätze,
  2 untere Gelenkfortsätze.
– *Wirbelloch* (Foramen vertebrale)
  Die Wirbellöcher aller Wirbel bilden zusammen den *Wirbelkanal* (Canalis vertebralis).

Besonderheiten der Wirbelarten
Die einzelnen Wirbeltypen zeichnen sich durch unterschiedliche Erkennungsmerkmale aus.

Halswirbel
– Wirbelkörper klein und sattelförmig,
– Querfortsätze mit Löchern für die Wirbelgefäße,
– Dornfortsatz häufig gegabelt.
1. Halswirbel (= Atlas)
  • ohne Wirbelkörper und Dornfortsatz,
  • mit vorderem und hinterem Bogen sowie zwei seitlichen Tragstücken für den Schädel.
2. Halswirbel (= Axis)
  • mit *Dens* (= Zahn), der als Fortsetzung des Wirbelkörpers nach oben in den vorderen Bogen des Atlas ragt.
7. Halswirbel (= Vertebra prominens)
  • mit besonders langem Dornfortsatz (Tastpunkt).

P Die sattelförmigen Wirbelkörper der Halswirbel können sich seitlich gelenkig verbinden (= Unkovertebralgelenke). Diese Verbindungen sind besonders verschleißanfällig.

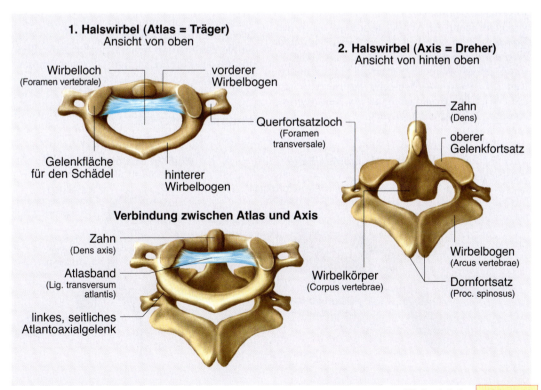

Halswirbel. Abb. 5.18

5 Stütz- und Bewegungssystem

Brustwirbel
– Lange schräg nach unten zeigende Dornfortsätze,
– Gelenkflächen für die Rippen am Körper und Querfortsatz.

Lendenwirbel
– Sind die größten Wirbel,
– Dornfortsatz ist breit und steht horizontal.

Kreuzbein (Os sacrum)
Die fünf Kreuzbeinwirbel sind beim Erwachsenen zu einem einheitlichen Knochen verwachsen. An Wirbel erinnern
– Knochenkämme auf der Rückseite als Überbleibsel der Dorn-, Quer- und Gelenkfortsätze,
– Kreuzbeinkanal als Fortsetzung des Wirbelkanals,
– Kreuzbeinlöcher.

Steißbein (Os coccygis)
Die ebenfalls verwachsenen Steißwirbel sind stark zurückgebildet. Der Wirbelbogen fehlt.

Knochenverbindungen
Die Verbindung der Wirbel geschieht durch die **Bandscheiben** zwischen den Wirbelkörpern und **Wirbelbogengelenke** zwischen den Gelenkfortsätzen der Wirbelbögen sowie durch Bänder. Den der Bewegung dienende Raum zwischen zwei Wirbeln bezeichnet man als **Bewegungselement**. Es wird gebildet von:

- einer *Bandscheibe* (= Zwischenwirbelscheibe),
- zwei *Wirbelbogengelenken*,
- zwei *Zwischenwirbellöchern* und
- verschiedenen *Bändern*.

Bandscheiben (Disci intervertebrales)
Bandscheiben bestehen aus einem *Gallertkern* (**Nucleus pulposus**), der von einem faserknorpeligen Ring (**Anulus fibrosus**) umgeben ist. Sie verbinden die Wirbelkörper nach Art der Knorpelgelenke und erlauben Bewegungen. Ähnlich einer „Wasserkissenfunktion" ermöglichen sie darüber hinaus eine Dämpfung zwischen den Wirbelkörpern.

[P] Mit zunehmendem Alter kann es zu Abnutzungen (degenerative Veränderungen in Form einer Höhenveränderung der Bandscheiben = Osteochondrose) – besonders wegen des geringeren Wasseraufnahmevermögens – und damit abnehmender Elastizität kommen. Überlastung der Bandscheiben kann zum Bandscheibenvorfall führen (Prolaps des Nucleus pulposus). Der faserknorpelige Ring reißt, Gallertmasse gelangt in die Zwischenwirbellöcher oder in den Wirbelkanal und kann dort die Nervenfunktion behindern (Schmerz, Sensibilitätsausfälle, Lähmung). Abnutzungserscheinungen der Bandscheiben sind besonders häufig im Lendenwirbelsäulenbereich zu beobachten, da hier die Belastung durch die Körpermasse am größten ist.

Ansicht von der rechten Seite

- Querfortsatz (Proc. transversus)
- oberer Gelenkfortsatz (Proc. articularis superior)
- Wirbelkörper (Corpus vertebrae)
- Gelenkflächen für die Rippen
- Gelenkflächen für die Rippen
- unterer Gelenkfortsatz (Proc. articularis inferior)
- Dornfortsatz (Proc. spinosus)

Ansicht von oben

- Wirbelloch (Foramen vertebrale)
- oberer Gelenkfortsatz (Proc. articularis superior)
- Wirbelbogen (Arcus vertebrae)
- Querfortsatz (Proc. transversus)

Abb. 5.19 **Brustwirbel.**

5.3 Spezielle Knochen- und Muskellehre

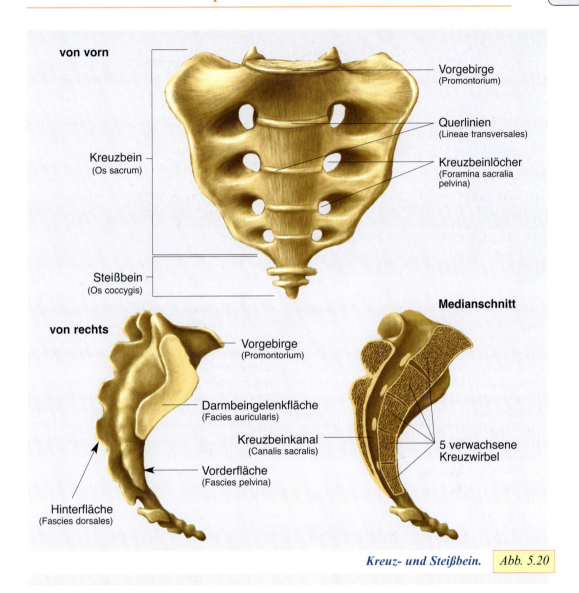

Kreuz- und Steißbein. Abb. 5.20

Bänder

Die menschliche Wirbelsäule wird durch zahlreiche Bänder stabilisiert. Im Einzelnen sind es 3 lange Längsbänder und mehrere kurze Bänder.

– 3 **Längsbänder** (lange Bänder), die fast über die gesamte Wirbelsäule ziehen und wie folgt bezeichnet werden:
  - *Vorderes Längsband* (Lig. longitudinale anterius) an der Vorderseite der Wirbelkörper vom Hinterhauptbein bis zum Kreuzbein,
  - *hinteres Längsband* (Lig. longitudinale posterius) an der Hinterseite der Wirbelkörper, also im Wirbelkanal,
  - *Dornspitzenband* (Lig. supraspinale) an den Dornfortsätzen vom Kreuzbein bis zum 7. Halswirbel. Das Lig. supraspinale verbreitert sich im Halsbereich zum *Nackenband* (Lig. nuchae).

– **Kurze Bänder**:
  - *Gelbe Bänder* (Ligg. flava), elastische Bänder zwischen den Wirbelbögen,
  - *Ligg. interspinalia*, Bänder zwischen den Dornfortsätzen benachbarter Wirbel und
  - *Ligg. intertransversaria*, Bänder zwischen den Querfortsätzen benachbarter Wirbel.

5 Stütz- und Bewegungssystem

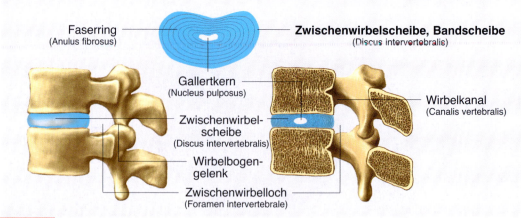

Abb. 5.21 **Bewegungselement** *(Lendenwirbelsäule)*.

Knochenverbindungen zwischen Wirbelsäule und Kopf (Kopfgelenke)
Bei den Kopfgelenken handelt es sich um 5 *synoviale Gelenke* zwischen *Hinterhauptbein*, *Atlas* und *Axis*. Sie erlauben Bewegungen wie in einem Kugelgelenk, sodass im Zusammenwirken mit den übrigen Halswirbeln die große Beweglichkeit des Kopfes als Träger wichtiger Sinnesorgane ermöglicht wird. Dies ist eine wichtige Voraussetzung für die Orientierung und Fortbewegung, aber auch für das individuelle Ausdrucksvermögen des Menschen.
Man unterscheidet
- die paarigen **oberen** Kopfgelenke (Artt. atlantooccipitales) zwischen Atlas und Hinterhauptbein. Sie ermöglichen Vor-, Rück- und Seitneigung des Kopfes;
- das unpaarige **mediale** Kopfgelenk (Art. atlantoaxialis mediana) zwischen Dens, vorderem Atlasbogen und dem überknorpelten Atlasquerband (Lig. transversum atlantis);
- die paarigen **unteren** Kopfgelenke (Artt. atlantoaxiales laterales) zwischen Atlas und Axis.

Mediales Kopfgelenk und untere Kopfgelenke ermöglichen die Drehbewegungen des Kopfes.

Muskulatur und ihre Funktion
Die Bewegungen der Wirbelsäule werden durch das Zusammenwirken von Rücken- und Bauchmuskulatur ermöglicht (Bauchmuskulatur ⇨ S. 138). Die *Rückenmuskulatur* besteht aus einem komplexen System sich überlappender Muskelzüge entlang der Wirbelsäule. Sie ist das *mächtigste Muskelsystem* des Menschen und ermöglicht im Zusammenwirken mit der Bauchmuskulatur das **Vorneigen, Strecken, Seitneigen** und **Drehen**.
Weitere wichtige Aufgaben der Rückenmuskulatur im Zusammenwirken mit dem Bandapparat sind *Stabilisierung* der Wirbelsäule und Formung ihrer physiologischen Krümmungen.
Für die äußerst fein abgestuften Kopfbewegungen sorgt ein vielgliedriger und komplizierter Muskelapparat, der aus Hals-, Nacken- und Zungenbeinmuskeln besteht.

P Es ist darauf Wert zu legen, dass die Wirbelsäule nicht einseitig, vorwiegend statisch beansprucht wird. Vielmehr kommt es darauf an, Stabilität und Mobilität gleichmäßig zu entwickeln. Das bedeutet vor allem, auf eine allseitige Kräftigung der Muskulatur mit der Entwicklung einer aufrechten Haltung zu achten, sodass der passive Bewegungsapparat entlastet wird.
Nur eine aufrechte Haltung gewährleistet eine optimale Belüftung der Lunge. Mit den Patienten sollten nach Möglichkeit täglich leichte gymnastische Übungen zur Stärkung von Bauch- und Rückenmuskulatur durchgeführt werden.

Tastbare Knochenpunkte sind die Dornfortsätze ab 7. Halswirbel.

5.3 Spezielle Knochen- und Muskellehre

5.3.2 Brustkorb (Thorax)

Der Brustkorb ist Bestandteil des Rumpfskelettes und umschließt die Brusthöhle (Cavitas thoracis). Er dient dem Schutz wichtiger Organe wie Herz, Lunge, Leber, Magen und ermöglicht die Atembewegungen und damit die Belüftung der Lunge. Außerdem ist der Thorax eine „Durchgangsstraße" für viele Organe, wie z. B. Speiseröhre, Gefäße und Nerven.

Knochen
Die Knochen des Brustkorbes setzen sich aus der **Brustwirbelsäule**, dem **Brustbein** (Sternum), bestehend aus Handgriff (Manubrium), Brustbeinkörper (Corpus sterni) und Schwertfortsatz (Proc. xiphoideus) sowie *12 Paar* **Rippen** zusammen.
Die drei Teile des Sternums sind anfangs durch Knorpelzonen getrennt, die mit zunehmendem Alter allmählich verknöchern.

P Rotes Knochenmark aus dem Sternum wird durch *Sternalpunktion* gewonnen.

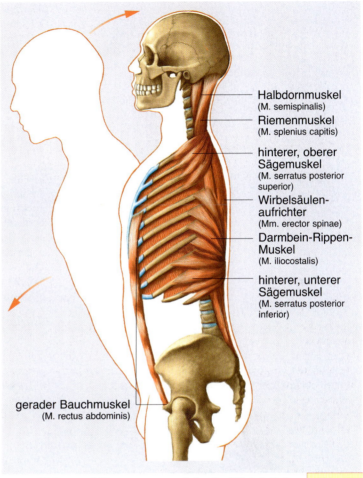

Halte- und Bewegungsmuskeln der Wirbelsäule.   Abb. 5.22

Beziehung der Rippen zum Sternum
Nach ihrer Beziehung zum Sternum lassen sich die Rippen in zwei Gruppen unterteilen:
– *Echte Rippen,* sie sind direkt mit dem Sternum verbunden (Rippenpaare 1 – 7).
– *Falsche Rippen,* die Rippenpaare 8 – 10 erreichen das Sternum indirekt über den Knorpel der 7. Rippe. Dadurch entstehen der rechte und linke *Rippenbogen*. Die Rippenpaare 11 und 12 erreichen das Sternum gar nicht. Sie enden als *freie Rippen* in der Muskulatur.

Knochenverbindungen
Die Knochen des Thorax sind elastisch verbunden durch **Wirbel-Rippen-Gelenke** (= synoviale Drehgelenke), die durch die gebogenen Rippen das Heben und Senken des Thorax ermöglichen (↪ Abb. 5.5 links, S. 93) sowie **Brustbein-Rippen-Gelenke** (= teils synoviale, teils Knorpelgelenke).

P Die Ansatzstelle der 1. Rippe ist nicht tastbar. Die 2. Rippe setzt am Brustbeinwinkel an. Diese Stelle ist tastbar und eine Orientierungshilfe am Thorax.

Brustkorb-Muskulatur und ihre Funktion
(↪ Kap. Atembewegungen 11.3.1, S. 224).

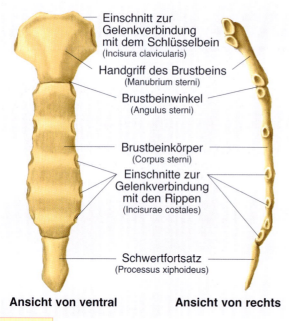

Brustkorböffnungen (Thoraxaperturen)
Der Thorax besitzt zwei Öffnungen:
– **Obere** Thoraxapertur, gebildet von
 • 1. Brustwirbelkörper,
 • 1. Rippenpaar,
 • Handgriff des Brustbeins.
– **Untere** Thoraxapertur, gebildet von
 • 12. Brustwirbel,
 • Schwertfortsatz,
 • Rippenbögen,
 • 11. und 12. Rippenpaar.

P Die Thoraxform ändert sich in Abhängigkeit vom Alter. Beim Neugeborenen stehen die Rippen nahezu horizontal. Im Laufe des Lebens senken sie sich, und der Thorax wird flacher und auch starrer.
Die elastische Verspannung vom Thorax wird in der Ersten Hilfe bei der externen Herzmassage genutzt.

Tastbare Knochenpunkte sind Sternum, die Ansatzstelle der 2. Rippe, der Rippen 5 – 7 sowie die Rippenkörper.

Abb. 5.23 **Sternum** *(Brustbein).*

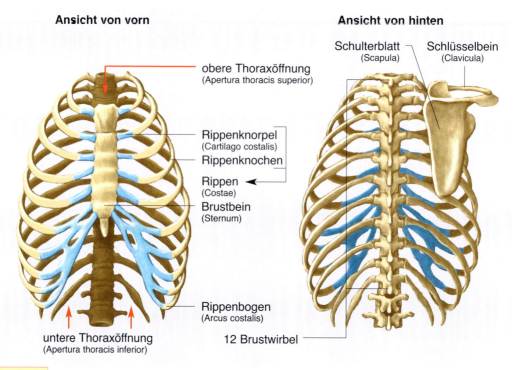

Abb. 5.24 **Brustkorb** *(Thorax).*

5.3 Spezielle Knochen- und Muskellehre

5.3.3 Schultergürtel und obere Extremität

Schultergürtel und obere Extremität bilden eine Einheit. Lagemäßig gehört der Schultergürtel zum Rumpf.

Schultergürtel (⇨ Abb. 5.25)
Der Schultergürtel bildet im Unterschied zum Beckengürtel einen vorn und hinten offenen Ring, der allerdings vorn durch das Brustbein verschlossen wird. Auf jeder Seite besteht der Schultergürtel jeweils aus einem Schlüsselbein (Clavicula) und Schulterblatt (Scapula).
Er liegt dem Thorax locker auf, wodurch die Arme viel beweglicher als die Beine sind.

Knochenverbindungen

Merke

Der Schultergürtel verbindet die Arme mit dem Rumpf. Außerdem ist er Ansatz- und Ursprungsstelle vieler Muskeln.

An beiden Enden der s-förmigen Clavicula befindet sich jeweils ein Kugelgelenk.
- Die **inneren** Schlüsselbeingelenke verbinden die Schlüsselbeine mit dem Brustbein,
- die **äußeren** die Schlüsselbeine mit dem Schulterblatt.

Einzelheiten sind der Abbildung 5.25 auf Seite 112 zu entnehmen.

Obere Extremität
Alle Armknochen, mit Ausnahme der Handwurzelknochen, gehören zu den *Röhrenknochen* (Einzelheiten ⇨ Abbildung 5.26, Seite 113).

Knochenverbindungen,
Bewegungsmöglichkeiten, Muskeln

Merke

Die Elle (Ulna) liegt kleinfingerwärts, die Speiche (Radius) daumenwärts.

Schultergürtel und Arm sind durch drei große Gelenke verbunden:
- *Schultergelenk* (Art. humeri),
- *Ellenbogengelenk* (Art. cubiti),
- *Handgelenk* (Art. radiocarpalis).

Obere Extremität – Gliederung der Knochen. Tab. 5.2

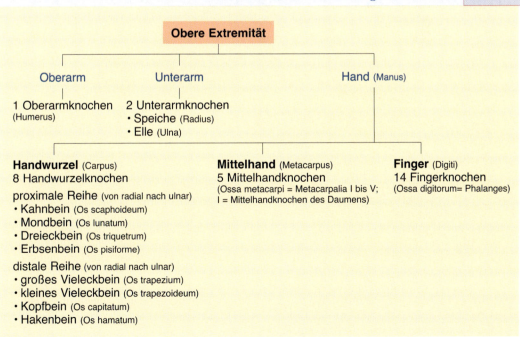

5 Stütz- und Bewegungssystem

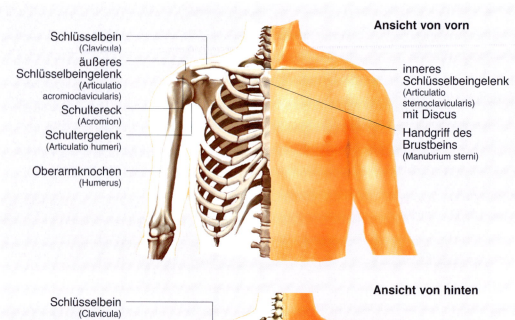

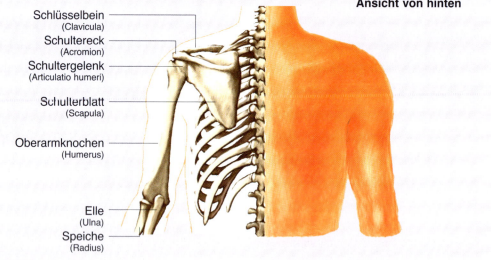

Abb. 5.25   *Schultergürtel.*

Schultergelenk (Art. humeri)
Beteiligte Knochen bzw. Knochenteile sind
- die Gelenkfläche des Schulterblattes (liegt unterhalb des Schulterecks) und
- der Oberarmkopf (Caput humeri).

Merkmale des Schultergelenkes
Das Schultergelenk als Kugelgelenk bietet einen sehr großen Bewegungsspielraum durch
- relativ kleine Kontaktflächen (großer Gelenkkopf, kleine Gelenkpfanne, d. h. kaum Knochenführung),
- sehr weite Gelenkkapsel,
- überwiegend Muskelführung,
- durch das Zusammenwirken mit den Schlüsselbeingelenken wird eine beträchtliche Erweiterung des Bewegungsumfanges ermöglicht.

Im Bereich des Schultergelenkes liegt zur Minderung der Reibung eine große Zahl von Schleimbeuteln.

5.3 Spezielle Knochen- und Muskellehre

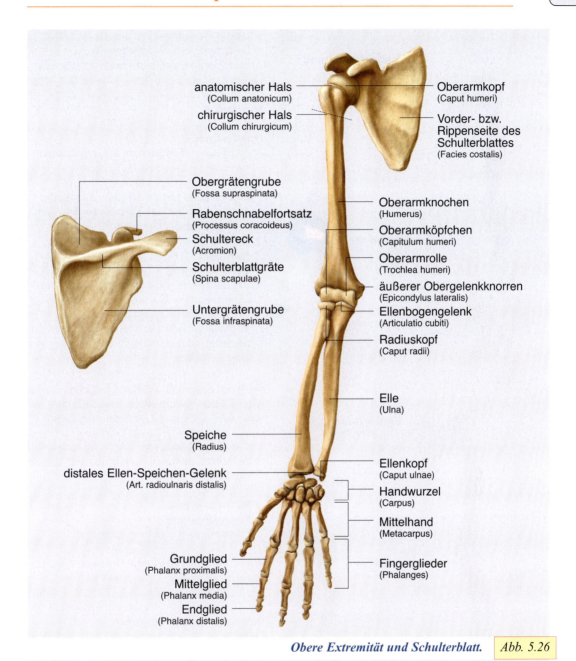

Obere Extremität und Schulterblatt. Abb. 5.26

Die geringe Knochenführung, die schlaffe Kapsel sowie die fehlende Bänderführung sind Ursachen häufiger Luxationen.

Ellenbogengelenk (Art. cubiti)
Das Ellenbogengelenk wird aus drei Teilgelenken gebildet, die von einer gemeinsamen Gelenkkapsel umschlossen werden.
– *Oberarm-Ellen-Gelenk* (Art. humeroulnaris) mit Oberarmrolle und Ellenhaken (Scharniergelenk),
– *Oberarm-Speichen-Gelenk* (Art. humeroradialis) mit Speichenkopf und Oberarmköpfchen (Kugelgelenk) und

5 Stütz- und Bewegungssystem

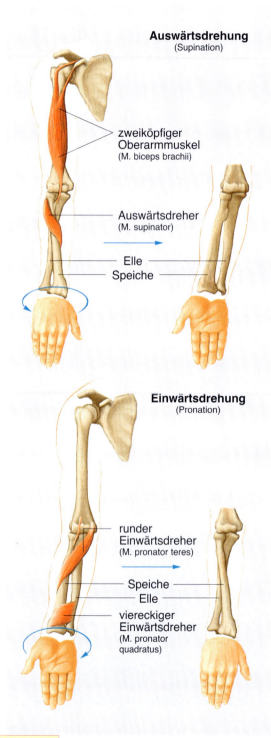

Abb. 5.27 *Ein- und Auswärtsdrehung der Hand.*

– *proximales Ellen-Speichen-Gelenk* (Dreh-Scharniergelenk – funktionell) mit Speichenkopf und Einschnitt der Elle. Das proximale Ellen-Speichen-Gelenk bildet mit dem distalen Ellen-Speichen-Gelenk ein Drehgelenk.

Handgelenke
– *proximales Handgelenk* (Art. radiocarpalis) Beteiligte Knochen bzw. Knochenteile sind
  • Radius,
  • proximale Handwurzelknochenreihe,
  • Ulna (durch einen Discus von den Handwurzelknochen getrennt).
  Gelenktyp:
  Eigelenk.
  Bewegungen:
  Palmarflexion (Beugung der Hand handflächenwärts) – Dorsalextension (Bewegung der Hand handrückenwärts), Radialabduktion (Bewegung der Hand zur Speiche) – Ulnarabduktion (Bewegung der Hand zur Elle).

P Beim Sturz auf die Hand bricht meistens der Radius. Die distale Radiusfraktur ist eine der häufigsten Frakturen überhaupt.

– *distales Handgelenk* (Art. metacarpalis) zwischen proximaler und distaler Handwurzelknochenreihe.
  Gelenktyp:
  Scharniergelenk.
  Bewegungen:
  Palmarflexion – Dorsalextension.

Handwurzel-Mittelhand-Gelenke (Carpometacarpalgelenke), Daumensattelgelenk.
Die Carpometacarpalgelenke liegen zwischen der distalen Handwurzelknochenreihe und den Basen der Mittelhandknochen.
Das Carpometacarpalgelenk I ist das *Daumensattelgelenk* und liegt zwischen Os trapezium und Os metacarpale I.
Bewegungen im Daumensattelgelenk:
Abduktion – Adduktion (Daumen wird vom Zeigefinger abgespreizt und wieder herangeführt), Opposition – Reposition (Daumen wird aus der Abduktionsstellung dem kleinen Finger gegenübergestellt und wieder in Normalstellung zurückgeführt).

5.3 Spezielle Knochen- und Muskellehre

Die Carpometacarpalgelenke II bis IV sind Amphiarthrosen (bänderstraffe Gelenke). Das Gelenk V lässt geringe Oppositionsbewegungen des kleinen Fingers zu.

Fingergelenke
- *Fingergrundgelenke (Metacarpophalangealgelenke).*
  Die Fingergrundgelenke II bis V sind anatomisch gesehen Kugelgelenke.
  Das Daumengrundgelenk ist ein Scharniergelenk.
- *Fingermittelgelenke und Fingerendgelenke (proximale und distale Interphalangealgelenke)*
  Die Fingermittel- und -endgelenke sind Scharniergelenke.

Merke

Alle Scharniergelenke werden durch Seitenbänder (= Kollateralbänder) gesichert.

Achselhöhle
Einbuchtung der Körperoberfläche zwischen Rumpf und Arm.
Inhalt:
Bindegewebskörper mit Gefäßen und Nerven (Armgefäße, Armnerven) und regionäre Achsellymphknoten.

Ellenbeuge
Liegt zwischen Flexoren des Oberarmes und Flexoren sowie Extensoren des Unterarmes.
Inhalt:
- Venen der Ellenbeuge (Cubitalvenen; häufig genutzt zur Blutentnahme und i.v.-Injektion),
- Aufzweigung der Oberarmarterie (A. brachialis) in Speichenarterie (A. radialis) und Ellenarterie (A. ulnaris) (➪ Abb. 9.27, S. 181 und Abb. 9.28, S. 182 + 185).

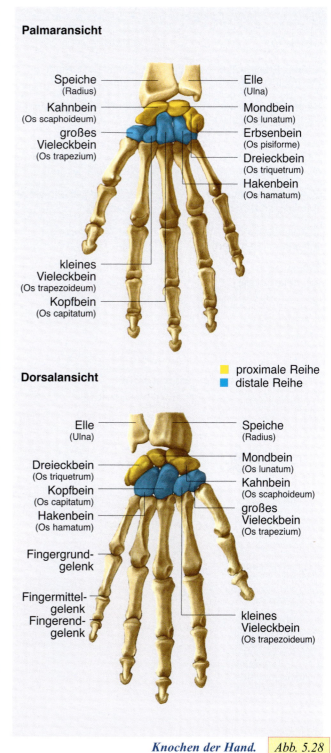

Knochen der Hand. Abb. 5.28

5 Stütz- und Bewegungssystem

Tab. 5.3 Verlauf und Funktion der Muskulatur des Schultergürtels

Muskeln	Verlauf	Funktion
Großer Brustmuskel (M. pectoralis major)	Clavicula, Sternum – Humerus	Adduktion, Anteversion, Innenrotation im Schultergelenk
Kleiner Brustmuskel (M. pectoralis minor)	unter M. pectoralis major	Senkung des Schultergürtels, Hebung der Rippen (= Einatemhilfsmuskel)
Kapuzenmuskel (M. trapezius)	Hinterhauptbein, Brustwirbel – Clavicula, Scapula	Bewegungen des Schultergürtels
Breiter Rückenmuskel (M. latissimus dorsi)	Brust- und Lendenwirbel – Humerus	Adduktion, Retroversion, Innenrotation im Schultergelenk
Schulterblattheber (M. levator scapulae)	unter M. trapezius, 1. – 4. Halswirbel – Scapula	hebt Schultergürtel
Deltamuskel (M. deltoideus)	Clavicula, Scapula – Humerus	Abduktion, Adduktion, Anteversion, Retroversion, Innen- und Außenrotation im Schultergelenk

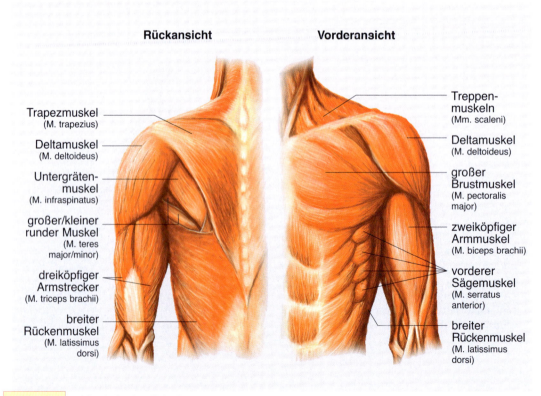

Abb. 5.29 Muskeln des Schultergürtels.

5.3 Spezielle Knochen- und Muskellehre

Muskulatur des Schultergürtels
Den Schultergürtel erreichen zahlreiche Muskeln von allen Seiten. Dadurch ist er sehr beweglich. Einige Muskeln setzen am *Humerus (Oberarmknochen)* an, wodurch das funktionelle Zusammenwirken zwischen Schlüsselbeingelenken und Schultergelenk ermöglicht wird.

Merke

Die Schultergürtelmuskulatur dient
- der Bewegung von Schultergürtel und Arm,
- der Haltung und Fixation des Schultergürtels
(☞ Tab. 5.3).

Muskulatur des Armes
Die Muskulatur des Armes wird in Ober- und Unterarmmuskulatur unterteilt.

Oberarmmuskulatur
Die Oberarmmuskulatur wird aus **Beugern** *(Flexoren)* und **Streckern** *(Extensoren)* gebildet. Wichtigster Beugemuskel ist der *zweiköpfige Oberarmmuskel (M. biceps brachii)*. Seine Funktionen sind Flexion und Fixation des Ellenbogengelenkes sowie Supination des Unterarmes. Der Gegenspieler *(Antagonist)* des M. biceps brachii ist der *dreiköpfige Oberarmmuskel (M. triceps brachii)* – Strecker genannt. Er bewirkt die Extension des Unterarmes sowie die Fixation des Ellenbogengelenkes.

Unterarmmuskulatur
Die Unterarmmuskeln lassen sich entsprechend ihrer Funktion in vier Gruppen einteilen:
Pronatoren
Sie bewirken die Innenrotation von Hand und Unterarm, also die Drehung von Elle und Speiche in der Längsrichtung nach innen *(Pronation)*.
Supinatoren
Sie ermöglichen die Außenrotation von Hand und Unterarm, also die entgegengesetzte Drehung von Elle und Speiche in der Längsrichtung nach außen *(Supination)*.
Flexoren
Die Flexoren liegen ulnar und palmar. Sie bewirken die Palmarflexion im Handgelenk und Flexion der Finger.
Extensoren
Die Extensoren liegen radial und dorsal. Sie bewirken die Dorsalextension im Handgelenk und Extension der Finger.

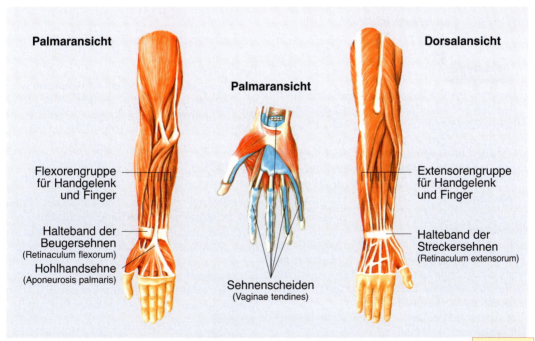

Muskeln und Bänder von Unterarm und Hand. Abb. 5.30

5 Stütz- und Bewegungssystem

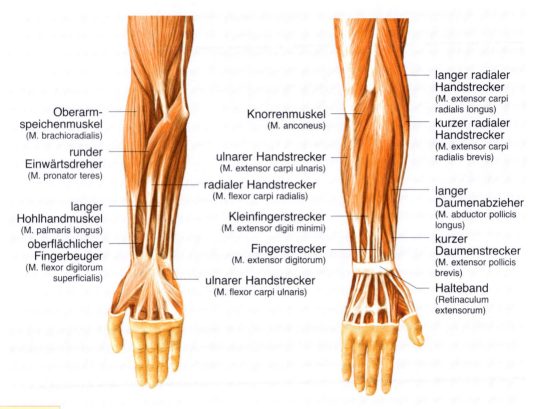

Abb. 5.31 *Unterarmmuskulatur.*

Merke

Die im Unterarm liegenden Flexoren und Extensoren (= lange Fingermuskeln) sind über lange Sehnen mit den Fingergrund-, Fingermittel- und Fingerendgliedern verbunden. Sie verlaufen im Bereich der Hand- und Fingergelenke in Sehnenscheiden (= Gleitschutz). Haltebänder *(Retinacula)* fixieren die Sehnenscheiden.

Handmuskulatur
Die herausragende Fähigkeit der menschlichen Hand ist die *Greiffunktion*. Sie wird durch die Oppositionsfähigkeit des Daumens möglich, d. h., der Daumen kann den übrigen Fingern gegenübergestellt werden.
Für diese Greiffunktion steht ein komplizierter Muskelapparat der Hand zur Verfügung:
– 4 Muskeln des Daumenballens und
– 4 Muskeln des Kleinfingerballens.

Innervation
Die Muskulatur der oberen Extremitäten wird von Nerven versorgt, die aus dem *Armgeflecht (Plexus brachialis)* hervorgehen (N. radialis, N. ulnaris, N. medianus; ⇨ Abb. 17.21, S. 358).

5.3.4 Beckengürtel und untere Extremität

Beckengürtel und untere Extremität haben Halte- und Stützfunktion. Deshalb sind hier die Knochen und Gelenke viel kräftiger ausgebildet als beim Schultergürtel und der oberen Extremität.

Beckengürtel
Der Beckengürtel stellt im Unterschied zum Schultergürtel einen geschlossenen Ring dar.
Aufgaben
– Verbindung der Beine mit dem Rumpf.
– Übertragung der Körpermasse von der Wirbelsäule auf die beiden Oberschenkelknochen.

5.3 Spezielle Knochen- und Muskellehre

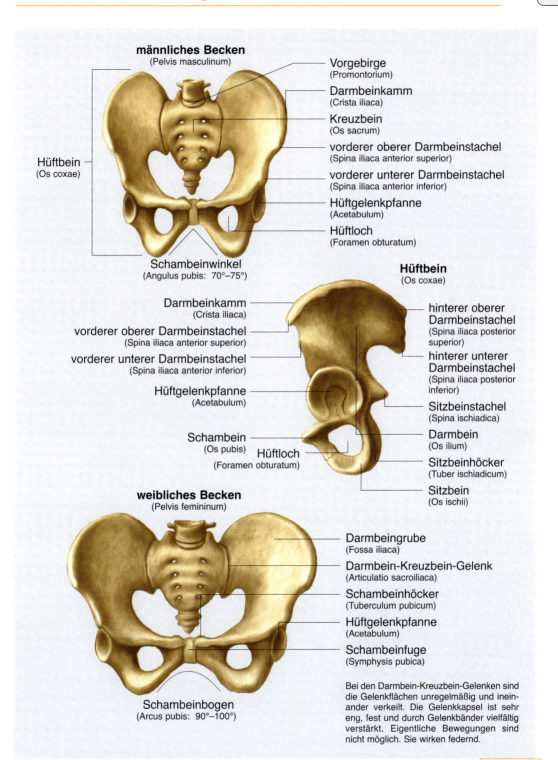

Becken und Hüftbein. Abb. 5.32

5 Stütz- und Bewegungssystem

Zu diesem Zweck ist er, im Unterschied zum Schultergürtel, als stabiler Ring fest mit der Wirbelsäule verbunden.
– Gebärkanal.
– Ansatz- und Ursprungsstelle von Bauch-, Rücken- und Gesäßmuskeln.
– Schutz der Beckenorgane.

Knochen
Der Beckengürtel besteht aus
1 **Kreuzbein** (Os sacrum),
2 **Hüftbeinen** (Ossa coxae) sowie
1 **Steißbein** (Os coccygis).
Jedes Hüftbein wiederum setzt sich aus drei miteinander verwachsenen Knochen zusammen:
– dem *Darmbein* (Os ilium),
– dem *Schambein* (Os pubis) und
– dem *Sitzbein* (Os ischii).

> **Merke**
>
> Die Hüftgelenkpfanne (Acetabulum) wird von Teilen der Körper aller drei Teilknochen des Hüftbeines gebildet und besitzt einen halbmondförmigen Gelenkknorpel.

Knochenverbindungen
- **Darmbein-Kreuzbein-Gelenke** (Iliosacralgelenke) verbinden die Hüftbeine im Bereich der Darmbeinschaufeln mit dem Kreuzbein. Wegen der sehr straffen, knappen Gelenkkapsel sind praktisch keine Bewegungen möglich. Die Gelenke sind wichtig für die Elastizität des Beckens und die Federung der Wirbelsäule.
- **Schambeinfuge** (Symphysis pubica) verbindet die beiden Hüftbeine im Bereich der Schambeine mittels Faserknorpel.

Gestalt
Das Becken ist trichterförmig gebaut. Der Innenraum wird durch die *Grenzlinie* (Linea terminalis), die vom Promontorium bogenförmig zum Oberrand der Symphyse verläuft, gegliedert in
– **großes** Becken oberhalb der Grenzlinie zwischen den beiden Darmbeinschaufeln,
– **kleines** Becken (= Beckenkanal) mit Beckeneingang und Beckenausgang unterhalb der Grenzlinie und
– die **Beckeneingangsebene** (ist im Stand vorn nach unten geneigt).

Verbindet man die beiden Sitzbeinhöcker durch eine Linie miteinander, entstehen zwei Dreiecke:
– ventral das *Trigonum urogenitale* für den Durchtritt der Harn- und Geschlechtsorgane;
– dorsal das *Trigonum rectale* für den Durchtritt des Rectums.

Geschlechtsunterschiede
– *Männliches Becken:* Untere Schambeinäste bilden spitzen Winkel. Das männliche Becken ist *hoch, schmal* und *eng*.
– *Weibliches Becken:* Untere Schambeinäste bilden stumpfwinkligen Bogen. Das weibliche Becken ist *flach, breit* und *weit*.

Untere Extremität
Die untere Extremität ist beim Menschen als Stützorgan ausgebildet. Gliederung und Bau:
(☞ Tab. 5.4, S. 122 und Abb. 5.34)

Alle Beinknochen sind Röhrenknochen.
Der *Oberschenkelknochen* (Femur) ist der größte Knochen des Menschen. Sein Kopf (Caput femoris) ist durch den Schenkelhals vom Schaft abgespreizt, wodurch der Schenkelhalswinkel (= Kollodiaphysenwinkel) von ca. 125° entsteht.

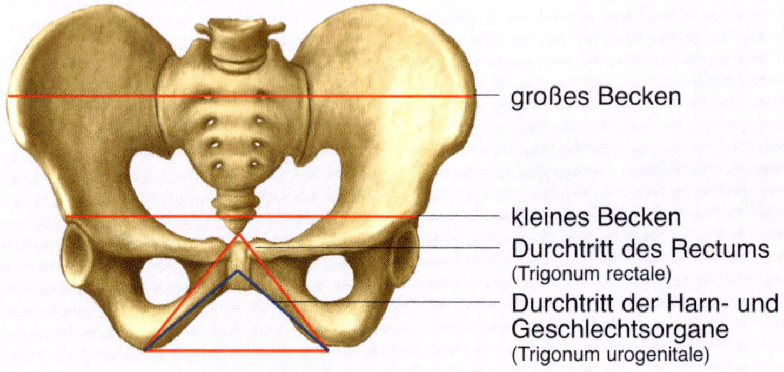

Abb. 5.33 **Beckenmaßprinzip.**

5.3 Spezielle Knochen- und Muskellehre

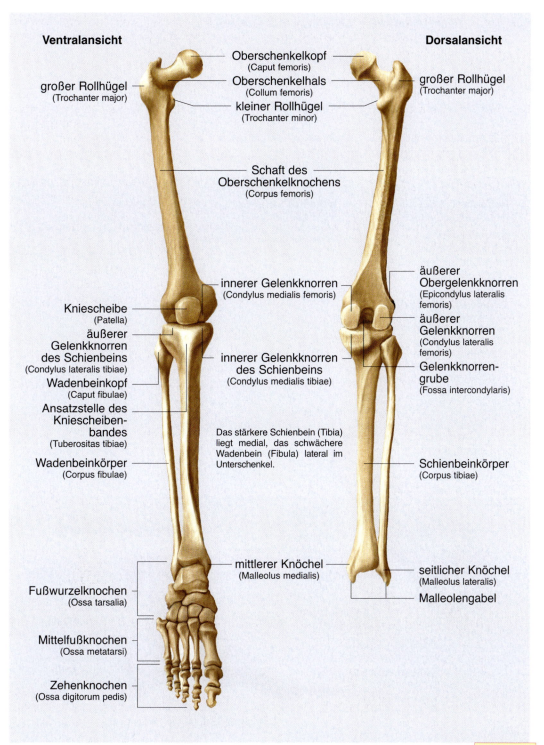

Knochen der unteren Extremität. Abb. 5.34

5 Stütz- und Bewegungssystem

Tab. 5.4 *Untere Extremität – Gliederung und Knochen.*

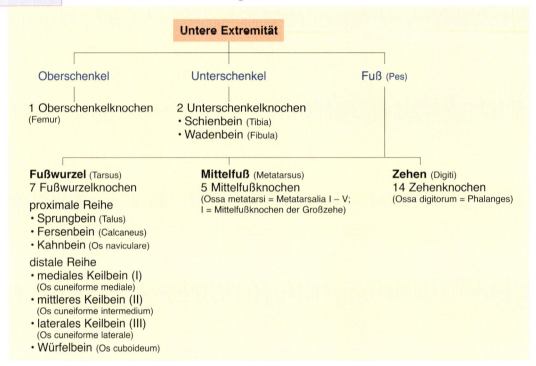

Abb. 5.35 *Knochen des Fußes.*

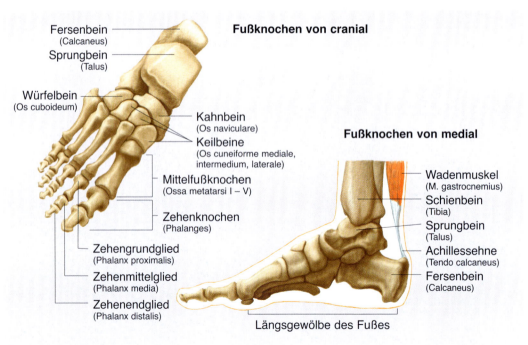

5.3 Spezielle Knochen- und Muskellehre

Malleolengabel (= Knöchelgabel)
Sie wird vom inneren Knöchel der *Tibia* und vom äußeren Knöchel der *Fibula* gebildet. Aufgrund der Beteiligung von zwei Knochen sind zusätzliche Federwege eingebaut.

Knochenverbindungen, Bewegungsmöglichkeiten, Muskeln
Beckengürtel und Bein sind durch drei große Gelenke verbunden:
– *Hüftgelenk* (Art. coxae),
– *Kniegelenk* (Art. genus) und
– oberes *Sprunggelenk* (Art. talocruralis).

Hüftgelenk (Art. coxae)
Beteiligte Knochen bzw. Knochenteile des Hüftgelenks sind *Hüftgelenkpfanne* mit ausgeprägter Gelenklippe und kugelförmigem *Oberschenkelkopf* (= Hüftkopf).

Merkmale
- Kugelgelenk mit eingeschränkter Beweglichkeit (*Nussgelenk*), weil der Hüftkopf von der Hüftpfanne zu zwei Dritteln umschlossen wird. Daher geringe Luxationsgefahr und gute Knochenführung.
- Weite, derbe Kapsel, die auch den Oberschenkelhals teilweise mit einschließt.

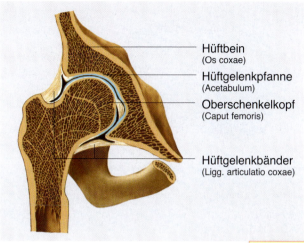

Hüftgelenk. Abb. 5.36

- Verstärkung durch 4 kräftige Bänder. Das Darmbein-Oberschenkelband (Lig. ileofemorale) ist das stärkste Band des Menschen.

Kniegelenk (Art. genus)
Das Knieglenk ist das größte Gelenk des Menschen. Es erlaubt Bewegungen um zwei Hauptachsen. Beteiligte Knochen bzw. Knochenteile sind *Femur-Condylen* und *Tibia-Condylen* sowie die *Patella*.

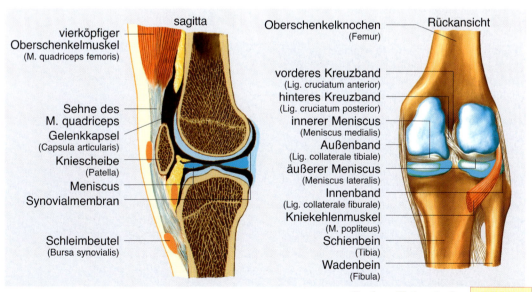

Rechtes Kniegelenk. Abb. 5.37

5 Stütz- und Bewegungssystem

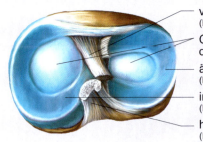

- vorderes Kreuzband (Lig. cruciatum anterior)
- Gelenkflächen des Schienbeins
- äußerer Meniscus (Meniscus lateralis)
- innerer Meniscus (Meniscus medialis)
- hinteres Kreuzband (Lig. cruciatum posterior)

Abb. 5.38 *Menisken des rechten Kniegelenks.*

Merkmale
- Drehscharniergelenk.
- 4 Hauptbewegungen: Extension und Flexion, Außen- und Innenrotation (nur in Beugestellung).
- Ungleichheiten der Gelenkflächen werden durch zwei halbmond- und keilförmige *Menisci* (Innen- und Außenmeniscus) ausgeglichen. Jeder Meniscus ist durch kräftige Bänder mit der Gelenkkapsel verankert.
- Stabile *Bandführung* (z. B. vorderes und hinteres Kreuzband zwischen den Femurcondylen, inneres und äußeres Seitenband).
- Sehr *weite Kapsel*.

P Das Kniegelenk erleidet häufig Verletzungen, da es am wenigsten durch Muskelmassen geschützt ist. Drehungen am Knie bei fixiertem Unterschenkel (Ski- und Fußballsport) lösen Bandschäden aus. Sturz in senkrechter Richtung (Absprung) führen zu Tibiakopfbrüchen; direkte Gewalt (Autoarmaturenaufprall) zu Patella- oder supracondylären Femurfrakturen.

Oberes Sprunggelenk (Art. talocruralis)
Beteiligte Knochen bzw. Knochenteile des oberen Sprunggelenkes sind *Sprungbein* und *Malleolengabel*. Ein aus 3 Teilen bestehendes Außen- und Innenband (Lig. deltoideum) sichert die Scharnierbewegung.
Weitere *Knochenverbindungen* der Fußwurzel und des Fußes sind
– *unteres Sprunggelenk* zwischen Sprung-, Fersen- und Kahnbein (ermöglicht die Pronations-/Supinationsbewegungen des Fußes),
– *Fußwurzel-Mittelfuß-Gelenke* zwischen Fußwurzel und proximalen Enden der Mittelfußknochen,
– *Zehengrundgelenke*,
– *Zehenmittelgelenke* (außer Großzehe = Hallux, die kein Mittelgelenk besitzt),
– *Zehenendgelenke*.

Der Fuß besitzt je ein *Quer-* und *Längsgewölbe*, die durch Muskeln und Bänder gehalten werden.

P Durch schlaffe Bänder, durch Muskellähmungen und aufgrund schlechten Schuhwerks können Gefügestörungen (= Deformitäten) auftreten, wie z. B.

Senkfuß: Längswölbung abgeflacht (als Extremform Plattfuß),
Hohlfuß: Längswölbung verstärkt,
Spreizfuß: Querwölbung abgeflacht.

Muskulatur und ihre Funktionen
Die Muskeln im Bereich der Hüftregion ermöglichen die verschiedensten Bewegungen des Beines wie Beugen, Strecken, Heranziehen, Spreizen und Rotationen. Der überwiegende Teil von ihnen zieht über das Hüftgelenk direkt zum Oberschenkel. Andere wiederum verlaufen über das Kniegelenk zum Unterschenkel und ermöglichen so die Bewegung von Hüft- als auch Kniegelenk (z. B. Schneidermuskel).

Hüftmuskulatur
1. **Vordere** *Muskelgruppe*
   - Darmbein-Lenden-Muskel (M. iliopsoas).
   Funktion: Flexion im Hüftgelenk.

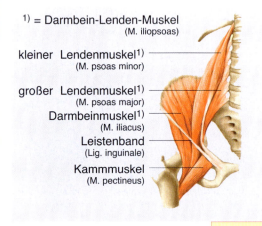

[1]) = Darmbein-Lenden-Muskel (M. iliopsoas)

kleiner Lendenmuskel[1]) (M. psoas minor)

großer Lendenmuskel[1]) (M. psoas major)

Darmbeinmuskel[1]) (M. iliacus)

Leistenband (Lig. inguinale)

Kammmuskel (M. pectineus)

Tiefe Hüftmuskeln. Abb. 5.39

5.3 Spezielle Knochen- und Muskellehre

2. Hintere *Muskelgruppe*
- Großer Gesäßmuskel (M. gluteus maximus),
- mittlerer Gesäßmuskel (M. gluteus medius),
- kleiner Gesäßmuskel (M. gluteus minimus).

Funktion: Extension, Abduktion, Adduktion im Hüftgelenk.

Oberschenkelmuskulatur
1. *Extensorengruppe*
   – Vierköpfiger Oberschenkelmuskel (M. quadriceps femoris), besteht aus vier Teilmuskeln (für intramuskuläre Injektionen ist der M. vastus lateralis wichtig). Die gemeinsame

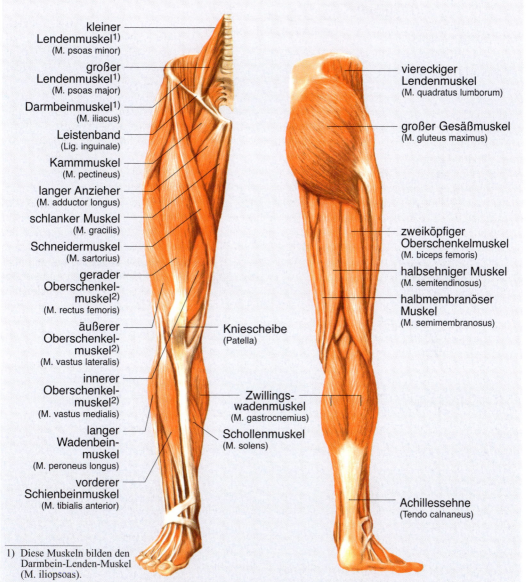

[1] Diese Muskeln bilden den Darmbein-Lenden-Muskel (M. iliopsoas).
[2] Diese Strecker (Extensoren) und der verdeckte mittlere Schenkelmuskel (M. vastus intermedius) werden unter dem Begriff vierköpfiger Oberschenkelmuskel (M. quadriceps femoris) zusammengefasst.

Untere Extremität – wichtige Muskeln. Abb. 5.40

5 Stütz- und Bewegungssystem

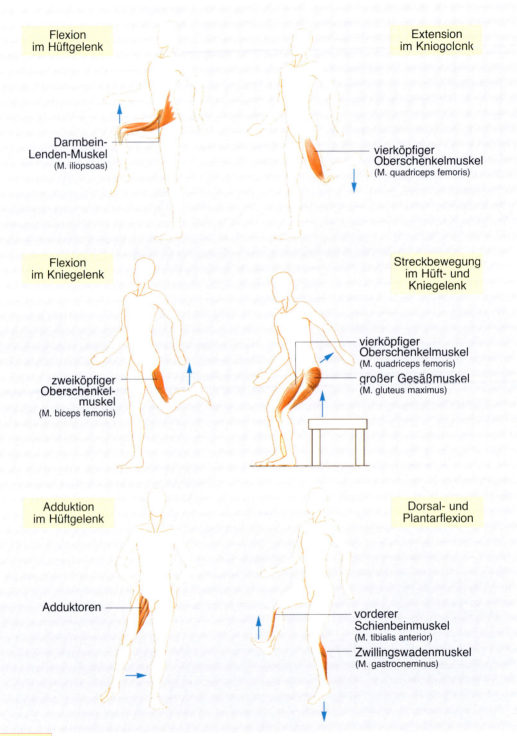

Abb. 5.41   *Untere Extremität – Bewegungsmöglichkeiten.*

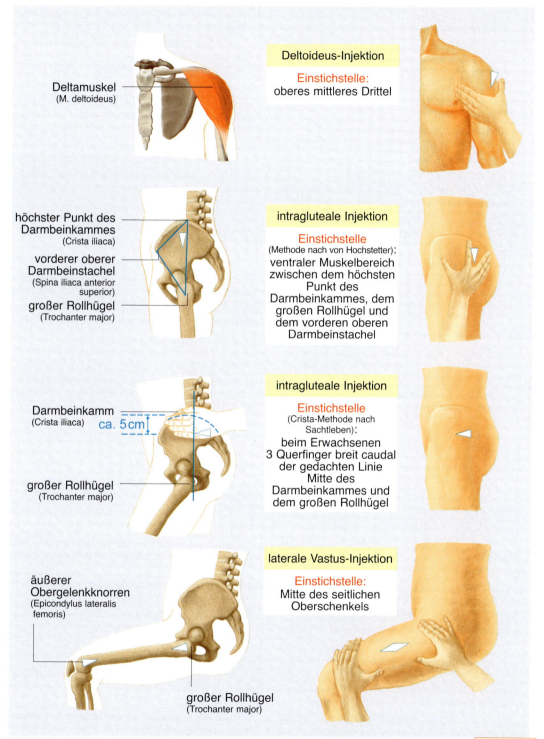

Intramuskuläre Injektionen – häufigste Verabreichungsorte. Abb. 5.42

Endsehne des Muskels, in die die Patella als Umlenkrolle vor dem Kniegelenkspalt eingelagert ist, setzt an der Tuberositas tibiae an.
- *Schneidermuskel* (M. sartorius)
  Funktion: Bewegung und Haltung im Hüft- und Kniegelenk.
2. *Flexorengruppe*
   - *Zweiköpfiger Oberschenkelmuskel* (M. biceps femoris) begrenzt die Kniekehle lateral.
   - *Halbsehniger Muskel* (M. semitendinosus) begrenzt die Kniekehle medial.
   - *Halbmembranöser Muskel* (M. semimembranosus) begrenzt die Kniekehle medial.
   Funktion: Extension im Hüftgelenk und Flexion im Kniegelenk.
3. *Adduktorengruppe*
   - *Schlanker Muskel* (M. gracilis).
   - *Kammmuskel* (M. pectineus).
   - *Langer Adduktor* (M. adductor longus).
   Funktion: Adduktion im Hüftgelenk.

Unterschenkelmuskulatur
1. *Extensorengruppe* (vorn)
   - *Vorderer Schienbeinmuskel* (M. tibialis anterior).
   Funktion: Dorsalflexion (Fußbewegung nach oben), Anheben der Zehen.
2. *Flexorengruppe* (hinten)
   - *Dreiköpfiger Wadenmuskel* (M. triceps surae) über Achillessehne am Fersenbeinhöcker befestigt. Er gliedert sich in *Zwillingswadenmuskel* (M. gastrocnemius – Caput mediale und laterale) und *Schollenmuskel* (M. soleus).
   Funktion: Plantarflexion, Supination des Fußes, Flexion im Kniegelenk (nur M. gastrocnemus).

P Intramuskuläre Injektionen sind tiefe Injektionen in einen Muskel. Dafür gibt es im Wesentlichen drei Verabreichungsorte (↪ Abb. 5.42):
- Deltamuskel (M. deltoideus) an der Außenseite des Schultergelenks,
- mittlerer Gesäßmuskel (M. gluteus medius) im Bereich zwischen Darmbeinkamm und der Verbindungslinie zwischen vorderem und hinterem oberem Darmbeinstachel,
- seitlicher Oberschenkelmuskel (M. vastus lateralis) auf der Mitte einer gedachten Linie zwischen großem Rollhügel und äußerem Obergelenkknorren.

Häufige Weichteilverletzungen des Beines sind:
- Muskelzerrungen und Muskelfaserrisse. Oft betroffen sind M. gastrocnemius und M. quadriceps femoris.
- Achillessehnenverletzungen (Teil- oder komplette Risse).

Typisch für diese Verletzungen sind plötzlich auftretende akute Schmerzen und Funktionsstörungen. Durch lockeres Aufwärmen vor sportlicher Betätigung wird der Stoffwechsel der Muskulatur aktiviert und die Dehnbarkeit der Muskelfasern verbessert, sodass das Verletzungsrisiko vermindert wird.

5.3.5 Kopf (Caput)

Der Kopf (Caput) ist durch den Hals gut beweglich mit dem Rumpf verbunden. Er befindet sich mit den wichtigsten Sinnesorganen an oberster Stelle des menschlichen Organismus und hat so außerordentlich große Bedeutung beim Erkennen der Umwelt.

Schädel (Cranium)
Der Schädel ist das Knochengerüst des Kopfes. Er dient als Schutz des Gehirns und wichtiger Sinnesorgane. Hier beginnt auch der Verdauungs- und Atmungstrakt. Der Schädel gliedert sich in Gehirnschädel und Gesichtsschädel.

Gehirnschädel (Neurocranium)
Am Gehirnschädel unterscheidet man das *Schädeldach*, die innere und äußere *Schädelbasis* und die *Schädelhöhle* mit dem Gehirn. Bei Säuglingen ist der Gesichtsschädel durch die fehlende Kaufunktion (dadurch unvollständig ausgebildete Kiefer) geringer ausgeprägt.

Knochen des Schädeldaches (Calvaria):
- Scheitelbein (Os parietale),
- Stirnbein (Os frontale),
- Hinterhauptbein (Os occipitale).

Knochenverbindungen
Die Knochen des Schädeldaches werden durch **Knochennähte** miteinander verbunden. Die wichtigsten sind:
- *Kranznaht* (Sutura coronalis) zwischen Stirnbein und Scheitelbeinen,
- *Pfeilnaht* (Sutura sagittalis) zwischen den Scheitelbeinen,

5.3 Spezielle Knochen- und Muskellehre

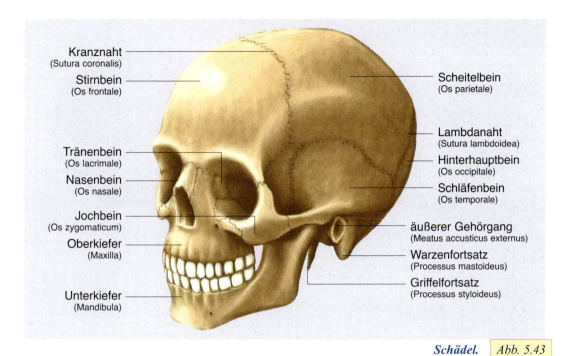

Schädel. Abb. 5.43

- *Lambdanaht* (Sutura lambdoidea) zwischen Hinterhauptbein und Scheitelbeinen,
- *Stirnnaht* zwischen den Stirnbeinen (beim Erwachsenen nicht mehr zu erkennen).

Fontanellen
Fontanellen sind straffe Bindegewebsverbindungen, die nur beim Neugeborenen vorhanden sind. Sie verbinden die Schädeldachknochen und ermöglichen eine Verschiebung der Knochen gegeneinander. Dies ist bedeutend für den Geburtsvorgang und das Schädelwachstum.
Das menschliche Neugeborene hat 2 unpaarige und 2 paarige Fontanellen.

Unpaarige Fontanellen
- *Vordere, große oder Stirnfontanelle* an der Vereinigung

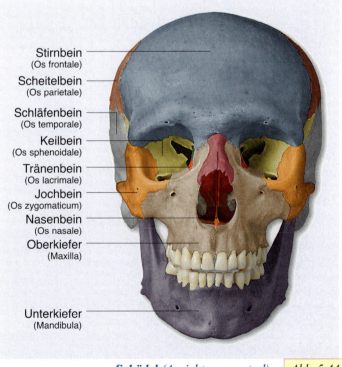

Schädel (Ansicht von ventral). Abb. 5.44

5 Stütz- und Bewegungssystem

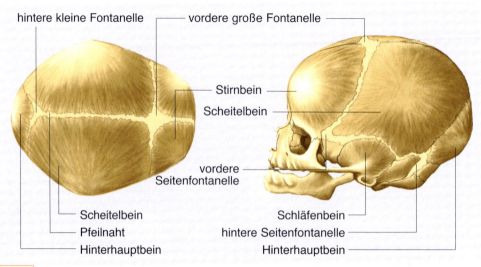

Abb. 5.45 **Fontanellen.**

von Kranz-, Pfeil- und Stirnnaht. Die rhombenförmige Fontanelle schließt sich bis zum Ende des 2. Lebensjahres.
– *Kleine oder Hinterhauptfontanelle* an der Vereinigung von Pfeil- und Lambdanaht. Sie ist dreieckig geformt und schließt sich bis zum Ende des 1. Lebensjahres.

Paarige Fontanellen
– *Vordere Seitenfontanelle* zwischen Stirnbein, Scheitelbein und großem Keilbeinflügel.
– *Hintere Seitenfontanelle* zwischen Scheitelbein, Hinterhauptsbein und Warzenfortsatz.

P Beim Geburtsvorgang sind die beiden unpaarigen Fontanellen wichtig. Sie ermöglichen während der Geburt eine Verformung des Schädels beim Durchtritt durch den knöchernen Beckenring der Mutter.

Schichten des Schädeldaches
Das Schädeldach (Calvaria) besteht aus **fünf** *Schichten* (⇨ Abb. 5.46): der äußeren Knochenhaut (Periost), der äußeren kompakten, der aufgelockerten und der inneren kompakten Knochenschicht sowie der harten Hirnhaut. Mit dem äußeren Periost ist die Kopfschwarte (= funktionelle Einheit von Haut, Unterhaut und Sehnenhaube) durch Bindegewebe verschiebbar verbunden.

P Blutungen unter der Kopfschwarte können oberhalb oder unterhalb der Knochenhaut liegen.

Knochen der Schädelbasis
Die Schädelbasis wird aus vier unpaarigen und einem paarigen Knochen gebildet.

Unpaarige Knochen
• *Stirnbein* (Os frontale),
• *Keilbein* (Os sphenoidale),
• *Siebbein* (Os ethmoidale),
• *Hinterhauptbein* (Os occipitale).

Paariger Knochen
• *Schläfenbein* (Os temporale).
Im Felsenbein des Schläfenbeines befinden sich Gehör- und Gleichgewichtsorgan.

Innenrelief
Die innere Schädelbasis weist eine Dreiteilung auf.
– Die **vordere** *Schädelgrube* wird hauptsächlich von Stirn- und Keilbein gebildet, liegt am höchsten und beinhaltet Stirnlappen des Großhirns.
– Die **mittlere** *Schädelgrube* wird hauptsächlich vom Keilbein gebildet. Im Türkensattel des Keilbeines liegt die Hypophyse. Außerdem befinden sich im Bereich der mittleren Schä-

5.3 Spezielle Knochen- und Muskellehre

delgrube Durchtrittsstellen für Hirnnerven sowie seitliche Teile der Schläfenlappen des Großhirns und Teile des Mittelhirns.
– Die **hintere Schädelgrube** wird hauptsächlich vom Hinterhauptbein gebildet; liegt am tiefsten, beinhaltet Hirnstamm und Kleinhirn.

Die Grenze zwischen vorderer und mittlerer Schädelgrube bilden die Hinterkanten der beiden kleinen Keilbeinflügel. Mittlere und hintere Schädelgrube werden durch das Felsenbein getrennt.

Gesichtsschädel (Viscerocranium)
Der Gesichtsschädel besteht aus 3 großen und 11 kleinen Knochen.

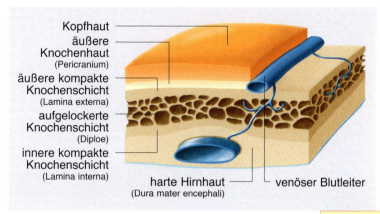

Schichten des Schädeldaches. Abb. 5.46

Die *drei großen Knochen* sind
– die paarigen *Oberkieferknochen* (Maxilla),
– der Unterkiefer (Mandibula) und
– das Stirnbein (Os frontale).

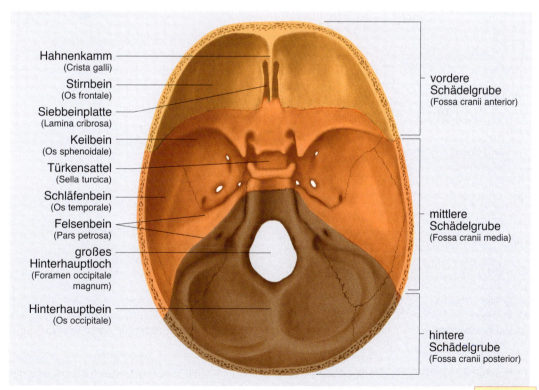

Schädelbasis. Abb. 5.47

5 Stütz- und Bewegungssystem

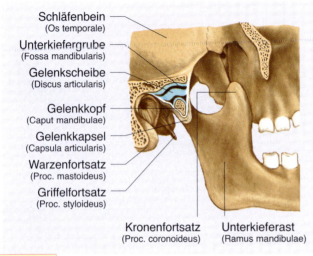

Abb. 5.48 **Kiefergelenk.**

Beschriftungen:
- Schläfenbein (Os temporale)
- Unterkiefergrube (Fossa mandibularis)
- Gelenkscheibe (Discus articularis)
- Gelenkkopf (Caput mandibulae)
- Gelenkkapsel (Capsula articularis)
- Warzenfortsatz (Proc. mastoideus)
- Griffelfortsatz (Proc. styloideus)
- Kronenfortsatz (Proc. coronoideus)
- Unterkieferast (Ramus mandibulae)

Der **Oberkiefer** (Maxilla) steht als größter Knochen des Gesichtsschädels über zahlreiche Fortsätze mit fast allen anderen Gesichtsschädelknochen in Verbindung. Er ist an der Bildung von Mund-, Nasen- und Augenhöhlen beteiligt.

Der **Unterkiefer** (Mandibula) besteht aus einem u-förmigen Körper, der an den Kieferwinkeln jeweils in einen Ast übergeht. Diese Äste enden mit zwei Fortsätzen, die als Muskelansatz dienen bzw. an der Bildung des Kiefergelenkes beteiligt sind.

Merke

Der Gesichtsschädel ist über Stirn- und Siebbein mit der Schädelbasis verbunden.

Die *11 kleinen Knochen* des Gesichtsschädels setzen sich zusammen aus
- 2 *Jochbeinen* (Ossa zygomatica),
- 2 *Tränenbeinen* (Ossa lacrimalia),
- 2 *Nasenbeinen* (Ossa nasalia),
- 1 *Pflugscharbein* (Vomer),
- 1 *Gaumenbein* (Os palatinum),
- 2 *unteren Nasenmuscheln* (die mittleren und oberen gehören zum Siebbein) und
- 1 *Siebbein* (Os ethmoidale).

Schädelhöhlen
Zu den Schädelhöhlen gehören die *Nasenhöhle* (Cavitas nasi), die *Augenhöhlen* (Orbitae) und die *Mundhöhle* (Cavitas oris).

Als **Nasennebenhöhlen** (Sinus paranasales; ☞ Tab. 5.5) werden luftgefüllte Hohlräume in einigen Schädelknochen bezeichnet. Sie dienen der Masseverminderung und als Resonanzorgan, liegen in unmittelbarer Nähe der Nasenhöhle und stehen mit ihr in Verbindung.

Schädelmissbildungen sind auf Missbildungen des Gehirns zurückzuführen.

Kiefergelenk (Art. temporomandibularis)
Die Gelenkpartner des Kiefergelenkes sind:
- Unterkiefergrube (Fossa mandibularis) des Schläfenbeins,
- Gelenkkopf (Caput mandibulare) am Gelenkfortsatz (Proc. condylaris) des Unterkiefers,
- dazwischen die Gelenkscheibe (Discus articularis), die das Gelenk in zwei Teilgelenke gliedert.

Die beiden Kiefergelenke wirken bei allen Kieferbewegungen zusammen.
- Scharnierbewegung: Öffnen und Schließen des Mundes,
- Schlittenbewegung: Gleiten des Unterkiefers nach vorn und wieder zurück,
- Mahlbewegung (Rotation): Seitwärtsbewegungen.

Tab. 5.5 *Verbindungen der Nasennebenhöhlen zur Nasenhöhle.*

Nasennebenhöhle	Verbindung zur Nasenhöhle
Stirnhöhle (Sinus frontalis) im Stirnbein	mittlerer Nasengang
Kieferhöhle (Sinus maxillaris) im Oberkiefer	mittlerer Nasengang
Keilbeinhöhle (Sinus sphenoidalis) im Keilbein	über der oberen Nasenmuschel
Siebbeinzellen (Cellulae ethmoidales) im Siebbein	mittlerer und oberer Nasengang

5.3 Spezielle Knochen- und Muskellehre

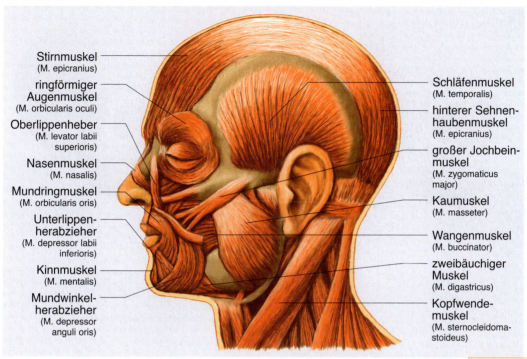

Kopfmuskulatur. Abb. 5.49

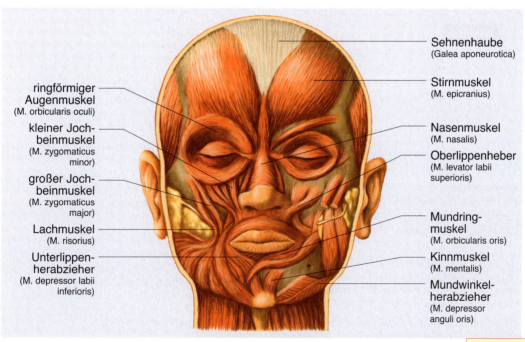

Gesichts- oder mimische Muskulatur. Abb. 5.50

5 Stütz- und Bewegungssystem

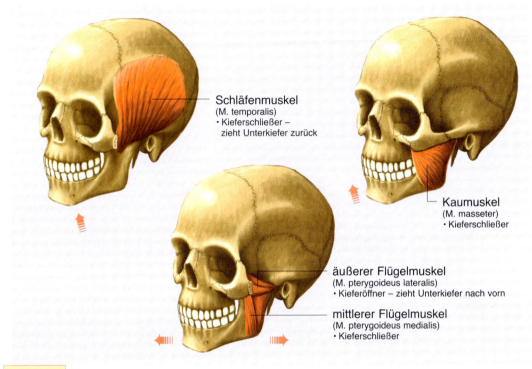

Abb. 5.51 *Kaumuskulatur.*

Merke

Beim Kauen wirken alle genannten Bewegungen in komplexer Weise zusammen. Das Kiefergelenk wird deshalb als *Dreh-Gleit-Schiebe-Gelenk* bezeichnet.

P Wegen der schlaffen Gelenkkapsel besteht am Kiefergelenk die Gefahr der Verrenkung.

Kopfmuskeln
Als eigentliche Kopfmuskeln werden die Gesichts- oder mimischen Muskeln sowie die Kaumuskeln bezeichnet.

Gesichts- oder mimische Muskeln
Die zahlreichen mimischen Muskeln liegen unter der Gesichtshaut, teils um die Körperöffnungen (Mund- und Lidspalte bzw. Nasen- und Ohröffnung) und bilden die Grundlage der Wangen. Sie sind meist mit dem einen Ende am Schädel und mit dem anderen in der Gesichtshaut befestigt. Diese Besonderheit ermöglicht neben ihrer primären Funktion, die im Erweitern und Verengen der Körperöffnungen besteht, sekundär die Bewegung der Gesichtshaut. Dadurch können Falten und Grübchen hervorgerufen werden, die die *Mimik* (individueller Gesichtsausdruck) ausmachen.
Wichtige ringförmige mimische Muskeln im Bereich der Körperöffnungen sind:
– der *ringförmige Augenmuskel* (M. orbicularis oculi) und
– der *Mundringmuskel* (M. orbicularis oris).
Alle Gesichtsmuskeln werden durch den *Gesichtsnerv* (N. facialis) innerviert.

P Das Mienenspiel (= unwillkürliche Bewegungen der Gesichtsmuskeln) ist oft Ausdruck der Stimmungslage und Gemütsverfassung. Bei zentraler und peripherer Lähmung der Gesichtsnerven treten charakteristische Ausfälle auf.

Kaumuskeln
Zu den Kaumuskeln im engeren Sinne gehören 4 Paar große Muskeln:

5.3 Spezielle Knochen- und Muskellehre

– der *Kaumuskel* (M. masseter),
– der *Schläfenmuskel* (M. temporalis),
– der *mittlere Flügelmuskel* (M. pterygoideus medialis) und
– der *seitliche Flügelmuskel* (M. pterygoideus lateralis).

Diese Muskeln verlaufen vom Schädel zum Unterkiefer und wirken unmittelbar auf das Kiefergelenk ein. Daneben gibt es noch weitere Muskeln (z. B. die Mundboden- und Halsmuskeln), die indirekt auf das Kiefergelenk wirken. Die Kaumuskeln werden durch den dreiteiligen Nerv (N. trigeminus) innerviert.

Funktion:
Die Kaumuskeln dienen der Zerkleinerung der Nahrung.

Fragen zur Wiederholung

1. Unterscheiden Sie aktiven und passiven Bewegungsapparat.
2. Warum sind Knochen Organe?
3. Welche Knochentypen gibt es? – Nennen Sie Beispiele.
4. Beschreiben Sie den Feinbau eines Knochens.
5. Welche Aufgaben hat die Knochenhaut?
6. Wie erfolgt
    a) das Längenwachstum,
    b) das Dickenwachstum eines Knochens?
7. Charakterisieren Sie kurz die verschiedenen Knochenverbindungen. Gehen Sie dabei auf das synoviale Gelenk näher ein.
8. Erklären Sie folgende Begriffe:
    a) Discus,
    b) Gelenklippe,
    c) Meniscus,
    d) Muskelfascie,
    e) Sehne,
    f) Sehnenscheide,
    g) Schleimbeutel,
    h) Sesambein.
9. Beschreiben Sie den makroskopischen und mikroskopischen Bau eines Skelettmuskels.
10. Beschreiben Sie Kontraktion und Erschlaffung eines Skelettmuskels.
11. Wie kommt die Totenstarre zustande?
12. Unterscheiden Sie isotonische und isometrische Kontraktion.
13. Wie kommt eine Dauerkontraktion (Tetanus) zustande?
14. Was bedeutet, der Muskel geht eine „Sauerstoffschuld" ein?
15. Nennen Sie die Hauptaufgaben der Wirbelsäule.
16. Nehmen Sie eine Gliederung der menschlichen Wirbelsäule vor.
17. Beschreiben Sie die physiologischen Krümmungen der Wirbelsäule. Welche Bedeutung haben sie?
18. Fertigen Sie eine Skizze von einem Brust- oder Lendenwirbel an und beschriften Sie diese.
19. Wo liegen die Bandscheiben und welche Funktion erfüllen sie?
20. Welche Aufgaben hat der Brustkorb? Beschreiben Sie, wie er in seinem Bau diesen Aufgaben gerecht wird.
21. Beschreiben Sie den Aufbau des Schultergürtels.
22. Nehmen Sie eine Gliederung des Armes vor und ordnen Sie die entsprechenden Knochen zu.
23. Beschreiben Sie kurz
    a) Schultergelenk,
    b) Ellenbogengelenk,
    c) proximales Handgelenk.

5 Stütz- und Bewegungssystem

Fragen zur Wiederholung

24. Führen Sie mit Ihrem Arm folgende Bewegungen aus, und benennen Sie die beteiligten Muskeln:
    a) Flexion und Extension.
    b) Abduktion und Adduktion.
25. Begründen Sie, warum das Schultergelenk relativ häufig auskugelt.
26. Welche Gebilde befinden sich
    a) in der Achselhöhle,
    b) in der Ellenbeuge?
27. Skizzieren Sie mit Hilfe von Strichen (= Knochen) und kleinen Kreisen (= Gelenke) ein Schema vom Handskelett.
28. Begründen Sie die Sonderstellung des Daumens.
29. Nennen Sie die Aufgaben des Beckengürtels.
30. Beschreiben Sie den Aufbau des Beckens als Ganzes. Unterscheiden Sie männliches und weibliches Becken.
31. Nehmen Sie eine Gliederung des Beines vor und ordnen Sie die entsprechenden Knochen zu.
32. Vergleichen Sie den Aufbau von Arm- und Beinskelett. Formulieren Sie eine Schlussfolgerung.
33. Beschreiben Sie kurz
    a) Hüftgelenk,
    b) Kniegelenk,
    c) oberes Sprunggelenk.
34. Wo befinden sich
    a) Schenkelhals,
    b) Malleolengabel?
35. Erkunden Sie am eigenen Arm und Bein die Lage und die Funktion von
    a) Flexoren und Extensoren,
    b) Abduktoren und Adduktoren.
36. Wo befindet sich die Achillessehne, und welche Aufgabe hat sie?
37. Prägen Sie sich genau die Stellen für intramuskuläre Injektionen ein und beschreiben Sie sie.
38. Unterscheiden Sie Kopf und Schädel.
39. Beschreiben Sie den Aufbau des Hirnschädels.
40. Unterscheiden Sie Nähte und Fontanellen. – Nennen Sie deren Aufgaben.
41. Beschreiben Sie den Aufbau des Gesichtsschädels.
42. In welchen Schädelknochen befinden sich Nasennebenhöhlen, und wie heißen diese?
43. Welche mimischen Muskeln kennen Sie?
    Welche Bedeutung haben die mimischen Muskeln für die Krankenbeobachtung?
44. Erkunden Sie an sich selbst die in diesem Kapitel genannten tastbaren Knochenpunkte.

6 Leibeswand und Beckenboden

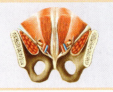

Als Leibeswand wird die Begrenzung der Brust-, Bauch- und Beckenhöhle bezeichnet. Im Einzelnen werden besprochen:
- Brustwand,
- Bauchwand,
- Leistenregion,
- Beckenboden.

6.1 Brustwand

Die Brustwand umschließt die Brusthöhle als eine steife Wand. Dies ist die Voraussetzung für den rhythmischen Wechsel von Unterdruck (zur Einatmung) und Überdruck (zur Ausatmung) in der Brusthöhle. Die Skelettelemente sind in Abschnitt 5.3.2, S. 109 ff. beschrieben.

Muskeln
Zwischen den Rippen, also im Bereich der Zwischenrippenräume (Interkostalräume), liegen die *äußeren* (Musculi intercostales externi) und die *inneren* Zwischenrippenmuskeln (Musculi intercostales interni).
Sie haben die Aufgabe, bei der Ein- und Ausatmung mitzuwirken.

6.2 Bauchwand

Die Bauchwand umschließt Bauch- und Beckenhöhle. Man unterscheidet vordere-seitliche, hintere, obere und untere Bauchwand.

Vordere-seitliche Bauchwand
Die vordere und seitliche Bauchwand wird in neun Regionen unterteilt (⇨ Abb. 7.4, S. 146). Sie besteht aus drei Schichten:
- **oberflächliche** Schicht; *Cutis* und *Subcutis*,
- **mittlere** Schicht; 4 paarige *Bauchmuskeln* und ihre *Aponeurosen* (breite, flache Sehnen),
- **innere** Schicht; *Fascia transversalis*[1] und Bauchfell.

Zu den 4 paarigen Bauchmuskeln zählen der *gerade Bauchmuskel* (M. rectus abdominis), der *äußere schräge Bauchmuskel* (M. obliquus externus abdominis), der *innere schräge Bauchmuskel* (M. obliquus internus abdominis) und der *quere Bauchmuskel* (M. transversus abdominis).

---
[1] Faszie zwischen der Innenfläche der Bauchwand und dem Bauchfell

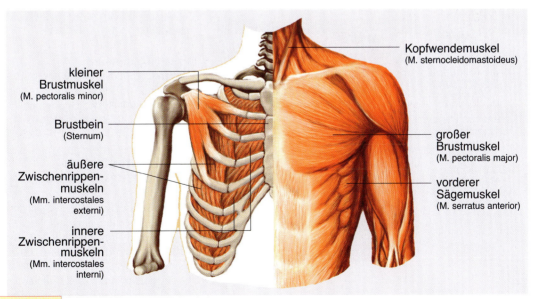

Abb. 6.1 *Brustwand.*

6 Leibeswand und Beckenboden

Rektusscheide
Die Aponeurosen der queren und schrägen Bauchmuskeln bilden für die geraden Bauchmuskeln eine Führungs- und Gleithülle, die Rektusscheide genannt wird.

Aufgaben
– Begrenzung der Bauchhöhle und Anpassung an unterschiedliche Volumina der Bauchorgane, Bauchpresse zur Druckerhöhung bei Stuhlgang, Husten, Entbindung,
  – Ausatemhilfsmuskel,
  – Rumpfhaltung und -bewegung,
  – Schutz der Bauchorgane.

P Bauchdeckenreflexe sind wichtige Schutzreflexe.

Hintere Bauchwand
Die hintere Bauchwand wird gebildet von der *Lendenwirbelsäule*, dem *äußeren schrägen Bauchmuskel* (M. obliquus externus abdominis), dem *viereckigen Lendenmuskel* (M. quadratus lumborum), der tiefen Rückenmuskulatur (M. erector spinae) und dem unteren Teil des breiten Rückenmuskels (M. latissimus dorsi).

Obere Bauchwand
Die obere Bauchwand ist das *Zwerchfell* (Diaphragma), das sich kuppelförmig zwischen Brustbein, den unteren sechs Rippen und der Lendenwirbelsäule erstreckt. Es trennt die Brust- von der Bauchhöhle (↪ S. 143).

Untere Bauchwand
Der Beckenboden ist die untere Begrenzung des Bauchraumes. Die straffen Muskeln des Beckenbodens halten die Eingeweide (↪ Kap. 6.4).

6.3 Leistenregion
(Regio inguinalis)

Die Leistenregion befindet sich im Winkel zwischen geradem Bauchmuskel und Leistenband. Zu ihr gehören das *Leistenband* (Lig. inguinale), der *Leistenkanal* (Canalis inguinalis) und zwei Lücken in der Bauchwand (Lacuna vasorum und musculorum).

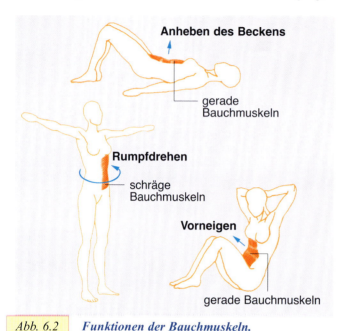

Abb. 6.2 *Funktionen der Bauchmuskeln.*

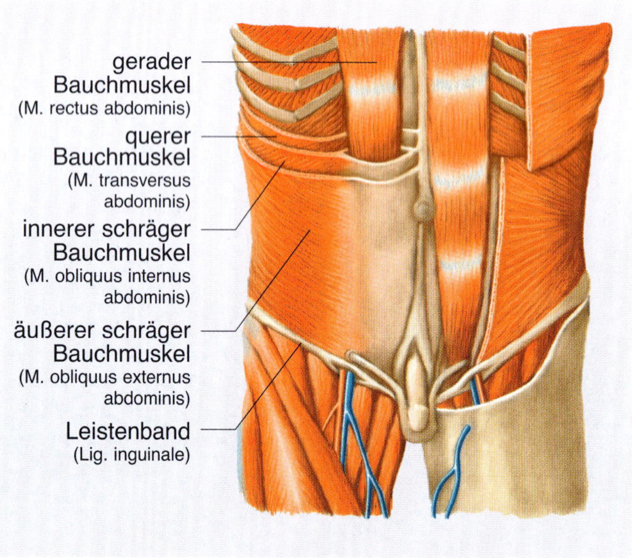

Abb. 6.3 *Muskeln der vorderen und seitlichen Bauchwand und Leistenregion.*

6.3 Leistenregion

Leistenband (Ligamentum inguinale)
Das Leistenband erstreckt sich vom vorderen oberen Darmbeinstachel (Spina iliaca anterior superior) zum Schambeinhöcker (Tuberculum pubicum) neben der Symphyse.
Es begrenzt somit die Leistengegend gegen den Oberschenkel und bietet eine zusätzliche Ansatzstelle für die Bauchmuskeln.

Leistenkanal (Canalis inguinalis)
Die beiden ca. 4 cm langen Leistenkanäle sind schräge Durchtrittstellen in der Bauchwand (↪ Abb. 6.5, S. 140).

Funktion
Beim *Mann* verlagert sich kurz vor der Geburt der Hoden aus der Bauchhöhle durch den Leistenkanal in den Hodensack (Descensus testis). Die geringere Temperatur außerhalb des Körpers ist für die spätere Funktionsaufnahme eine unabdingbare Voraussetzung.
Im männlichen Leistenkanal befindet sich der *Samenstrang* mit *Samenleiter*, *Hodengefäßen* und *-nerven*.
Der *weibliche* Leistenkanal enthält das *runde Mutterband* mit *Gefäßen*, welches vom Uterus kommend durch den Leistenkanal zu den großen Schamlippen zieht.

Lacuna vasorum und musculorum
Beide Lücken (oder Fächer) befinden sich unterhalb des Leistenbandes.
Lacuna vasorum: liegt medial, Durchtritt von A. und V. femoralis, Lymphgefäßen und Nerven.
Lacuna musculorum: liegt lateral, Durchtritt des Hüftlendenmuskels (M. iliopsoas), N. femoralis und N. cutaneus femoris lateralis.

P Bei fehlender (= Bauchhöhlenhoden) oder unvollständiger (= Leistenhoden) Hodenwanderung in den Hodensack muss dies bis zum 2. Lebensjahr medikamentös oder operativ behandelt werden.
Wird das unterlassen, kann später die Spermiogenese (Entwicklung der Samenzellen) gestört sein, und es besteht ein erhöhtes Krebsrisiko.

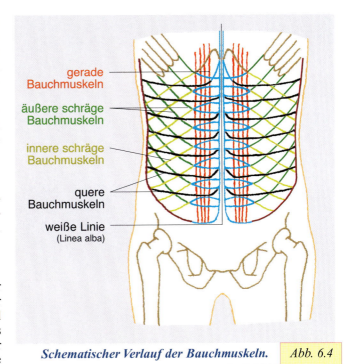

Schematischer Verlauf der Bauchmuskeln. Abb. 6.4

Schwachstellen der Bauchwand
Besonders empfindlich ist die Bauchwand in der *Leistengegend* oberhalb und unterhalb des Leistenbandes, in der *Nabelregion* und am *Zwerchfell*.

P An den Schwachstellen der Bauchwand können Brüche (= Hernien) entstehen. Unter einem *Bruch* versteht man den Vorfall von Eingeweideteilen, wie Darm, Harnblase, Netz, Ovarien (= Bruchinhalt), in eine Vorbuchtung des Peritoneum parietale (= Bruchsack) durch eine Lücke der Bauchwand (= Bruchpforte). Das Peritoneum wird noch von der Haut (= Bruchhülle) umgeben.
Hernien können angeboren oder erworben sein. Von den vielfältigen Formen der Hernien sind die Leistenhernien mit ca. 75 % die häufigsten. Hier tritt der Bruchsack mit Bruchinhalt durch den Leistenkanal und kann bis zum Hoden reichen.
Die angeborene Leistenhernie tritt bei Jungen achtmal häufiger als bei Mädchen auf.

6 Leibeswand und Beckenboden

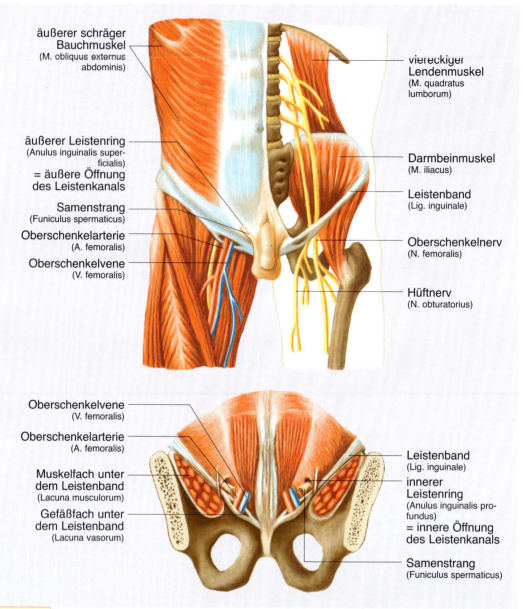

Abb. 6.5 *Äußere und innere Leistenregion beim Mann.*

6.4 Beckenboden

Das Zwerchfell begrenzt den Bauchraum nach oben, und der Beckenboden schließt ihn nach unten ab. Dieser besteht aus den Dammmuskeln (Mm. perinei) und den dazugehörigen Fascien, die zwei Muskelplatten bilden:

– Eine 1 cm dicke *Bindegewebs-Muskelplatte* (***Diaphragma urogenitale***) zwischen den Schambeinästen, gebildet von den queren Dammmuskeln und dem Harnröhrenschließmuskel;
– eine innere nach unten gewölbte *trichterförmige Muskelplatte* (***Diaphragma pelvis***) des Beckenausgangs, gebildet vom Afterheber

6.4 Beckenboden

(M. levator ani) und äußerem Afterschließmuskel.

> **Merke**
>
> Durch den Beckenboden treten von vorn nach hinten die folgenden Organe.
> *Bei der Frau:*
> Harnröhre, Scheide und Mastdarm.
> *Beim Mann:*
> Harnröhre und Mastdarm.

Damm (Perineum)
Als Damm wird die Gegend zwischen den äußeren Genitalorganen und dem After (Anus) bezeichnet. Er liegt bei der Frau als schmaler Hautbereich zwischen Scheide (Vagina) und Anus und beim Mann als viel breiterer Bereich zwischen dem dorsalen Ansatz des Hodensackes (Scrotum) und dem Anus.

[P] Auf den Damm wirken während der Geburt starke Kräfte, sodass es zu Verletzungen vor allem des Afthebers (M. levator ani) kommen kann und später zu Beckenbodenschwäche mit den möglichen Folgen eines Gebärmutter- oder Mastdarmvorfalls (Prolapsus uteri, Prolapsus recti). Um dem vorzubeugen, wird bei Erstgebärenden und Frühgeburten bei Bedarf ein Dammschnitt (= Episiotomie) durchgeführt.

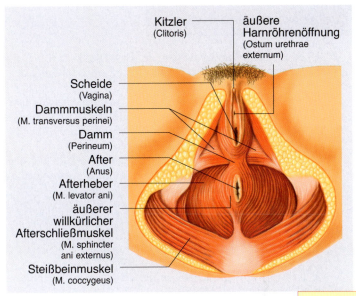

Beckenboden der Frau. Abb. 6.6

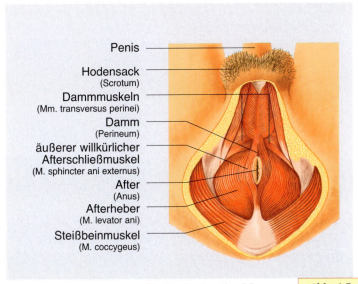

Beckenboden des Mannes. Abb. 6.7

Aufgaben der Beckenbodenmuskeln
- Schließen den Beckenbodenraum ab und tragen die inneren Organe.
- Wirken bei der Bauchpresse und beim Husten mit.
- Sind Teil des Geburtskanals.
- Sichern die Lage der Beckenorgane im Beckenraum.
- Wirken beim Verschluss von Harnröhre und After mit. Teile der Beckenbodenmuskulatur bilden die äußeren willkürlichen Schließmuskeln von Harnröhre und After.
- Wirken bei der Verengung der Scheide mit.

6 Leibeswand und Beckenboden

Fragen zur Wiederholung

1. Beschreiben Sie den Aufbau der Brustwand.
2. Benennen Sie die wichtigsten Brustmuskeln (mithilfe der Abbildung 6.1) und erklären Sie ihre Aufgaben.
3. Welche Bauchwandabschnitte sind zu unterscheiden, und woraus bestehen sie?
4. Nennen Sie in der richtigen Reihenfolge die Schichten der vorderen Bauchwand.
5. Bestimmen Sie in den Abbildungen 69/S. 102, 6.3/S. 140 und 6.5/S. 142 die Bauchmuskeln und nennen Sie ihre Aufgaben.
6. Erkunden Sie in der Abb. 76 die Rückenmuskeln und nennen Sie deren Aufgaben.
7. Was verstehen Sie unter Rektusscheide? – Begründen Sie ihre Notwendigkeit.
8. Was gehört zur Leistenregion?
9. Wo verlaufen
   a) Leistenband und   b) Leistenkanal?
10. Was befindet sich
    a) im männlichen und   b) im weiblichen Leistenkanal?
11. Was bedeutet „Descensus testis"?
12. Nennen Sie Schwachstellen der Bauchwand und bestimmen Sie diese in der Abb. 6.3/S. 140 bzw. 6.5/142.
13. Beschreiben Sie den Aufbau des Beckenbodens.
    Welche Organe treten in welcher Reihenfolge hindurch?
14. Was versteht man unter dem Damm? – Beschreiben Sie seine Lage.
15. Nennen und vergleichen Sie die Funktionen von Zwischenrippen-, Bauch-, Rücken- und Beckenbodenmuskeln.

7 Die großen Körperhöhlen

Der von der Leibeswand umschlossene Innenraum ist die *Leibeshöhle*. Diese wird durch das Zwerchfell scharf in Brust- und Bauchhöhle getrennt. Im Allgemeinen ist es jedoch üblich, von drei großen Körperhöhlen zu sprechen:
– der *Brusthöhle*,
– der *Bauchhöhle* und
– der *Beckenhöhle* (kleines Becken).
Zwischen Bauch- und Beckenhöhle gibt es keine scharfe Grenze. Letztere ist anatomisch gesehen ein Teil der Bauchhöhle.

Zwerchfell (Diaphragma)
Das Zwerchfell trennt als doppelkupplige muskulös-sehnige Platte die Brusthöhle von der Bauchhöhle. Es gliedert sich in einen **sehnigen Teil** (Centrum tendineum) und in *drei* **muskulöse Teile** (Brustbein-, Rippen- und Lendenteil). Der sehnige Teil liegt zentral und bildet die *rechte* etwas höher stehende und *linke Zwerchfellkuppel* mit dem dazwischen liegenden *Herzsattel*. Alles zusammen bildet den horizontalen Teil des Zwerchfelles.

Die Zwerchfellmuskeln entspringen peripher an der Innenfläche des Schwertfortsatzes und der 7.–12. Rippe sowie am 1.–3. Lendenwirbel und verlaufen nach oben zum Centrum tendineum. Dadurch stülpt sich das Zwerchfell weit in den Brustraum hinein, und die ihm anliegenden Bauchorgane (Leber, Magen, Milz, Nebennieren, Nieren) müssen den Auf- und Abbewegungen bei der Atmung folgen. Folgende Durchtrittstellen sind wichtig (↪ Abb. 12.7, S. 240):
– *Aortenschlitz* (Hiatus aorticus) im Lendenteil für die Aorta und den Milchbrustgang (Ductus thoracicus),
– *Speiseröhrenöffnung* (Hiatus oesophageus) im Lendenteil für Speiseröhre und Vagusnerven,
– *Hohlvenenöffnung* (Foramen venae cavae) im Centrum tendineum für die V. cava inferior.

P Bei Zwerchfellbrüchen (Hiatushernien) treten Magen- und Darmteile in den Brustraum.

7.1 Brusthöhle (Cavitas thoracis)

Die Brusthöhle liegt innerhalb des Brustkorbes und beherbergt die Brustorgane. Sie wird von außen wie folgt begrenzt:
• vorn: Brustbein, Rippen,
• seitlich: Rippen,
• hinten: Rippen und Brustwirbelsäule,
• unten: Zwerchfell,
• oben: obere Thoraxöffnung.

Gliederung und Lage der Brustorgane
Die Brusthöhle wird durch einen Bindegewebsraum, Mediastinum (Mittelfellraum), in die rechte und linke *Pleura* unterteilt. Jede Pleura enthält eine Lunge (↪ S. 86 und 223). Im Mediastinum liegt als 3. Höhle der *Herzbeutel* (Perikard) mit dem *Herzen*.

Mittelfellraum (Mediastinum)
Das Mediastinum ist der mittlere Brustraum. Es erstreckt sich vom Sternum bis zu den Brustwirbelkörpern und wird seitlich von den Pleurahöhlen begrenzt. Caudal endet es am Zwerchfell und cranial geht es ohne scharfe Grenze in den Bindegewebsraum des Halses über.

> **Merke**
>
> Das Mediastinum ist in erster Linie eine *Durchgangsregion* für die Luft- und Speiseröhre sowie Nerven, Blut- und Lymphgefäße. Es enthält nur 2 eigenständige Organe: das Herz und den Thymus (bildet sich nach der Pubertät zum thymischen Fettkörper zurück).

Gliederung und Organe
Das Mediastinum gliedert man in:
Oberes Mediastinum – zwischen Luftröhrengabel (Bifucatio tracheae) und Hals.
Organe:
• Thymus,
• große Venen (V. cava superior, Vv. brachiocephalicae),
• große Arterien (Truncus pulmonalis, Aortenbogen mit seinen Abgängen),

7 Die großen Körperhöhlen

- Vagusnerven,
- Endabschnitt der Luftröhre,
- Lymphknoten,
- Teil der Speiseröhre.

Unteres Mediastinum – zwischen Bifucatio tracheae und Zwerchfell. Es wird weiter unterteilt in
- *vorderes Mediastinum*: zwischen Brustbein und Herzbeutel (= schmaler bindegewebiger Spalt),
- *mittleres Mediastinum*: es enthält das *Herz* mit dem *Herzbeutel* sowie den Zwerchfellnerv (N. phrenicus),
- *hinteres Mediastinum*: es enthält die *Speiseröhre* und zahlreiche *Leitungsbahnen* (u. a. Vagusnerven, Brustaorta, Brustlymphgang, Sympathicus).

7.2 Bauchhöhle (Cavitas abdominalis)

Als Bauchhöhle wird der Hohlraum bezeichnet, in dem sich die Bauch- und Beckenorgane befinden.
Sie wird folgendermaßen begrenzt:
- vorn: vordere Bauchwand, Rippenbögen,
- seitlich: seitliche Bauchwand, Rippenbögen, Darmbeinschaufeln,
- hinten: Lendenwirbelsäule, hintere Bauchwand,
- unten: Beckeneingangsebene (keine scharfe Grenze),
- oben: Zwerchfell.

Die Bauchhöhle ragt weit in den knöchernen Thorax hinein, sodass die Leber unter dem rechten und der Magen unter dem linken Rippenbogen liegen.

7.2.1 Bauchfell (Peritoneum, ↪ Abb. 7.3)

Das Bauchfell mit einer Gesamtoberfläche von ca. 1,6 m² bildet die innere Begrenzung der Bauchhöhle. Als seröse Höhle (↪ S. 86) gliedert sie sich in:
- *wandständiges Bauchfell* (Peritoneum **parietale**), welches Bauch- und Beckenwand sowie die Unterseite des Zwerchfelles bedeckt;
- *eingeweideseitiges Bauchfell* (Peritoneum **viscerale**), welches einen großen Teil der Bauch- und Beckenorgane überzieht.

Zwischen dem Peritoneum parietale und viscerale können sich die Organe verschieben.

P Entzündungen des Bauchfells (Peritonitis) sind sehr schmerzhaft und heben die Gleitfunktion auf.

Um die einzelnen Organe verschiebbar miteinander zu verbinden und zu fixieren, bildet das Bauchfell Falten, Taschen, Nischen und Aufhängebänder.

1. Bauchfellduplikaturen
Das sind dünne Bindegewebsplatten mit Blutgefäßen, die mit Bauchfell überzogen sind. Sie verbinden Leber, Magen, Milz und quer verlaufenden Dickdarm untereinander und mit der Bauchwand.
– Das *kleine Netz* (Omentum minus) verbindet Magen, Duodenum und Leberpforte.
– Das *große Netz* (Omentum majus) ist am quer verlaufenden Dickdarm und der großen Magenkrümmung befestigt und bedeckt schürzenartig die im Unterbauch liegenden Darmabschnitte. Es erfüllt Abwehr-, Resorptions- und Speicherfunktion.

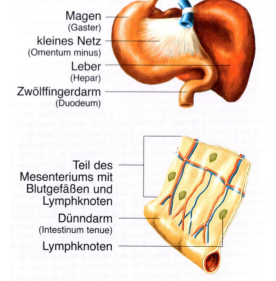

Kleines Netz (Omentum minus), dorsal. Abb. 7.1

7.2 Bauchhöhle (Cavitas abdominalis)

2. Bauchfelltaschen
Zu den Bauchfelltaschen gehören
- der *Netzbeutel* (Bursa omentalis) hinter Magen und kleinem Netz; einziger Zugang ist das Foramen omentale unten rechts,
- die *Excavatio rectouterina* (= Douglas'scher Raum) als der tiefste Punkt des Bauchfells zwischen Mastdarm und Gebärmutter bei der Frau,
- die *Excavatio vesicouterina* zwischen Gebärmutter und Harnblase (Frau),
- die *Excavatio rectovesicalis* zwischen Mastdarm und Harnblase (Mann).

P In den Bauchfelltaschen kann sich bei Entzündungen und inneren Blutungen Eiter bzw. Blut ansammeln (z. B. bei Douglas-Abszessen).

3. Gekröse
Gekröse sind Bauchfellduplikaturen, die durch das Umschlagen des Peritoneum parietale von der Körperhöhlenwand auf das Organ entstehen. Sie werden mit „Mes" plus dem Fachnamen des Organs bezeichnet, z. B.
Magen: Mesogastricum,
Dickdarm: Mesocolon,
Dünndarm: Mesenterium,
Eileiter: Mesosalpinx.

> **Merke**
>
> Die Gekröse haben 2 Hauptaufgaben:
> - Sie enthalten die Blut- und Lymphgefäße sowie vegetative Nerven zur Versorgung des Organs.
> - Sie dienen der Fixierung bzw. Aufhängung der sackartig umhüllten Organe.

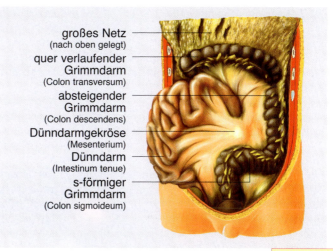

Dünndarmgekröse (Mesenterium). Abb. 7.2

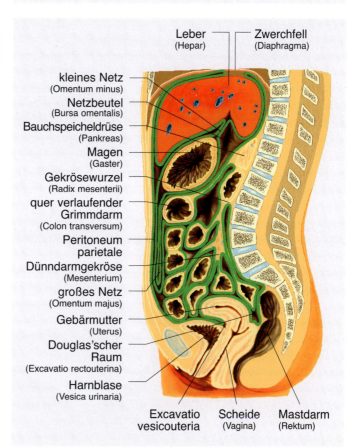

Medianschnitt durch den weiblichen Bauchraum mit Verlauf des Bauchfells (grün). Abb. 7.3

7.2.2 Lage der Bauchorgane

Die Lage der Bauchorgane lässt sich einerseits durch ihre Beziehung zum Peritoneum und andererseits aus räumlichen Gesichtspunkten beschreiben.

Je nachdem, ob das Organ innerhalb oder außerhalb des Peritoneums liegt, unterscheidet man:

Intraperitoneale Lage
Die Organe sind vom Peritoneum bis auf ihre Mesos *umhüllt* und somit gut gegeneinander verschiebbar.
Beispiel:
Leber, Magen, Milz, Darm (ausgenommen: Duodenum, Colon ascendens und descendens, Rektum), Uteruskörper, Eileiter und Eierstöcke.

Retroperitoneale Lage
Die Organe sind nur auf einer Seite vom Peritoneum *bedeckt*, d. h., sie liegen zwischen Peritoneum und hinterer Bauchwand im Retroperitonealraum.
Beispiele:
Nieren, Harnblase, Bauchspeicheldrüse, Duodenum, Colon ascendens und descendens.

Extraperitoneale Lage
Die Organe haben *keine Beziehung* zum Peritoneum.
Beispiele:
Vorsteherdrüse, Samenblasen.

Nach räumlichen Gesichtspunkten wird die Bauchhöhle durch den quer verlaufenden Dickdarm in *Ober-* oder *Drüsenbauch* und *Unter-* oder *Darmbauch* gegliedert.

Der Raum zwischen Peritoneum parietale und hinterer Bauchwand wird als *Retroperitonealraum* bezeichnet. Die *Beckenhöhle* liegt als Teil der Bauchhöhle unterhalb der Beckeneingangsebene und erstreckt sich bis zum Beckenausgang.

Oberbauch (= Drüsenbauch)
Die Oberbauchorgane liegen oberhalb des quer verlaufenden Dickdarms (☞ Tab. 7.1).

Unterbauch (= Darmbauch)
Die Organe des Unterbauches liegen unterhalb des quer verlaufenden Dickdarms. Zu ihnen gehören der Leerdarm (Jejunum), der Krummdarm (Ileum) und Dickdarmabschnitte.

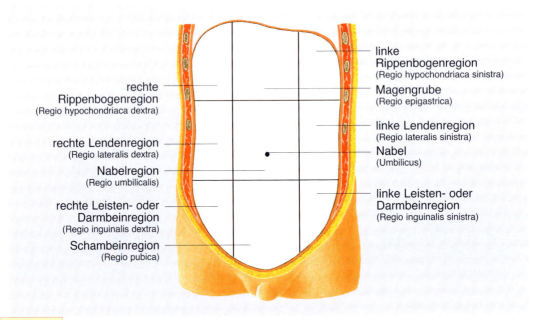

Abb. 7.4   *Regionen der vorderen und seitlichen Bauchwand.*

7.2 Bauchhöhle (Cavitas abdominalis)

Lage der Bauchorgane. Tab. 7.1

Oberbauchorgane	Lage
Magen (Ventriculus, Gaster)	3/4 unter dem linken Rippenbogen, 1/4 in der Magengrube (Regio epigastrica)
Zwölffingerdarm (Duodenum)	oberhalb der Nabelgegend
Bauchspeicheldrüse (Pankreas)	zwischen Magen- und Nabelgegend
Milz (Lien)	linke Rippenbogengegend (durch Magen und Darm verdeckt)
Leber (Hepar)	rechte Rippenbogengegend (rechter Lappen) und in der Magengrube (linker Lappen)

P Unter einem „akuten Bauch", wie er in der Klinik genannt wird, werden akute und oft lebensbedrohliche Erkrankungen der Bauchhöhle verstanden, die umgehend ärztliches Eingreifen erfordern. Als Ursachen kommen z. B. infrage: Darmverschluss (Ileus), Blutungen, Organperforationen und Infektionen.

Typische Leitsymptome sind
– harte Bauchdecke,
– starke Schmerzen,
– Erbrechen, Übelkeit,
– evtl. Fieber.

Retroperitonealraum
Der Retroperitonealraum liegt zwischen Peritoneum parietale und hinterer Bauchwand. Nach caudal reicht er bis zum Beckeneingang. Er ist wie das Mediastinum, die seitliche Halsgegend und die Achselhöhlen eine wichtige **Durchgangs- und Verteilungsregion** für Gefäße und Nerven.

Seine Begrenzungen sind
• vorn: Peritoneum parietale,
• hinten: hintere Bauchwand,
• oben: Zwerchfell,
• unten: Beckeneingang.

Organe
Der Retroperitonealraum beherbergt folgende Organe:
– *Nieren* (Renes) zwischen 12. Brust- und 3. Lendenwirbel beidseits der Lendenwirbelsäule;
– *Harnleiter* (Ureter) links und rechts der Lendenwirbelsäule;
– *Nebennieren* (Glandulae suprarenales) auf den oberen Nierenpolen;
– *Bauchaorta* (Pars abdominalis aortae) links von der Lendenwirbelsäule;

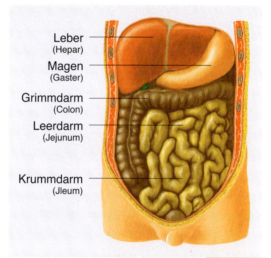

Intraperitoneale Organe. Abb. 7.5

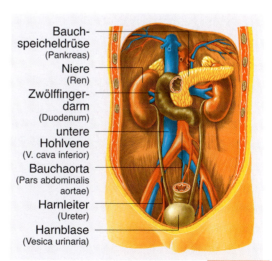

Organe im Retroperitonealraum. Abb. 7.6

– *untere Hohlvene* (V. cava inferior) rechts der Lendenwirbelsäule;
– *Lymphstämme* beidseits der Bauchaorta;
– *Lymphknotengruppen* längs der großen Gefäße und
– *Nervengeflechte* vom Hiatus aortae bis zur Aortengabel.

Merke

Retroperitonealraum und Mediastinum sind wichtige Durchgangs- und Verzweigungsregionen für Gefäße und Nerven.

7.3 Beckenhöhle

Der Raum im kleinen Becken wird als Beckenhöhle bezeichnet. Sie liegt zwischen Beckeneingangsebene und Beckenboden.

Begrenzung
- seitlich und vorn: Hüftbeine,
- hinten: Kreuz- und Steißbein,
- unten: Beckenboden,
- oben: Beckeneingangsebene.

Organe (= Beckenorgane)
Mann/Frau: Harnblase (hinter Symphyse), Mastdarm (vor Kreuz- und Steißbein),
Frau: Eierstöcke, Eileiter, Gebärmutter, Scheide,
Mann: Samenleiter, Samenblasen, Vorsteherdrüse.

Fragen zur Wiederholung

1. Welche Körperhöhlen werden von der Leibeswand umschlossen?
2. Wie heißt die Grenze zwischen Brust- und Bauchhöhle?
3. Wie wird die Brusthöhle begrenzt?
4. Nehmen Sie eine Gliederung der Brusthöhle vor, und ordnen Sie die entsprechenden Organe zu.
5. Was verstehen Sie unter dem Mediastinum? Wie wird es gegliedert?
6. Wie wird die Bauchhöhle begrenzt?
7. Beschreiben Sie Bau und Aufgaben des Bauchfells.
   Nennen Sie die wichtigen Bildungen des Bauchfells und deren Bedeutung.
8. Wo befindet sich der Douglas'sche Raum und welche Bedeutung hat er?
9. Was verstehen Sie unter dem Mesenterium?
10. Was ist der Retroperitonealraum?
    Wo liegt er?
11. Nennen und erläutern Sie die Lagebeziehung der Organe zum Bauchfell.
12. Wie wird die Beckenhöhle begrenzt?
13. Nehmen Sie eine Gliederung in Oberbauch-, Unterbauch- und Beckenorgane vor.
14. Auf welche Regionen der vorderen Bauchwand projizieren sich die Bauch- und Beckenorgane? – Fertigen Sie eine Skizze an.

8 Hals (Collum)

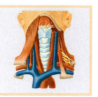

Der Hals (Collum) verbindet den Kopf mit dem Rumpf. Er gewährleistet die relativ freie Beweglichkeit des Kopfes als eine wichtige Voraussetzung für die Orientierung im Raum.

8.1 Bau (↪ Abb. 8.1)

Der Hals besteht aus der dorsal gelegenen, sehr gut beweglichen *Halswirbelsäule*, den *Halsmuskeln*, den *Halseingeweiden* mit Luftröhre (↪ S. 219), Speiseröhre (↪ S. 239), Rachen (↪ S. 214), Kehlkopf (↪ S. 216), Schilddrüse und Nebenschilddrüsen (↪ S. 301) sowie den beiden *Gefäß-Nerven-Strängen*.

Am Hals sind folgende Teile äußerlich zu erkennen bzw. zu tasten:
- *Vordere Halsgegend*
- Zungenbein (Os hyoideum),
- Drosselgrube (über dem Manubrium sterni),
- Schildknorpel („Adamsapfel"),
- Ringknorpel,
- Schilddrüse,
- Hauthalsmuskel (Platysma), eine breite, dünne Muskelplatte, die die Gesichtshaut mit der oberen Brusthaut verbindet und die Haut des Halses spannt.

- *Seitliche Halsgegend*
- Halsschlagader-Dreieck (Trigonum caroticum)
  → Puls der A. carotis communis,
- Kopfwendemuskel (M. sternocleidomastoideus),
- äußere Drosselvene (V. jugularis externa).

P Die V. jugularis externa ist für intravenöse Injektionen gut geeignet.

Alle Hautvenen stehen unter dem Sog des Brustraumes, sodass bei ihrer Öffnung die Gefahr der Luftembolie besteht.

- *Hintere Halsgegend* (= Nackengegend)
- Dornfortsätze der Halswirbel, wichtig: C_7 als Tastpunkt (Zählwirbel ↪ S. 105),
- Trapezmuskel (M. trapezius) als oberflächlicher Halsmuskel.

Darunter liegt eine Vielzahl tiefer Halsmuskeln, die teilweise auf den Kopf bzw. Rumpf übergehen. Speise- und Luftröhre bilden die Grenze zwischen vorderen und hinteren Halsmuskeln. Zu den vorderen Halsmuskeln zählen z. B. der flächige Hautmuskel (Platysma), der Kopfwendemuskel (M. sternocleidomastoideus) und der Schlüsselbein-Zungenbein-Muskel (M. sternohyoideus). Zu den hinteren Halsmuskeln gehören u. a. die Gruppe der Treppenmuskeln (Mm. scaleni), die auch als Atemhilfsmuskeln fungieren, und der Trapezmuskel (M. trapezius).

Die Halsmuskeln ermöglichen
- Hautbewegungen (Hauthalsmuskel),
- Hals- und Kopfbewegungen (Kopfwender, Treppenmuskeln),
- Kauen und Schlucken,
- Kehlkopfbewegungen.

8.2 Leitungsbahnen

1. Arterien
Vom Aortenbogen kommend durchqueren links und rechts zwei große Arterien den Hals.
- Die *rechte und linke gemeinsame Halsarterie* (**A. carotis communis dextra** und **sinistra**), welche sich jeweils in eine innere und äußere Kopfarterie (A. carotis interna und externa) teilen, und
- die *rechte und linke Schlüsselbeinarterie* (**A. subclavia dextra** und **sinistra**).

Beachte: Hals- und Schlüsselbeinarterie entspringen links getrennt aus dem Aortenbogen, rechts mit einem gemeinsamen Stamm, dem Truncus brachiocephalicus (↪ Abb. 9.27 – 9.29, S. 181 – 183).

Die *rechte und linke Wirbelarterie* (**A. vertebralis**) entspringen aus der rechten bzw. linken Schlüsselbeinarterie, verlaufen in den Querfortsatzlöchern der Halswirbel und gelangen durch das große Hinterhauptloch in die Schädelhöhle (↪ Abb. 9.28, S. 182).

8 Hals (Collum)

P Bei degenerativen Veränderungen der Halswirbelsäule mit Einengung der Querfortsatzlöcher können infolge Minderdurchblutung des Innenohres Gleichgewichts- (Schwindel) und Hörstörungen auftreten.

Bei Schlag gegen den Hals oder überempfindlichem Karotissinus[1] kann es durch Reizung der Pressorezeptoren zu plötzlichem Blutdruckabfall mit Ohnmachtsanfall (Synkopen) kommen.

In der Wand der A. carotis communis befinden sich zwei Stellen mit Sinneszellen.
- **Sinus caroticus** (Karotissinus) mit Pressorezeptoren zur Blutdruckmessung (= kleine Erweiterung nahe der Teilungsstelle in A. carotis interna und externa).
- **Glomus caroticum** mit Chemorezeptoren zur Messung von pO_2, pCO_2, pH-Wert (Körperchen im Teilungswinkel der A. carotis communis).

2. Venen
Außer den Hautvenen durchziehen den Hals als Begleitvenen der großen Arterien die *V. subclavia* und *V. jugularis interna* (gehört zu den stärksten Venen des Menschen). Beide Venen bilden die sog. *Venenwinkel*, in die die Lymphstämme einmünden (↪ Abb. 9.37, S. 189).

P V. subclavia und V. jugularis interna eignen sich sehr gut für intravenöse Infusionen (zentraler Venenkatheter), da es kaum Strömungshindernisse gibt, der Weg zum Herzen nur kurz und ein Katheter hier gut verschiebbar ist.

3. Lymphgefäße und Lymphknoten (↪ Abb. 9.37, S. 189)
Im Hals treffen die Lymphbahnen von Kopf, Hals und Rücken sowie der Arme und Brustwand zusammen. Deshalb sind der vordere und seitliche Halsbereich regelrecht mit Lymphknoten durchsetzt.

> **Merke**
> Der Hals ist neben Achselhöhle und Leistengegend eine weitere wichtige Lymphknotenstation.

Die Halslymphknoten werden in oberflächliche und tiefe unterteilt. Aus den tiefen Halslymphknoten gelangt die Lymphe rechts in den Ductus lymphaticus dexter und links in den Ductus thoracicus.

4. Nerven
Für Nerven ist der Hals ebenfalls Durchgangs- und Verteilerregion. Sie bilden mit den Gefäßen den *Gefäß-Nerven-Strang*, bestehend aus *A. carotis communis, V. jugularis interna* und *N. vagus*.

Im Hals liegen:
- 4 Hirnnervenpaare (Hirnnerven IX bis XII, ↪ S. 356 – 357 und Abb. 17.20, S. 355),
- Halsnervengeflecht (↪ S. 357),
- Armnervengeflecht (↪ S. 357),
- Halssympathicus (liegt hinter dem Gefäß-Nerven-Strang; ↪ S. 365).

---

[1] Erweiterung der A. carotis communis an ihrer Teilungsstelle

8.2 Leitungsbahnen

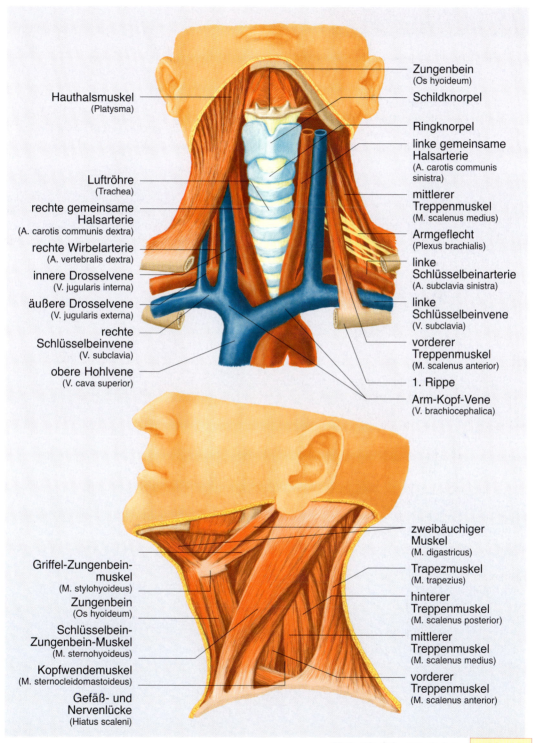

Hals (Gefäße, Muskeln). Abb. 8.1

8 Hals (Collum)

Fragen zur Wiederholung

1. Welche Teile sind am Hals äußerlich zu erkennen? Ertasten Sie diese an sich selbst.
2. Was gehört zum Gefäß-Nerven-Strang des Halses?
3. Welche praktische Bedeutung haben V. jugularis externa und V. subclavia?
4. Was versteht man unter den Venenwinkeln?
5. Begründen Sie, warum viele Bestandteile des Halses übergreifende Aufgaben haben.
6. Fertigen Sie eine Schwarzweißzeichnung vom Gefäß-Nerven-Strang des Halses.
7. Wo kann man den Puls zuverlässig tasten?

9 Kreislaufsystem

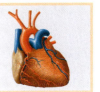

Das Herz-Kreislaufsystem, auch kardiovaskuläres System genannt, ist als Einheit von drei Systemen aufzufassen: dem *Blut* als Transportmittel, dem *Herzen* als Pumpe und den *Gefäßen* (Arterien, Venen, Lymphgefäße, Kapillaren) als Leitungsröhren bzw. Stätten des Stoffaustausches.

Merke

Durch das Kreislaufsystem werden alle Organe des Organismus miteinander verbunden.

9.1 Aufgaben (Überblick)

Das Kreislaufsystem hat folgende Funktionen:
1. *Transportfunktion*
– Versorgung der Zellen mit lebensnotwendigen Stoffen (z. B. Sauerstoff, Kohlenhydrate, Fette, Eiweiße, Vitamine, Wasser, Mineralien),
– Entsorgung der Zellen von Stoffwechselendprodukten (z. B. CO_2, Harnstoff).
2. *Koordinationsfunktion*
– Transport von Botenstoffen (z. B. Hormonen) vom Bildungs- zum Wirkungsort.
3. *Temperaturregulation*
– Wärmetransport von den stoffwechselaktiven Organen (z. B. der Leber) zur Haut.
4. *Blutverteilung*
– Bedarfsgerechte Verteilung des vorhandenen Blutvolumens auf die einzelnen Kreislaufabschnitte.
5. *Vermittlung des Stoffaustausches*
– Vermittlung des Stoffaustausches zwischen Zelle und Umwelt und der damit verbundenen Homöostase des inneren Milieus (↪ S. 28).
6. *Schutzfunktion*
– Blutstillung zur Vermeidung von Infektionen und Blutverlusten.
7. *Abwehrfunktion*
– Abwehr von Krankheitserregern.

9.2 Das Blut

Menge und Zusammensetzung

Das Blut ist ein flüssiges Gewebe und besteht zu ca. 45 % aus Blutkörperchen (= Blutzellen, geformte Bestandteile) und zu ca. 55 % aus Blutplasma (= gelbliche, klare Flüssigkeit).
Der Erwachsene besitzt 4 – 6 Liter Blut, das entspricht 6 – 8 Prozent der Körpermasse.

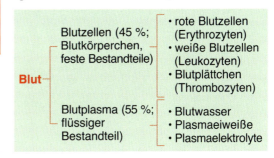

9.2.1 Blutzellen (Blutkörperchen)

Blut enthält beim Mann 46 % und bei der Frau 41 % Blutkörperchen. Dieser Wert wird *Hämatokrit* (Hk) genannt (= Volumenanteil der Blutzellen am Gesamtblutvolumen).

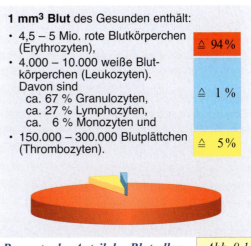

Prozentualer Anteil der Blutzellen. Abb. 9.1

9 Kreislaufsystem

Bildung und Abbau
Die Blutzellen werden *im roten Knochenmark* gebildet (beim Fetus zunächst in Milz, Leber, Mesenchym und Knochenmark).
Aus den dort befindlichen Stammzellen entwickeln sich über verschiedene Zwischenstufen die reifen Zellen, wie wir sie im strömenden Blut vorfinden. Der *Abbau* erfolgt vor allem in der *Leber* und *Milz*.

P Bei Anämien sind Erythrozytenzahl, Hämoglobinkonzentration und/oder Hämatokrit vermindert.

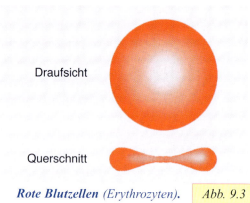

Rote Blutzellen (Erythrozyten). Abb. 9.3

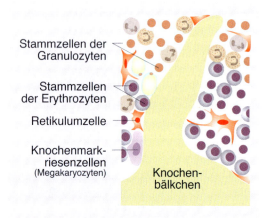

Abb. 9.2 **Rotes Knochenmark**

Die *Lebensdauer* der Erythrozyten beträgt *100 bis 120 Tage*. Mit zunehmendem Alter nimmt ihre Elastizität ab. Sie werden dann in Leber, Milz und Knochenmark abgebaut. In nur 1 Sekunde müssen 2.400 Erythrozyten neu gebildet werden. Ihre *Hauptfunktion* ist der **Sauerstoff-** und **Kohlendioxidtransport**.

Rote Blutzellen (**Erythrozyten**)
Die roten Blutzellen sind *bikonkave Scheiben* (d = 7,5 μm), die von einer hauchdünnen Zellmembran begrenzt werden. Dadurch ist eine Oberflächenvergrößerung und eine bessere Verformbarkeit gegeben. Durch die Verformung in den engen Kapillaren wird wiederum die O_2-Abgabe erleichtert (↪ S. 230 ff.). Es fehlen Zellkern und Zellorganellen. Der Erwachsene besitzt etwa 30.000 Milliarden rote Blutzellen. Diese bestehen zu ca. 1/3 aus **Hämoglobin** (= roter Blutfarbstoff) zur reversiblen O_2-Bindung, enthalten *Enzyme*, z. B. Karboanhydrase, und sind Träger von *Blutgruppensubstanzen* (= hochmolekulare Verbindungen aus Aminosäuren und Kohlenhydraten).
Hämoglobingehalt des Blutes:
• Frauen: 7,45 – 10,1 mmol/l = 120 – 160 g/l,
• Männer: 8,70 – 11,2 mmol/l = 130 – 180 g/l.

Wegen der fehlenden Zellorganellen können sich Erythrozyten nicht teilen und nur anaerob Energie freisetzen.

Weiße Blutzellen (**Leukozyten**)
Die Leukozyten erfüllen hauptsächlich *Abwehraufgaben*. Ihre Zahl im Blut wechselt in Abhängigkeit von der Tageszeit und dem Funktionszustand des Organismus sehr stark.
Im Blut befinden sich ca. 5 % der Leukozyten, 95 % sind auf die übrigen Gewebe verteilt. Ein großer Teil hält sich im Knochenmark (ca. 33 %) und in den lymphatischen Organen (Thymus, Milz, Lymphknoten, Mandeln) auf.
Die kernhaltigen Leukozyten sind vielgestaltige Zellen. Ihre *Lebensdauer* beträgt wenige Stunden (Granulozyten) bis Jahre (Lymphozyten; ↪ auch Kap. 9.3.4, S. 158).

P Bei bestimmten Erkrankungen kommt es zu einem deutlichen Anstieg (= Leukozytose) bzw. einer Verminderung (= Leukopenie) der Leukozyten. Das Differentialblutbild gibt die Häufigkeit der einzelnen Leukozytenformen an. Das Verteilungsmuster lässt Rückschlüsse auf Diagnose und Verlauf von Krankheiten zu.

9.2 Das Blut

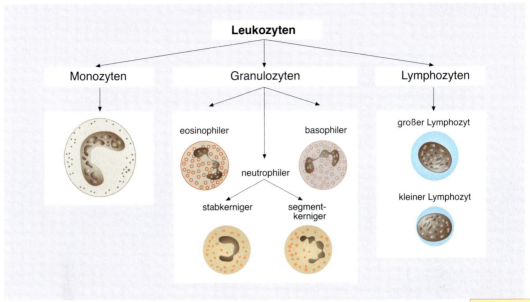

Weißes Blutbild (gefärbt). Abb. 9.4

Blutplättchen (**Thrombozyten**)
Die kernlosen Thrombozyten (d = 2 – 4 µm) gehen aus dem Zytoplasma der Knochenmarkriesenzellen (Megakaryozyten) des roten Knochenmarks hervor. Sie verbleiben 7 bis 14 Tage im Blut und werden dann meist in der Milz abgebaut.
Die Thrombozyten enthalten zahlreiche Zellorganellen, z. B.:
• Mitochondrien,
• endoplasmatisches Retikulum, Serotoninspeichergranula und Enzyme zur Blutstillung,
• Mikrotubuli zur Stabilisierung ihrer Form,
• Aktomyosinsystem zur Kontraktilität und damit Haftung am Endothel.

Die Thrombozyten sind maßgeblich an der **Blutstillung** beteiligt.

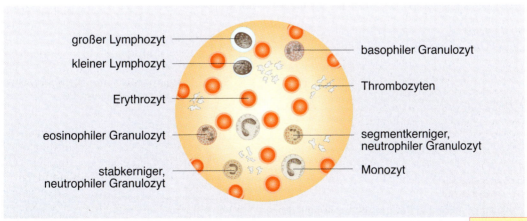

Differentialblutbild unter dem Mikroskop. Abb. 9.5

9 Kreislaufsystem

9.2.2 Blutplasma

Das Blutplasma ist eine Lösung mit ausgezeichneten Fließeigenschaften. Es erfüllt überwiegend Transportaufgaben. Die gelbliche Farbe ist vor allem auf den Gehalt von Bilirubin zurückzuführen, ein Abbauprodukt des Hämoglobins. Für die Zusammensetzung sind in erster Linie die Leber als Bildungsort der Plasmaeiweiße und die Niere als Effektorgan zur Regulation des inneren Milieus verantwortlich.

Zusammensetzung
- **Wasser** (90 %). Der hohe Wasseranteil ermöglicht z. B. den Transport der mit der Nahrung im Darm aufgenommenen Nährstoffe, Vitamine und Salze zu den Körperzellen.
- **Plasmaproteine**
  - *Albumine* (ca. 59 % der Plasmaproteine). Sie spielen eine wichtige Rolle als *Transportproteine*. So werden z. B. Eisen, Calcium, Thyroxin und Penicillin an Albumine gebunden und im Blut transportiert. Außerdem sind sie wichtig bei der Aufrechterhaltung des *kolloid-osmotischen Druckes* (↦ S. 33).
  - *Immunglobuline* (ca. 40 % der Plasmaproteine). Es handelt sich um die wichtigste Gruppe der Globuline. Man unterscheidet IgG (sprich Immunglobulin G), IgA, IgM, IgD, IgE. Die Immunglobuine werden auch als *Antikörper* bezeichnet. Sie spielen eine wichtige Rolle im Abwehrsystem des Menschen.
  - *Fibrinogen* und *Prothrombin* sind an der Blutgerinnung beteiligt.
- **Plasmaelektrolyte**: z. B. Na^+, K^+, Ca^{2+}, Mg^{2+}, Cl^-, HPO_4^{2-} (↦ Kap. 2.1.1 und 2.1.2, S. 17/18).

Tab. 9.1 **Bestandteile des Blutes (Übersicht).**

```
         ┌─ Blutzellen  ─┬─ Erythrozyten
         │               ├─ Leukozyten
Blut ────┤               └─ Thrombozyten
         │
         └─ Blutplasma ──┬─ Prothrombin
                         ├─ Fibrinogen
                         └─ Blutserum
```

> **Merke**
> Plasmaeiweiße und Plasmaelektrolyte sind die eigentlichen Funktionsstoffe des Blutplasmas.

- *Nährstoffe*
  - Glucose als Transportform der Kohlenhydrate,
  - freie Fettsäuren als Transportform der Fette,
  - freie Aminosäuren als Transportform der Eiweiße.
- *Stoffwechselprodukte* wie
  - Cholesterol, – Bilirubin, – Fructose,
  - Milchsäure, – Pyruvat, – Harnstoff,
  - Harnsäure.
- *Wirkstoffe* wie
  - Hormone, – Vitamine,
  - Enzyme, – Medikamente.

> **Merke**
> Normalwerte im Blutplasma
> - Glucose: 3,5 – 5,5 mmol/l = 80 – 100 mg/100 ml
> - Cholesterol: 4,7 – 6,5 mmol/l
> - Eiweiß: 66 – 87 g/l

P Die quantitative Bestimmung der einzelnen Komponenten des Blutplasmas ermöglicht wesentliche Einsichten bei vielen Krankheiten (z. B. Zuckerkrankheit und Schilddrüsenfunktionsstörungen).

9.3 Physiologie des Blutes

Die Hauptaufgabe des Blutes ist die Vermittlung des Stoffaustausches zwischen Umwelt und Zelle zur Konstanthaltung des inneren Milieus (↦ S. 28).

9.3.1 Transportfunktion

Die Transportfunktion ist eine der wichtigsten Funktionen des Blutes (↦ auch 11.3.3, S. 229). Die Aufgaben im Einzelnen sind:
- Transport von Glucose, Fett- und Aminosäuren, Vitaminen und Elektrolyten vom Darm in die einzelnen Organe,
- Transport von Sauerstoff von der Lunge zu den Zellen,
- Transport von Stoffwechselendprodukten (z. B. Kohlendioxid, Harnstoff, Harnsäure) zu den Ausscheidungsorganen Lunge, Niere und Haut,

- Transport von Wärme,
- Transport von Hormonen und anderen Wirkstoffen vom Bildungs- zum Wirkungsort zur chemischen Steuerung des Organismus und
- Transport von Arzneiwirkstoffen.

9.3.2 Blutstillung (Hämostase)

Die Blutstillung umfasst alle Vorgänge, die zwischen dem Entstehen und dem Verschluss einer Wunde ablaufen. Sie erfolgt nur in mittleren und kleinen Gefäßen. In größeren Gefäßen wird der entstehende Thrombus (= Blutpfropf) immer wieder weggespült.

> **Merke**
> Die Blutungszeit beträgt 1 bis 3 Minuten, die Gerinnungszeit 3 bis 5 Minuten.

Die Blutstillung verläuft in zwei Schritten.
1. Vorläufiger Wundverschluss (primäre Hämostase)
Nach Verletzung eines Gefäßes laufen folgende Vorgänge ab:
- Thrombozyten lagern sich an der defekten Stelle an und verkleben. Sie bilden einen *Thrombozytenpfropf* (= weißer Thrombus).
- Gleichzeitig setzen die Thrombozyten gefäßverengende Stoffe (z. B. Serotonin) frei.
- Außerdem rollt sich die Innenschicht des verletzten Gefäßes ein.

Die letzten beiden Vorgänge begünstigen die Verschlussfähigkeit. Daher kann die Blutung bereits gestillt sein (Blutungszeit), obwohl die Gerinnung noch nicht abgeschlossen ist (Gerinnungszeit).

2. Endgültiger Wundverschluss (= eigentliche Blutgerinnung, sekundäre Hämostase)
Die Blutgerinnung beginnt etwa zur gleichen Zeit wie die primäre Hämostase und ist der wichtigste Prozess der Blutstillung.
Vorphase: Gewebeverletzung und/oder Oberflächenkontakt führen zur Bildung von *Thromboplastin* (= Thrombokinase).
1. Phase: Das in der Leber mithilfe von Vitamin K gebildete inaktive *Prothrombin* wird in wenigen Sekunden durch Thromboplastin, Ca^{2+} und weitere Faktoren in aktives *Thrombin* überführt.

2. Phase: Das Thrombin wandelt das lösliche ebenfalls in der Leber gebildete *Fibrinogen* in unlösliches fadenförmiges *Fibrin* um.
Nachphase: Fibrinfäden ziehen sich zusammen (Retraktion), sodass sich die Wundränder einander nähern. Gleichzeitig entsteht aus allen geformten Bestandteilen der Blutkuchen (= roter Thrombus). Dabei wird Serum abgepresst.

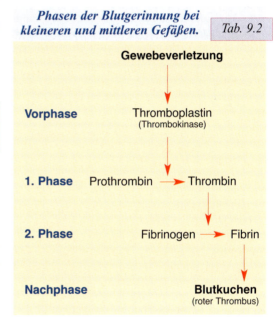

Phasen der Blutgerinnung bei kleineren und mittleren Gefäßen. Tab. 9.2

> **Merke**
> Serum ist Plasma minus Fibrinogen.

Unter dem Schutz des Blutkuchens können sich die zerstörten Gewebe wieder regenerieren. Die Blutgerinnung erfolgt normalerweise nur im Wundbereich, weil im strömenden Blut die Konzentration der gerinnungsaktiven Stoffe zu niedrig ist und Antithrombin die Gerinnung stoppt.

P Heparin steigert die Antithrombinwirkung und wirkt deshalb gerinnungshemmend. Die extravasale Blutgerinnung bei Blutentnahme wird durch Stoffe verhindert, die die auf vielen Stufen des Gerinnungsprozesses notwendigen Ca^{2+} binden, wie z. B. Lösungen von Na-Citrat.
Normalerweise gerinnt das Blut in unverletzten Gefäßen nicht.

9 Kreislaufsystem

🅿 Nur unter bestimmten Bedingungen (z. B. Veränderungen der Intima[1]), verminderte Strömungsgeschwindigkeit des Blutes, abnorme Blutzusammensetzung) bilden sich ausnahmsweise Gerinnsel in den Gefäßen.
Bewirken können diese Gerinnsel z. B.
- Thrombose,
- Embolie,
- Herzinfarkt
- Schlaganfall.

Die häufigste Veränderung der Intima der Arterien ist die Arteriosklerose. Sie ist gekennzeichnet durch unphysiologische Fett- und Kalkeinlagerungen. Dies führt zu Elastizitätsverlust und Einengungen, im Extremfall bis zum völligen Gefäßverschluss (arterielle Verschlusskrankheit).
Trotz der weiten Verbreitung sind die Ursachen bis heute nicht genau bekannt. Risikofaktoren sind auf jeden Fall Rauchen, hoher Blutdruck, hoher Cholesterinspiegel und Diabetes mellitus.

9.3.3 Fibrinolyse

Unter Fibrinolyse versteht man die *enzymatische Auflösung eines Thrombus*. Unter Einwirkung von Blut- und Gewebsaktivatoren entsteht aus *inaktivem Plasminogen aktives Plasmin*. Das Fibrin wird durch Plasmin zu löslichen Peptiden und Aminosäuren abgebaut.

Tab. 9.3 **Fibrinolyse.**

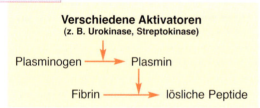

> **Merke**
>
> Blutgerinnung und Fibrinolyse stehen normalerweise im Gleichgewicht.

🅿 Im Uterus sorgt eine hohe Konzentration an Gewebsaktivatoren für Verflüssigung des Menstrualblutes.
Blutungsneigung entsteht bei verminderter Gerinnung und/oder gesteigerter Fibrinolyse, *Thromboseneigung* bei umgekehrten Verhältnissen.

9.3.4 Blut und Immunsystem[2]

1. Abwehrmechanismen (Überblick)

Jeder Organismus ist normalerweise in der Lage, mithilfe seines Immunsystems körperfremde Stoffe (z. B. Krankheitserreger oder andere Schadstoffe) zu erkennen und abzuwehren.
Zu diesem Zweck besitzt er verschiedene unspezifische und spezifische *Abwehrmechanismen*, wobei die Abwehr aus mehreren Stufen besteht (↪ Tab. 9.4).

> **Merke**
>
> Unspezifische Abwehrmechanismen sind gegen alle Erregerarten gerichtet, spezifische nur gegen eine einzige. Beide besitzen jeweils eine humorale[3] und zelluläre Komponente.

2. Anatomische Grundlagen

Zu den anatomischen Grundlagen der Abwehr gehören die Organe des äußeren Schutzwalls (Haut, Schleimhaut), die verschiedenen Leukozyten des Blutes, die lymphatischen Organe sowie der Blut- und Lymphkreislauf.

a) Äußerer Schutzwall

Der äußere Schutzwall wird gebildet von
- der *äußeren Haut*. Besonders ihr mehrschichtiges verhorntes Plattenepithel sowie die säurehaltigen Sekrete der Schweiß- und Talgdrüsen stellen eine wirksame Barriere für Bakterien und Viren dar;
- den *Schleimhäuten*. Eingedrungene Krankheitserreger und andere Schadstoffe kleben am Schleim fest und werden für Verdauungsenzyme zugänglich (Verdauungstrakt) oder mithilfe des Flimmerepithels und Hustenreflexes in den Rachen transportiert;
- den *Säuren*. Säuren wirken keimhemmend oder keimtötend,
  - Magensäure im Magen,
  - Fettsäuren im Talg,
  - Milchsäure in der Scheide und im Schweiß.

---

1) Intima = Innenschicht der Blutgefäße
2) immun = unempfindlich
3) humoral = an Flüssigkeit gebunden

9.3 Physiologie des Blutes

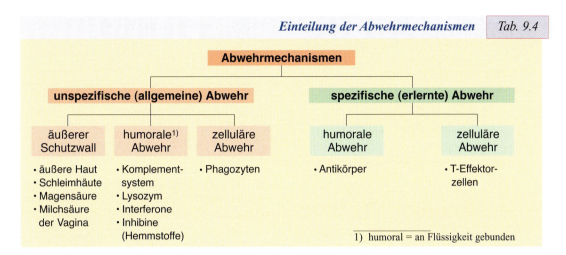

Einteilung der Abwehrmechanismen — Tab. 9.4

1) humoral = an Flüssigkeit gebunden

> **Merke**
>
> Der äußere Schutzwall ist die erste Barriere, die von einem Krankheitserreger überwunden werden muss. Seine Wirksamkeit wird entscheidend bestimmt von der Intaktheit der äußeren und inneren Körperoberflächen (Häute und dazu gehörende Drüsen). Er gehört zum unspezifischen Abwehrsystem.

b) **Leukozytenarten und ihre Bedeutung im Abwehrsystem**
– *Granulozyten*. Die Granulozyten haben ihren Namen aufgrund der vorhandenen Körnchen (= Granula = Lysosomen). Nach der Färbbarkeit der Granula werden sie in drei Gruppen eingeteilt (↪ Tab. 9.5).
– *Monozyten*. Monozyten sind die größten Blutzellen (d = 20 µm). Sie stellen 4 – 6 % der Leukozyten dar. Wie die neutrophilen Granulozyten sind sie sehr gut amöboid beweglich und zur Phagozytose relativ großer Partikel im Gewebe fähig. Aus den Monozyten entstehen die Gewebsmakrophagen (z. B. Histiozyten, Kupffer'sche Sternzellen der Leber).

> **Merke**
>
> Neutrophile Granulozyten werden als Mikrophagen, Monozyten und ihre Abkömmlinge als Makrophagen bezeichnet.

– *Lymphozyten*. Die Lymphozyten nehmen eine Schlüsselstellung im Abwehrsystem (spezifische Abwehr) ein. Etwa 25 – 40 % der Leukozyten sind Lymphozyten. Davon befinden sich ca. 99 % in den lymphatischen Organen und Geweben. Lymphozyten besitzen zahlreiche Ribosomen für die Eiweißsynthese.
Tabelle 9.6 gibt einen Überblick über die wichtigsten Formen der Lymphozyten.

Granulozyten. — Tab. 9.5

Granulozyten	Anteil	amöboide Beweglichkeit: Phagozytose	eiweiß-abbauende Enzyme	Funktion
1. Eosinophile (große Granula)	2 – 4%	ja	ja	Phagozytose von Antigen-Antikörper-Komplexen; Eliminierung körperfremder Eiweiße.
2. Basophile (kleinste Granulozyten)	0,5 – 1%	–	–	Wenig bekannt, enthalten Heparin, Histamin, Serotonin.
3. Neutrophile	55 – 70%	sehr gut	ja	Zur Diapedese (Wanderung vom Blut ins Gewebe) befähigt; unspezifische Abwehr.

9 Kreislaufsystem

Tab. 9.6 *Lymphozytenformen.*

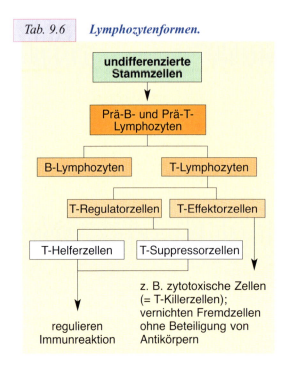

Zunächst werden 2 Arten von Lymphozyten unterschieden, die T-Lymphozyten und die B-Lymphozyten. Beide Lymphozytenarten gehen aus sog. Prä-B- und Prä-T-Lymphozyten hervor, die in der fetalen und frühkindlichen Entwicklung im roten Knochenmark gebildet werden. Ein Teil dieser Zellen gelangt mit dem Blut in den Thymus und wird hier zu T-Lymphozyten geprägt.

Ein weiterer Teil erhält seine Prägung vermutlich im roten Knochenmark bzw. dem lymphatischen Gewebe des Darmtraktes. Später werden die B- und T-Lymphozyten vor allem in der Milz und in den Lymphknoten gebildet und gelangen von da aus in das Blut und die Lymphe.

c) Lymphatisches System
Das lymphatische System ist der hauptsächliche *Träger* der *spezifischen Abwehr*.
Es wird gebildet
– vom *Lymphgefäßsystem* (↪ S. 187) und
– den *lymphatischen Organen*.

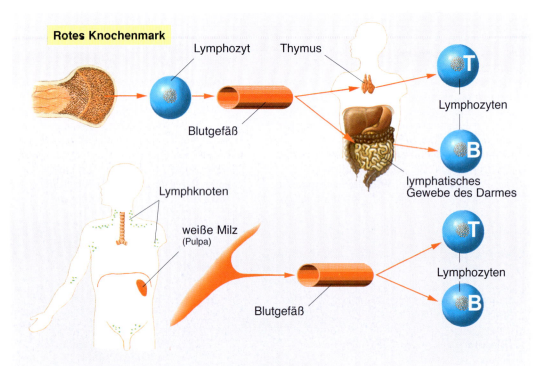

Abb. 9.6 *Prägung der T- und B-Lymphozyten im Kindesalter (oben) und Erwachsenenalter (unten).*

9.3 Physiologie des Blutes

Zu den lymphatischen Organen gehören:
- Thymus,
- Milz,
- Lymphknoten,
- Mandeln,
- Lymphknötchenansammlungen im Darm,
- lymphatisches Gewebe in den Bronchien,
- Lymphozytenansammlungen in den Schleimhäuten.

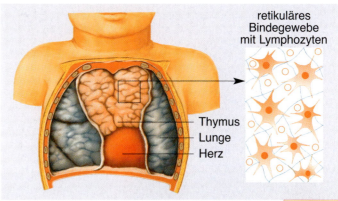

Thymus bei einem Neugeborenen. Abb. 9.7

Thymus
Bau
Der Thymus besteht aus zwei Lappen (jeweils 2 x 5 cm), die wiederum in Läppchen gegliedert sind. Er wird von einer bindegewebigen Kapsel begrenzt.
Bei Kindern ist der Thymus relativ am größten (Masse 30 bis 40 Gramm). Nach der Pubertät bildet er sich zum thymischen Fettkörper zurück. Der mikroskopische Bau ist aus der Abb. 9.7 ersichtlich.

Lage
Der Thymus liegt im oberen Mediastinum direkt hinter dem Brustbein. Nachbarorgane sind vorn das Brustbein, seitlich die Pleura mediastinalis und hinten die V. cava superior, V. brachiocephalica sowie der Aortenbogen.

Aufgaben
Der Thymus ist das *primäre* lymphatische Organ. In der Fetalzeit und frühen Kindheit wandern aus dem roten Knochenmark die Prä-T-Lymphozyten in die *Thymusrinde*. Dort teilen sie sich mitotisch und gelangen allmählich in das *Mark*. Dabei werden sie verändert (z. B. bezüglich Enzymausstattung); das bedeutet, sie erhalten ihre **Immunkompetenz**. Die so geprägten reifen Thymus-Lymphozyten (= *T-Lymphozyten*) verlassen auf dem Blutweg den Thymus und siedeln sich sekundär in den T-Lymphozyten-Regionen der anderen lymphatischen Organe an.

Der Thymus bildet das Hormon *Thymosin*, das die zelluläre Immunabwehr aktiviert.

In dem Umfang, wie sich der Thymus zurückbildet, werden die Prägungen von Nullzellen in T-Lymphozyten von den sekundären lymphatischen Organen (Milz und Lymphknoten) übernommen.

Milz (Lien, Splen)
Bau
Die Milz ist von einer derben bindegewebigen Kapsel umgeben, von der aus ein – ebenfalls aus straffem Bindegewebe bestehendes – Balkenwerk das Organ durchzieht. Das zwischen den Balken liegende Milzgewebe heißt Pulpa. Man unterscheidet:
- **Weiße** *Pulpa* (ca. 15 %); Sie wird gebildet aus retikulärem Bindegewebe mit reichlich Lymphozyten (= *lymphatisches Gewebe*). Letzteres finden wir in Gestalt der lymphatischen Begleitscheide um die Zentralarterie mit hauptsächlich *T-Lymphozyten* und der Milzknötchen (= Lymphknötchen) mit *B-Lymphozyten*. Es handelt sich hier um rundliche Ansammlungen der Lymphozyten;
- **rote** *Pulpa;* sie wird gebildet von erweiterten Blutkapillaren, den sog. Milzsinus, mit zahlreichen Erythrozyten.

Form, Größe, Masse
Die Milz hat die Gestalt einer großen Kaffeebohne. Sie ist etwa 12 cm lang, 7 cm breit und 4 cm dick. Ihre Masse beträgt 150 bis 200 Gramm.

9 Kreislaufsystem

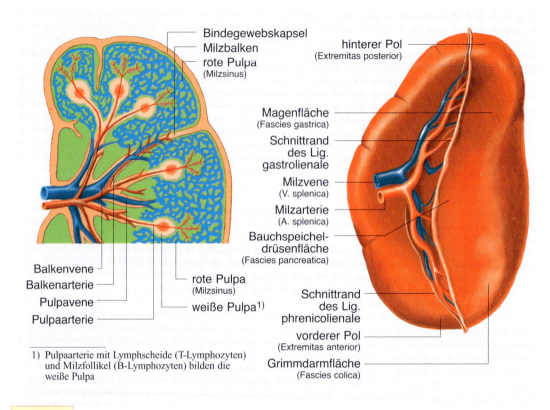

1) Pulparterie mit Lymphscheide (T-Lymphozyten) und Milzfollikel (B-Lymphozyten) bilden die weiße Pulpa.

Abb. 9.8 *Milz.*

P Bei Erkrankungen des lymphatischen Systems kann sich die Masse der Milz auf mehrere Kilogramm erhöhen. Sie ist dann unter dem linken Rippenbogen tastbar.
Eine normal große Milz ist in der Regel nicht palpabel.

Lage
Die faustgroße Milz liegt intraperitoneal tief im linken Hypochondrium, eingeschmiegt in die Zwerchfellwölbung. Die Längsachse verläuft parallel zur 10. Rippe.
Nachbarorgane: Magen, Bauchspeicheldrüse und linke Niere.

Aufgaben
Als lymphatisches Organ (*weiße Pulpa*) hat die Milz folgende Aufgaben:
- Sie *bildet Lymphozyten* und *Abwehrstoffe* (prägt in hohem Maße T-Lymphozyten),
- ist wichtigstes *Speicherorgan für Lymphozyten*,
- *essentielles Immunorgan* für Pneumokokken.

Merke
Die Milz ist in ihrer Abwehrtätigkeit für die gesamte Blutbahn zuständig.

Die *rote Pulpa* steht im Dienst des Blutkreislaufes. In ihr werden gealterte unelastische Erythrozyten und Thrombozyten von Makrophagen abgebaut (= Blutmauserung). Das dabei frei werdende Hämoglobin gelangt über die Pfortader in die Leber. Dort wird es zu Gallenfarbstoffen abgebaut. Außerdem werden von den Uferzellen in den Milzsinus Bakterien und andere Schadstoffe phagozytiert.

Die Aufgaben der roten Pulpa können bei Ausfall der Milz von der Leber und vom Knochenmark übernommen werden.

9.3 Physiologie des Blutes

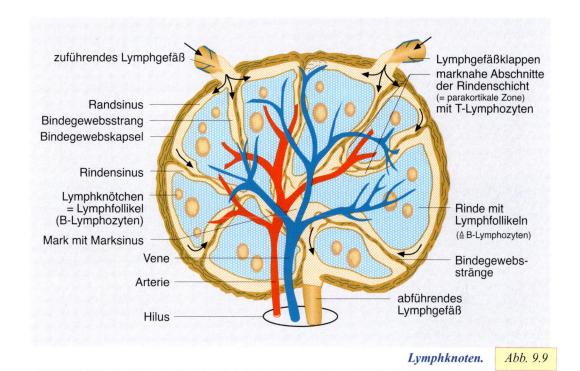

Lymphknoten. Abb. 9.9

Lymphknoten (Nodus lymphaticus)
Bau (Abb. 9.9)
Die rundlich bis bohnenförmigen Lymphknoten haben einen Durchmesser von 1 mm bis 2,5 cm. Sie werden, wie die Milz, außen von einer aus straffem Bindegewebe bestehenden *Kapsel* begrenzt. Von dieser Kapsel verlaufen Bindegewebsstränge in das Innere und bilden ein grobes Gerüstwerk.
Mehrere *zuführende Lymphgefäße* treten in den Lymphknoten ein. Über sie gelangt die Lymphe in die erweiterten spaltförmigen Lymphbahnen (Rand-, Rinden- und Marksinus) des Lymphknotens.

Ein *abführendes Lymphgefäß* am Hilus [1] leitet die Lymphe wieder heraus. In der Randzone (Rinde) befinden sich Anhäufungen von B-Lymphozyten. Diese rundlichen Strukturen werden als Lymphknötchen (= Lymphfollikel) bezeichnet. An der Grenze zum Mark liegen Ansammlungen von T-Lymphozyten.

[1] Hilus (Pl. Hili) = Vertiefung an der Oberfläche eines Organs, verursacht durch Gefäßein- und -austritte

Lage
Die Lymphknoten sind in das Lymphgefäßsystem eingeschaltet (↪ Abschnitt 9.5.3, S. 187). Sie liegen in Gruppen. Jede Lymphknotengruppe wird von der Lymphe aus ganz bestimmten Körperregionen durchströmt. Klinisch bedeutungsvoll sind vor allem die **regionären** *Lymphknoten*, weil sie die *erste „Filterstation"* der Lymphe aus einer bestimmten Körperregion sind.

Wichtige regionäre Lymphknoten sind:
- Achsellymphknoten für Arm, Brustwand und Rücken;
- Leistenlymphknoten für Bein, Bauchwand und Gesäß;
- Halslymphknoten für den Kopf.

Meistens durchströmt die Lymphe auf ihrem Weg zum Blut nach den regionären Lymphknoten noch ein oder mehrere Gruppen von Sammellymphknoten. Wichtige *Sammellymphknoten* liegen im Hals für Kopf, Hals, Arme, Brustwand und Rücken sowie an der hinteren Bauchwand für Beine, Bauchwand, Gesäß, Becken- und

9 Kreislaufsystem

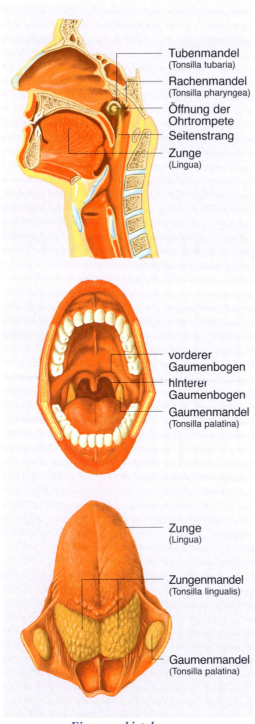

Abb. 9.10 *Einzugsgebiet des lymphatischen Rachenringes.*

> **P** Die Kenntnis der Abflussgebiete zu bestimmten regionalen Lymphknoten hat klinische Bedeutung für die Diagnostik und Therapiekontrolle von Tumoren und Entzündungen. Aus den entsprechenden Gebieten gelangen Entzündungszellen bzw. Tumorzellen in die Lymphbahnen und werden in den Lymphknoten zurückgehalten. Infiltrierte Lymphknoten sind vergrößert und oft tastbar.
> Als Lymphographie bezeichnet man die röntgenologische Darstellung der Lymphgefäße und Lymphknoten mittels Kontrastmittel.

Bauchorgane.

Aufgaben
- Lymphknoten sind die „Filterstation" der Lymphe. Im Lymphsinus ist die Strömungsgeschwindigkeit der Lymphe vermindert. Dadurch haben die dort vorhandenen Uferzellen (↝ S. 165) ausgiebigen Kontakt und können zusammen mit den Retikulumzellen Zelltrümmer, Bakterien, Staub- und Rußteilchen phagozytieren. Auch Krebszellen werden zurückgehalten, so dass Lymphknotenmetastasen entstehen können.
- *Prägung von B-* und vor allem *T-Lymphozyten* für die spezifische Immunabwehr (↝ S. 166).
- *Speicherung von Lymphozyten.* Die Lymphozyten halten sich in der Regel mehrere Stunden in einem lymphatischen Organ auf. Danach begeben sie sich für 30 bis 45 Minuten ins strömende Blut und gelangen dann erneut in ein lymphatisches Organ zurück.

Lymphfollikel (= Lymphknötchen)
Als Lymphknötchen werden größere Ansammlungen von B-Lymphozyten bezeichnet. Sie kommen in allen lymphatischen Organen – außer Thymus – und im Darm (= Peyer-Platten) vor.

Tonsillen (Mandeln)
Unter Tonsillen versteht man das lymphatische Gewebe im Rachenbereich.
Alle Tonsillen bilden den **lymphatischen Rachenring** *(Waldeyer'scher Rachenring)*. Er stellt einen vorgeschalteten Immunapparat dar, der das Abwehrsystem gewissermaßen ökonomisiert. In der Schleimhaut sitzen Makrophagen und versuchen, die Antigene abzufangen. Anschließend wandern sie in das Innere der Tonsille zu den dort vorwiegend vorhandenen B-Lymphozyten.

Zu den Tonsillen gehören
- die paarigen *Gaumenmandeln* (Tonsilla palatina) zwischen vorderem und hinterem Gaumenbogen,
- die paarigen *Ohrtrompetenmandeln* (Tonsilla tubaria) um die Öffnungen der Ohrtrompeten,
- die unpaarige *Rachenmandel* (Tonsilla pharyngea) am Rachendach,
- die unpaarige *Zungenmandel* (Tonsilla lingualis) am Zungengrund,
- die „*Seitenstränge*" – lymphatisches Gewebe in einer Schleimhautfalte, die vom jeweiligen Tubenwulst abwärts verläuft.

Die Lymphknötchen der Tonsillen stehen meist in enger Beziehung zum Deckepithel der Schleimhaut.

P Da sich der lymphatische Rachenring am Eingang des Luft- und Verdauungsweges befindet, wird er mit Antigenen überladen. Deshalb sind bei Kindern die Tonsillen oft vergrößert (hypertrophiert), da gegen viele Antigene erst eine Abwehr aufgebaut werden muss, die bei Erwachsenen schon vorhanden ist.
Die Tonsillen sind häufig entzündet (Angina).

9.3.5 Unspezifische und spezifische humorale und zelluläre Abwehrmechanismen

1. Unspezifische humorale Abwehr
Dieser Abwehrmechanismus basiert auf Stoffen, die entweder im Blut enthalten sind oder von geschädigten Zellen (z. B. virusinfizierten Zellen) gebildet werden.
a) Komplementsystem
Hierbei handelt es sich um ca. 20 verschiedene *Glykoproteine*, die in einer ganz bestimmten Reihenfolge nacheinander reagieren. Ihre *Aktivierung* erfolgt z. B. durch Antigen-Antikörper-Komplexe, Viren oder Bakterien. Danach kommt es zu verschiedenen *Abwehrreaktionen*:
- Zerstörung der Biomembranen von Erregern,
- Anregung der Makrophagen zur Phagozytose,
- Lyse von Antigen-Antikörper-Komplexen u. a.

Merke
Das Komplementsystem ist das wichtigste unspezifische humorale Abwehrsystem.

b) Lysozym (= Muramidase)
Lysozym ist ein **bakterizid** (Bakterien abtötend) wirkendes Enzym (löst die Zellwände von Bakterien auf). Es ist in Phagozyten (bei ihrem Zerfall wird es freigesetzt) und allen Körpersekreten (vor allem Tränenflüssigkeit, Bronchialschleim) enthalten.
c) Interferone
Interferone werden von virusinfizierten Zellen gebildet. Sie verhindern die Vermehrung der Viren in der Wirtszelle.

2. Unspezifische zelluläre Abwehr
Die unspezifische zelluläre Abwehr erfolgt durch **Phagozyten** (Freßzellen). Sie nehmen die Fremdstoffe in sich auf und bauen sie mithilfe ihrer Enzyme ab. Zu den Phagozyten gehören
- *Mikrophagen*, vor allem neutrophile Granulozyten: Sie versuchen, jeden körperfremden Stoff zu eliminieren;
- *Makrophagen*: Monozyten und alle phagozytierenden Zellen, die sich aus ihnen rekrutieren, nämlich
  • *Histiozyten* im lockeren Bindegewebe;
  • *Uferzellen* in Lymphknoten, Milz, Knochenmark;
  • *Sternzellen* in den Lebersinus;
  • *Osteoklasten* im Knochen;
  • *Langerhans-Zellen* der Haut;
  • *Mesangiumzellen* der Nieren und
  • *Alveolarmakrophagen* der Lunge.

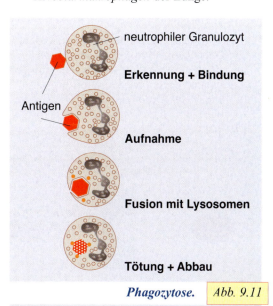

Phagozytose. Abb. 9.11

Die Makrophagen phagozytieren am lebhaftesten. Darüber hinaus geben sie wichtige Informationen über die Zusammensetzung des Erregereiweißes an die Lymphozyten weiter und stimulieren diese.

3. Spezifische humorale Abwehr
Gegen eine ganze Reihe von Erregern (z. B. bestimmte Streptokokken, Staphylokokken, Viren) sind die beschriebenen unspezifischen Abwehrmechanismen unwirksam. Diese Krankheitserreger können nur durch spezifische Abwehrmechanismen bekämpft werden. Die spezifische Abwehr beginnt mit der *Phagozytose* der Erreger durch Makrophagen, z. B. in der Milz oder den Lymphknoten.
Im Ergebnis der Auseinandersetzung des Makrophagen mit dem Erreger lagert er die Antigene[1] an seine Zelloberfläche. Man sagt: Der *Makrophage präsentiert die Antigene* den Lymphozyten. Die Antigenpräsentation bewirkt je nach Beschaffenheit des Antigens entweder eine Beteiligung der B- oder T-Lymphozyten.

Im Fall der spezifischen humoralen Abwehr spielen die B-Lymphozyten die zentrale Rolle.

Folgende Vorgänge spielen sich ab:
– *T-Helferzellen* heften sich an die Antigene und *stimulieren* die B-Lymphozyten;
– die aktivierten B-Lymphozyten teilen sich in
  • *B-Plasmazellen* und
  • *B-Gedächtniszellen*;
– die B-Plasmazellen produzieren antigenspezifische *Antikörper*[2] (= *Immunglobuline*);
– die spezifischen Antikörper reagieren mit den Antigenen, gegen die sie gebildet wurden (= *Antigen-Antikörper-Reaktion*). Es entstehen Antigen-Antikörper-Komplexe (= Immunkomplexe);
– im *Antigen-Antikörper-Komplex* sind bereits viele Antigene wirkungslos. Die Komplexe werden in der Regel rasch beseitigt, z. B. durch Phagozytose oder das Komplementsystem.

Merke

Kernpunkt der spezifischen humoralen Abwehr ist die Bildung spezifischer Antikörper, die zu einer Antigen-Antikörper-Reaktion führen und die Antigene durch Agglutination (Verklumpung), Lyse (Auflösen) oder Präzipitation (Ausfällen) unschädlich machen.

In einigen Fällen können die Immunkomplexe nicht abgebaut werden. Sie setzen sich dann in bestimmten Organen (z. B. Niere, Gelenke) fest und rufen dort Entzündungen hervor.

4. Spezifische zelluläre Abwehr
Für die spezifische zelluläre Abwehr sind die T-Lymphozyten verantwortlich.

Folgende *Vorgänge* spielen sich ab:
– Die vom Makrophagen präsentierten Antigene des Erregers aktivieren die T-Lymphozyten;
– die aktivierten T-Lymphozyten teilen sich in
  • *T-Helferzellen*,
  • *T-Suppressorzellen* (= T-Unterdrückerzellen),
  • *T-Effektorzellen* (= T-Killerzellen);
– die spezifischen T-Effektorzellen lagern sich an die infizierten Zellen und zerstören sie mithilfe ihrer Enzyme. Gleichzeitig produzieren sie Lymphokin, das die Makrophagen aktiviert, sodass diese jetzt die Erreger abtöten können.

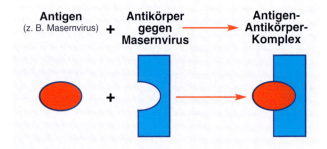

Abb. 9.12   Antigen-Antikörper-Reaktion.

---
[1] Antigene = körperfremde Substanzen, die in einem bestimmten Organismus eine Immunantwort auslösen können
[2] Antikörper = Immunglobuline, die mit dem Antigen spezifisch reagieren, das ihre Bildung verursacht hat

9.3 Physiologie des Blutes

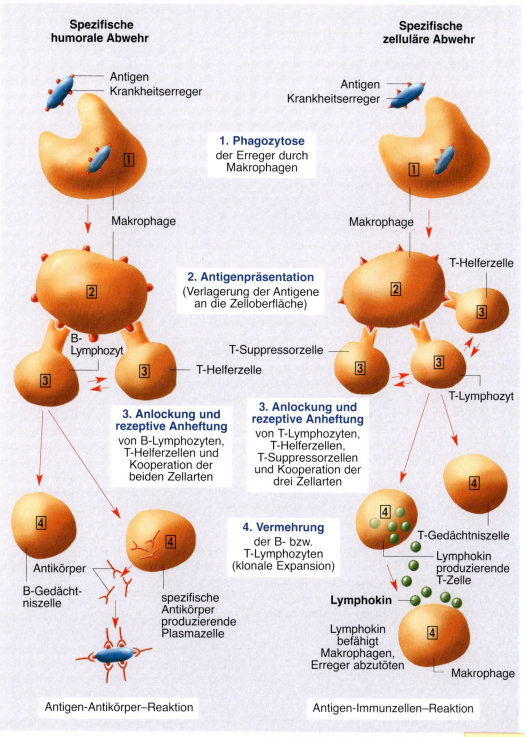

Spezifische Abwehrmechanismen. Abb. 9.13

9 Kreislaufsystem

> **Merke**
>
> Die spezifischen Abwehrvorgänge werden maßgeblich durch die Tätigkeit der Regulatorzellen gesichert. Dabei üben die T-Helferzellen eine stimulierende und die T-Suppressorzellen eine hemmende Wirkung aus.

Die bei den spezifischen Abwehrvorgängen gebildeten langlebigen **B-** *und* **T-Gedächtniszellen** „erkennen" bei erneutem Kontakt mit „ihrem" Antigen dieses sofort und bewirken in der Regel eine sehr schnelle immunologische Reaktion.

🅿 Die Dauer des immunologischen Gedächtnisses ist unterschiedlich: lebenslang bei Röteln, Windpocken und Masern, einige Jahre bei Tetanus und Polyomyelitis.

Eine optimale Immunantwort hängt entschieden von ihrer Regulation ab. Makrophagen, T-Regulatorzellen und humorale Einflüsse (Katecholamine, Nebennierenrindenhormone, ⇨ S. 303) sind dafür verantwortlich. Sie stimulieren die Lymphozyten, stimmen die verschiedenen Abwehrmechanismen optimal aufeinander ab und sorgen für die rechtzeitige Beendigung der Immunantwort.

9.3.6 Verschiedene Immunreaktionen

Allergie
Von einer Allergie (Überempfindlichkeit) spricht man, wenn nach Rekontakt mit einem bestimmten Antigen abnorm starke Immunreaktionen auftreten.

Immunologische Toleranz
Immunologische Toleranz liegt vor, wenn der Organismus nach Antigenkontakt immunologisch reaktionslos bleibt (z. B. immunologische Toleranz der Mutter gegenüber dem Feten).

> **Merke**
>
> Wirkungen von Antigenen können sein:
>
> Antigen normale Immunreaktion
> keine Immunreaktion
> übermäßige Immunreaktion = Allergie

9.3.7 Immunisierung

Durch Immunisierung (Impfung) kann künstlich Immunität erlangt werden.

Man unterscheidet
– **aktive Immunisierung.** Hier wird die Primärreaktion vorweggenommen, indem man dem Organismus abgeschwächte lebende oder abgetötete Erreger oder abgeschwächte Erregertoxine zuführt;
– **passive Immunisierung.** Dem Organismus werden therapeutisch oder auch prophylaktisch spezifische Antikörper zugeführt.

9.3.8 Blutgruppen des Menschen

Die Blutgruppen sind auf Stoffe zurückzuführen, die sich an der Oberfläche der Erythrozytenmembranen befinden und *antigene Eigenschaften* besitzen.

> **Merke**
>
> Das wichtigste Blutgruppensystem ist das AB0-System mit 4 Blutgruppen: A, B, AB und 0.

Jeder Mensch besitzt eine dieser Blutgruppen. Dadurch werden dem Menschen bestimmte immunologische Eigenschaften zugeordnet, die über die gesamte Lebensdauer vorhanden bleiben und nach festen Gesetzmäßigkeiten vererbt werden (⇨ Kap. 2.5.4, S. 50).

Vermischt man Blut von zwei Menschen, so beobachtet man entweder eine Zusammenballung (Agglutination) der Erythrozyten, möglicherweise mit ihrer nachfolgenden Auflösung (Hämolyse), oder keine Reaktion.

Das erste Phänomen würde bei einer Bluttransfusion zur Verstopfung der Kapillaren führen.
Ursache der Agglutination ist eine Antigen-Antikörper-Reaktion:
– Die Erythrozytenmembranen tragen spezifische Stoffe, die Agglutinogene (= agglutinable Substanzen), die als Antigene wirken.
– Im Blutplasma sind spezifische Antikörper (Agglutinine) gelöst, die mit den Antigenen reagieren.

9.3 Physiologie des Blutes

> **P** Man kennt heute ca. 400 Merkmale der Erythrozytenmembran, von denen die meisten bei Bluttransfusionen bedeutungslos sind.

Eine besondere Bedeutung für die Medizin besitzen das AB0-System und das Rh-System.

AB0-System
Mit der Entdeckung der AB0-Blutgruppen im Jahre 1901 durch Landsteiner begannen die systematischen Untersuchungen der Blutgruppeneigenschaften. Entscheidend für das AB0-System sind:
- zwei verschiedene **Agglutinogene** (= Antigene) der Erythrozytenmembran: *A* und *B* sowie
- zwei spezifische **Antikörper** im *Serum*: *Anti A* und *Anti B*.

Die Antikörper werden im Laufe des ersten Lebensjahres gegen diejenigen Antigene gebildet, die die eigenen Erythrozyten nicht besitzen.

Aus dieser Konstellation ergeben sich vier Blutgruppen des AB0-Systems (⇨ Abb. 9.14).

Rhesussystem (= Rh-System; ⇨ Abb. 9.15, S. 171)
Das Rhesussystem ist ein weiteres Blutgruppensystem und beruht auf dem Vorhandensein oder Nichtvorhandensein von **Rh-Agglutinogenen** auf der *Erythrozytenmembran*. Die wichtigsten sind C, D, E, c und e, wobei *D* die größte antigene Wirksamkeit besitzt.

> **Merke**
> In Europa sind 85 % der Menschen Rh-positiv.

Im Rh-System treten im Unterschied zum AB0-System erst nach Sensibilisierung Antikörper auf. Das bedeutet, die Bildung von Rh-Antikörpern wird nur bei rh-negativen Menschen ausgelöst.
Dies kann geschehen bei
- Bluttransfusionen: Empfänger d, Spender D.
- Schwangerschaft: Mutter d, Fetus D.

Bei ca. 10 % der Schwangerschaften wird eine Unverträglichkeit hinsichtlich des Rhesusfaktors beobachtet. Die *Agglutinogene (D)* gelangen während des Geburtsvorganges vom kindlichen Kreislauf in den mütterlichen. Dort bewirken sie die Bildung von *Antikörpern (Anti D)*, die bei weiteren Schwangerschaften zu Schädigungen eines Rh-positiven Kindes führen können. Dies lässt sich durch eine Serodiagnostik feststellen.

> **P** Eine Serodiagnostik sollte deshalb ab der 16. Schwangerschaftswoche klären, ob eine Blutgruppenunverträglichkeit vorliegt. Ist dies der Fall, muss unmittelbar nach der Geburt eine Immunisierung mit Human-Immunglobulin Anti D durchgeführt werden. Dieses Immunglobulin zerstört die fetalen Erythrozyten mit dem D-Agglutinogen, die in den mütterlichen Kreislauf übergetreten sind; somit kommt es auch nicht zur Bildung von Anti D. Durch diese mögliche Immunisierung der Frauen nach der ersten Schwangerschaft, aber auch nach Schwangerschaftsunterbrechung (Interruptio) und Fehlgeburt (Abort), spielen heute derartige Störungen keine nennenswerte Rolle mehr.

> **Merke**
> Die erste Schwangerschaft führt trotz ungünstiger Rh-Konstellation nicht zu fetalen Schädigungen. Unbedenklich sind auch Schwangerschaften mit rh-negativen Feten.
> Bei Bluttransfusionen verwendet man praktisch immer AB0-gruppengleiches Blut.
> Beim Rh-System wird in der Regel nur das D-Antigen berücksichtigt.

> **P** Um Verwechslungen, Fehlbestimmungen und Unverträglichkeiten auszuschließen, werden vor jeder Blutübertragung folgende Tests durchgeführt:
> - die so genannte *Kreuzprobe* im Labor.
>   - Spendererythrozyten plus Empfängerserum (Majortest),
>   - Spenderserum plus Empfängererythrozyten (Minortest).
>
>   Bei Übereinstimmung der Blutgruppen kommt es in beiden Fällen nicht zu einer Agglutination;
> - der *Bed-side-Test* am Patientenbett.
>   Unmittelbar vor der Transfusion wird am Patientenbett nochmals die Verträglichkeit von Empfänger- und Spenderblut festgestellt.

Nur wenn beide Tests negativ verlaufen, darf transfundiert werden. Trotz übereinstimmender Blutgruppe besteht bei jeder Bluttransfusion für

9 Kreislaufsystem

Blutgruppen

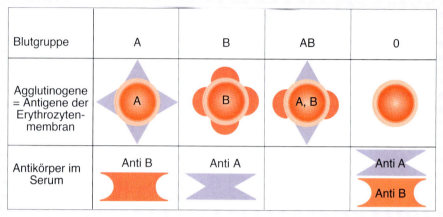

Agglutination

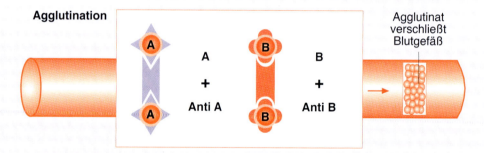

Blutgruppentest

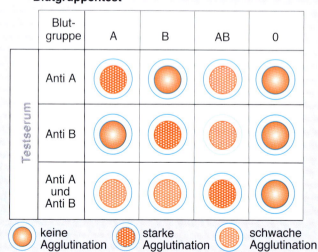

Kreuzprobe

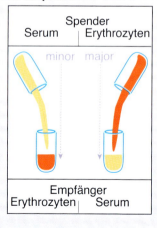

Abb. 9.14 **Blutgruppen des AB0-Systems.**

9.3 Physiologie des Blutes

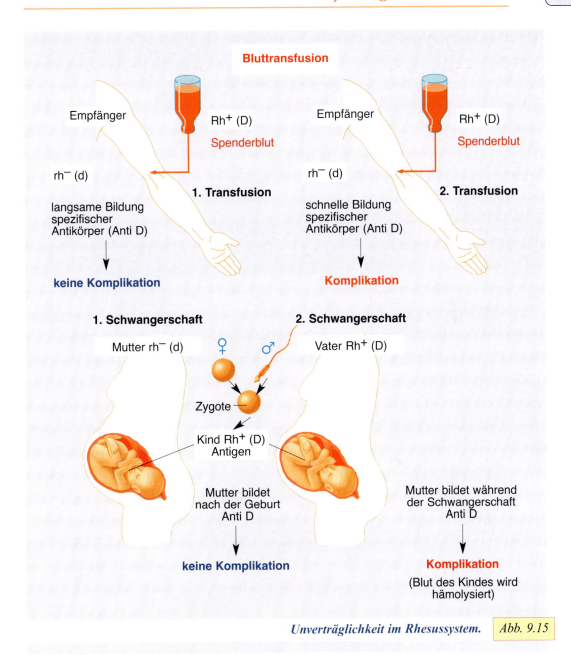

Unverträglichkeit im Rhesussystem. Abb. 9.15

den Empfänger ein Restrisiko. Das Blut jedes Menschen enthält ein individuell einmaliges Gemisch verschiedener Eiweiße, und da prinzipiell jedes körperfremde Eiweiß als Antigen wirken kann, ist eine allergische Reaktion nie ausgeschlossen. Außerdem können Krankheitserreger übertragen werden. Die Antikörperbildung nach einer Infektion dauert eine gewisse Zeit, oftmals Wochen bis Monate, sodass bei kurz nach einer Infektion entnommenen Blutkonserve die Antikörperbildung zwar noch nicht nachgewiesen werden kann, sie aber dennoch infektiös ist. Aus diesen Gründen wird die Indikation für eine Vollblutkonserve sehr streng gestellt.

9.4 Das Herz (Cor)

Das Herz, ein muskuläres Hohlorgan, ist der „Motor" des Blutkreislaufes. Es befindet sich zwischen den Brustfellhöhlen und wird vollständig vom Herzbeutel (Perikard) umhüllt.

Bau
Das Herz wird durch die Herzscheidewand (*Septum*) in eine rechte und linke Herzhälfte geteilt. Es besitzt *vier Innenräume* (↪ Abb. 9.16):
- *rechter Vorhof* (Atrium dextrum),
- *linker Vorhof* (Atrium sinistrum),
- *rechte Herzkammer* (Ventriculus dexter),
- *linke Herzkammer* (Ventriculus sinister).

Vorhöfe und Kammern werden durch das bindegewebige *Herzskelett* getrennt. Es besteht im Prinzip aus vier Faserringen als Ansatzstelle für die Herzklappen (= Herzventile). Man bezeichnet die Ebene, in der das Herzskelett mit den Herzventilen liegt, deshalb auch als *Ventilebene*.

Anschluss der Herzräume an das Gefäßsystem
(↪ Abb. 9.16 und 9.17)
Einflussbahnen (= Venen, die an den Vorhöfen münden):
- *rechter Vorhof* = obere Hohlvene (V. cava superior), untere Hohlvene (V. cava inferior), Herzvene (Sinus coronarius);
- *linker Vorhof* = vier Lungenvenen (Vv. pulmonales).

Ausflussbahnen (= Arterien, die an den Herzkammern beginnen):
- *rechte Herzkammer* = Stamm der Lungenarterien (Truncus pulmonalis);
- *linke Herzkammer* = große Körperarterie (Aorta).

Form, Masse, Größe
Das Herz ist kegelförmig. An der Oberfläche kann man folgende Einzelheiten erkennen: *Herzspitze, Herzbasis, Herzkranzfurche* und *Zwischenkammerfurchen* mit Herzkranzgefäßen sowie *Herzohren*. Die *Größe* entspricht etwa der Faust des Trägers. Seine *Masse* beträgt bei Männern ca. 300 Gramm und bei Frauen ca. 220 Gramm.

P Kinder haben ein relativ großes Herz. Bei Leistungssportlern ist das Herz ebenfalls vergrößert.

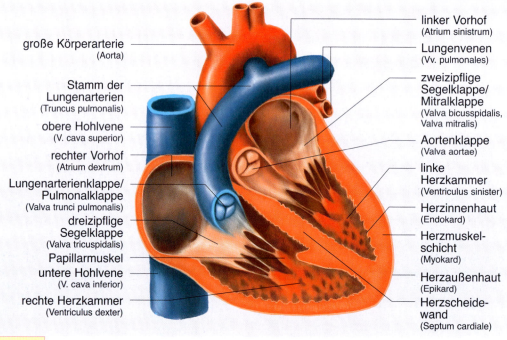

Abb. 9.16 *Herzinnenräume.*

9.4 Das Herz

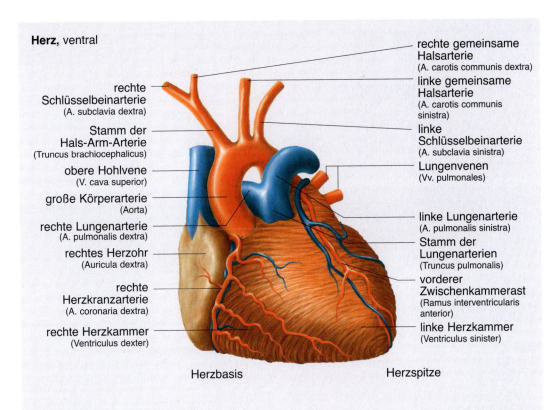

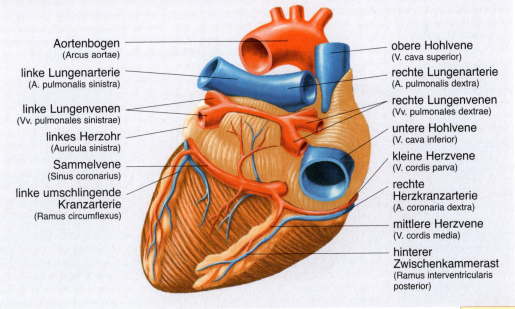

Bau des Herzens (Vorder- und Rückansicht). Abb. 9.17

9 Kreislaufsystem

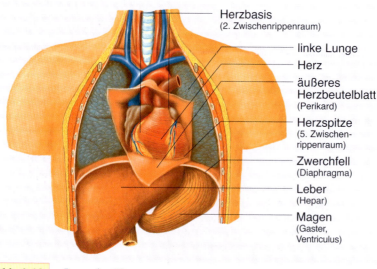

Abb. 9.18   *Lage des Herzens.*

sten Hohlorganen dreischichtig: Herzinnenhaut (**Endokard**), Muskelschicht (**Myokard**) und Herzaußenhaut (**Epikard**). Das Myokard ist ein kräftiger Hohlmuskel aus Herzmuskelgewebe (⇨ S. 68).
Seine Dicke ist der Belastung angepasst; so ist das Vorhofmyokard schwächer als das Kammermyokard (einschließlich Vorhof- und Kammerseptum) und das linke Kammermyokard deutlich stärker als das rechte.

Lage
Das Herz liegt im mittleren *Mediastinum*, 2/3 links und 1/3 rechts der Medianebene. Die Längsachse verläuft von *rechts hinten oben* nach *links vorne unten*.

Herzwand
Der Wandaufbau des Herzens ist wie bei den meisten Hohlorganen dreischichtig:

Herzklappen (Herzventile)
Die Herzklappen sind Duplikaturen des Endokards. Sie besitzen, wie Ventile, eine *Durchlass-* und eine *Sperrrichtung*; das Öffnen und Schließen wird also durch die Druckverhältnisse beiderseits der Klappe bestimmt. Jede Herzkammer wird von zwei Herzklappen begrenzt, einer Segelklappe zwischen Kammer und Vorhof und einer Taschenklappe zwischen Kammer und Ausflussbahn.

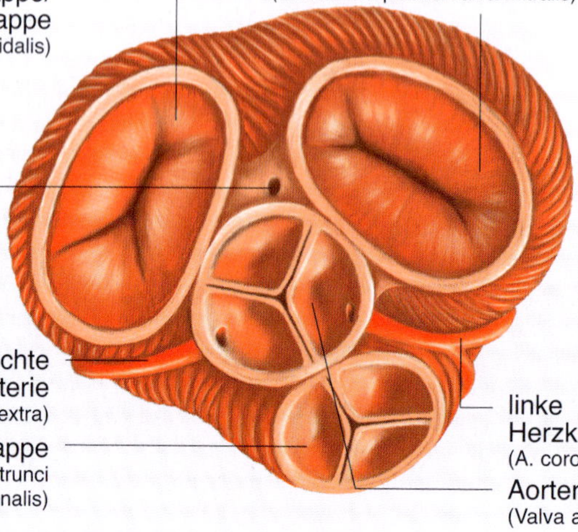

Segelklappen (Atrioventrikularklappen)
Die Segelklappen bestehen aus einer Doppellage Herzinnenhaut (Endokard). Durch feine Sehnenfäden sind sie mit den Papillarmuskeln verbunden. Steigt der Kammerdruck über den Vorhofdruck, kontrahieren diese Muskeln, sodass die Klappen nicht (wie eine Pendeltür) in den Vorhof zurückschlagen können.

Abb. 9.19   *Herzskelett, Ventilebene – von oben.*

9.4 Das Herz

	Systole (Austreibungsphase)	Diastole (Füllungsphase)
– Vorhofdruck	niedrig	hoch
– Herzkammerdruck	hoch	niedrig
Tricusspidalklappe	geschlossen	offen
Pulmonalklappe	offen	geschlossen
Blutbewegung	Blutauswurf in den Truncus pulmonalis und Vorhoffüllung	Blut fließt vom Vorhof in die Herzkammer

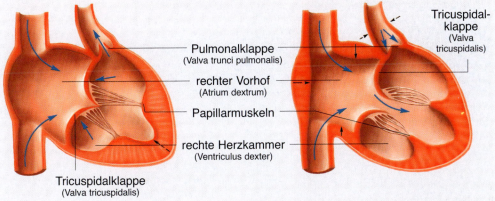

Ventilfunktion der Herzklappen in der rechten Herzhälfte. Abb. 9.20

Bei den Segelklappen unterscheiden wir
- *Tricuspidalklappe* (**Valva tricuspidalis** – drei „Segel") zwischen rechtem Vorhof und rechter Herzkammer und
- *Mitralklappe* (**Valva mitralis** – zwei „Segel") zwischen linkem Vorhof und linker Herzkammer.

Taschenklappen (Semilunarklappen)
Die dünnen Membranen der Taschenklappen bestehen aus einer Doppellage der Arterieninnenhaut (Intima) und haben die Form von Schwalbennestern. Sie sind so angeordnet, dass sie vom zurückströmenden Blut gefüllt werden, sich dadurch aufblähen und somit die Öffnung verschließen. Jede Klappe besteht aus drei Taschen.

Die Taschenklappen unterteilen wir in
- *Pulmonalklappe* (**Valva trunci pulmonalis**) zwischen rechter Herzkammer und Truncus pulmonalis sowie
- *Aortenklappe* (**Valva aortae**) zwischen linker Herzkammer und Aorta.

P Entzündungen des Endokards (Endokarditis) zeigen sich insbesondere an den Klappen. Als Folge können Herzklappenfehler entstehen.

Blutversorgung (⇨ Abb. 9.17, S. 173)
Die Blutversorgung des Herzens erfolgt durch die **Herzkranzgefäße** (Koronargefäße). Zwei *Herzkranzarterien* entspringen aus der Aorta dicht hinter der Aortenklappe.
- **Rechte** *Herzkranzarterie* (A. coronaria dextra), sie verläuft in der rechten Kranzfurche nach hinten. Ihr Endast, der *hintere Zwischenkammerast* (Ramus interventricularis posterior), steigt in der hinteren Zwischenkammerfurche ab;
- **linke** *Herzkranzarterie* (A. coronaria sinistra). Sie teilt sich nach l cm in zwei Endäste:
  – den *vorderen Zwischenkammerast* (Ramus interventricularis anterior), der in der vorderen Zwischenkammerfurche herzspitzenwärts verläuft und
  – den *umbiegenden Ast* (Ramus circumflexus), der in der linken Herzkranzfurche nach hinten verläuft.

9 Kreislaufsystem

P Durchblutungsstörungen des Herzens sind relativ häufig.
Begründung: Das Herz wird durch zwei Arterien versorgt. Dies sind funktionelle Endarterien, die kaum über Anastomosen in Verbindung stehen. Durch die ständige Energie verbrauchende Pumptätigkeit hat das Herz einen großen Durchblutungsbedarf.
Bei unvollständigem oder kurzzeitigem Verschluss kleinerer Gefäße kommt es zu heftigem Thoraxschmerz, der oft in den linken Arm ausstrahlt (Angina pectoris). Einige Tropfen oder Spraystöße Nitroglyzerin (über die Mundschleimhaut resorbiert) lindern prompt die Beschwerden, weil dadurch eine Erweiterung der Herzkranzgefäße erfolgt. Der vollständige Verschluss eines Gefäßes (meist durch einen Thrombus) verursacht extrem starke Brustschmerzen (Herzinfarkt). Das Überleben des Patienten hängt hauptsächlich davon ab, wie schnell er in eine Klinik kommt und dort der Thrombus durch künstliche Fibrinolyse mit Medikamenten (z. B. Streptokinase, Urokinase) aufgelöst wird. Auch heute noch sterben viele Menschen am Herzinfarkt, da bei einem größeren Gefäßverschluss das dahinter liegende Herzmuskelgewebe irreversibel geschädigt wird und der Pumpvorgang nicht aufrechterhalten werden kann.

Nervenversorgung
Das Herz wird vom vegetativen Nervensystem (sympathische und parasympathische Herznerven) versorgt (➪ S. 364 ff). Bei sympathischer Erregung steigen Herzfrequenz und Schlagkraft, der Parasympathikus hemmt beides.

P Viele Herzmedikamente wirken über die Beeinflussung des vegetativen Nervensystems (z. B. Betablocker).

Herzbeutel (Perikard)
P Der Herzbeutel ermöglicht die freie Beweglichkeit des Herzens. Er ist wie alle serösen Höhlen aus zwei Blättern aufgebaut (➪ S. 86):
– dem äußeren fibrösen parietalen Blatt (Perikard im engeren Sinn) und
– dem inneren serösen viseralen Blatt (Epikard), das dem Herzen anliegt.
Der Umschlag vom Epikard in das Perikard befindet sich an den Ein- und Ausflussbahnen des Herzens.

9.5 Gefäßsystem

Das Gefäßsystem bildet in Verbindung mit dem Herzen ein Transportsystem, in dem das Transportmittel „Blut" in einem geschlossenen Kreislauf bewegt wird. Auf diese Weise werden den Zellen die zum Leben notwendigen Stoffe zu- und die Stoffwechselprodukte abgeleitet. Man unterscheidet das *Blutgefäßsystem* und das *Lymphgefäßsystem*.

9.5.1 Blutgefäßarten

Das Blutgefäßsystem ist ein geschlossenes System, d. h., der Inhalt (Blut) bewegt sich ausschließlich in den Gefäßen. Es werden folgende Blutgefäßarten unterschieden:
1. **Arterien**. Gefäße, die das Blut *vom Herzen weg* transportieren. Die kleinsten Arterien heißen *Arteriolen*.
2. **Venen**. Gefäße, die das Blut *zum Herzen hin* transportieren. Die kleinsten Venen heißen *Venolen* (oder Venulen).
3. **Kapillaren**. Kleinste Haargefäße zwischen Arteriolen und Venolen, die dem *Stoffaustausch* zwischen Blut und Zelle dienen.

Die Ver- und Entsorgung der Zellen erfolgt indirekt über die interstitielle Flüssigkeit.

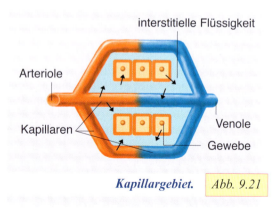

Kapillargebiet. Abb. 9.21

Arteriovenöse **Anastomosen** sind Gefäßverbindungen zur Umgehung der Kapillaren. Sie dienen der Durchblutungsregulation (z. B. Veränderung der Hautdurchblutung zur Steuerung des Wärmehaushaltes.

9.5 Gefäßsystem

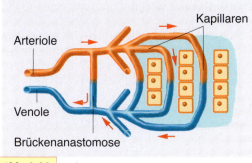

Abb. 9.22 **Anastomosen.**

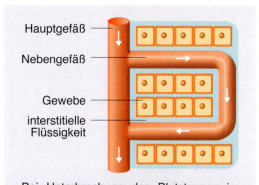

Bei Unterbrechung des Blutstromes im Hauptgefäß erfolgt die Blutversorgung des betreffenden Gewebeabschnittes über die Nebengefäße.

Kollateral- oder Umgehungskreislauf. *Abb. 9.23*

Bau der Gefäße
Alle Hohlorgane haben ein gemeinsames Bauprinzip. Ihre *Wände* bestehen meist aus drei Hauptschichten.
Die Gefäße sind ebenfalls Hohlorgane, deren Innenraum wir als Gefäßlumen bezeichnen. Ihre drei Hauptschichten heißen:
Intima (Innenschicht). Sie wird gebildet aus
- dem Endothel und einem
- bindegewebigen Anteil.

Media (Mittelschicht). Sie ist die stärkste Schicht und besteht aus
- elastischen und kollagenen Fasern sowie
- glatten Muskelzellen.

Adventitia (Außenschicht). Sie setzt sich aus kollagenen und elastischen Fasernetzen zusammen, die mit der Umgebung in Verbindung stehen.

Die Blutversorgung der Arterienwand bei Arterien bis etwa 1 mm Durchmesser erfolgt durch Diffusion aus dem durchströmenden Blut. Große Arterien wie z. B. die Aorta werden durch eigene Blutgefäße (Vasa vasorum) mit Sauerstoff versorgt.

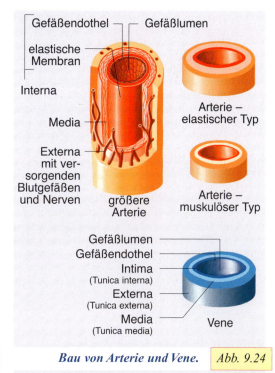

Arterien
Arterien zeigen den klassischen Dreischichtenaufbau. Man unterscheidet:
- *Arterien* **elastischen** *Typs*, bei denen die elastischen Elemente in der Media überwiegen. Dazu gehören die *Aorta* und ihre *Äste* (herznahe Arterien). Sie ermöglichen die so genannte Windkesselfunktion (☞ Kap. 9.6.3, S. 197).
- *Arterien* **muskulären** *Typs*, die in der Media reichlich glatte Muskelzellen besitzen. Dazu gehören die herzfernen *kleineren Arterien* und *Arteriolen*, über die die Regulation der Organdurchblutung erfolgt.
- *Endarterien* haben keine Anastomosen, sodass bei Verschluss keine Umgehung (= Kollateralkreislauf) möglich ist und das nicht mehr versorgte Gewebe abstirbt. Endarterien besitzen z. B. Herz, Lunge, Niere, Leber, Milz, Gehirn.

P Häufigste Erkrankung der Arterien ist die Arteriosklerose (Arterienverkalkung).

Bau von Arterie und Vene. *Abb. 9.24*

9 Kreislaufsystem

Venen
Der Bau der Venenwand entspricht im Prinzip dem der muskulären Arterien. Im Unterschied zu diesen ist aber die Venenwand dünner. Am stärksten sind die Wände (Media) der Beinvenen. Zur Verhinderung des Blutrückstromes dienen die Venenklappen (= Taschenklappen).

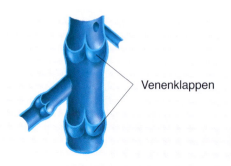

Abb. 9.25   *Venenklappen.*

Häufige Erkrankungen der Venen sind Krampfadern (Varizen) als Folge schwacher Venenwände: Die Klappen schließen nur noch unvollkommen.

Kapillaren
Die Kapillarwand ist *einschichtig* und besteht nur aus der Intima, die von einem Gitterfaserhäutchen umhüllt wird. Der Durchmesser der kleinsten Kapillaren ist geringer als der eines Erythrozyten, sodass diese sich nur aufgrund ihrer Elastizität hindurchbewegen können.

9.5.2 Blutkreislauf

Als Blutkreislauf wird der durch die Herztätigkeit bewirkte Blutumlauf im Blutgefäßsystem bezeichnet. Der Blutkreislauf als funktionelle Einheit von Herz und Gefäßen sichert den Stoff- und Wärmetransport im Körper über größere Strecken. Beim Menschen strömt das Blut in einer doppelt kreisförmigen Bahn. Der Blutkreislauf besteht aus zwei hintereinander (in Reihe) geschalteten Abschnitten.

1. Kleiner Blut- oder Lungenkreislauf
Das ist der Weg des O_2-armen und CO_2-reichen Blutes aus dem rechten Ventrikel durch die Pulmonalklappe über die Lungenarterien in die Kapillaren der Lunge. Nach erfolgtem Gasaustausch wird das O_2-reiche und CO_2-arme Blut über die Lungenvenen in den linken Vorhof transportiert. Vom linken Vorhof fließt das Blut durch die Mitralis in den linken Ventrikel.

2. Großer Blut- oder Körperkreislauf
Den Weg des O_2-reichen und CO_2-armen Blutes aus dem linken Ventrikel durch die Aortenklappe über die Aorta und ihre Äste in die Kapillaren der parallel geschalteten Organ- bzw. Teilkreisläufe (Herz, Milz, Magen, Muskulatur, Niere usw.) nennt man den großen oder Körperkreislauf. Nach erfolgtem Stoffaustausch sammelt sich das O_2-arme und CO_2-reiche Blut in den Venen, die schließlich als V. cava superior und inferior in den rechten Vorhof münden. Vom rechten Vorhof fließt das Blut durch die Tricuspidalis in den rechten Ventrikel.

> **Merke**
>
> Das Blut gelangt über Venen immer zuerst in die Vorhöfe. Im Herzen fließt das Blut dann vom rechten Vorhof in die rechte und vom linken Vorhof in die linke Herzkammer. In der rechten Herzhälfte befindet sich O_2-armes, in der linken Herzhälfte O_2-reiches Blut.

Die einzelnen Organkreisläufe (z. B. Nierenkreislauf) des Körperkreislaufes sind parallel geschaltet, d. h., jedes Organ erhält einen bestimmten Teil des Gesamtblutvolumens.
Jeder Organkreislauf zeigt eine bestimmte Gefäßfolge:

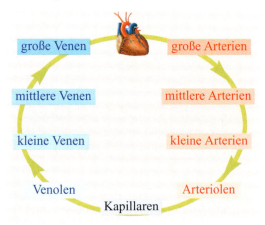

9.5 Gefäßsystem

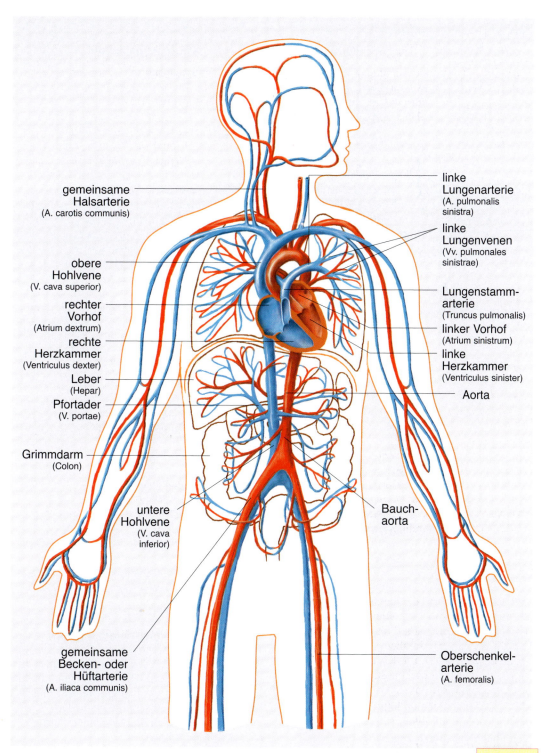

Blutkreislauf. Abb. 9.26

9 Kreislaufsystem

Tab. 9.7   Aorta und ihre Äste.

Aortenabschnitt	abgehende Äste	Versorgungsgebiete
Aufsteigende Aorta (Pars ascendens aortae)	Rechte und linke Herzkranzarterie (A. coronaria dextra et sinistra)	Herzwand
Aortenbogen (Arcus aortae)	– Truncus brachiocephalicus mit rechter gemeinsamer Halsarterie (A. carotis communis dextra) und rechter Schlüsselbeinarterie (A. subclavia dextra) – linke gemeinsame Halsarterie (A. carotis communis sinistra) – linke Schlüsselbeinarterie (A. subclavia sinistra)	Hals, Kopf, Arm.
Brustaorta (Pars thoracica aortae)	Bronchialarterien und Speiseröhrenarterien, obere Zwerchfellarterien, Zwischenrippenarterien.	Brusteingeweide, Zwerchfelloberseite, Brustwand.

Bauchaorta (Pars abdominalis aortae)	Unpaarige Äste:
	 – Bauchhöhlenstamm (Truncus coeliacus) mit
	   • linker Magenarterie,
	   • gemeinsamer Leberarterie,
	   • Milzarterie (A. splenica);
	 – obere Gekrösearterie (A. mesenterica superior),
	 – untere Gekrösearterie (A. mesenterica inferior).
		Magen, Duodenum, Leber, Milz, Bauchspeicheldrüse.
		
		 Darm ab Jejunum bis Quercolon (2. Drittel).
		
		 Letztes Drittel Quercolon bis zum oberen Teil des Mastdarms.

Paarige Äste	– Nebennierenarterien, – Nierenarterien (Aa. renales), – Hoden- bzw. Eierstockarterien, – Zwerchfellarterien, – Lendenarterien. Gemeinsame Hüftarterie (A. iliaca communis) mit – innerer Hüftarterie (A. iliaca interna) und – äußerer Hüftarterie (A. iliaca externa).	Nebennieren, Nieren, Hoden bzw. Eierstöcke, Zwerchfellunterseite, Bauchwand. Beckenorgane Bein

Die Arterien verzweigen sich bis zu den Kapillaren ständig weiter auf. Dabei nehmen der Gesamtquerschnitt zu, Durchmesser und Wandstärke ab. Ebenso verringert sich die Strömungsgeschwindigkeit des Blutes.
Die Organdurchblutung wird vom vegetativen Nervensystem und durch Hormone dem jeweiligen Funktionszustand angepasst.

Arterien des Körperkreislaufes und ihre Versorgungsgebiete

Alle großen Arterien des Körperkreislaufes entspringen aus der Aorta. Die Aorta beginnt im linken Ventrikel und wird ihrem Verlauf entsprechend in folgende Abschnitte gegliedert:
– *Aufsteigende Aorta* (Pars ascendens aortae) im oberen Mediastinum.
– *Aortenbogen* (Arcus aortae) verläuft im oberen Mediastinum zur Hinterwand.

9.5 Gefäßsystem

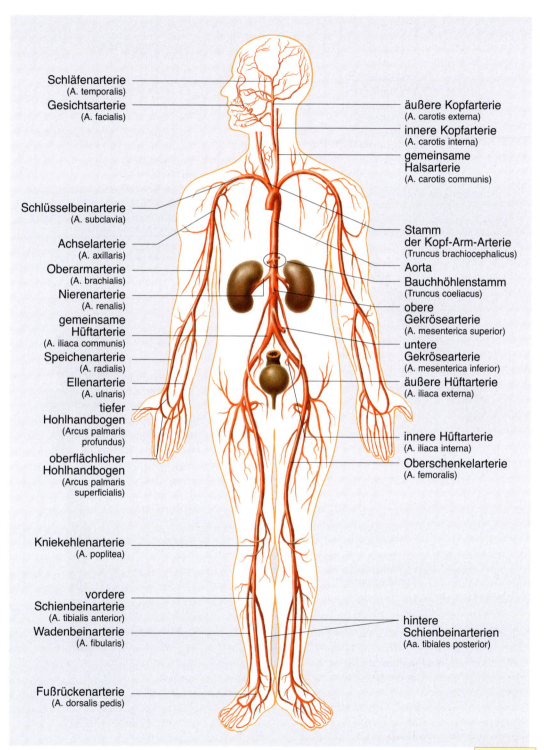

Arterien des Körpers – Gesamtübersicht. Abb. 9.27

9 Kreislaufsystem

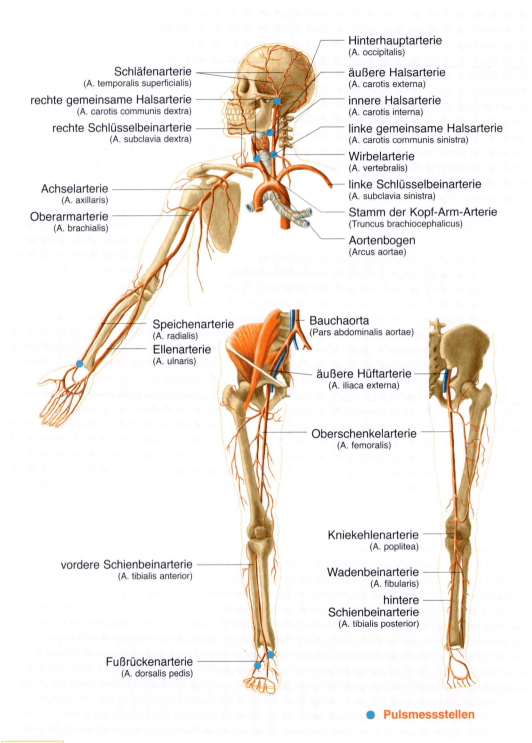

Abb. 9.28   *Arterielle Versorgung von Kopf, Arm und Bein.*

9.5 Gefäßsystem

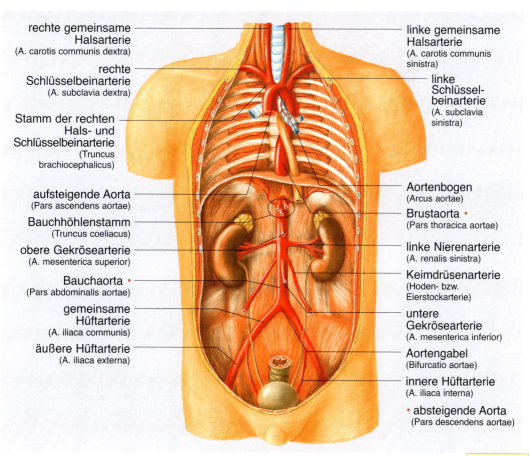

Abschnitte der Aorta und ihre Hauptäste. Abb. 9.29

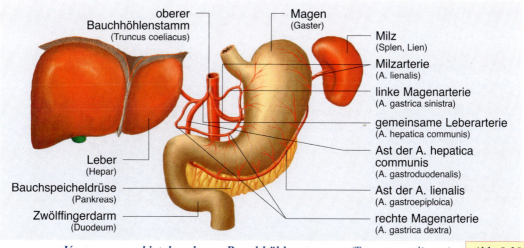

Versorgungsgebiet des oberen Bauchhöhlenstammes (Truncus coeliacus). Abb. 9.30

9 Kreislaufsystem

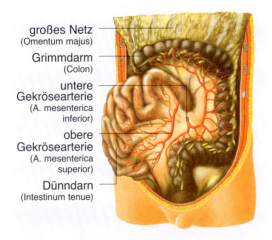

Abb. 9.31 *Versorgungsgebiete der Gekrösearterien.*

- *Absteigende Aorta* (Pars descendens aortae) mit
  - *Brustaorta* (Pars thoracica aortae) im hinteren Mediastinum,
  - *Bauchaorta* (Pars abdominalis aortae) im Retroperitonealraum.

Die Aorta endet mit der Aufgabelung (*Bifurcatio aortae*) in die beiden gemeinsamen Hüftarterien.

Wichtige Arterien des Körpers ➝ Abb. 9.27 bis 9.31.

Venen des Körperkreislaufes und ihre Einzugsgebiete
Bei den Venen des Körperkreislaufes unterscheiden wir
- **tiefe** *Venen*, die in der Regel als Begleitvenen der Arterien verlaufen und auch die gleiche Bezeichnung haben,
  Beispiel: A. radialis und V. radialis,
  A. renalis und V. renalis;
- **oberflächliche** oder *Hautvenen*, die als bläuliche Stränge besonders gut an Hand- und Fußrücken sowie in der Ellenbeuge zu sehen sind (Abb. 9.33).

> **Merke**
>
> Oberflächliche und tiefe Venen stehen durch Anastomosen miteinander in Verbindung. Das venöse Blut fließt von den Oberflächenvenen in die tiefen Venen.

Alle Venen sammeln sich in zwei großen Venenstämmen, der *oberen Hohlvene* (V. cava superior) und der *unteren Hohlvene* (V. cava inferior).

- *Einzugsgebiet der oberen Hohlvene* (**V. cava superior**): Sammelt das Blut aus der *oberen Körperhälfte* (oberhalb des Zwerchfelles). Sie liegt im oberen Mediastinum.

- *Einzugsgebiet der unteren Hohlvene* (**V. cava inferior**): Sammelt das Blut aus der *unteren Körperhälfte* (unterhalb des Zwerchfelles). Sie liegt im Retroperitonealraum rechts der Bauchaorta und beginnt mit der Vereinigung der beiden gemeinsamen Hüftvenen.

Arterien und Venen des Lungenkreislaufes
Aus dem rechten Ventrikel entspringt der *Lungenarterienstamm* (Truncus pulmonalis), der sich aufteilt in *rechte* (A. pulmonalis dextra) und *linke Lungenarterie* (A. pulmonalis sinistra) (➝ Abb. 9.34, S. 186).
Beide Arterien treten am Lungenhilus[1] in die Lunge ein und zweigen sich dort weiter auf.

Zum Lungenkreislauf gehören 2 rechte und 2 linke *Lungenvenen* (**Vv. pulmonales**), die das sauerstofffreie Blut von den Lungen in den linken Vorhof transportieren.

---
[1] Hilus = Hilum

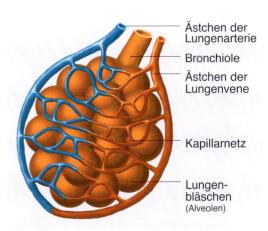

Übergang der Lungenarterie zu den Lungenvenen. Abb. 9.32

9.5 Gefäßsystem

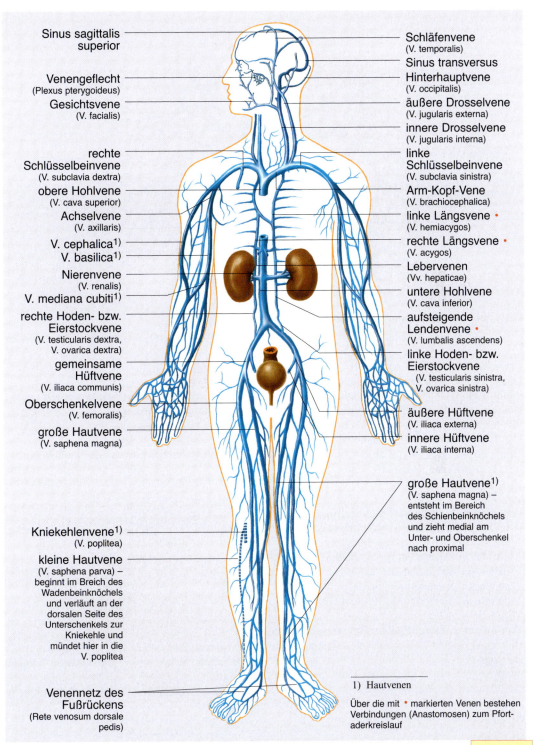

Venen des Körpers – Gesamtübersicht. Abb. 9.33

9 Kreislaufsystem

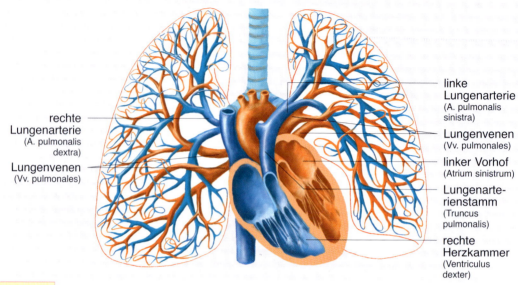

Abb. 9.34 *Arterien und Venen des Lungenkreislaufs.*

Pfortaderkreislauf

Unter den Organkreisläufen des Körperkreislaufes nimmt der Pfortaderkreislauf eine Sonderstellung ein. Abbildung 9.35 verdeutlicht dies wie folgt:

Das Blut kommt von der Bauchaorta über die Organarterien in die Kapillargebiete der unpaarigen Bauchorgane (Magen, Darm, Bauchspeicheldrüse, Milz).

Hier finden folgende wichtige Vorgänge statt:
- Im Magen- und Darmkapillargebiet erfolgt die Resorption der Nahrungsstoffe,
- im Milzkapillargebiet die Aufnahme von Abbauprodukten des Blutes und
- im Bauchspeicheldrüsenkapillargebiet die Aufnahme der Hormone Insulin und Glukagon.

Das in seiner Zusammensetzung so veränderte Blut fließt danach über die Venen der unpaarigen Bauchorgane in die Pfortader (V. portae), also nicht wie üblich in die untere Hohlvene. Über die Pfortader gelangt es in das 2. Kapillargebiet, das der Leber. Von da strömt es schließlich über die Lebervenen zur unteren Hohlvene.

Die Leber ist das wichtigste Stoffwechselorgan (↪ Kap. 12.6, S. 246), d. h., die im Pfortader-

> **Merke**
>
> Unter dem Pfortaderkreislauf versteht man folgenden Weg des Blutes:
>
> Bauchaorta
> ▼
> Organarterien der unpaarigen Bauchorgane
> ▼
> Kapillaren der unpaarigen Bauchorgane
> *(1. Kapillargebiet)*
> ▼
> Pfortader (= Sammelvene)
> ▼
> Leberkapillaren
> *(2. Kapillargebiet)*
> ▼
> Lebervenen
> ▼
> untere Hohlvene

blut befindlichen Stoffe werden einer Kontrolle unterzogen, bevor sie in die anderen Organe gelangen.

Die Leber verändert also das Blut deutlich, in dem sie u. a.
- die resorbierten Nahrungsstoffe abbaut oder ineinander umwandelt,
- toxische Stoffe (Alkohol, Medikamente) entgiftet,

9.5 Gefäßsystem

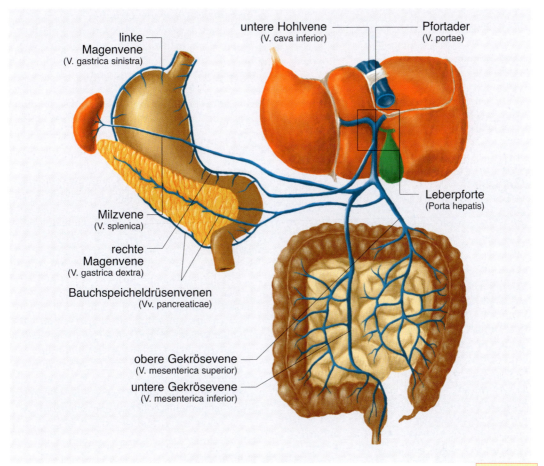

Venen des Pfortaderkreislaufes (Organe von dorsal). Abb. 9.35

– Hämoglobin in Gallenfarbstoffe umwandelt,
– unter Einwirkung von Hormonen den Blutzuckerspiegel reguliert.

Zwei Besonderheiten des Pfortaderkreislaufes sind hervorzuheben.
1. Das Blut durchströmt zwei Kapillargebiete.
2. Im Venenblut befinden sich nicht nur Stoffwechselendprodukte, sondern auch die resorbierten Nahrungsstoffe.

P Bei Verstopfung der Pfortader nimmt das Blut einen Umweg (Kollateralkreislauf) über Anastomosen, die zu Venen der vorderen Bauchwand führen. Deren Erweiterung führt zum sog. Medusenhaupt. Eine weitere Umgehung erfolgt über Speiseröhrenvenen und damit verbundener Varizenbildung.

9.5.3 Lymphgefäßsystem

Das Lymphgefäßsystem stellt ein zusätzliches Abflusssystem dar, durch das die überschüssige interstitielle Flüssigkeit in das Blutgefäßsystem zurückgeführt wird. Blut- und Lymphgefäßsystem stehen also in enger Beziehung.
Die Lymphgefäße durchziehen den gesamten Körper, sodass jede Zelle angeschlossen ist.
Im Bereich der Blutkapillaren beginnt das Lymphgefäßsystem mit zahlreichen blindverschlossenen *Lymphkapillaren*. Die Lymphkapillaren vereinigen sich zu ableitenden, oft mit Klappen ausgestatteten *Lymphgefäßen*, die über den *Milchbrustgang* (Ductus thoracicus) und den *rechten Lymphstamm* (Ductus lymphaticus dexter) in das Venensystem einmünden. An den

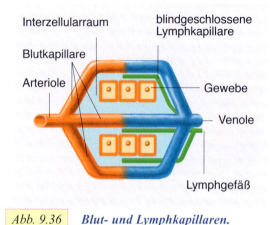

Abb. 9.36 *Blut- und Lymphkapillaren.*

Extremitäten verlaufen die mittleren Lymphgefäße häufig in unmittelbarer Nachbarschaft der größeren Hautvenen.

Der **Ductus thoracicus** ist der größte Lymphstamm. Er beginnt in Höhe des 1. Lendenwirbels mit einer bläschenförmigen Erweiterung (= *Cisterna chyli*) und tritt mit der Aorta durch das Zwerchfell. Danach verläuft er im hinteren Mediastinum und mündet in den **linken** Venenwinkel (= Vereinigung von V. subclavia sinistra und V. jugularis interna sinistra). Er sammelt die Lymphe aus allen Körperteilen unterhalb des Zwerchfelles, dem linken Arm und der linken Brust-, Hals- und Kopfseite.

Der nur ca. 1 cm lange **Ductus lymphaticus dexter** mündet in den **rechten** Venenwinkel (Vereinigung von V. subclavia dextra und V. jugularis interna dextra) und sammelt die Lymphe aus dem rechten Arm und der rechten Hals- und Kopfseite.

Bevor die Lymphe in die großen Lymphgefäße gelangt, passiert sie zahlreiche zwischengeschaltete *Lymphknoten*. Diese kommen an bestimmten Stellen gehäuft vor (z. B. regionäre Lymphknoten) und besitzen Filter- und Abwehrfunktion (↪ S. 163).

> **Merke**
>
> Die Flüssigkeit in den Lymphgefäßen wird als *Lymphe* bezeichnet. Sie fließt nur zum Herzen hin.

Zusammensetzung der Lymphe
Die Lymphe besteht aus interstitieller Flüssigkeit und ist ähnlich dem Blutplasma zusammengesetzt. *Wichtige Unterschiede* zum Blutplasma sind höherer Wasseranteil, geringerer Eiweißanteil (ca. 20 g/l), geringerer Glucoseanteil. Außerdem enthält sie keine Erythrozyten. Es gibt allerdings erhebliche regionale Unterschiede.

> **Merke**
>
> Die Darmlymphe heißt Chylus und ist vor allem für den Abtransport von Fettstoffen verantwortlich (Ursache für das milchige Aussehen).

Lymphmenge
Sie beträgt unter normalen Bedingungen ca. 2 l/d (= 1/10 des kapillären Filtrats).

Lymphtransport
Das Lymphsystem hat im Unterschied zum Blutgefäßsystem kein *Pumporgan*. Der Transport der Lymphe erfolgt durch Kontraktion der glatten Gefäßmuskulatur und durch vorübergehende Drucksteigerung in der Umgebung der Lymphgefäße. Die *mittlere Strömungsgeschwindigkeit* ist dementsprechend *sehr langsam*.

P Verschluss von Lymphgefäßen führt zu Lymphödemen.
Entzündungen der Hautlymphgefäße (z. B. nach Insektenstich) erkennt man an deren roter Verfärbung („roter Strich" – im Volksmund fälschlich als „Blutvergiftung" bezeichnet).

Aufgabe
Das Lymphgefäßsystem dient dem *Stofftransport* in Richtung Herz, wobei gleichzeitig *Kontroll-* und *Abwehraufgaben* erfüllt werden. Transportiert werden solche Stoffe, die die Wand der Blutkapillaren nicht passieren können und erst „gefiltert" werden müssen.
Beispiele: Bakterien, Ruß, Krebszellen und Fettstoffe (werden im Dünndarm resorbiert).

9.6 Physiologie des Kreislaufsystems

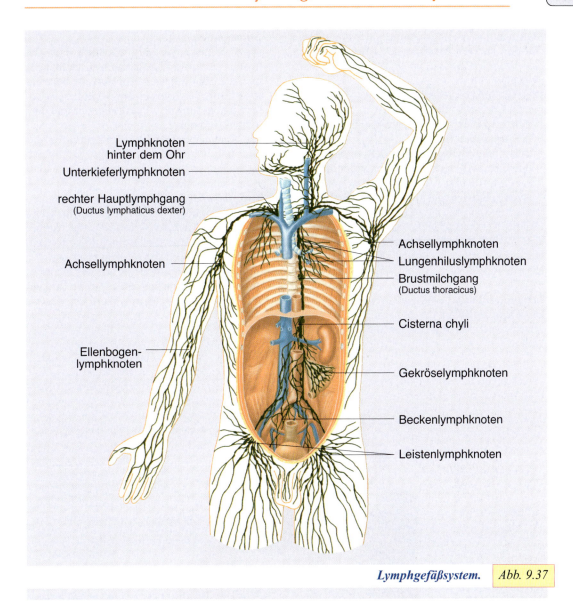

Lymphgefäßsystem. Abb. 9.37

9.6 Physiologie des Kreislaufsystems

Dieser Abschnitt beschäftigt sich mit der *Herztätigkeit* und den speziellen *Aufgaben* der einzelnen *Gefäßarten*.

Funktion des Herzens

Die Pumptätigkeit des Herzens gewährleistet die stetige Strömung des Blutes durch das Gefäßsystem. Das Aussetzen der Herztätigkeit bedeutet bereits nach wenigen Minuten den Tod. Um weitestgehend selbständig zu sein, bildet das Herz deshalb die Erregungen selbst. Bei der Tätigkeit des Herzens sind demnach das *elektrische* Geschehen (Erregung) und das *mechanische* Geschehen (Pumptätigkeit) zu unterscheiden.

9.6.1 Erregung des Herzens

Die Pumptätigkeit des Herzens wird durch Aktionspotentiale ausgelöst, die vom Herzmuskelgewebe selbst und spontan gebildet werden.

9 Kreislaufsystem

Man nennt dies Autorhythmie oder Autonomie (für alle anderen Muskeln des Körpers werden die Aktionspotentiale im Zentralnervensystem erzeugt).
Das *Myokard* besteht demnach aus zwei Typen von Herzmuskelzellen:
- Zellen, die sich verkürzen können, sie bilden die *Arbeitsmuskulatur*;
- Zellen, die rhythmisch Aktionspotentiale produzieren und weiterleiten, sie bilden das *Erregungsbildungs-* und *Erregungsleitungssystem* (Reizleitungssystem) des Herzens.

Da die Herzmuskelzellen nicht gegeneinander isoliert sind, breitet sich eine Erregung, die im Herzmuskel entsteht, immer über das gesamte Herz aus (Alles-oder-Nichts-Gesetz, ↪ S. 74).

Erregungsbildung und -weiterleitung
Das Erregungsbildungs- und Erregungsleitungssystem wird von verschiedenen Strukturen gebildet.

1. *Sinusknoten*
Vom Sinusknoten geht normalerweise der Anstoß zu einem Herzschlag aus, weshalb er auch als Schrittmacher des Herzens bezeichnet wird. Er liegt im rechten Vorhof zwischen der Einmündung der V. cava superior und dem rechten Herzohr.
Der Sinusknoten treibt bei Körperruhe das Herz mit einer Frequenz von ca. 70 Aktionspotentialen (= elektrische Impulse) pro Minute an (=Sinusrhythmus).

2. *Vorhofmyokard*
Vom Sinusknoten breitet sich die Erregung gleichmäßig über das Myokard beider Vorhöfe aus, sodass diese gleichzeitig kontrahieren. Anschließend wird der AV-Knoten erregt.
Wegen der Isolationseigenschaft des Herzskelettes kann die Erregung nicht unmittelbar vom Vorhof- auf das Kammermyokard übergehen.

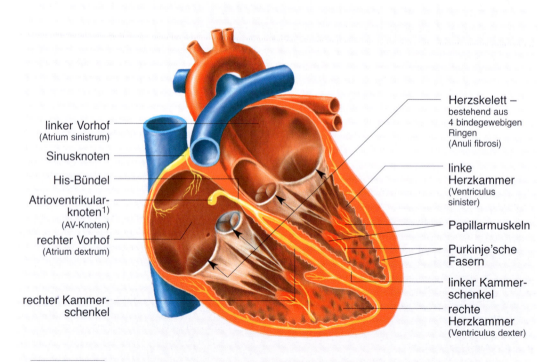

1) AV-Knoten = Vorhof-Kammer-Knoten, früher auch Aschoff-Tawara-Knoten genannt

Abb. 9.38 **Erregungsbildungs- und Erregungsleitungssystem des Herzens.**

9.6 Physiologie des Kreislaufsystems

3. *Vorhof-Kammer-Knoten,* **Atrioventrikularknoten**, **AV-Knoten**, *Aschoff-Tawara-Knoten.*
Er liegt in der Vorhofscheidewand unter dem Endokard zwischen der Mündung des Sinus coronarius und der Tricuspidalis.
Der AV-Knoten bildet die *Überleitungsstelle* zwischen den *Vorhöfen* und *Ventrikeln.* Er *verzögert die Erregungsleitung* etwas.
4. **His-Bündel**
Vom AV-Knoten läuft die Erregung auf einer vorgeschriebenen Bahn in Richtung Herzspitze weiter. Unmittelbar an ihn schließt sich das His-Bündel an und zieht zur Kammerscheidewand. Es liegt in einer Lücke des Herzskelettes.
5. **Kammerschenkel**
Das His-Bündel teilt sich in die beiden Kammerschenkel, die zur Herzspitze ziehen und sich dabei aufzweigen. Sie liegen links und rechts des Kammerseptums.

> **Merke**
> - Der Sinusknoten bildet die Erregungen für das Herz automatisch. Die Sinusfrequenz beträgt in Ruhe ca. 70 Impulse pro Minute.
> - Zuerst werden beide Vorhöfe gleichmäßig erregt, sodass sie auch gleichzeitig kontrahieren.
> - Etwas später werden beide Kammern gleichmäßig erregt, sodass auch sie gleichzeitig kontrahieren.
> - Diese geordnete Erregungsbildung und -ausbreitung ist Voraussetzung für die Bewegung des Blutes in einem vorgegebenen Richtungssinn.
> - Grundsätzlich kann die automatische Erregungsbildung im gesamten Herzen erfolgen, sodass ein Ausfall des Sinusknotens nicht zum Herzstillstand führt. Die Impulsfrequenz anderer Teile ist aber immer niedriger, z. B. AV-Rhythmus: 30 – 40 Impulse/min.
> - Beim gesunden Herzen bildet der Sinusknoten die Erregungen am schnellsten und unterdrückt dadurch die anderen Teile (Sinusknoten als Schrittmacher).

6. **Purkinje'sche Fasern**
Als Purkinje'sche Fasern bezeichnet man die Aufzweigungen der beiden Kammerschenkel, die die Erregung auf die Kammer- und die Papillarmuskulatur übertragen. Dies geschieht ebenfalls gleichmäßig, sodass auch beide Kammern zur gleichen Zeit kontrahieren. Die Kontraktion der Herzkammern setzt unmittelbar nach Beendigung der Vorhofkontraktion ein.

P Das Erregungsgeschehen kann durch verschiedene Schädigungen gestört werden. Man spricht von Herzrhythmusstörungen.
Beispiele:
– Störung der Erregungsbildung (Sinustachykardie, Sinusbradykardie, Sinusarrhythmie, Extrasystolen u. a.),
– Störung der Erregungsleitung (z. B. Herzblock).

Bei Ausfall des Sinusknotens kann dessen Funktion durch einen künstlichen „Herzschrittmacher" ersetzt werden.

Das **Elektrokardiogramm** (EKG, ↪ Abb. 9.40, S. 192)
Das EKG registriert die mit dem Erregungsgeschehen des Herzens verbundenen Spannungsschwankungen.
Es kann Auskunft geben über:
- Herzfrequenz,
- Erregungsrhythmus und -ursprung,
- Impulsausbreitung,
- Erregungsrückbildung,
- Herzlage.

P Das EKG leistet hauptsächlich einen Beitrag zur Diagnosefindung von Herzrhythmusstörungen und Herzdurchblutungsstörungen (Angina pectoris, Herzinfarkt). Es hat nur eine bedingte Aussagekraft zur Herzleistung.

Die gebräuchlichsten Ableitungen sind standardisiert, um vergleichbare Aufzeichnungen zu erhalten (↪ Abb. 9.39, S. 192).

9.6.2 Mechanik der Herztätigkeit

Die Herztätigkeit verläuft in Form einer Pumparbeit (Herz als Saug-Druck-Pumpe), die sich in einem dauernden Wechsel von **Systole** (Kontraktion) mit Anspannungs- und Austreibungsphase und **Diastole** (Erschlaffung) mit Entspannungs- und Füllungsphase vollzieht.

9 Kreislaufsystem

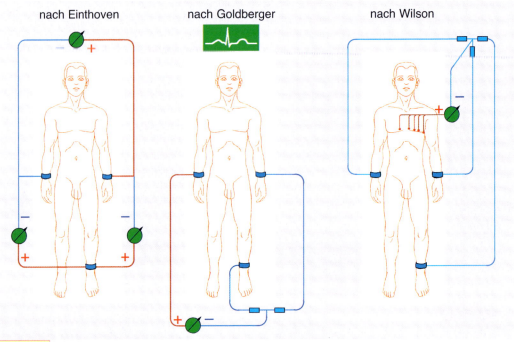

Abb. 9.39 *EKG-Ableitungen.*

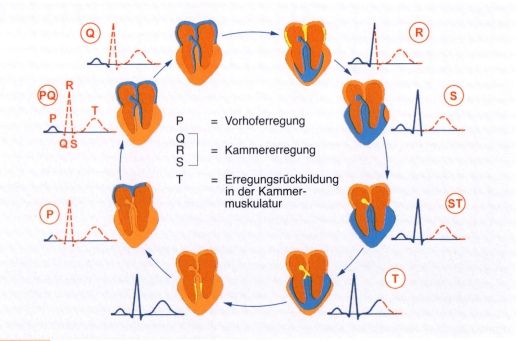

Abb. 9.40 *Elektrokardiogramm (EKG).*

Der Herzzyklus erzeugt fortlaufende Druck- und Volumenveränderungen, die ein entsprechendes Spiel der Herzklappen und damit die Blutströmung gewährleisten.

> **Merke**
>
> Nur während der Diastole fließt das Blut von der Aorta in die Herzkranzgefäße, sodass der hohe Blutbedarf des Herzmuskels gedeckt wird. Während der Systole werden die Herzkranzgefäße durch die Muskelkontraktionen „abgedrückt".

Ablauf eines Herzschlages
Folgende ursächliche Zusammenhänge sind zu beachten:

Elektrischer Impuls
→ Muskeltätigkeit
→ Druckverhältnisse
→ Klappenstellung
→ Blutbewegung

Wie die Vorgänge im Einzelnen ablaufen, ist aus der Tabelle 9.8, Seite 194 und der Abb. 9.42, Seite 195 zu ersehen.

Begleiterscheinungen der Herzaktion
Durch den Klappenschluss erzeugte Schwingungen führen zu diagnostisch verwertbaren Schallerscheinungen. Man unterscheidet den *1. Herzton*, der beim Schluss der Segelklappen am Systolenbeginn auftritt, und den *2. Herzton*, der beim Schluss der Taschenklappen am Diastolenbeginn auftritt.

P Störungen der Klappenfunktion (Klappenfehler), z. B. eine Stenose (Klappen können sich nicht mehr richtig öffnen) oder eine Insuffizienz (Klappen schließen sich nicht mehr vollständig) beeinträchtigen die Pumpfunktion. Funktionsuntüchtige Herzklappen können durch künstliche Klappen ersetzt werden. Stenosen (Verengungen) und Insuffizienzen verursachen Schallerscheinungen. Sie (Töne = physiologisch, Geräusche = meist pathologisch) können vom Arzt mit dem Stethoskop abgehört werden, wobei der Schall jeder Klappe an bestimmten Stellen der Brustwand am besten zu hören und dadurch meist einer bestimmten Klappe zuzuordnen ist. Objektiviert werden können die Schallereignisse mittels der Phonokardiographie.

Herzleistung
Die Förderleistung des Herzens wird als Herzminutenvolumen (= Herzzeitvolumen) berechnet.

**Herzminutenvolumen (HMV)
= Herzfrequenz · Schlagvolumen.**

Beispiel:
Herzfrequenz: 72 Schläge pro Minute
Schlagvolumen: 70 ml pro Kontraktion
HMV   72 Schläge · 70 ml
      = 4,9 Liter pro Minute

> **Merke**
>
> Das Herzminutenvolumen gibt an, welche Blutmenge pro Minute in das Gefäßsystem gepumpt wird.

P Bei körperlicher Anstrengung kann das Herzminutenvolumen bis auf 20 l/min ansteigen.

Regelung der Herzleistung (↪ Abb. 9.41)
Die Eigenrhythmik (Autonomie) des Herzens kann vom vegetativen Nervensystem (↪ S. 364) modifiziert werden. Dadurch erfolgt die funktionsgerechte Einstellung der Herztätigkeit entsprechend der Belastungssituation.

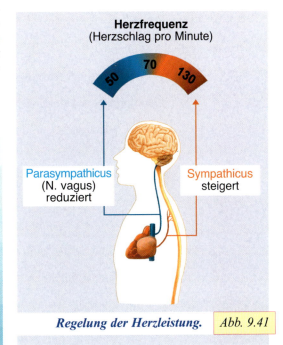

Regelung der Herzleistung. Abb. 9.41

9 Kreislaufsystem

Tab. 9.8 *Herzaktion.*

Sinusknotenimpuls breitet sich im Vorhofmyokard aus
▼
Kontraktion des **Vorhofmyokards**
(Vorhöfe sind zu diesem Zeitpunkt gefüllt; Segelklappen offen und Taschenklappen geschlossen)
▼
geringer Anstieg des Vorhofdruckes
▼
wenig Blut strömt von den Vorhöfen in die Kammern
▼
Erregungübertragung auf das **Kammermyokard** — **Beginn Kammersystole**
▼
Kontraktionsbeginn des Kammermyokards — – Anspannungsphase
▼
Kammerdruck steigt über Vorhofdruck
▼
Segelklappen werden geschlossen
– so dass der Rückfluss des Blutes in die Vorhöfe verhindert wird
▼
Kammermyokard kontrahiert weiter
▼
Kammerdruck steigt über den Arteriendruck
▼
Taschenklappen werden geöffnet — – Austreibungsphase

◄───────────────►

| **Schlagvolumen** von ca. 70 ml wird aus jeder Kammer in die Ausflussbahnen gedrückt; **Restvolumen** von ca. 70 ml verbleibt in den Kammern | Gleichzeitig verlagert sich die **Ventilebene herzspitzenwärts** ⇨ Entstehung eines Soges in den Vorhöfen ⇨ **Füllung der Vorhöfe** |

— **Ende Kammersystole**

Erregungsrückbildung — **Beginn Kammerdiastole**
▼
Erschlaffung des Kammermyokards — – Entspannungsphase
▼
Kammerdruck fällt
– zunächst unter den Arteriendruck
▼
Taschenklappen werden geschlossen,
sodass der Rückfluss des Blutes in die Kammern verhindert wird
– wenig später fällt der Kammerdruck unter den Vorhofdruck
▼
Segelklappen werden geöffnet — – Kammerfüllungsphase
▼
Ventilebene verlagert sich wieder **herzbasiswärts**
▼
Blut fließt von den Vorhöfen **in die Kammern**
– anfangs schnell, dann langsamer
– gleichzeitig kann Blut über die Einflussbahnen in die Vorhöfe nachfließen
▼
Vorhöfe und Kammern befinden sich während dieser Zeit in einer kurzen Ruhephase (= Erholungszeit) — **Ende Kammerdiastole**

9.6 Physiologie des Kreislaufsystems

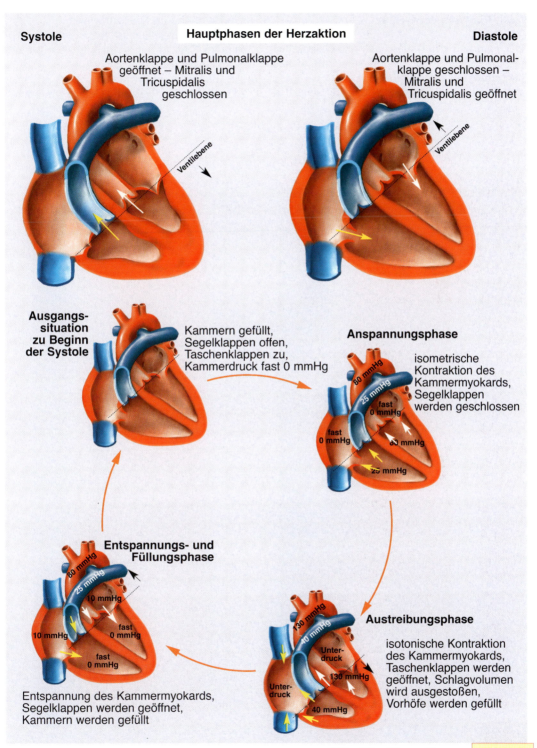

Ablauf des Herzschlages. Abb. 9.42

9.6.3 Funktion der Gefäße

Der Transport des Blutes unterliegt bestimmten physikalischen Gesetzmäßigkeiten, von denen hier einige genannt werden.

a) Das Blut strömt entlang des herrschenden Druckgefälles im Kreislaufsystem.
b) Die Durchflussmenge ist umso größer, je größer die Druckdifferenz und je geringer der Strömungswiderstand ist.
c) Der Strömungswiderstand ist umso geringer, je kürzer und je weiter die Gefäße sind (durch

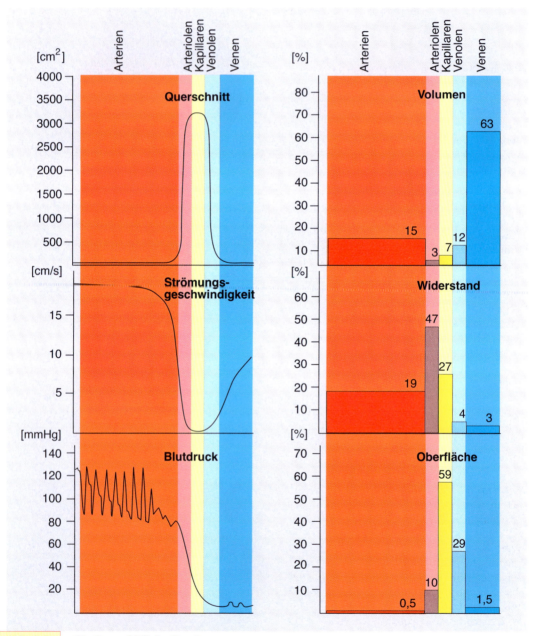

Abb. 9.43 *Hoch- und Niederdrucksystem.*

9.6 Physiologie des Kreislaufsystems

Parallelschaltung der vielen Kapillaren ist der Strömungswiderstand trotz des geringen Durchmessers der einzelnen Kapillare geringer als in den Arteriolen).
d) Die Strömungsgeschwindigkeit ist in den Kapillaren am geringsten und in der Aorta am höchsten (↪ Abb. 9.43).

Arteriensystem
Die Arterien erfüllen zwei Aufgaben. Sie verteilen das Blut auf die Körperperipherie und verwandeln die stoßweise Blutströmung am Aortenanfang in eine annähernd kontinuierliche Strömung (***Windkesselfunktion***).

> **Merke**
>
> *Austreibungsphase der Kammersystole*
> Ein Teil des Schlagvolumens fließt als systolisches Abflussvolumen sofort weiter, ein anderer Teil wird kurzfristig in dem sich dehnenden Aortenabschnitt gespeichert. Es entsteht der systolische arterielle Blutdruckwert.

Diastole
In der Phase des Druckabfalls zieht sich die gedehnte Aortenwand elastisch zusammen und bewirkt das Weiterfließen des Blutes in Richtung Kapillaren. Es entsteht der diastolische arterielle Blutdruckwert.

Blutdruck
Der in den Blutgefäßen und Herzinnenräumen herrschende Druck heißt Blutdruck.

Beim Blutdruckmessen werden 2 arterielle Blutdruckwerte ermittelt; der **systolische** *arterielle Blutdruckwert*, der während der Austreibungsphase der Kammersystole entsteht, und der **diastolische** *arterielle Blutdruckwert*, der während der Kammerdiastole vorherrscht.

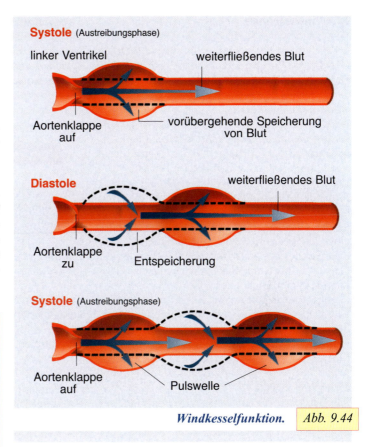

Windkesselfunktion. Abb. 9.44

Im Pars ascendens aortae eines jungen, gesunden Erwachsenen betragen die Werte durchschnittlich:
- systolisch   120 mmHg[1)] (= 120 Torr),
- diastolisch   80 mmHg (= 80 Torr).

Der mittlere arterielle Blutdruck beträgt mithin 100 mmHg.
Die *Höhe* des Blutdruckes hängt vor allem von 3 Faktoren ab:
- von der *Pumpkraft* des Herzens,
- von der Größe des *Schlagvolumens* und
- vom *peripheren Widerstand* (Gefäßquerschnitt, Elastizität und „Glattheit" der Gefäßwand).

> **Merke**
>
> Der systolische arterielle Blutdruck hängt hauptsächlich vom Herzminutenvolumen und der diastolische arterielle Blutdruck vom peripheren Widerstand in den Arteriolen ab.

---
1) mmHg = Millimeter Quecksilbersäule

9 Kreislaufsystem

Blutdruckamplitude
Die Blutdruckamplitude ist die Differenz zwischen systolischem und diastolischem arteriellen Blutdruck. Sie beträgt in dem angegebenen Beispiel 40 mmHg (= 40 Torr).

Blutdruckmessungen
Der Blutdruck kann *direkt* oder *indirekt* gemessen werden. Die **direkte** oder blutige *Blutdruckmessung* erfolgt im Blutgefäß. Sie ist sehr genau und kommt nur in der Klinik zum Einsatz.
Die bekannteste und am häufigsten angewandte Methode ist die **indirekte** oder unblutige *Blutdruckmessung* nach Riva Rocci (RR). Sie erfolgt an der *Oberarmarterie* (A. brachialis) mithilfe einer aufblasbaren Gummimanschette, die mit einem Druckmesser (Manometer) verbunden ist. Genutzt werden die Strömungsgeräusche (sog. Korotkoff-Geräusche) des Blutes.
Darüber hinaus gibt es eine Reihe automatischer Blutdruckmessgeräte zur individuellen Blutdruckkontrolle, die meistens nicht auf den Korotkoff-Geräuschen basieren und zum Teil zur Messung an den Handgelenken befestigt werden.

Puls (Stoß, Schlag)
Als Puls wird die *rhythmische Erweiterung der großen elastischen Arterien* bezeichnet. Diese Erweiterung entsteht durch den Anschlag der vom Herzen erzeugten Druckwelle an den Gefäßwandungen und ist als Erhebung mit dem Finger tastbar.

> **Merke**
>
> Die *Pulsfrequenz* ist die Anzahl der Pulsschläge pro Minute. Es gilt:
> Sinusfrequenz = Herzfrequenz = Pulsfrequenz
> (normal: 60 – 80 pro Minute)

P Eine Pulsfrequenz unter 60 Schlägen pro Minute heißt *Bradykardie*. Über 100 Schläge pro Minute werden als *Tachykardie* bezeichnet. Unter der *Pulsqualität* versteht man den Füllungszustand der Arterien. Als *Pulsrhythmus* wird die Regelmäßigkeit bzw. Unregelmäßigkeit des Pulses bezeichnet. *Arrhythmien* können krankhaft sein. Durch Palpation der Pulswelle können wichtige Informationen über den Funktionszustand des kardiovaskulären Systems gewonnen werden.

Verteilungsfunktion der Arteriolen (↪ Abb. 9.45)
Die Verteilung des Herzminutenvolumens auf die einzelnen parallel geschalteten Organkreisläufe geschieht durch die Arteriolen. Unter dem Einfluss des vegetativen Nervensystems bzw. von bestimmten Hormonen werden diese Gefäße verengt oder erweitert, somit auch der periphere Widerstand verändert und die Durchblutung gesteuert.

> **Merke**
>
> Die Arteriolen sind die wirksamsten Widerstandsregler des Kreislaufes und hauptsächlich für die Durchblutungsgröße der Kapillargebiete verantwortlich.

Kapillarsystem
In den Kapillargebieten findet der Austausch aller transportierten Stoffe zwischen dem Transportmittel Blut und dem Gewebe über die interstitielle Flüssigkeit statt.

Im Bereich der Kapillargebiete erfolgt die *Versorgung* und die *Entsorgung* der Zellen, die *hormonelle Informationsübertragung* sowie *der Ausgleich der Wasser- und Elektrolytbilanz*. Die Kapillargebiete sind durch folgende Eigenschaften diesen Funktionen bestens angepasst:
- Größter Querschnitt ⇒ **langsame Strömung**,
- Oberflächenvergrößerung infolge starker Gefäßverzweigung   ⇒ **große Austauschfläche**,
- sehr dünne durchlässige Gefäßwände
    ⇒ **kurze Transportwege**,
- kleine Versorgungsgebiete, kleiner Radius
    ⇒ **ausreichender Druck**.

Der Flüssigkeitsaustausch zwischen Blut, interstitieller Flüssigkeit und Zellen wird durch folgende Mechanismen gewährleistet:
- *Diffusion* (↪ S. 32). Hat die größte Bedeutung. Frei diffundieren können *kleine Teilchen*. Dazu gehören H_2O, O_2, CO_2, lipidlösliche Substanzen wie Alkohol, Elektrolyte, Harnstoff. Mit zunehmender Teilchengröße wird die Diffusion immer stärker behindert (z. B. für Glucose) bzw. unmöglich (z. B. für Albumine).
- *Filtration* (↪ S. 33). Durch die Filtration können schnelle *Flüssigkeitsverschiebungen* zwischen *Blutplasma und Zwischenzellraum* (Interstitium) realisiert werden. Die treibende Kraft ist der *effektive Filtrations-* bzw. *Reabsorptionsdruck* (= Druckdifferenz zwischen Blut und Gewebe). Aus Abbildung 9.46 ist zu

9.6 Physiologie des Kreislaufsystems

Organdurchblutung richtet sich
1. nach dem Bedarf an Sauerstoff,
2. nach der Menge der abzutransportierenden Stoffwechselprodukte.

Bewegungssystem aktiv

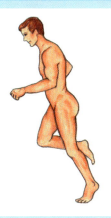

- Bedarf an Sauerstoff in Skelettmuskulatur: hoch
- Bedarf an Sauerstoff im Verdauungssystem: niedrig
- Anfallende Stoffwechselprodukte in Skelettmuskulatur: hoch

Verdauungssystem aktiv

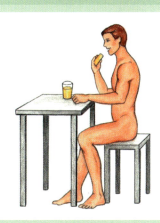

- Bedarf an Sauerstoff in Skelettmuskulatur: niedrig
- Bedarf an Sauerstoff im Verdauungssystem: hoch
- Anfallende Nährstoffe, die in das Blut resorbiert werden: hoch

Daraus folgt:
Organdurchblutung muss angepasst werden

- optimale Durchblutung der Skelettmuskulatur
- Erhaltung der Mindestdurchblutung des Verdauungssystems

- optimale Durchblutung der Organe des Verdauungssystems
- Erhaltung der Mindestdurchblutung der Skelettmuskulatur

Erreichung des optimalen Zustandes durch folgende Mechanismen

Weitstellung der Arteriolen in der Skelettmuskulatur

Hervorgerufen
1. durch Wirkung des Sympathicus
2. durch Wirkung von Hormonen wie z. B. Noradrenalin

Weitstellung der Arteriolen in den Organen des Verdauungssystems

Hervorgerufen
1. durch Wirkung des Parasympathicus
2. durch Wirkung von gefäßaktiven Substanzen wie Bradykinin und Kallidin

Vereinfachte Darstellung der Regulation der Organdurchblutung. Abb. 9.45

9 Kreislaufsystem

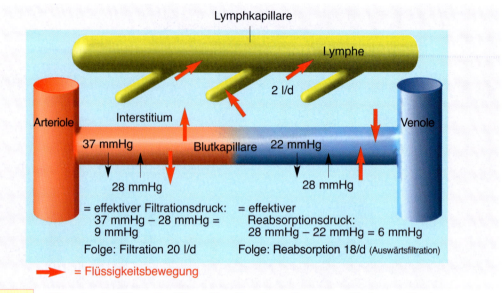

Abb. 9.46 **Filtration im Körperkapillargebiet** *(Druckangaben in mmHg bzw. in Torr).*

erkennen, dass der effektive Filtrationsdruck 9 mmHg und der effektive Reabsorptionsdruck 6 mmHg betragen. Somit werden aus den Körperkapillaren pro Tag ca. 20 Liter Flüssigkeit in das Interstitium filtriert und umgekehrt ca. 18 Liter reabsorbiert. Die restlichen 2 Liter erreichen die Blutbahn als Lymphe.
- *Pinozytose* (↪ S. 34). Aktiver Transport vor allem von Eiweißen.

Merke
Normalerweise herrscht zwischen der auswärts strömenden und der einwärts strömenden Flüssigkeitsmenge, einschließlich Lymphstrom, ein Gleichgewicht. Störungen dieses Gleichgewichtes können zu Flüssigkeitsverschiebungen zwischen den drei großen Flüssigkeitsräumen führen (↪ S. 28), so z. B. zu Ödemen.

Venensystem
Das Venensystem erfüllt im Kreislaufsystem 2 Aufgaben:
- *Rücktransport des Blutes* zum Herzen nach erfolgtem Stoffaustausch in den Kapillaren (= venöser Rückstrom);
- *Blutspeicher* (ca. 60 % des Blutvolumens befinden sich im Venensystem).

Transportfunktion
Der **venöse Rückstrom** des Blutes in den rechten Vorhof wird durch folgende Mechanismen gesichert (↪ Abb. auf S. 201):
– *Restblutdruck*, der von der Herzarbeit im Venensystem noch wirkt;
– *Schwerkraft* oberhalb des Herzens;
– *Sogwirkung der Vorhöfe* durch die Verlagerung der Ventilebene herzspitzenwärts (↪ S. 194 und 195);
– *Sogwirkung des Thorax* während der Inspiration (↪ S. 225);
– *Muskelpumpe* – durch die Kontraktion der Muskeln werden die Venen zusammengedrückt, die Wirksamkeit der Muskelpumpe wird durch die *Venenklappen* unterstützt,

Tab. 9.9 **Stabilisierung des Kreislaufes durch das Venensystem.**

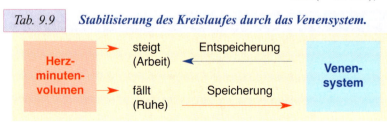

9.6 Physiologie des Kreislaufsystems

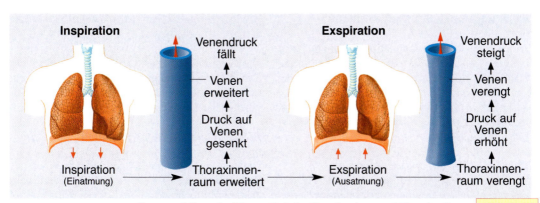

Sog- und Druckwirkung bei der Inspiration und Exspiration.   Abb. 9.47

die als Ventile ein Rückströmen verhindern;
– *Arterien-Venen-Kopplung* – die Pulsation der Arterie überträgt sich auf die Vene und wirkt wie die Muskelpumpe.

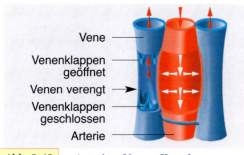

Abb. 9.48   *Arterien-Venen-Kopplung.*

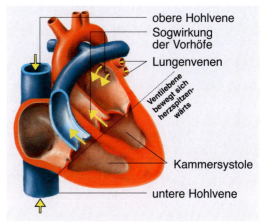

Sogwirkung der Vorhöfe während der Kammersystole.   Abb. 9.50

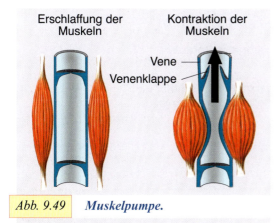

Abb. 9.49   *Muskelpumpe.*

Speicherfunktion
Im Venensystem befinden sich aufgrund seiner Dehnbarkeit ca. 60 % des Blutvolumens. Je nach zu erbringender Körperleistung wird, ohne dass sich der zentrale Venendruck wesentlich verändert, das Blut mobilisiert. Dadurch trägt das Venensystem entscheidend zur **Stabilisierung des Kreislaufes** bei und eignet sich besonders gut für Punktionen, Infusionen und Transfusionen.

P Beim Wechsel vom Liegen zum Stehen (Orthostase[1]) kann ein Teil des Blutes – vor allem aus dem Lungenkreislauf – in den Beinvenen „versacken" und unter Umständen zum orthostatischen Kollaps führen..

---
[1] aufrechte Körperhaltung

9 Kreislaufsystem

9.6.4 Regulation des Blutkreislaufes

Aufgabe der Kreislaufregulation ist es, das *Herzminutenvolumen* (HMV) ständig an die augenblicklichen Bedürfnisse des Organismus bzw. bestimmter Organe *anzupassen*. Diese Anpassung geschieht in Kombination von *lokalen* (regionalen) und *zentralen* (überregionalen) *Regulationsmechanismen*.

Regulation der Organdurchblutung

Die Verteilung des Herzminutenvolumens ist den unterschiedlichen Bedingungen angepasst. Organe mit gleich bleibend hohen Anforderungen (z. B. Gehirn) werden konstant gut durchblutet, während Organe mit wechselnden funktionellen Anforderungen (z. B. Muskulatur, Gastrointestinaltrakt) bei Belastung stärker und in Ruhe schwächer durchblutet werden.

Die Regulation der Organdurchblutung erfolgt durch die Änderung des Strömungswiderstandes infolge *Gefäßverengung* (**Vasokonstriktion**) bzw. *Gefäßerweiterung* (**Vasodilatation**; ↪ Tab. 9.10).

Die Veränderung des Gefäßquerschnittes zum Zweck der Leistungsanpassung wird erreicht durch die lokale, die nervale und die humoralhormonelle Durchblutungsregulation.

Lokale Durchblutungsregulation (auch Autoregulation)

Diese Regulationsmöglichkeit beruht einerseits auf der Eigenschaft vieler Gefäße, bei Blutdruckanstieg mit Kontraktion und bei Blutdruckabfall mit Erschlaffung zu reagieren; auf diese Weise bleibt trotz Blutdruckschwankungen die Durchblutung der lebenswichtigen Organe weitgehend konstant (z. B. Niere).
Andererseits bewirken eine Reihe von Stoffen, z. B. ADP, ATP, Pyruvat, Adenosin, Kohlendioxid, bei Konzentrationsanstieg eine sofortige lokale Vasodilatation.

> **Merke**
> Durch lokale Regulation ist der Organismus in der Lage, die Organdurchblutung schnell, aber nur bis zu einem gewissen Grade zu verändern.

Tab. 9.10 **Regulation der Organdurchblutung.**

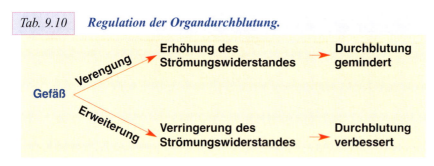

Tab. 9.11 **Zentrale Kreislaufregulation durch das Kreislaufzentrum.**

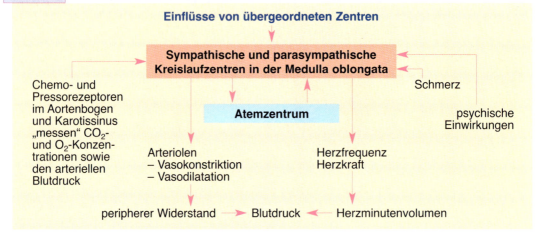

9.6 Physiologie des Kreislaufsystems

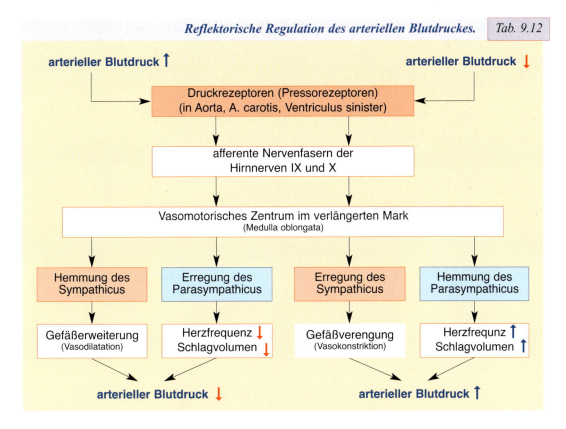

Reflektorische Regulation des arteriellen Blutdruckes. Tab. 9.12

Nervale Durchblutungsregulation
Die nervale Regulation der Durchblutung kann sowohl lokal als auch zentral erfolgen. Die lokale Regulation erfolgt überwiegend durch den **Sympathicus** im Bereich der Arteriolen. Das an den sympathischen Nervenendungen freigesetzte *Noradrenalin* bewirkt je nach Quantum eine mehr oder weniger starke *Gefäßwandkontraktion* (↪ Tab. 9.12).

Humoral-hormonelle Durchblutungsregulation
Diese Durchblutungsregulation erfolgt vor allem durch die Hormone Adrenalin und Noradrenalin sowie weitere gefäßaktive Substanzen.
– **Adrenalin** wirkt in niedriger Konzentration gefäßerweiternd und in hoher Konzentration gefäßverengend, Noradrenalin wirkt gefäßverengend (↪ vegetatives Nervensystem, Kap. 17).
– **Angiotensin II** ist die Substanz, die die stärkste Vasokonstriktion direkt an den Arteriolen hervorruft.
– Kallidin, Bradykinin und Histamin wirken vasodilatatorisch.

Renin-Angiotensin-Aldosteron-Mechanismus
Dieser Regulationsmechanismus setzt hauptsächlich bei einer *Verminderung der Nierendurchblutung* ein und führt letztendlich durch die Bildung von *Angiotensin II* zu einer starken *Vasokonstriktion* (↪ Tab. 9.13).

Zentrale Kreislaufregulation (stark vereinfacht)
Für die richtige Durchblutung der einzelnen Organe ist vor allem die Aufrechterhaltung eines bestimmten Blutdruckes notwendig.

Blutdruck und Herzminutenvolumen hängen ab von der treibenden Kraft, die durch das Herz verursacht wird, und dem Strömungswiderstand im Gefäßsystem.

Neben den lokalen Regulationsmöglichkeiten erfolgt unter Kontrolle des **Kreislaufzentrums** in der *Medulla oblongata* über das vegetative Nervensystem eine zentrale Regulation des Kreislaufes (↪ Tab. 9.11). Darüber hinaus wird durch sog. **Kreislaufreflexe** eine ständige Stabilisierung des Blutdruckes gewährleistet.

9 Kreislaufsystem

Renin-Angiotensin-Aldosteron-Mechanismus Tab. 9.13

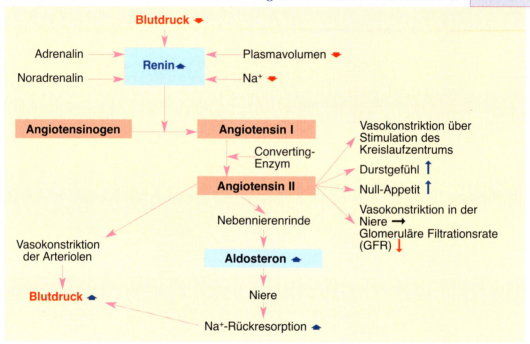

P Versagen der Kreislaufregulation bedeutet, dass lebenswichtige Organe zu wenig durchblutet werden. Dies kann nach Blutverlust und bei orthostatischem Kreislaufversagen auftreten.

Bei den beschriebenen Regulationsmöglichkeiten sind die *schnelle Regelung* über das vegetative Nervensystem und die *langsame Regelung* mithilfe von Hormonen und anderen Wirkstoffen zu unterscheiden (↪ Tab 9.14).

Merke

Kreislauf- und Atemregulationen sind immer gekoppelt, weil mit dem veränderten Herzminutenvolumen auch veränderte O_2- und CO_2-Mengen transportiert werden müssen, um der veränderten biologischen Oxidation gerecht zu werden.

Zusammenwirken von Nerven- und Hormonsystem. Tab. 9.14

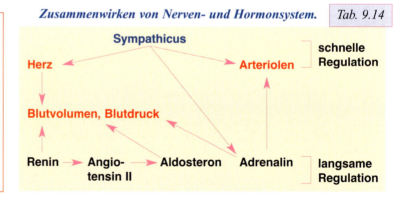

9 Kreislaufsystem

Fragen zur Wiederholung

1. Definieren Sie den Begriff Kreislaufsystem und geben Sie einen Überblick über dessen Funktionen.
2. Geben Sie einen Überblick über die Zusammensetzung des menschlichen Blutes.
3. Beschreiben Sie den Bau eines Erythrozyten und nennen Sie die Hauptfunktion. Was ist der Hämatokrit?
4. Welche Arten von Leukozyten kennen Sie?
5. Wie ist ein Thrombozyt gebaut?
6. Wo werden die Blutzellen gebildet bzw. abgebaut?
7. Geben Sie die Normalwerte der Blutzellen an.
8. Nennen Sie die Bestandteile des Blutplasmas und erläutern Sie deren Funktion.
9. Welche Funktionen hat das Blut?
10. Beschreiben Sie die Vorgänge, die zum Verschluss eines verletzten kleineren Blutgefäßes führen.
11. Warum kann es wegen einer Gerinnungsstörung zu einer Verschiebung des OP-Termines kommen?
12. Wie kann man die Blutgerinnung bei Blutentnahmen am günstigsten verhindern?
13. Was versteht man unter der Fibrinolyse und wie läuft sie ab?
14. Welche Beziehungen bestehen zwischen Blut und Immunsystem?
15. Nehmen Sie eine Einteilung der verschiedenen Abwehrmechanismen vor. Begründen Sie den Zusammenhang zwischen äußerem Schutzwall und persönlicher Hygiene.
16. Welche Aufgaben erfüllen die verschiedenen Leukozytenarten?
17. Was gehört zum lymphatischen System und welche Aufgabe hat es zu erfüllen?
18. Beschreiben Sie Bau, Lage und Aufgaben von
    a) Thymus,
    b) Milz,
    c) Lymphknoten.
19. Kann der Mensch ohne Milz leben? – Begründen Sie Ihre Antwort.
20. Was sind regionäre Lymphknoten und welche Bedeutung haben sie?
21. Was versteht man unter dem Waldeyer'schen lymphatischen Rachenring?
22. Was verstehen Sie
    a) unter unspezifischer und
    b) unter spezifischer Abwehr?
23. Unterscheiden Sie Allergie und immunologische Toleranz.
24. Was versteht man unter Immunisierung und welche praktische Bedeutung hat sie?
25. Charakterisieren Sie
    a) das AB0-System,   b) das Rhesussystem.
26. Erläutern Sie die Problematik von Organtransplantationen.
27. Beschreiben Sie Lage und Bau des Herzens.
28. Welche Gefäßarten bilden das Gefäßsystem?
29. Beschreiben Sie den Wandaufbau der Gefäßarten.
30. Was sind Anastomosen und welche Bedeutung haben sie?
31. Erläutern Sie den Blutstrom durch das Herz.
32. Beschreiben Sie Lungen- und Körperkreislauf.
33. Warum heißen die Lungenarterien Arterien, obwohl sie venöses Blut führen?
34. Wie erfolgt die Blutversorgung
    a) des Kopfes,   b) der Arme,
    c) der Bauchorgane,   d) der Beckenorgane,
    e) der Beine?

9 Kreislaufsystem

Fragen zur Wiederholung

35. Nennen Sie die Einzugsgebiete
    a) der V. cava superior,
    b) der V. cava inferior.
36. Suchen Sie am eigenen Körper folgende Arterien:
    - A. radialis,
    - A. temporalis,
    - A. carotis communis,
    - A. dorsalis pedis.
37. Erläutern Sie den Pfortaderkreislauf.
38. Beschreiben Sie den Weg des Blutes mithilfe folgender Beispiele:
    a) Nährstofftransport vom Darm zur Leber,
    b) Arzneimitteltransport von der Armvene zum Herzmuskel,
    c) Harnstofftransport von der Leber zur Niere,
    d) Arzneimitteltransport vom M. gluteus medius zum Herzmuskel.
39. Beschreiben Sie den Aufbau und die Funktion des Lymphgefäßsystems.
40. Wie entsteht die Lymphe?
41. Beschreiben Sie den Erregungsablauf im Herzen.
42. Erkunden Sie in der Praxis die EKG-Abnahme und erbitten Sie die Befunderklärung durch einen Arzt.
43. Beschreiben Sie den Ablauf eines Herzschlages! Beginnen Sie mit dem Sinusknotenimpuls.
44. Definieren Sie: Sinusfrequenz, Herzfrequenz, Schlagvolumen, Restvolumen, Herzminutenvolumen, Phonokardiogramm.
45. Warum herrscht in der linken Herzkammer ein höherer Druck als in der rechten?
46. Wie erfolgt die Anpassung der Herzleistung an unterschiedliche Belastungen?
47. Was verstehen Sie unter der Windkesselfunktion und welche Bedeutung hat sie?
48. Definieren Sie:
    a) Puls (wodurch kann die Pulsqualität verändert werden?),
    b) arterieller Blutdruck,
    c) Hoch- und Niederdrucksystem.
49. Erläutern Sie die Aufgaben der Arteriolen.
50. Erklären Sie die Mechanismen des Stoffaustausches zwischen Kapilarblut und Gewebe.
51. Erläutern Sie die Mechanismen, die den venösen Rückstrom bewirken.
52. Worin liegt die Bedeutung des venösen Systems als Blutspeicher?
53. Begründen Sie die Eignung des Venensystems für Blutentnahmen, Injektionen, Infusionen und Transfusionen.
54. Begründen Sie, warum man nach einer reichlichen Mahlzeit nicht gleich schwimmen soll.
55. Begründen Sie die Notwendigkeit der Kreislaufregulation. Was sind die grundsätzlichen Ziele?
56. Was wissen Sie über die Organdurchblutung und wie erfolgt deren Regulation?
57. Wie wird auf lokaler Ebene die Durchblutung der Niere konstant gehalten?
58. Erläutern Sie die zentrale Kreislaufregulation.
59. Erläutern Sie die reflektorische Regulation des arteriellen Blutdruckes.
60. Welche Bedeutung haben Adrenalin, Noradrenalin und Angiotensin II bei der Durchblutungsregulation?
61. Beschreiben Sie den Renin-Angiotensin-Aldosteron-Mechanismus und seine Bedeutung.
62. Unterscheiden Sie zwischen schnellen und langsamen Regulationsmechanismen im Kreislauf.
63. Begründen Sie, warum Kreislauf- und Atmungsregulation gekoppelt sein müssen.

10 Wärmehaushalt und Temperaturregulation

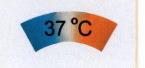

Die Temperatur hat einen entscheidenden Einfluss auf alle Funktionsabläufe im Organismus (↪ 2.4.3, S. 37). Gleichwarme (homoiotherme) Lebewesen, zu denen auch der Mensch gehört, halten ihre Körpertemperatur durch zusätzliche Wärmeproduktion und Regelmechanismen, unabhängig von der Umgebungstemperatur, konstant.

10.1 Körpertemperatur des Menschen

Die inneren Körperteile weisen eine höhere Temperatur als die oberflächlichen auf. Es besteht also ein Temperaturgefälle von innen nach außen (in den Extremitäten zusätzlich von proximal nach distal). Dementsprechend werden 2 Temperaturbereiche unterschieden:
– die relativ konstante **Körperkerntemperatur** von ca. 37 °C im gleichwarmen (homoiothermen) Körperkern (≙ Körperhöhlen) und
– die mehr oder weniger schwankende **Körperschalentemperatur** in der wechselwarmen (poikilothermen) Körperschale (≙ Haut und Gliedmaßen).

Messung der Körpertemperatur
Die **Körpertemperatur** wird einigermaßen genau dort gemessen, wo größere Blutgefäße dicht unter der äußeren Haut bzw. Schleimhaut verlaufen oder Haut auf Haut liegt und der Einfluss der Umgebungstemperatur weitestgehend ausgeschlossen werden kann. Hierfür sind drei Stellen gut geeignet:
• Mastdarm (Rektum),
• Mundhöhle und
• Achselhöhle.

> **Merke**
> Die genauesten Werte liefert die rektale Messung am Morgen sofort nach dem Erwachen (Morgen- oder Aufwachtemperatur).

P Bei einer Entzündung im Unterbauch (z. B. Appendizitis) liegt die Rektaltemperatur um ca. 1 °C über der Axillartemperatur.

Die nähere Bestimmung der **Körperschalentemperatur** erfolgt durch Messung der Hauttemperatur an mehreren Hautstellen (z. B. Stirn, Leibeswand, Arm, Bein). Aus den Messwerten können dann Mittelwerte sowohl für den gesamten Körper als auch einzelne Körperteile gebildet werden.

Mittlere Hauttemperatur
• Gesamtkörper   33 – 34 °C
• Bein   27 – 29 °C
• Arm   30 – 32 °C

P Die Messung der Hauttemperatur erfolgt insbesondere bei peripheren Durchblutungsstörungen. Hier kann die Temperatur der kranken Extremität 2 bis 3 °C niedriger liegen.

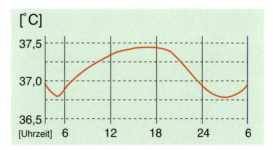

Die Körpertemperatur des Menschen zeigt eine Tagesperiodik, die auf einem endogenen Rhythmus („innere Uhr") beruht. Das Temperaturminimum tritt früh und das -maximum abends auf.

Tab. 10.1 *Temperaturmessungen.*

Messmethode		Messdauer (in Minuten)	Normaltemperatur °C morgens	nachmittags
rektal	(im Rektum)	2 – 4	36,5	37,8
oral	(unter der Zunge)	5	36,2	37,5
axillar	(in der geschlossenen Achselhöhle)	8 – 10	36,0	37,2

10 Wärmehaushalt und Temperaturregulation

Darüber hinaus treten Temperaturschwankungen auch über längere Zeiträume auf, wie dies z. B. im Zusammenhang mit dem Menstruationszyklus zu beobachten ist.

10.2 Wärmeproduktion und Wärmeabgabe

Voraussetzung für eine konstante Körpertemperatur ist ein Gleichgewicht zwischen Wärmeproduktion, Wärmeaufnahme (nur wenn Umgebungstemperatur über der Körpertemperatur liegt) und Wärmeabgabe.

Wärmeproduktion
Die Wärmeproduktion ist an den Energiestoffwechsel gekoppelt. Bei allen Energieumwandlungen im Körper wird ein bestimmter Teil in Wärmeenergie umgewandelt, der, soweit notwendig, für die Aufrechterhaltung der Körpertemperatur genutzt wird.
Welchen Anteil die Körperorgane an der Wärmebildung in Ruhe und bei körperlicher Arbeit haben, ist aus Abbildung 10.1 ersichtlich.

P Bei schwerer körperlicher Arbeit erhöht sich die Wärmebildung um ein Vielfaches gegenüber dem Ruhezustand.

In bestimmten Situationen kann es erforderlich werden, zusätzlich Wärme zu produzieren.

Dies erfolgt durch:
– Kältezittern als Ausdruck unwillkürlicher Muskelaktivität,
– willkürliche Körperbewegungen und
– zitterfreie Wärmeproduktion beim Neugeborenen im mitochondrienreichen braunen Fettgewebe, das zwischen Schulterblatt und Achselhöhle liegt.

Wärmeabgabe
Aufgrund des im Körper vorherrschenden Temperaturgefälles nimmt das Blut die im Körperkern produzierte Wärme auf und transportiert sie durch Konvektion (= Wärmestrom) zur Haut (= innerer Wärmestrom).

> **Merke**
> Die Hautdurchblutung ist für die Wärmeregulation von entscheidender Bedeutung.

Der Wärmetransport von der Haut in die umgebende Luft (= äußerer Wärmestrom) erfolgt in Ruhe und bei einer Umgebungstemperatur von 20 °C zu ca. 70 % durch Wärmestrahlung (benötigt keinen Wärmeträger und wird durch die Lufttemperatur kaum beeinflusst). Der Rest entfällt zu ca. 10 % auf Wärmeleitung (ist an Luft gebunden und funktioniert nur, wenn die umgebende Luft kühler als die Haut ist) und zu ca. 20 % auf die Verdunstung von Wasser.
Bei fehlendem Temperaturgefälle zwischen Hautoberfläche und umgebender Luft (Umgebungstemperatur oberhalb der Körpertemperatur)

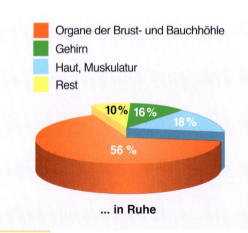 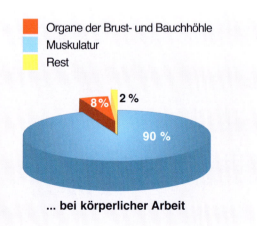

Abb. 10.1 Anteil der Körperorgane an der Wärmebildung.

10.2 Wärmeproduktion und Wärmeabgabe

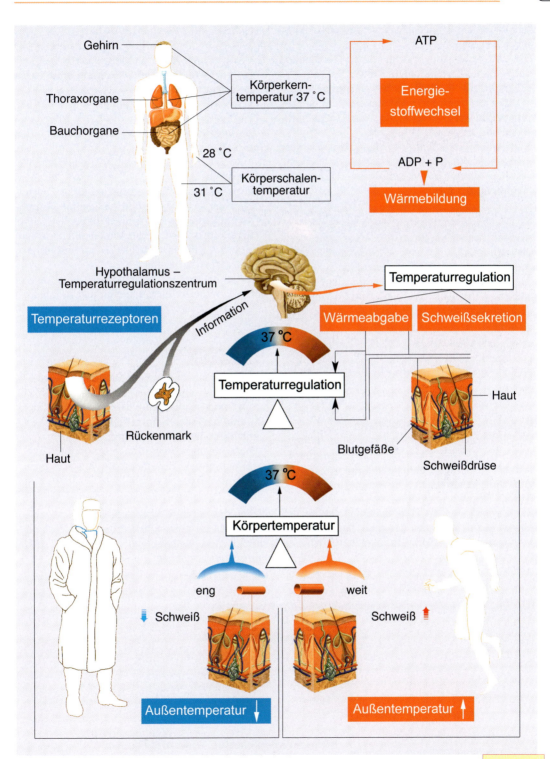

Wärmeregulation. Abb. 10.2

kann Wärme nur noch durch Verdunstung abgegeben werden.
Die Wasserabgabe erfolgt durch Diffusion, wobei man 2 Formen unterscheidet.
1. Perspiratio insensibilis (= extraglanduläre Wasserabgabe), die nicht steuerbare temperaturabhängige Wasserabgabe durch Haut und Atmung (normal: 0,5 – 1 l/d).
2. Perspiratio sensibilis (= glanduläre Wasserabgabe), die durch das vegetative Nervensystem steuerbare Wasserabgabe – Schwitzen (normal: 0,5 l/d).

P Die Wasserverdunstung ist ein stark Energie verbrauchender Vorgang, d. h., dass beim Verdunsten relativ geringer Wassermengen dem Körper relativ viel Wärme entzogen wird. Da die Wärme vorwiegend über die Haut abgegeben wird, hat das Verhältnis zwischen Körperoberfläche und -volumen große Bedeutung.
Beim Säugling ist die Körperoberfläche im Verhältnis zum Körpervolumen größer als beim Erwachsenen, folglich kühlt er sehr leicht aus.

Regulation der Körpertemperatur

Die Thermoregulation erfolgt über einen *biologischen Regelkreis*. Das *Temperaturregulationszentrum* liegt im Hypothalamus des Zwischenhirns und speichert den Sollwert (normal 37 °C). Durch *Thermorezeptoren* in der Haut, im Rückenmark und im Hypothalamus erfolgt die *Messung des Istwertes*, der dem Zentrum zum Vergleich mit dem Sollwert zugeleitet wird.

Vorgänge bei Temperaturanstieg über den Sollwert:
Die Wärmeabgabe wird erhöht durch
– Erweiterung der *Hautblutgefäße* und damit Forcierung des inneren Wärmestroms sowie
– vermehrte Schweißbildung.

Vorgänge bei Temperaturabfall unter den Sollwert:
Die Regulation erfolgt hauptsächlich durch zwei Mechanismen.
– Drosselung der Wärmeabgabe durch Engstellung der Hautblutgefäße und damit Verminderung des inneren Wärmestroms.
– Erhöhung der Wärmeproduktion durch Muskelzittern („Zittern vor Kälte") und willkürliche Muskelbewegungen.

Wie bereits erwähnt, besitzt das Neugeborene in Form der zitterfreien Wärmebildung im braunen Fettgewebe eine zusätzliche Regulationsmöglichkeit.

> **Merke**
>
> Die Mechanismen zur Regulation der Körpertemperatur sind Verengung (Vasokonstriktion) und Erweiterung (Vasodilatation) der Hautblutgefäße, Schweißsekretion und Veränderung der Wärmebildung.
> Diese Mechanismen können sehr schnell ausgelöst werden, d. h. innerhalb von Sekunden oder Minuten.

Neben den beschriebenen schnellen Anpassungsvorgängen gibt es auch langfristige. Diese physiologischen Adaptationen werden als **Akklimatisation** bezeichnet.

Tab. 10.2 *Regelkreis zur Regulation der Körpertemperatur.*

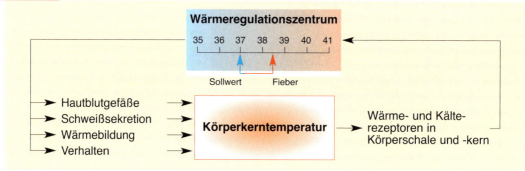

10.2 Wärmeproduktion und Wärmeabgabe

Am bedeutsamsten ist die Hitzeadaptation bei schwerer körperlicher Arbeit und hohen Umgebungstemperaturen bzw. bei in den Tropen lebenden Menschen. Die Anpassung beruht vor allem auf einer Verdreifachung der Schweißsekretion, die aufgrund der nach unten verschobenen Reizschwelle schon bei niedrigeren Körpertemperaturen einsetzt. Außerdem nimmt der Elektrolytgehalt des Schweißes ab.

Hitzeadaptation bedeutet, dass der Betroffene mehr trinken muss, um seinen Flüssigkeitshaushalt auszugleichen.

Die Hitzeadaptation bewahrt den Menschen vor einem Hitzekollaps, d. h. einer Überlastung des Kreislaufes (kritischer Anstieg von Herzfrequenz und Hautdurchblutung).

Fieber

Als Fieber bezeichnet man eine Erhöhung der Körpertemperatur, z. B. bei Infektionen. So genannte fiebererregende (pyrogene) Stoffe bewirken im Temperaturregulationszentrum, dass der *Sollwert* der Körpertemperatur *höher gestellt* wird.

Fieberanstieg (= Anstieg der Körpertemperatur, bis der neue Sollwert erreicht ist). Die Vorgänge sind die gleichen wie bei Temperaturabfall unter den Sollwert.

> **P** Tritt die Differenz zwischen Ist- und neuem Sollwert (= Fieberwert) plötzlich auf, kommt es zum Schüttelfrost.

Fieberabfall (= Abfall der Körpertemperatur, nachdem der normale Sollwert im Temperaturregulationszentrum wieder eingestellt worden ist). Die Vorgänge entsprechen denen beim Temperaturanstieg über den Sollwert.

> **P** Fieberabfall kann zu Schweißausbrüchen führen.

Hyperthermie und Hypothermie

Wenn bei extremer Hitzebelastung die Wärmeabgabemechanismen überfordert werden, kann es ebenfalls zu einem Temperaturanstieg kommen (**Hyperthermie**). Man spricht von Hitzschlag oder Sonnenstich. Hält sie bei Temperaturen um 41 °C länger an, kommt es zur Zerstörung von Nervenzellen im Gehirn und evtl. zum Tod. Ein Absinken der Körpertemperatur infolge Überlastung der Wärmeproduktion unter normal wird als **Hypothermie** bezeichnet. Bei Körper-temperaturen um 25 °C erlöschen die Reflexe des Nervensystems und es tritt der Tod durch Herzflimmern ein.

Bei älteren Menschen kann es dazu kommen, dass ihre Körpertemperatur infolge Senkung des Sollwertes im Temperaturregulationszentrum (Gegenteil von Fieber) niedriger (z. B. auf 35 °C) eingeregelt wird.

> **P** Hypothermie kann als medizinisches Verfahren auch künstlich herbeigeführt werden mit dem Ziel, die Stoffwechselvorgänge herabzusetzen und die Reflexe zu dämpfen. Dadurch werden tiefgreifende operative Eingriffe z. B. in der Herzchirurgie ermöglicht.

10 Wärmehaushalt und Temperaturregulation

Fragen zur Wiederholung

1. Welche Bedeutung hat die Temperatur für den Ablauf der Körperfunktionen?
2. Unterscheiden Sie Körperkerntemperatur und Schalentemperatur.
3. Welchen Wert hat die normale Körpertemperatur des Menschen?
4. Welche Möglickeiten der Temperaturmessung kennen Sie?
   Nennen Sie Vor- und Nachteile der verschiedenen Messmethoden.
5. Welche Bedeutung haben Wärmeproduktion und Wärmeabgabe bei der Konstanthaltung der Körpertemperatur?
6. Erklären Sie die Regulation der Körpertemperatur.
7. Begründen Sie, warum Fieber mit Frieren beginnt.

11 Atmungssystem

Das Atmungssystem dient der Aufnahme von Sauerstoff und der Abgabe von Kohlendioxid. Diesen Gasaustausch, bei dem die Lunge eine zentrale Funktion übernimmt, bezeichnet man als *äußere Atmung*. Diese ist die Voraussetzung für den oxidativen Abbau energiereicher Stoffe (z. B. Glucose) zum Zweck der Energiebereitstellung und somit für die *innere Atmung*, deren Vorgänge in den Zellen ablaufen.

11.1 Gliederung

Das Atmungssystem besteht aus den oberen und unteren Luftwegen.

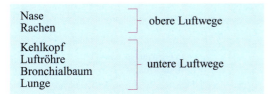

11.2 Bau der Atmungsorgane

11.2.1 Nase (Nasus)

Die Nase erfüllt neben der Riechfunktion wichtige Aufgaben im Bereich der Atmung.
In der Nase wird die Luft für die unteren Luftwege vorbereitet, d. h., die Luft wird *angewärmt*, *angefeuchtet*, von Staubteilchen und Bakterien *gereinigt* und auf ihre chemische Beschaffenheit *geprüft*.
Der Naseninnenraum wird durch die *Nasenscheidewand* (Septum nasi) in einen rechten und linken Abschnitt geteilt. Die Nase ist im Bereich des *Nasenvorhofes* (= unmittelbar an die Nasenlöcher grenzender Raum) knorpelig, dahinter im Bereich der *eigentlichen Nasenhöhle* knöchern.

Begrenzung der Nasenhöhle (↪ Abb. 11.4, S.215)
- Oben: Siebbeinplatte.
- Seitlich: Weitere Teile des Siebbeins mit oberer und mittlerer Nasenmuschel; untere Nasenmuschel (= selbständiger Knochen). Die Nasenmuscheln dienen der Oberflächenvergrößerung.
- Boden: Gaumen (Palatum), der gleichzeitig Dach der Mundhöhle ist.

Unter jeder Nasenmuschel befindet sich ein *Nasengang*. Die Grenze zwischen Nasenhöhle und Rachen bilden die beiden *Choanen* (hintere Öffnungen der Nase). Durch feine Kanäle ist die Nasenhöhle mit den *Nasennebenhöhlen* (Sinus paranasales) verbunden (↪ Abb. 11.3, S. 214 und Abb. 11.4, S. 215). Die Belüftung dieser Höhlen erfolgt mit der Atmung. Eine weitere Verbindung besteht vom unteren Nasengang zur Augenhöhle durch den *Tränennasengang* (Ductus nasolacrimalis). Auf diesem Weg wird die Tränenflüssigkeit in die Nasenhöhle abgeleitet.

> **Merke**
>
> Der Naseninnenraum gliedert sich in den Nasenvorhof (Vestibulum nasi) und die Nasenhöhle (Cavum nasi) mit Nasenmuscheln und Nasengängen.

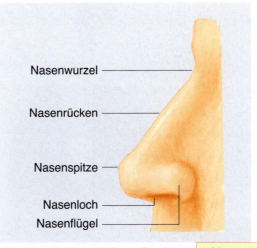

Die Nase in ihrer äußeren Struktur. Abb. 11.1

11 Atmungssystem

Nasenschleimhaut
Die die Nasenhöhle auskleidende Schleimhaut teilt sich in 2 Bereiche:
1. *respiratorische* Schleimhaut (Regio respiratoria)
   Sie bedeckt den größten Teil der Nasenhöhle und ist gekennzeichnet durch
   - mehrreihiges Flimmerepithel, ┐
   - zahlreiche Becherzellen   ├ → Reinigung
   -                              ┘ → Anfeuchtung
   - Venengeflecht → Erwärmung

2. **Riech**schleimhaut (Regio olfactoria)
   Sie befindet sich oberhalb der oberen Nasenmuscheln und enthält die
   - *Riechzellen*, von denen fadenförmige Nerven durch die Siebbeinplatte zum Gehirn ziehen (N. olfactorius = I. Hirnnerv; ↪ S. 354).

11.2.2 Rachen (Pharynx)

Der schlauchförmige Rachenraum (↪ Abb. 11.4 und 11.5) *verbindet* die *Nasenhöhle* mit dem *Kehlkopf* und die *Mundhöhle* mit der *Speiseröhre*. Damit kreuzen sich in ihm Luft- und Speiseweg. Der Rachenraum wird ohne scharfe Grenzen in drei übereinander liegende Abschnitte gegliedert (↪ Tab. 11.1).

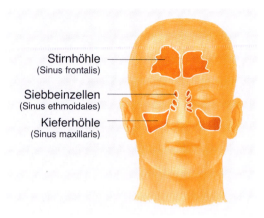

Lage der Nasennebenhöhlen (Sinus paranasales). Abb. 11.3

> **Merke**
> Der Rachen hat 7 Öffnungen:
> - 2 Choanen
>   → Nasenhöhle,
> - 2 Öffnungen der Ohrtrompeten
>   → Mittelohr,
> - Schlundenge
>   → Mundhöhle,
> - Kehlkopfeingang
>   → Kehlkopf,
> - Speiseröhrenöffnung
>   → Speiseröhre.

Rachenschleimhaut
Entsprechend der unterschiedlichen Beanspruchung enthält sie *Flimmerepithel* mit Becherzellen im Nasenabschnitt und *mehrschichtiges unverhorntes Plattenepithel* im Mund- und Kehlkopfabschnitt.

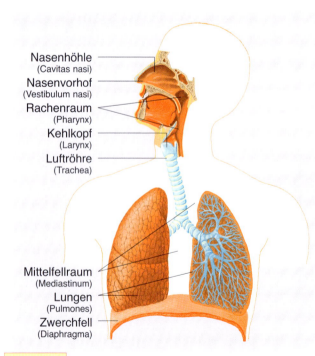

Abb. 11.2 *Atmungssystem.*

11.2 Bau der Atmungsorgane

Abschnitte des Rachens. Tab. 11.1

Abschnitt	Merkmale
Nasenrachenraum (Pars nasalis pharyngis): hinter den Choanen	– Rachenmandel (Tonsilla pharyngea) am Rachendach der Schädelbasis. P Bei Kindern ist diese Tonsille häufig vergrößert (z. B. durch Wucherungen) und behindert dadurch die Nasenatmung. – Öffnungen der Ohrtrompeten oder Eustachi'schen Röhren (Tuba auditiva) an den Seitenwänden. Um die Tubenöffnung befinden sich die Tubenmandeln und von dort nach unten die Seitenstränge. P Die Tuben verbinden die Paukenhöhle des Mittelohres mit dem Rachen zum Zwecke des Luftdruckausgleiches.
Mundrachenraum (Pars oralis pharyngis): hinter der Mundhöhle	– Kreuzung von Luft- und Speiseweg. – Ringförmige Muskeln (Schlundschnürer) befördern die Nahrung in die Speiseröhre.
Unterrachenraum (Pars laryngea pharyngis): seitlich und hinter dem Kehlkopf	– Kehldeckel ragt wie ein Wellenbrecher in den Speiseweg und leitet den Speisebrei rechts und links in die hinten liegende Speiseröhre.

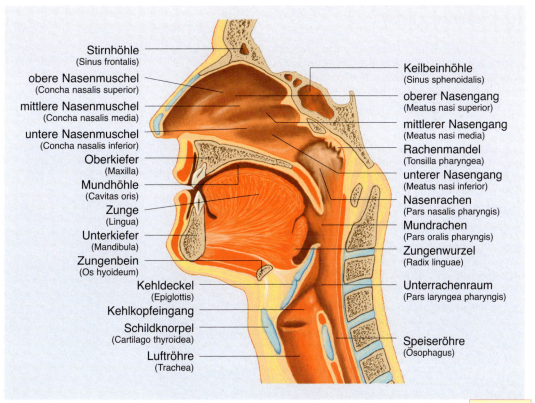

Nasenhöhle, Rachen und Mundhöhle (Medianschnitt). Abb. 11.4

11 Atmungssystem

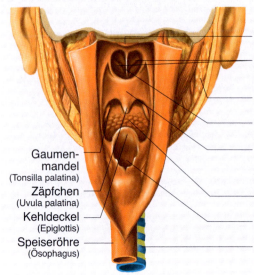

Abb. 11.5 **Rachenraum** *(von dorsal geöffnet).*

Labels: Rachenmandel (Tonsilla pharyngea); hintere Nasenöffnungen (Choanen); Ohrspeicheldrüse (Glandula parotis); Nasenscheidewand (Septum nasi); weicher Gaumen (Palatum molle) oder Gaumensegel (Velum palatinum); Zungenmandel (Tonsilla lingualis); Kehlkopfvorhof (Vestibulum laryngies); Luftröhre (Trachea); Gaumenmandel (Tonsilla palatina); Zäpfchen (Uvula palatina); Kehldeckel (Epiglottis); Speiseröhre (Ösophagus).

11.2.3 Kehlkopf (Larynx)

Mit dem Kehlkopf beginnen die unteren Atemwege. Er dient primär dem Verschluss des Atemweges beim Schlucken, Husten und bei der Bauchpresse. Außerdem werden im Kehlkopf die Töne beim Sprechen erzeugt.

Lage
Der Kehlkopf liegt im vorderen oberen Halsbereich (Neugeborenes: in Höhe des 3./4. Halswirbels; Erwachsener: in Höhe des 5./6. Halswirbels). Seitlich verlaufen die Gefäß-Nerven-Stränge des Halses (↪ S. 150, 151).

Bau
Das Grundgerüst des Kehlkopfes wird aus *5 Knorpeln* gebildet (↪ Abb. 11.7).
– 1 *Ringknorpel*: Bildet die Basis des Kehlkopfes.
– 1 *Schildknorpel*: Liegt über dem Ringknorpel und ist durch je 1 Membran mit ihm und dem Zungenbein befestigt.
– 2 *Stellknorpel*: Sie sind auf der hinteren Platte des Ringknorpels drehbar gelagert.
– 1 *Kehldeckel* (Epiglottis): Dieser rennsattelförmige Knorpel erstreckt sich bis unter die Zungenwurzel. Er ist durch ein Band an der Innenseite des Schildknorpels befestigt.

Der **Kehlkopfinnenraum** wird durch zwei Falten, *Taschenfalten* (oben) und *Stimmfalten* (unten), eingeengt. Er bekommt dadurch die Form einer Sanduhr. Die Stimmfalten enthalten die Stimmbandmuskeln (Mm. vocales) und die Stimmbänder (Ligg. vocalia). Durch die beiden Engstellen entstehen drei übereinander liegende Abschnitte (↪ Abb. 11.6):
• Oberer Abschnitt – Vorhof (Vestibulum laryngies) zwischen Kehlkopfeingang und Taschenfalten.
• Mittlerer Abschnitt – mittlerer Kehlkopfabschnitt (Cavitas laryngis intermedia) zwischen Taschen- und Stimmfalten. Die seitliche Erweiterung dieses Raumes wird als Kehlkopftasche (Morgagni-Tasche) bezeichnet.

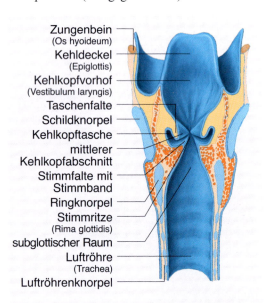

Kehlkopfinnenraum *(von dorsal).* *Abb. 11.6*

Labels: Zungenbein (Os hyoideum); Kehldeckel (Epiglottis); Kehlkopfvorhof (Vestibulum laryngies); Taschenfalte; Schildknorpel; Kehlkopftasche; mittlerer Kehlkopfabschnitt; Stimmfalte mit Stimmband; Ringknorpel; Stimmritze (Rima glottidis); subglottischer Raum; Luftröhre (Trachea); Luftröhrenknorpel.

11.2 Bau der Atmungsorgane

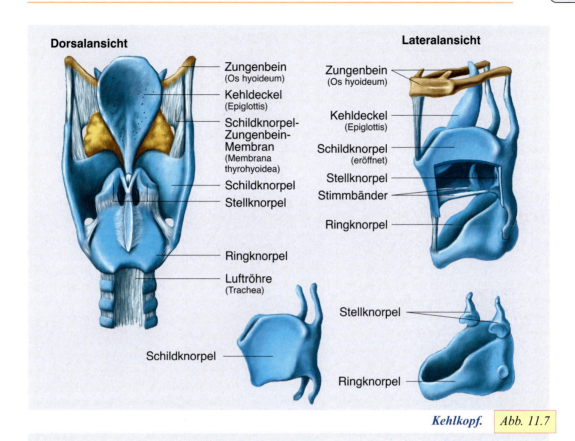

Kehlkopf. Abb. 11.7

- Unterer Abschnitt – subglottischer Raum (Cavitas infraglottica) zwischen Stimmfalten und Luftröhrenbeginn.

Der Kehlkopfinnenraum wird durch die **Kehlkopfschleimhaut** ausgekleidet. Im Vorhof und an den Stimmbändern besteht sie aus mehrschichtigem unverhornten Plattenepithel. In den anderen Bereichen aus mehrreihigem Flimmerepithel.

> **Merke**
>
> Beim Schlucken wird der Kehlkopf durch Muskeln gehoben. Dabei drückt sich der Kehldeckel unter die Zungenwurzel und verschließt den Eingang zum Kehlkopf (↪ S. 253, Schluckvorgang).

Stimmritze (Rima glottidis)
Von jedem Stellknorpel zieht ein *Stimmband* (Lig. vocale) als oberer freier Rand der Stimmfalten zur Innenseite des Schildknorpels. Die Öffnung zwischen Stimmbändern (vorn) und Stellknorpeln (hinten) ist die Stimmritze.

> **Merke**
>
> Die Stimmritze besteht aus
> – dem Stimmbandanteil zwischen den Stimmbändern (vordere zwei Drittel) und
> – dem Stellknorpelanteil, einem dreieckigen Spalt zwischen den Stellknorpeln (sog. Flüsterdreieck), hinteres Drittel.

Kehlkopfmuskeln
Die Kehlkopfmuskeln haben die Aufgabe, die Stimmritze zu erweitern und zu verschließen sowie die Spannung der Stimmbänder zu verändern.
Dementsprechend unterscheidet man Stell- und Spannmuskeln. Die **Stellmuskeln** setzen an den Stellknorpeln an und bewegen diese, sodass die Stimmritze verengt bzw. erweitert wird.

Die *Erweiterung* erfolgt nur durch einen Muskel, den hinteren Ringknorpel-Stellknorpel-Muskel (M. cricoarytenoideus posterior, kurz: Posticus).

Die *Verengung* bzw. der komplette Verschluss erfolgt u. a. durch den seitlichen Ringknorpel-Stellknorpel-Muskel (M. cricoarytenoideus lateralis, kurz: Lateralis) im Stimmbandbereich und den queren (M. arytenoideus) und schrägen (M. arytenoideus obliquus) Stellknorpelmuskel im Stellknorpelbereich.

Merke

Der Posticus ist der einzige Stimmritzenerweiterer. Die Stimmritze ist beim Atmen erweitert (= Respirationsstellung), beim Sprechen und Singen geschlossen oder stark verengt (= Phonationsstellung) und beim Pressen vollständig verschlossen.

Durch die *Spannmuskeln* werden die Stimmbänder mehr oder weniger gespannt, sodass sich ihre Länge und Dicke verändern. Zu diesen Muskeln gehören z. B. der Ringknorpel-Schildknorpel-Muskel (M. cricothyroideus, kurz: Externus) und der Stimmmuskel (M. vocalis, kurz: Vocalis).
Die Innervation der inneren Kehlkopfmuskeln erfolgt durch den rückläufigen Kehlkopfnerv (N. laryngeus recurrens), einem Ast des N. vagus.

P Eine Lähmung der Kehlkopfmuskulatur wird als Kehlkopflähmung bezeichnet. Als Ursache kommen z. B. Erkrankungen des N. vagus bzw. dessen Äste, die die Kehlkopfmuskeln innervieren, Gehirnentzündung oder multiple Sklerose infrage.
Bei doppelseitiger Lähmung des Posticus entsteht Atemnot, die zur Erstickung führen kann.

Stimmbildung und Artikulation

Bei der Stimmbildung befinden sich die Stimmbänder in Phonationsstellung. Durch „Anblasen" wird der Stimmritzenverschluss gesprengt und die Stimmbänder in Schwingung versetzt. Dadurch, dass der Schwingungsrhythmus ständig den aus der Lunge und Luftröhre (= Anblasrohr) kommenden Luftstrom unterbricht, entsteht die Stimme. Der Spannungszustand der Stimmbänder sowie ihre Länge und Dicke bestimmen die Stimmhöhe (je kürzer, dünner und gespannter, desto höher die Stimme). Für die Lautstärke ist die Stärke des Luftstromes verantwortlich.
Durch Formveränderung des sog. Ansatzrohres (= Resonanzraum), bestehend aus Rachen-, Nasen- und Mundraum, werden die verschiedenen Laute gebildet. Dies nennt man *Artikulation*. Der Resonanzraum bedingt auch die individuelle Klangfarbe. Die Flüsterstimme entsteht, wenn die Luft bei nichtschwingenden Stimmbändern nur durch das Flüsterdreieck strömt.

Merke

Die Stimme wird als Lautäußerung des Menschen durch die in Schwingung versetzten Stimmbänder im Zusammenwirken mit Resonanzerscheinungen im Ansatzrohr erzeugt.

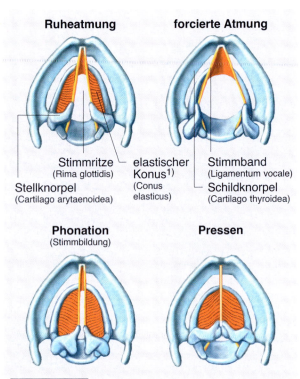

1) Teil der sog. fibroelastischen Membran, die unter der Kehlkopfschleimhaut zwischen Ringknorpel und Stimmbändern liegt

Stellung der Stimmbänder (Blick von vorn). Abb. 11.8

11.2 Bau der Atmungsorgane

Unter der Einwirkung der Geschlechtshormone kommt es während der Pubertät vor allem beim Jungen zu einer Vergrößerung des Kehlkopfes einschließlich der Verlängerung der Stimmbänder. Die Folge ist der Wechsel von der höheren Kinderstimme zur tieferen Stimme des Erwachsenen (= **Stimmbruch**). Die Männerstimme ist um acht Töne tiefer als die Frauenstimme.

Für den Schutz der unteren Atemwege ist der **Hustenreflex** wichtig. Hier kommt es nach Einatmung zum Verschluss der Stimmritze und kurz danach wird sie beim Ausatmen wieder schlagartig geöffnet, sodass der entstehende Luftstoß Schleim oder Fremdkörper in den Rachen befördert.

P Bei Entzündungen der Stimmfalten entsteht Heiserkeit.
Auch das Kehlkopfkarzinom (Kehlkopfkrebs) beginnt häufig an den Stimmfalten. Bei länger bestehender Heiserkeit sollte deshalb immer ein Arzt aufgesucht werden.

11.2.4 Luftröhre (Trachea)

Die Luftröhre eines Erwachsenen ist ca. 12 Zentimeter lang.

Lage und Nachbarschaftsbeziehungen
Die Trachea verbindet den Kehlkopf mit dem Bronchialbaum. Sie schließt sich dem Ringknorpel des Kehlkopfes an und endet in Höhe

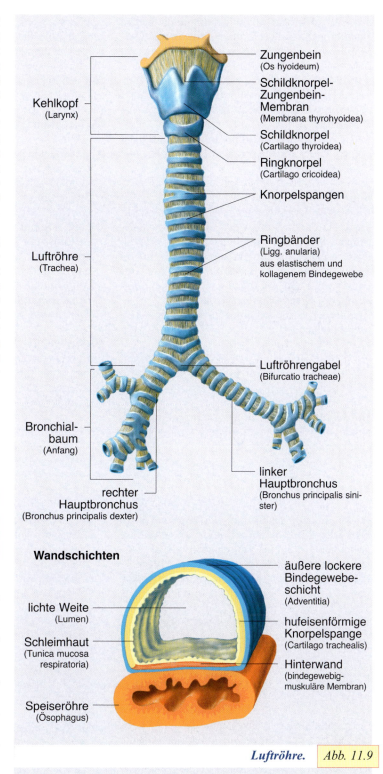

Luftröhre. Abb. 11.9

des 4. Brustwirbels mit der Teilung in die beiden Hauptbronchien. Die Teilungsstelle ist die *Luftröhrengabel* (**Bifurcatio tracheae**). Nach der Lage unterscheiden wir 2 Hauptabschnitte:
- *Halsteil*
  Der Halsteil befindet sich vor der Speiseröhre. Davor und seitlich liegt die Schilddrüse.
- *Brustteil*
  Hier verläuft die Luftröhre im oberen Mediastinum zwischen den großen Blutgefäßen und vor der Speiseröhre.

Bau

Die Wände der luftleitenden Wege sind versteift, damit sie durch den bei der Einatmung entstehenden Sog nicht zusammengepresst werden. Dies geschieht bei der Trachea durch 16 bis 20 hufeisenförmige *Knorpelspangen*. An der Hinterwand wird sie durch eine *bindegewebigmuskuläre Membran* verschlossen.
Ringbänder verbinden die Knorpelspangen elastisch miteinander.

P Beim Transport der Nahrung dehnt sich die Speiseröhre, sodass die Luftröhre eingedrückt wird.

Die **Schleimhaut** enthält mehrreihiges Flimmerepithel und im tieferen Bereich (Submucosa) zahlreiche Schleimdrüsen.

11.2.5 Lungen (Pulmones)

In den Lungen findet der *Gasaustausch* statt. Dies wird durch die *Lungenbläschen (Alveolen)* ermöglicht, die eine hinreichend große Austauschfläche (ca. 100 m²) garantieren. Das muskelfreie *Lungengewebe* der rechten und linken Lunge ist *weich, elastisch* und *schwammig*. Die Lungen sind die relativ leichtesten Organe. Die *Farbe* der Lungenoberfläche ist beim Neugeborenen rosa, später wird sie durch die Ablagerung von Rußteilchen zunehmend fleckig (rötlich, grau bis schwarz). Die Lungen erhalten ihre *Form* durch die Anlagerung über die Pleura an die Innenwände des Thorax und das Zwerchfell.

An jeder Lunge erkennt man
- *Lungenbasis*: liegt auf der Zwerchfellkuppel (= Zwerchfellseite);
- *Lungenspitze*: überragt die 1. Rippe;
- *Lungenhilus*: an der medialen Seite zum Mediastinum hin gelegen, Eintritts- bzw. Austrittsstelle von *Hauptbronchus* (Bronchus principalis), *Lungenarterie* (A. pulmonalis), *Lungenvenen* (Vv. pulmonales), *Lymphgefäßen* und *Nerven*; hier liegen auch die *Hiluslymphknoten*;
- *Rippenseite*: liegt den Rippen an.

Gliederung der Lungen (↝ Tab. 11.2)

Entsprechend der Gliederung des Bronchialbaumes (↝ Abb. 11.11, S. 222) ergibt sich die Gliederung der Lungen in *Lappen, Segmente* und *Läppchen*.

Bronchialbaum

Als Bronchialbaum bezeichnet man die *Gesamtheit* der *Bronchien* und *Bronchiolen*. Er bildet die Fortsetzung der Luftröhre. Im Einzelnen sind folgende Abschnitte zu unterscheiden:
- linker und rechter **Stamm-** oder **Hauptbronchus** (Bronchus principalis sinister und dexter) als Aufzweigung der Trachea;
- **Lappen**bronchien – der rechte Stammbronchus zweigt sich in 3 und der linke in 2 Lappenbronchien auf;

Tab. 11.2 **Gliederung der Lunge.**

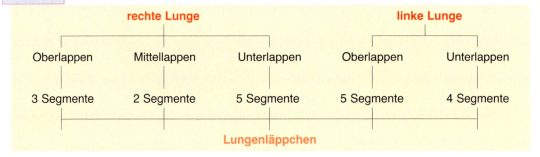

11.2 Bau der Atmungsorgane

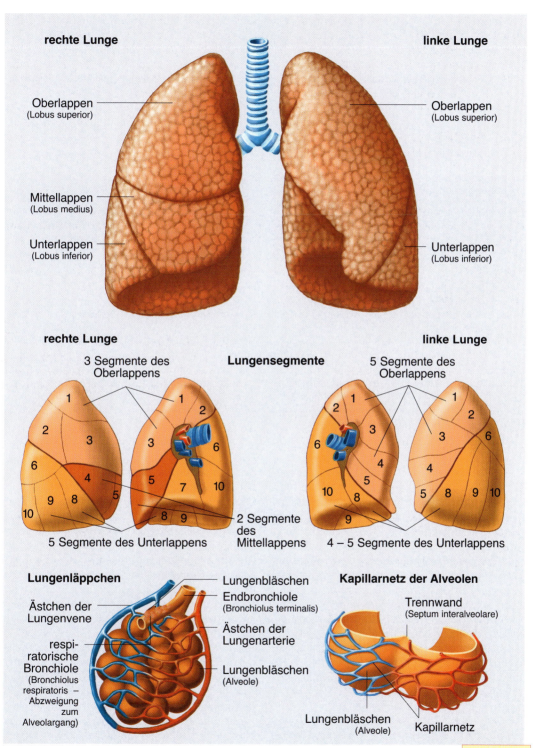

Lunge. Abb. 11.10

11 Atmungssystem

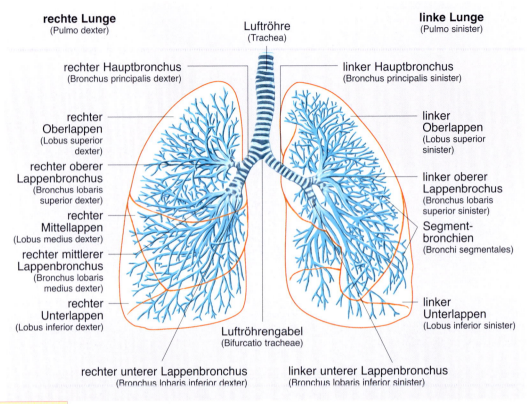

Abb. 11.11 **Bronchialbaum.**

– **Segment**bronchien – jeder Lappenbronchus zweigt sich in mehrere Segmentbronchien auf;
– **Bronchiolen** – die Segmentbronchien verästeln sich; ab einem Durchmesser von 1 mm spricht man von Bronchiolen.

Die Endverzweigungen des Bronchialbaumes sind die **Lungenläppchen**, von denen jedes mit einer *Endbronchiole* (Bronchiolus terminalis) verbunden ist. Der Bronchiolus terminalis zweigt sich in mehrere *Bronchioli respiratorii* auf (besitzen bereits vereinzelt Lungenbläschen), die jeweils in einen blindverschlossenen *Alveolargang* übergehen. Um jeden Alveolargang sind zahlreiche *Lungenbläschen* (**Alveolen**) angeordnet, zwischen denen sich Trennwände, die *Alveolarsepten*, befinden.

P Der rechte Hauptbronchus verläuft steiler nach unten und hat einen größeren Durchmesser als der linke. Daher befinden sich aspirierte Fremdkörper meistens rechts.

Feinbau des Bronchialbaumes
Die Bronchien werden mit zunehmender Aufzweigung immer kleiner und enger.
Größere Bronchien. Sie sind im Prinzip wie die Trachea gebaut; der Knorpel tritt jedoch in Form von unregelmäßig geformten zusammenhängenden Knorpelplatten auf.
Kleinere Bronchien. Die Knorpeleinlagerungen werden immer spärlicher, und das Epithel wird fortschreitend flacher. Es ist eine ringförmig angeordnete glatte Muskulatur zur Regulation der Belüftung vorhanden.
Bronchiolen. Sie sind knorpelfrei, besitzen kräftige Spiralmuskeln zur Steuerung der Beatmung.
Lungenbläschen (Alveolen). Die Alveolarwand besteht aus einem sehr dünnen Alveolarendothel und korbgeflechtartig eingelagerten elastischen Fasern, die Blut und Luft voneinander trennen. Nur hier findet der Gasaustausch zwischen Organismus und Umwelt statt. Sauerstoff aus der Alveolarluft tritt in das Kapillarblut über,

11.2 Bau der Atmungsorgane

während das Kohlendioxid in die Gegenrichtung diffundiert. Die kleinen Äste der Lungenarterie gehen in filzartige Kapillarnetze an der Außenfläche der Alveolen über. Diese schließen sich wieder zu Lungenvenen zusammen.

> **Merke**
> In der Lunge werden auf kleinstem Raum große Oberflächen (= Austauschflächen für O_2 und CO_2) geschaffen. Mit den Alveolen vergrößert sich die Oberfläche für den Gasaustausch auf ca. 100 Quadratmeter.

11.2.6 Brustfell (Pleura)

Die Pleura umhüllt die Lungen (⇨ Abb. 11.12 und S. 86). Sie ermöglicht ihre Verschiebbarkeit bei den Atembewegungen und die Kopplung an die Brustinnenwand sowie an das Zwerchfell. Ihre Form entspricht etwa der der Lungen.
Sie besteht aus einem inneren visceralen und einem äußeren parietalen Blatt.

Pleura visceralis (Lungenfell)
Die Pleura visceralis bedeckt die Lungenoberfläche und ist mit ihr verwachsen. Am Lungenhilus schlägt sie in die Pleura parietalis um.

Pleura parietalis (Rippenfell)
Die Pleura parietalis ist mit ihrer Umgebung verwachsen und wird in 3 Abschnitte gegliedert:
– *Pleura costalis* an der Innenseite der Brustwand,
– *Pleura diaphragmatica* als Überzug der Zwerchfelloberfläche,
– *Pleura mediastinalis* an den Seitenflächen des Mediastinums.

Pleurahöhle (Cavitas pleuralis)
Der *kapillare Spalt* zwischen den beiden Pleurablättern heißt Pleurahöhle. In ihm befindet sich etwas seröse Flüssigkeit, und es herrscht ein geringer Unterdruck. Unterdruck, Kohäsions- und Adhäsionskräfte halten die beiden Pleurablätter und damit die Lungen fest an der Innenwand der Brusthöhle und der Oberfläche des Zwerchfells. Somit folgen die Lungen den

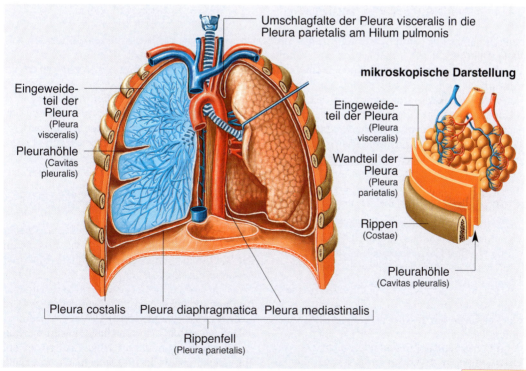

Teile des Brustfelles und Lagebezeichnungen. Abb. 11.12

Bewegungen von Thorax und Zwerchfell und gleiten fast reibungslos im Brustraum.

Reserve- oder Komplementärräume der Pleurahöhle (Recessus pleurales)
Damit sich die Lungen erweitern können, befinden sich im Bereich der Lungenbasis Erweiterungsbereiche. In diese gleiten die Lungen bei Inspiration hinein.

P Im Gegensatz zum Alveolargewebe der Lungen enthält die Pleura zahlreiche sensible Nervenfasern.
Bei einer trockenen Rippenfellentzündung (Pleuritis sicca) verursachen die Atembewegungen wegen der Reibung zwischen den beiden Pleurablättern starke Schmerzen.
Bei verschiedenen Erkrankungen (z. B. Pneumonie, Pleuritis) kann es zum Pleuraerguss kommen (= verstärkte Flüssigkeitssammlung im Pleuraspalt).

11.3 Physiologie der Atmung

Jede Zelle unseres Körpers benötigt für die Aufrechterhaltung ihrer Lebensvorgänge ständig Energie, für deren Bereitstellung sie selbst verantwortlich ist. In der Regel erfolgt die Energiebereitstellung (oder -freisetzung) in den Zellen durch biologische Oxidation energiereicher organischer Stoffe (vor allem Kohlenhydrate).
Die Zelle verbraucht dazu einerseits Sauerstoff und produziert andererseits Kohlendioxid als Stoffwechselendprodukt (☞ Kap. 2, S. 42)

Merke
Der im Zusammenhang mit der Energiefreisetzung bzw. biologischen Oxidation notwendige O_2- und CO_2-Transport (auch Gaswechsel genannt) zwischen Umwelt und Zellen wird als Atmung bezeichnet.

Der gesamte Prozess der Atmung lässt sich untergliedern in:
– Atembewegungen,
– Gasaustausch,
– Atemgastransport und
– Regulation der Atmung.

11.3.1 Atembewegungen

Voraussetzung für den Gasaustausch ist die ständige Belüftung der Alveolen. Diese wird durch den rhythmischen Wechsel von Einatmung (Inspiration) – verbunden mit einer Erweiterung des Brustraumes – und Ausatmung (Exspiration) – verbunden mit einer Brustraumverengung – bewirkt.

Merke
Bei der Inspiration wird O_2-reiche und CO_2-arme Luft (Frischluft) in die Alveolen transportiert und bei der Exspiration O_2-arme und CO_2-reiche Luft (verbrauchte Luft) an die Umwelt abgegeben.

Einatmung (Inspiration) und
Ausatmung (Exspiration)

Merke
Bei der Inspiration muss der *intrapulmonale* Druck niedriger und bei der Exspiration höher sein als der Druck der Umweltluft.

Die wechselnden Druckdifferenzen werden folgendermaßen erreicht.
– Bei der Inspiration wird der Brustraum erweitert und das Lungenvolumen vergrößert. In der Lunge entsteht ein Unterdruck (Sog).
– Bei der Exspiration wird der Brustraum verengt und das Lungenvolumen verkleinert. In der Lunge entsteht ein Überdruck.

Merke
Brustraumerweiterung und -verengung entstehen durch das Wirken der Atemmuskulatur.

Die Atemmuskulatur gliedert sich in Ein- und Ausatemmuskeln.

Einatemmuskeln (Inspirationsmuskeln)
a. *Zwerchfell* (Diaphragma)
   Das Zwerchfell ist der Haupteinatemmuskel. Bei seiner Kontraktion flacht es ab und bewegt sich wie ein Zylinderkolben im Thorax nach caudal. Dabei kommt es auch zu einer Verlagerung der Bauchorgane.

11.3 Physiologie der Atmung

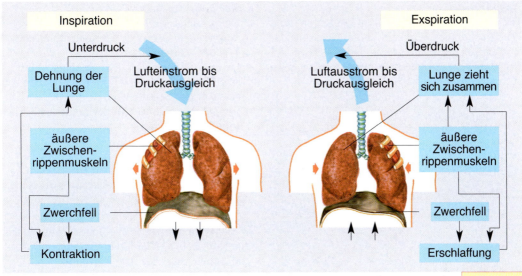

Atemmechanik (Inspiration und Exspiration). Abb. 11.13

b. *Äußere Zwischenrippenmuskeln* (Mm. intercostales externi)
Sie heben bei ihrer Kontraktion die Rippenbögen, wodurch sich der Thorax erweitert.

Vorgänge bei der *Einatmung* (**Inspiration**):
1. Kontraktion der Einatmungsmuskeln.
2. Vergrößerung des Thoraxinnenraumes und der Lunge gegen die elastischen Rückstellkräfte von Lunge, Thorax, Baucheingeweiden und Schwerkraft.
3. Entstehung eines Unterdruckes im Thoraxraum und der Lunge.
4. Lufteinstrom in die Lunge bis zum Druckausgleich.

P Durch Messung des Brustumfanges dicht unter den Brustwarzen in maximaler In- und Exspirationsstellung lässt sich die Erweiterungsfähigkeit des Thorax prüfen. Sie ist z. B. bei Verkalkung der Rippenknorpel, Veränderung der Wirbel-Rippen-Gelenke und Wirbelsäulenverkrümmung herabgesetzt, wodurch die Leistungsfähigkeit des Atmungssystems abnimmt. Die Differenz der beiden Werte sollte bei jungen Männern 7 bis 10 cm, bei jungen Frauen 5 bis 8 cm betragen.

Ausatemmuskeln (Exspirationsmuskeln)
Die Exspirationsmuskeln sind wesentlich schwächer ausgebildet als die Inspirationsmuskeln, weil die Exspiration durch zusätzliche Kräfte (= elastische Rückstellkräfte von Lunge, Thorax und Baucheingeweiden) unterstützt wird. Als „echte" Ausatemmuskeln kommen eigentlich nur die Bauchmuskeln (M. rectus abdominis, M. obliquus abdominis) in Betracht.

Vorgänge bei der Ausatmung (**Exspiration**)
Die Ausatmung in Ruhe ist im Allgemeinen ein passiver Vorgang:
1. Erschlaffung der Einatmungsmuskeln.
2. Verkleinerung des Thoraxinnenraumes und der Lunge, bedingt durch die elastischen Rückstellkräfte von Lunge, Thorax und Baucheingeweide sowie der Schwerkraft.
3. Entstehung eines Überdruckes im Thoraxinnenraum und in der Lunge.
4. Luftausstrom aus der Lunge bis zum Druckausgleich.

Atmungstypen

Wie bereits beschrieben, erfolgt die Erweiterung des Brustraumes einerseits durch Senkung des Zwerchfells und andererseits durch Hebung der Rippenbögen. Dementsprechend werden zwei Atmungstypen unterschieden.

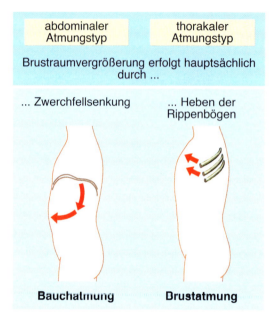

Atemhilfsmuskeln

Bei erhöhtem Sauerstoffbedarf (Arbeit) oder Atembehinderungen (z. B. Asthma bronchiale) werden zusätzlich Atemhilfsmuskeln eingesetzt.

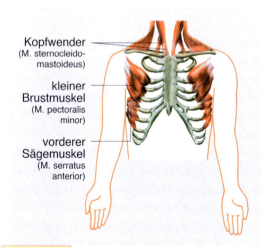

Abb. 11.14 **Einatemhilfsmuskeln.**

Einatemhilfsmuskeln
- *Treppenmuskeln* (Mm. scaleni)
- *Kopfwendemuskel* (M. sternocleidomastoideus) bei fixiertem Kopf
- *Vorderer Sägemuskel* (M. serratus anterior) und *kleiner Brustmuskel* (M. pectoralis minor) bei fixiertem Schulterblatt
- *Großer Brustmuskel* (M. pectoralis major) bei aufgestützten Armen

Ausatemhilfsmuskeln
- Alle *Bauchmuskeln* bei fixiertem Becken.
- Hinterer *Sägemuskel* (M. serratus posterior).
- Breiter *Rückenmuskel* (M. latissimus dorsi).

P Bei Atemnot: Die Arme angewinkelt hinter den Kopf heben. Hierdurch wird eine zusätzliche Zugwirkung auf den Brustkorb durch die Atemhilfsmuskeln erreicht.

Aufgabe der Pleura

Das Bauprinzip der Pleura gewährleistet, dass die Lungen passiv den Atembewegungen des Thorax und des Zwerchfells folgen. Gleichzeitig sind die Lungen mit ihrer Umgebung gegeneinander verschiebbar. Diese **mechanische Kopplung** kann man sich einfach veranschaulichen: Bringt man zwischen zwei Objektträger einige Tropfen Wasser, so sind sie fast reibungslos gegeneinander verschiebbar, jedoch nicht voneinander zu trennen. Von Bedeutung für diese Kopplung ist weiterhin, dass die gedehnte Lunge aufgrund ihrer Elastizität bestrebt ist, sich wieder zusammenzuziehen. Die Folge ist ein negativer **intrapleuraler Druck** (= Druckdifferenz zwischen Pleuraspalt und Außenraum), der am Ende der Inspiration am größten ist.

Merke

Die Pleura gewährleistet die Übertragung der Thorax- und Zwerchfellbewegung auf die Lunge.

P Wird durch Verletzung oder Krankheit die Pleurahöhle geöffnet, sodass Luft einströmt, zieht sich die Lunge infolge eigener Elastizität zusammen. Es entsteht ein Pneumothorax (⇨ Abb. 11.15) und Atemnot.

11.3 Physiologie der Atmung

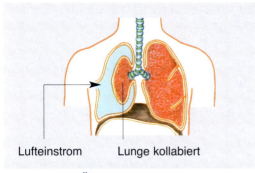

Lufteinstrom Lunge kollabiert

Abb. 11.15 *Öffnung der Pleurahöhle (Pneumothorax).*

Lungenbelüftung (Ventilation)
Die treibende Kraft für den Gasaustausch in der Lunge sind entsprechende Druckgefälle der Atemgase (↪ Abb. 11.17, S. 228). Die Aufrechterhaltung dieser Druckgefälle während der Inspiration und Exspiration wird u. a. durch den ständigen Luftwechsel in der Lunge gesichert.

Lungenvolumina und -kapazitäten
Das Volumen der Atemzüge kann unterschiedlich sein, weshalb man verschiedene Volumeneinteilungen unterscheidet. Zusammengesetzte Volumina werden zu Kapazitäten zusammengefaßt (↪ Abb. 11.16).

Merke

Die Ventilation hängt vom Atemzugvolumen (= Atemtiefe) und von der Atemfrequenz (Anzahl der Atemzüge pro Minute) ab. Das Produkt aus beiden Größen heißt ***Atemminutenvolumen***.

Beispiel:
16 Atemzüge pro Minute x 500 ml Atemzugvolumen ergeben
= 8 Liter · min^{-1} als Atemminutenvolumen.

Lungenvolumina
a. *Atemruhevolumen*: Luftmenge, die in Ruhe ein- und wieder ausgeatmet wird. Nach normaler Ausatmung befinden sich Thorax und Lunge in der Atemruhelage. Hier handelt es sich um eine stabile Mittelstellung, bei der sich zwei passive Kräfte aufheben.
b. *Inspiratorisches Reservevolumen*: Luftmenge, die bei normaler Einatmung noch zusätzlich aufgenommen werden kann. Es wird vor allem bei körperlicher Belastung in Anspruch genommen, wenn das Atemruhevolumen nicht mehr ausreicht.

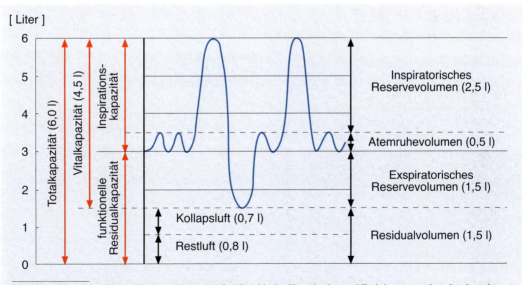

Die Werte können in Abhängigkeit von Körpergröße, Geschlecht, Konstitution und Trainingszustand stark schwanken.

Lungenvolumina und -kapazität eines 25-jährigen Mannes. *Abb. 11.16*

c. *Exspiratorisches Reservevolumen*: Luftmenge, die bei normaler Ausatmung noch zusätzlich abgegeben werden kann.
d. *Restdualvolumen*: Luftmenge, die nach maximaler Ausatmung in der Lunge verbleibt (**Kollapsluft** und **Restluft**).

Lungenkapazitäten
e. *Inspirationskapazität*: Luftmenge, die maximal eingeatmet werden kann (Summe aus a und b).
f. *Funktionelle Residualkapazität*: Luftmenge, die nach normaler Ausatmung noch in der Lunge verbleibt (Summe aus c und d). Durch sie ist es möglich, dass es ständig zu einer Mischung der vorhandenen Luft mit der zugeführten Frischluft kommt und die Zusammensetzung der Alveolarluft nur geringfügig schwankt; das heißt, inspiratorische und exspiratorische O_2- und CO_2-Konzentrationen im Alveolarraum werden ausgeglichen.
g. *Vitalkapazität*: Luftmenge, die nach maximaler Einatmung ausgeatmet werden kann (Summe aus a, b und c). Die Vitalkapazität ist ein Maß für die Ausdehnungsfähigkeit von Lunge und Thorax.
h. *Totalkapazität*: Luftmenge, die nach maximaler Einatmung in der Lunge enthalten ist (Summe aus d und g).

Atemwiderstände
Den Atembewegungen und dem Atemluftstrom stellen sich Widerstände entgegen, die durch Muskelarbeit überwunden werden müssen.

Zu den Atemwiderständen gehören
– *elastische Atemwiderstände* von Lunge und Thorax. Von Bedeutung sind die elastischen Fasern des Lungengewebes und die Oberflächenspannung der Alveolen. Letztere wird bei inspiratorischer Dehnung der Lunge durch oberflächenaktive Substanzen (Surfactants) vermindert,
– *Reibungswiderstände* von Lunge und Thorax,
– *Strömungswiderstände* in den Atemwegen.

Funktion des Totraumes
Die luftleitenden Wege (von der Nase bis zu den Bronchiolen) bilden den Totraum, weil hier kein Gasaustausch erfolgt.

Der Totraum hat die Funktionen, die Einatmungsluft zu *erwärmen*, zu *reinigen* und zu *befeuchten*. Gleichzeitig *fördert* er die *Ventilation* der Atmung durch Erweiterung (bei Einatmung) bzw. Verengung (bei Ausatmung) der Bronchiolen.

> **Merke**
>
> Die Belüftung des Totraumes ist eine konstante Größe (0,15 l). Eine Verminderung der Gesamtventilation bedeutet also immer eine Verringerung der alveolären Ventilation.

11.3.2 Gasaustausch (↪ Abb. 11.17; 11.18)

Der Gasaustausch zwischen Organismus und Umwelt in den Lungen wird als Atmung im engeren Sinn oder „äußere" Atmung bezeichnet. Unter „innerer" Atmung versteht man die Oxidation der energiereichen Stoffe in den Zellen zum Zwecke der Energiebereitstellung (↪ S. 42).

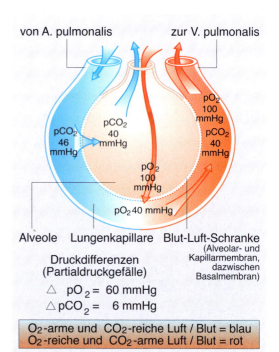

Gasaustausch in der Lunge. Abb. 11.17

11.3 Physiologie der Atmung

Die Lungenbläschen (Alveolen) sind umgeben von netzartig angeordneten Blutkapillaren (↪ Abb. 11.10, S. 221).

Merke

Nur im Bereich der Alveolen werden die Atemgase Sauerstoff und Kohlendioxid durch **Diffusion** ausgetauscht. Das heißt: *Sauerstoff* gelangt aus der Luft der Alveolen in das Blut der Lungenkapillaren und das *Kohlendioxid* aus dem *Lungenkapillarblut* in die *Alveolarluft*. Voraussetzung ist die Ventilation.

Die Zusammensetzung von Ein- und Ausatmungsluft sowie der Luft in den Lungenbläschen ist demnach unterschiedlich (↪ Tab 11.3).

Tab. 11.3 *Zusammensetzung von Ein- und Ausatmungsluft.*

	Einatmungsluft ca.	Ausatmungsluft ca.
Sauerstoff	21 %	15 %
Kohlendioxid	0,03 %	4 %
Stickstoff, Wasser, Edelgase	79 – 80 %	79 – 80 %

Die *treibende Kraft* der Diffusion als einem zentralen Vorgang beim Gasaustausch ist das jeweilige **Partialdruckgefälle** des Gases. Der Umfang des Gasaustausches pro Zeiteinheit ist umso intensiver, je größer *Partialdruckgefälle* und *Austauschfläche*, je kürzer der *Diffusionsweg* und je besser die *Durchblutung* sind.

Nach dem gleichen Prinzip wie in der Lunge (= alveolärer Gasaustausch) findet der *Gasaustausch im Gewebe* statt. O_2 gelangt entsprechend seines Partialdruckgefälles aus dem Kapillarblut des Gewebes über das Interstitium in die Zellen und CO_2 aus den Zellen über das Interstitium in das Gewebskapillarblut.

Ventilation und Lungendurchblutung (= Lungenperfusion)
Wie bereits bekannt, werden O_2 und CO_2 im Alveolarraum ausgetauscht. Zu diesem Zweck müssen sie vom Blutstrom an- bzw. abtransportiert werden.

Merke

O_2-Aufnahme und CO_2-Abgabe sind mit der Lungendurchblutung gekoppelt.

Das Belüftungs-Durchblutungs-Verhältnis beträgt beim gesunden Menschen in Ruhe 4 Liter Luft pro Minute zu 5 Liter Blut pro Minute, also 0,9.

P Krankheitsbedingte Einschränkungen der Austauschfläche, z. B. Lungenemphysem, Lungenentzündung, vermindern den Gasaustausch; es entstehen Atemnot und Zyanose.

11.3.3 Atemgastransport

Dem Atemgastransport im menschlichen Körper dienen verschiedene Transportformen (↪ S. 31 ff.). Kurze Wege werden durch **Diffusion** und längere Distanzen durch **Konvektion** überbrückt.

Atemgastransport durch das Blut
Das Blut transportiert die Atemgase zwischen Lungen und Zellen. Die treibende Kraft wird vom Herzen erzeugt.

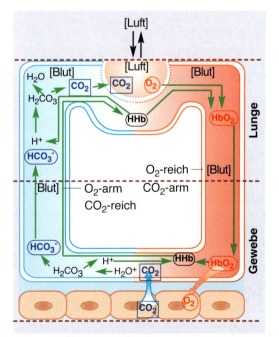

Transport der Atemgase durch das Blut. Abb. 11.18

Sauerstofftransport (Lunge → Körperzellen)
Vorgänge in den Lungen:
Der Sauerstoff wird im Lungenkapillarblut nach physikalischer Lösung an das desoxygenierte Hämoglobin (Hb) gebunden. Es entsteht oxygeniertes Hb. Dieser Vorgang heißt ***Oxygenation***.

Hb	+ O_2	⇌	HbO_2
desoxygeniert, stärkere Säure, dunkelrot.			oxygeniert, schwächere Säure, hellrot.

1 g Hb bindet 1,34 ml O_2. 100 ml Blut enthalten 16 g Hb.
Also: 16 g Hb · 1,34 ml O_2 = 21 ml O_2.
Demnach können 100 ml Blut 21 ml O_2 binden.

Vorgänge im Gewebe:
Im Gewebe wird der Sauerstoff wieder vom Hb gelöst (= ***Desoxygenation***). Nach erneuter physikalischer Lösung diffundiert er in die Zellen.

Merke
Der Sauerstofftransport erfolgt nach physikalischer Lösung in chemischer Bindung an Hämoglobin, das sich in den Erythrozyten befindet.

P Eine bedeutend größere Affinität zum Hb als der Sauerstoff hat das Kohlenmonoxid (CO). Bereits in geringen Konzentrationen verdrängt es den Sauerstoff aus der Hb-Bindung (Giftigkeit). Eine starke CO-Vergiftung erkennt man an der kirschroten Farbe der Haut.

Kohlendioxidtransport (Körperzellen → Lunge)
Das von den Zellen abgegebene Kohlendioxid (CO_2) wird hauptsächlich in Form von ***Bicarbonat*** (= ***Hydrogencarbonat***, HCO_3^-) im Blut zur Lunge transportiert. Nach physikalischer Lösung wird im Gewebskapillarblut unter Vermittlung des Enzyms Carboanhydrase CO_2 wie folgt in HCO_3^- überführt.

Vorgänge im Gewebe:
1. Kohlendioxid verbindet sich mit Wasser zu Kohlensäure:

$$CO_2 + H_2O \xrightarrow{\text{Carboanhydrase}} H_2CO_3$$

2. Ein Teil der Kohlensäure dissoziert in Wasserstoff- und Bikarbonationen:
$$H_2CO_3 \rightarrow H^+ + HCO_3^-$$

Die freien Wasserstoffionen werden an das desoxygenierte Hb gebunden (= Pufferung; ↪ S. 30).

Vorgänge in der Lunge:
In der Lunge wird das HCO_3^- unter Vermittlung von Carboanhydrase wieder in CO_2 umgewandelt.
1. Das Bicarbonation verbindet sich mit Wasserstoff (wird vom oxygenierten Hb zur Verfügung gestellt) zu Kohlensäure:
$$HCO_3^- + H^+ \rightarrow H_2CO_3$$
2. Die Kohlensäure zerfällt in Wasser und CO_2. Letzteres löst sich physikalisch und diffundiert aus dem Blut in die Alveolarluft:

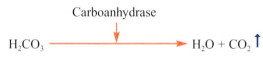

$$H_2CO_3 \xrightarrow{\text{Carboanhydrase}} H_2O + CO_2 \uparrow$$

Merke
Der CO_2-Transport erfolgt nach physikalischer Lösung überwiegend in chemischer Bindung als $NaHCO_3$ im Blutplasma und in Carbominobindung (Bindung des CO_2 an NH-Gruppen der Bluteiweiße).

P Bei Atemstillstand oder behinderter Atmung erhöht sich die Wasserstoffionenkonzentration. Es entsteht eine Übersäuerung des Blutes, der pH-Wert (normal 7,37 – 7,43) sinkt. Man spricht von einer respiratorischen Azidose.

11.3.4 Regulation der Atmung

Durch die Atmungsregulation wird die Aufnahme von Sauerstoff sowie die Abgabe von Kohlendioxid den Erfordernissen unseres Körpers angepasst. Das geschieht durch die Veränderung von ***Atemfrequenz*** und ***Atemtiefe*** (Atemminutenvolumen). In Ruhe beträgt die *Atemfrequenz 16 bis 20 Atemzüge pro Minute*. Bei körperlicher Belastung erhöht sie sich um das Drei- bis Vierfache. Gleichzeitig nimmt auch die Atemtiefe zu.

11.3 Physiologie der Atmung

> **Merke**
> Das Ziel der Atmungsregulation ist die Anpassung der äußeren Atmung an die Erfordernisse des Gesamtorganismus. Im Zentrum stehen die ausreichende O_2-Versorgung der Zellen und die Konstanthaltung des pH-Wertes.

Im Einzelnen bedeutet dies:
- die Atemfrequenz und Atemtiefe ökonomisch aufeinander abzustimmen,
- die Atmungsform beim Schluck-, Nies- und Hustenreflex bzw. Sprechen und Singen abzuwandeln,
- den Säure-Basen-Haushalt konstant zu halten.

Die optimale Anpassung der Atmung wird durch verschiedene mehrfach kontrollierte Regelmechanismen erreicht, von denen die wichtigsten kurz beschrieben werden.

Zentrale Atmungsregulation
Die rhythmische Folge von In- und Exspiration wird durch wechselnde Erregung und Hemmung *inspiratorischer* und *exspiratorischer* Neurone im verlängerten Mark (Medulla oblongata) erreicht. Diese Neurone bilden das ***Atemzentrum***.

Mechanisch-reflektorische Atmungsregulation
(Hering-Breuer-Reflex)
Durch den Hering-Breuer-Reflex werden In- und Exspiration den aktuellen Bedingungen des Organismus angepasst und eine Überdehnung der Lunge verhindert (↪ Tab. 11.4).

Chemische Atmungsregulation
Die chemische Atmungsregulation gewährleistet die Anpassung des Atemminutenvolumens an die Stoffwechselbedürfnisse des Organimus. Zu diesem Zweck erfolgt eine ständige Kontrolle des pCO_2, pO_2 und der $[H^+]$ im arteriellen Blut.

Die chemische Atmungsregulation arbeitet nach dem Prinzip eines biologischen Regelkreises.

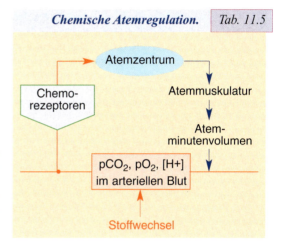

Chemische Atemregulation. Tab. 11.5

Im Folgenden sind die wichtigsten Faktoren zusammengestellt, die die Atmung (Ventilation) beeinflussen.

Ventilationssteigernd wirken:
pCO_2↑ (= stärkster Atemreiz), pO_2↓, $[H^+]$ ↑, Warm- und Kaltreize, Veränderungen der Körpertemperatur (Fieber, Hypothermie), Schmerz, Adrenalin ↑, Progesteron ↑.

Ventilationsverringernd wirken:
pCO_2↓, pO_2↑, $[H^+]$↓, RR ↑.

P Im Gegensatz zur Herztätigkeit sind Atemfrequenz und Atemtiefe über die Großhirnrinde willkürlich beeinflussbar.
Atmet der Mensch ohne körperliche Belastung – vielleicht aus Angst – sehr schnell und tief, sinkt die Wasserstoffionenkonzentration im Blut. Es entsteht eine respiratorische Hyperventilations-Alkalose mit Krampferscheinungen und vorübergehendem Atemstillstand.

Tab. 11.4 ***Hering-Breuer-Reflex (Reflexbogen).***

11 Atmungssystem

Fragen zur Wiederholung

1. Nehmen Sie eine Gliederung des Atmungssystems vor.
2. Beschreiben Sie Bau und Funktion der Nase.
3. Beschreiben Sie den Rachen als Teil des Atmungs- und Verdauungstraktes.
4. Beschreiben Sie den Kehlkopf als luftleitendes und stimmbildendes Organ.
5. Beschreiben Sie Lage, makroskopischen und mikroskopischen Bau der Trachea.
6. Vergleichen Sie die Schleimhautepithelien von Nase, Rachen, Kehlkopf und Luftröhre! Ziehen Sie eine Schlussfolgerung.
7. Warum steigt bei Mundatmung die Infektionsgefahr?
8. Beschreiben Sie den Bronchialbaum.
9. Beschreiben Sie Lage und Aufbau der Lungen.
10. Stellen Sie den Aufbau eines Lungenläppchens unter Berücksichtigung seiner Funktion dar.
11. Beschreiben Sie Bau und Funktion der Pleura.
12. Erklären Sie die Vorgänge
    a) bei der Einatmung,
    b) bei der Ausatmung.
13. Erläutern Sie die Belüftung der Lunge einschließlich wichtiger
    a) Lungenvolumina,
    b) Lungenkapazitäten.
14. Was ist der Totraum und welche Funktionen hat er?
    Unterscheiden Sie alveoläre und Totraumventilation.
15. Vergleichen Sie die Zusammensetzung von Einatmungsluft, Ausatmungsluft und Alveolarluft hinsichtlich des Sauerstoff- und Kohlendioxidgehaltes.
16. Beschreiben Sie den Gasaustausch.
17. Vergleichen Sie die Partialdrücke von O_2 und CO_2 im arteriellen und venösen Blut sowie in der Alveolarluft! – Begründen Sie die Unterschiede.
18. Begründen Sie, warum Belüftung und Durchblutung der Lunge gleich wichtig sind.
19. Erklären Sie den Gastransport zwischen Lunge und Gewebe.
20. Wodurch wird der Gastransport maßgeblich beeinflusst?
21. Begründen Sie die Notwendigkeit der Atmungsregulation.
22. Wie erfolgt die Regulation der Atmung?
23. Welcher Zusammenhang besteht zwischen Atmung und pH-Wert der Körperflüssigkeiten?

12 Verdauungssystem

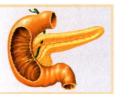

Im Verdauungssystem wird die Nahrung so verarbeitet, dass die in ihr enthaltenen lebensnotwendigen Stoffe in Blut und Lymphe gelangen können.

Zum Verdauungssystem gehören *Mundhöhle, Rachen, Speiseröhre, Magen, Dünndarm, Dickdarm, Leber* und *Gallenblase* sowie *Bauchspeicheldrüse*.

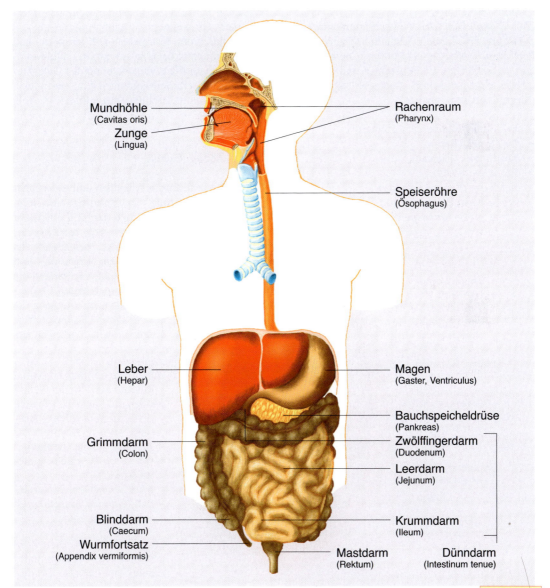

Verdauungssystem (Übersicht). Abb. 12.1

12 Verdauungssystem

12.1 Mundhöhle (Cavitas oris)

Mit Mundhöhle beginnt der Verdauungstrakt. Sie dient in erster Linie der Nahrungsaufnahme, aber auch der Atmung und wird eingeteilt in die eigentliche Mundhöhle und den Mundvorhof.

Die *Mundhöhle* (Cavitas oris) ist der Raum zwischen Zähnen, Gaumen, muskulösem Mundboden einschließlich Zunge und Schlundenge (Isthmus faucium).
Der *Mundhöhlenvorhof* (Vestibulum oris) liegt zwischen den Zähnen, Wangen und Lippen.
Die *Mundschleimhaut* besitzt ein *mehrschichtiges unverhorntes Plattenepithel* und zahlreiche kleine Speicheldrüsen. Letztere sind an der Lippeninnenseite tastbar.

Zum Mundhöhlenbereich gehören:
- die *Lippen* (Labia),
- die *Wangen* (Buccae),
- die *Zähne* (Dentes),
- die *Zunge* (Glossa, Lingua),
- der *Gaumen* (Palatum) und
- 3 Paar *große Mundspeicheldrüsen*.

12.1.1 Lippen und Wangen

Der Mundschließmuskel (M. orbicularis oris) bildet die Basis der Lippen und schließt den Mund; die Öffnung des Mundes erfolgt u. a. durch den zweibäuchigen Muskel (M. digastricus). Der Wangenmuskel (M. buccinator) bildet die Wangenwand und sorgt im Zusammenspiel mit der Zunge dafür, dass die Nahrung immer wieder zwischen die Zähne gelangt. Beim Kauen wird zwischen Schneid- und Mahlbewegungen unterschieden. Die Schneidbewegung (Kieferschluss) erfolgt durch den Kaumuskel (M. masseter) und den Schläfenmuskel (M. temporalis). Die Mahlbewegung (seitliche Verschiebung des Unterkiefers) wird durch die Flügelmuskeln (Mm. pterygoideus medialis/lateralis) ausgeführt (↪ Abb. 5.51, S. 134).

12.1.2 Zähne, Gebiss

Die Zähne sind für das Abbeißen und die mechanische Zerkleinerung der Nahrung zuständig. Zwischen dem 6. Monat und dem 2. Lebensjahr entwickelt sich zunächst das *Milchgebiss*, bestehend aus 20 Zähnen. Etwa ab dem 6. Lebensjahr verdrängen die bereits vorgebildeten *bleibenden Zähne* nach und nach die Milchzähne. Das endgültige Gebiss besteht aus 32 Zähnen.

Zahnarten
Entsprechend ihrer Funktion, Form und Stellung im Gebiss werden die Zähne bezeichnet:
- *Schneidezahn* (Dens incisivus),
- *Eckzahn* (Dens caninus),
- *Backenzahn* (Dens praemolaris),
- *Mahlzahn* (Dens molaris), der *hinterste Mahlzahn* ist der Weisheitszahn.

Die *Zahnformel* dient der genauen Bestimmung jedes Zahnes im Gebiss. Zu diesem Zweck erhalten die vier Kieferhälften und die Zahnarten Nummern.

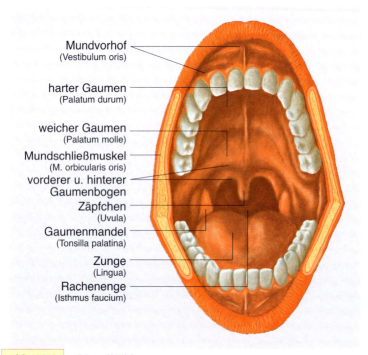

Abb. 12.2   *Mundhöhle.*

12.1 Mundhöhle

Zahnformel. Tab. 12.1

rechte Oberkieferhälfte								linke Oberkieferhälfte							
18	17	16	15	14	13	12	11	21	22	23	24	25	26	27	28
48	47	46	45	44	43	42	41	31	32	33	34	35	36	37	38
rechte Unterkieferhälfte								linke Unterkieferhälfte							

Erste Ziffer bedeutet
1 – rechte Oberkieferhälfte
2 – linke Oberkieferhälfte
3 – linke Unterkieferhälfte
4 – rechte Unterkieferhälfte

Zweite Ziffer bedeutet
1 und 2 – Schneidezähne
3 – Eckzahn
4 und 5 – Backenzähne
6, 7 und 8 – Mahlzähne (8 = Weisheitszahn)

Beispiel
11 bis 18 (sprich: eins-eins bis eins-acht) sind die Zähne der rechten Oberkieferhälfte usw.

Bau eines Zahnes
Drei Teile lassen sich unterscheiden:
1. **Zahnkrone** (Corona dentis)
Sie ist der sichtbare, aus dem Zahnfleisch ragende Teil des Zahns und ist vom *Zahnschmelz* (Enamelum) überzogen. Der Zahnschmelz ist die härteste Substanz unseres Körpers und kann bei Defekten nicht mehr nachgebildet werden.

P Bestimmte Bakterien bauen Nahrungsbestandteile in der Mundhöhle zu organischen Säuren ab. Diese lösen bei längerer Einwirkung den Zahnschmelz auf. Es entsteht Karies (Zahnfäule = Zerstörung des Zahnschmelzes). Sachgerechte Mundpflege kann diesen Prozess weitgehend verhindern.

2. **Zahnhals** (Cervis dentis)
Er stellt den Übergang zwischen Krone und Zahnwurzel dar und ist vom Zahnfleisch umschlossen.

3. **Zahnwurzel** (Radix dentis)
Sie liegt im knöchernen Zahnfach (Alveolus) und ist vom Zahnzement (Cementum) überzogen. Die Wurzelhaut umhüllt die Zahnwurzel.

Als Stützgerüst liegt in allen 3 Abschnitten des Zahnes das *Zahnbein* (Dentin). In seinem Inneren befindet sich die *Zahnhöhle* (Pulpahöhle) als durchgehender Hohlraum von der Wurzelspitze bis in die Zahnkrone. Im Bereich der Wurzel heißt sie *Wurzelkanal*.
Die Zahnhöhle beinhaltet das *Zahnmark* (Pulpa dentis), bestehend aus lockerem Bindegewebe und über den Wurzelkanal eintretende Gefäße und Nerven.

Zahnhalteapparat
Der Zahnhalteapparat wird vom Zahnzement der Wurzelhaut und den Alveolarknochen gebildet (↬ Abb 12.3, links oben).
Zugfeste Fasern der Wurzelhaut sind einerseits im Zement und andererseits im Kieferknochen verankert und halten den Zahn federnd im Zahnfach.

P Bei Entzündungen des Zahnhalteapparates (Paradontitis) können durch Rückgang des Zahnfleisches die Zahnhälse frei liegen. Sie können dadurch schmerzempfindlich werden. Versteckte Zahnerkrankungen, ausgelöst durch mangelhafte Zahnhygiene, können Ursache für schwere entzündliche Allgemeinerkrankungen sein, die oftmals nicht sofort mit den Zähnen in Zusammenhang gebracht werden. Daher ist die Zahnhygiene bei der Patientenbetreuung ein wichtiger Aspekt.

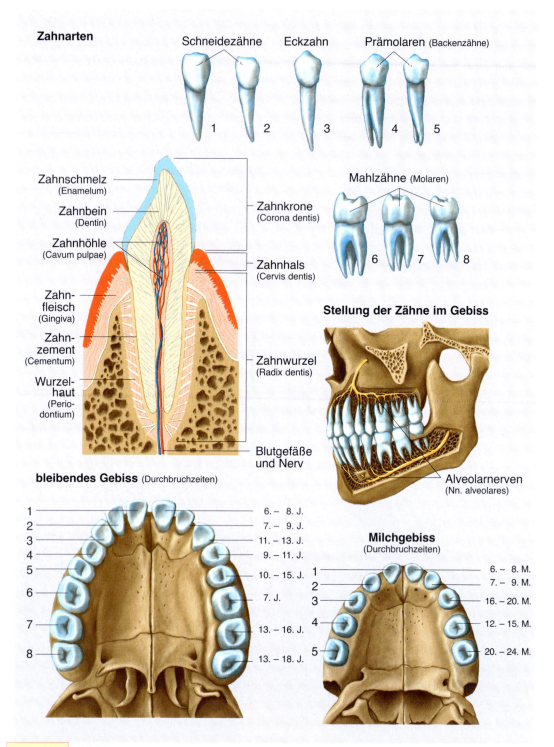

Abb. 12.3 *Gebiss.*

12.1.3 Zunge (Lingua, Glossa)

Die Zunge ist ein mit Schleimhaut überzogenes *muskulöses Organ*. Ihre Muskulatur wird aus quer gestreiftem Muskelgewebe gebildet, dessen Fasern die Zunge in Längs-, Breit- und Tiefenrichtung durchziehen. Diese Anordnung ermöglicht außerordentlich differenzierte Bewegungen.

> **Merke**
>
> Die Zungenmuskulatur wird durch zahlreiche sensible und motorische Nervenfasern versorgt.

Bau

An der Zunge kann man die raue *Zungenoberseite* (= Zungenrücken) mit Zungenspitze, Zungenrändern, Zungenwurzel (= Zungengrund) und die glatte *Zungenunterseite* mit dem median gelegenen Zungenbändchen unterscheiden.
Die Schleimhaut des Zungenrückens ist durch zahlreiche **Zungenpapillen** gekennzeichnet, was zu einer Vergrößerung ihrer Oberfläche führt.

In den Geschmacksknospen der wall-, blatt- und pilzförmigen Papillen sind die Geschmackssinneszellen (Chemorezeptoren) konzentriert, die den Geschmackssinn vermitteln (↪ S. 313).

Die höckrige Oberfläche der Zungenwurzel entsteht durch zahlreiche Lymphfollikel, die die **Zungenmandel** (Tonsilla lingualis) bilden.
Die Blutversorgung erfolgt über die *Zungenarterie* (A. lingualis), die bis zur Zungenspitze reicht.

> **P** Die A. lingualis ist ein kräftiger Endast der A. carotis externa: Bei Verletzung besteht akute Verblutungsgefahr (z. B. Biss bei epileptischen Krampfanfällen).

> **Merke**
>
> | Aufgaben der Zunge | Anatomische Zungenstrukturen |
> |---|---|
> | Mitwirken beim Saugen, Kauen und Schlucken | Zungenmuskulatur |
> | Lautbildung | Zungenmuskulatur formt Zunge |
> | Tast- und Berührungsempfindung | Zungenspitze |
> | Geschmacksempfindung | Geschmacksknospen |
> | Abwehrfunktion | Zungenmandel |

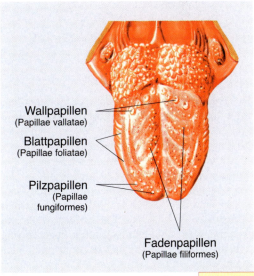

Zungenpapillen. Abb. 12.4

Zungenpapillen. Tab. 12.2

Zungenpapillen	Lage	Besonderheit
Fadenpapillen (Papillae filiformes)	Auf dem ganzen Zungenrücken verteilt (am häufigsten auftretende Papillen).	Dienen der Tastempfindung.
Wallpapillen (Papillae vallatae)	v-förmig am Beginn der Zungenwurzel.	Enthalten Geschmacksknospen, in ihrer Nähe liegen Spüldrüsen.
Blattpapillen (Papillae foliatae)	Zungenrand.	
Pilzpapillen (Papillae fungiformes)	Zungenrand, Zungenspitze.	Enthalten Geschmacksknospen.

12 Verdauungssystem

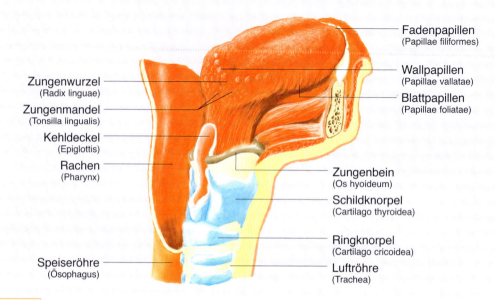

Abb. 12.5 *Zunge- und Kehlkopfbereich.*

12.1.4 Gaumen (Palatum)

Der Gaumen bildet einerseits das Mundhöhlendach und andererseits den Boden der Nasenhöhle.
Man unterscheidet 2 Abschnitte:
- den **harten** Gaumen = Kaudruckbereich.
- den **weichen** Gaumen = Gaumensegel.
  Er schließt sich nach hinten dem harten Gaumen an. In der Mitte befindet sich das **Gaumenzäpfchen** (Uvula), von dessen Basis links und rechts zwei Schleimhautfalten bogenförmig seitlich nach unten verlaufen. Es handelt sich um die *vorderen* und *hinteren* Gaumenbögen. Rechts und links liegt in einer Nische zwischen vorderem und hinterem Gaumenbogen jeweils 1 *Gaumenmandel* (**Tonsilla palatina**).

Aufgaben des weichen Gaumens
- Die muskuläre Grundlage ermöglicht während des Schluckens das Verschließen des Rachenraumes zur Nasenhöhle.
- Muskelzüge öffnen beim Schlucken die Ohrtrompete, sodass ein Druckausgleich im Mittelohr erfolgen kann.

Rachenenge (Isthmus faucium; ↪ Abb. 12.2, S. 234)
Die Rachenenge liegt zwischen der Zungenwurzel und dem weichen Gaumen und ist der Übergang von der Mundhöhle in den Rachenraum.

12.1.5 Große Mundspeicheldrüsen

Die 3 großen Mundspeicheldrüsen (↪ Abb. 12.6) dienen neben vielen kleinen Drüsen in der Mundschleimhaut der Speichelbildung. Sie sind paarig angeordnet. Der Mundspeichel wird über Ausführungsgänge direkt in den Mundraum abgegeben.

Ohrspeicheldrüse (Glandula parotis)
Sie ist mit einer Masse von 20 – 30 Gramm die größte. Sie liegt außerhalb der Mundhöhle. Ihr *Ausführungsgang* mündet im Mundvorhof gegenüber dem 2. oberen Mahlzahn.

> P Bei einer Entzündung der Ohrspeicheldrüse (Mumps) steht in der Regel das Ohrläppchen ab (Schwellung vor dem Ohr).

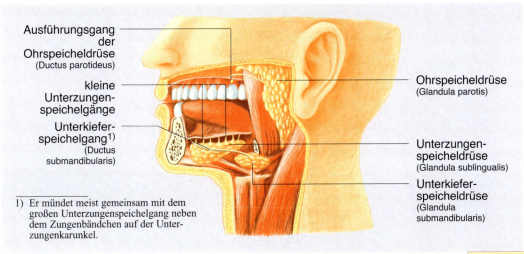

Mundspeicheldrüsen. Abb. 12.6

Unterkieferspeicheldrüse (Glandula submandibularis). Sie liegt an der Innenseite des Unterkiefers (ist tastbar).
Unterzungenspeicheldrüse (Glandula sublingualis). Sie liegt im Mundhöhlenboden.

Die *Ausführungsgänge* von Unterkiefer- und Unterzungendrüse münden unter der Zunge neben dem Zungenbändchen.
Der alkalische Mundspeichel ermöglicht das Wirken des *Ptyalins* (α-Amylase des Speichels), dient der Erhaltung des Zahnschmelzes und wehrt mithilfe *Immunglobulin A* und *Lysozym* Krankheitserreger ab.

12.2 Speiseröhre (Ösophagus)

Die Speiseröhre ist ein mit Schleimhaut ausgekleideter muskulöser Schlauch. Sie ist beim Erwachsenen ca. 24 Zentimeter lang und verbindet den Rachenraum mit dem Magen.

P Von den Schneidezähnen bis zum Beginn der Speiseröhre sind es ca. 15 Zentimeter. Diese Strecke ist bei der Magensondierung zu beachten.

Verlauf und Lagebeziehungen
Nach ihrem Verlauf vom Hals über die Brust- in die Bauchhöhle unterscheidet man 3 Abschnitte:

- *Halsteil.* Er liegt hinter der Trachea. Seitlich befinden sich Teile der Schilddrüse sowie die Gefäß-Nerven-Stränge des Halses, dahinter die Halswirbelsäule.
- *Brustteil.* Er verläuft vor der Brustwirbelsäule neben der Brustaorta zwischen den beiden Lungen. Diagnostisch wichtig ist die Anlagerung an den linken Vorhof.
- *Bauchteil.* Nach dem Durchtritt durch das Zwerchfell sind es noch 0 – 3 Zentimeter bis zum Mageneingang.

Beginn und Ende der Speiseröhre werden durch einen Ringmuskel verschlossen. Der untere Schließmuskel verhindert den Rückfluss von Mageninhalt.

P Bei Versagen des unteren Schließmuskels kann durch Rückfluss von Mageninhalt eine Refluxösophagitis (Speiseröhrenentzündung) entstehen, die zu Sodbrennen führt.

In ihrem Verlauf hat die Speiseröhre 3 **Engen**:
- *Ringknorpelenge* – in Höhe des Ringknorpels hinter dem Kehlkopf,
- *Aortenenge* – in Höhe des Aortenbogens,
- *Zwerchfellenge* – beim Durchtritt der Speiseröhre durch das Zwerchfell.

P Die Speiseröhre ist relativ locker in das Zwerchfell eingebaut. Dadurch kann es u. U. zu Zwerchfellbrüchen (Hernien) kommen.

12 Verdauungssystem

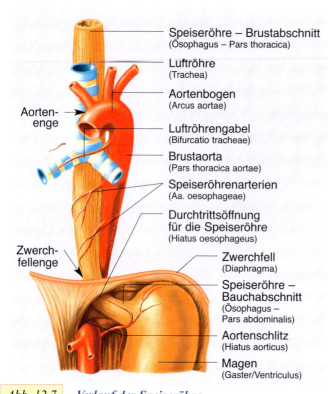

Abb. 12.7 *Verlauf der Speiseröhre.*

Wandschichten (↪ Abb. 12.8)
Die Wand der Speiseröhre ist wie die meisten Hohlorgane aus *drei Hauptschichten* aufgebaut:
- *Bindegewebige Hülle* – zum Einbau und zur Verschiebung in der Umgebung.
- *Muskelwand* – zum Transport.
- *Schleimhaut* – als glatte Gleitfläche.

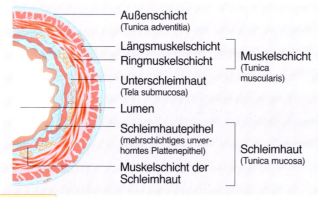

Abb. 12.8 *Schichtaufbau der Speiseröhre.*

Durch das Zusammenwirken von Ring- und Längsmuskulatur entsteht die **Peristaltik** (wellenförmig fortschreitende Kontraktionsvorgänge), durch die die Speise in den Magen befördert wird.

P Bei Blutstauung im Pfortaderkreislauf (z. B. bei Leberzirrhose) wird ein Teil des Blutes über Venen des Ösophagus zur V. cava superior geleitet. Es entstehen Ösophagusvarizen, die zu massiven Blutungen führen können.

12.3 Magen
(Gaster, Ventriculus)

Der Magen (↪ Abb. 12.9) schließt sich der Speiseröhre an. Er ist ein großer Speicher am Anfang des Darmkanals. Nach der Nahrungsaufnahme speichert der Magen die Nahrung vorübergehend, um sie später in kleinen Mengen an den Zwölffingerdarm abzugeben.

Form
Der gebogenen Form entsprechend liegt links die *kleine Magenkrümmung* (Curvatura gastrica minor) und rechts die *große Magenkrümmung* (Curvatura gastrica major). Im Übrigen ist die *Form* des Magens *abhängig* von
- der Füllung: Der im leeren Zustand darmförmige Magen weitet sich mit zunehmender Füllung nach links zur großen Magenkrümmung hin aus. An der kleinen Magenkrümmung bleibt die *Magenstraße* für den Durchlauf von Flüssigkeiten frei;
- der Körperhaltung: Im Stehen „hängt" der Magen weiter nach unten.

12.3 Magen

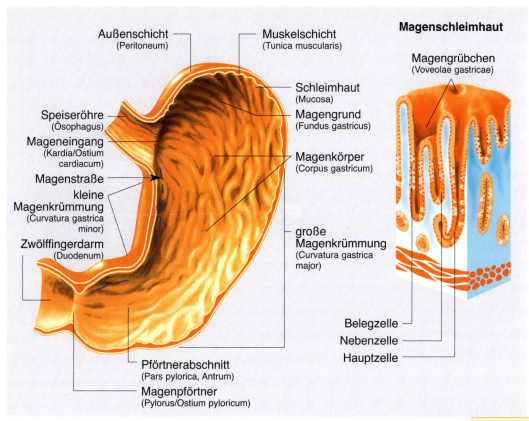

Magen. Abb. 12.9

Gliederung
Der **Mageneingang** (Kardia) liegt auf der rechten Seite, der Ausgang – **Pförtner** (Pylorus) – befindet sich von der Leber bedeckt ebenfalls rechts. Unter die linke Zwerchfellkuppel wölbt sich der **Magengrund** (Fundus gastricus). Auf den Magengrund folgt der **Magenkörper** (Corpus gastricum) und diesem schließt sich der **Pförtnervorraum** (Pars pylorica oder Antrum) an.

Lage
Der Magen liegt *intraperitoneal* zu 3/4 im linken Oberbauch (unter linker Zwerchfellkuppel und linkem Rippenbogen) und 1/4 im rechten Oberbauch (↪ Abb. 7.5. S. 147).

Wandschichten
Die Magenwand besteht aus den 3 Hauptschichten:
- Bauchfell (Peritoneum),
- Muskelschicht (Tunica mucosa) mit äußerer Längsmuskelschicht, mittlerer Ringmuskelschicht und innerer schräger Muskelschicht sowie der
- Magenschleimhaut.

Die *Magenschleimhaut* zeigt ein ausgeprägtes *Längsfaltenrelief* (besonders im Bereich der Magenstraße). Sie besitzt *einschichtiges Zylinderepithel*. Die Schleimhautoberfläche ist durch *Magenfelder* mit einem Durchmesser von 1 bis 6 Millimeter gekennzeichnet. In jedem Feld befinden sich zahlreiche kleine *Magengrübchen*, in denen die Mündungen der Magendrüsen liegen.

Die *Magendrüsen* bestehen aus *Hauptzellen* (bilden das Pepsinogen), *Belegzellen* (bilden Salzsäure) und *Nebenzellen* (bilden Schleim, Intrinsic-Factor, ↪ S. 55). Diese Sekrete gehören zu den hauptsächlichen Bestandteilen des Magensaftes.

Blutversorgung
Arterien. Alle 3 Äste des Truncus coeliacus (↪ Abb. 9.29 und 9.30, S. 183) sind an der Versorgung des Magens beteiligt.
Venen. Das Blut des Magens fließt über 4 große Magenvenen zur V. portae ab (↪ Abb. 9.35, S. 187).

Nervenversorgung
Die Innervation der Magentätigkeit erfolgt über den *N. vagus*, der auch die Säureproduktion stimuliert (↪ Abb. 17.20, S. 355 und S. 356).

P Bei Störungen des Gleichgewichtes zwischen schützenden Faktoren (Schleim, gute Durchblutung) und schädigenden Faktoren (Säure, Stress, Gallenreflux, Stase, Bakterien) kann es zu Entzündungen der Magenschleimhaut (Gastritis) bis zum Magengeschwür (Ulcus ventriculi) kommen.

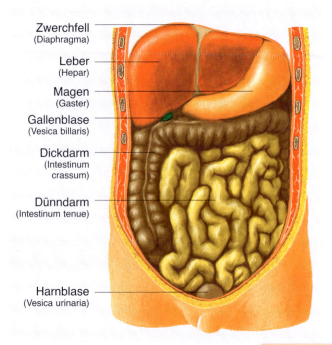

Lage der Verdauungsorgane im Bauch.   Abb. 12.10

12.4 Dünndarm (Intestinum tenue)

Der Dünndarm schließt an den Magen an und mündet in den Blinddarm. Er hat eine Länge von 2,5 – 3,5 Metern. Im Dünndarm erfolgt der wesentliche Teil der Verdauung. Bemerkenswert ist, dass der Darm auch das größte Abwehrorgan des Organismus darstellt. Über 80 Prozent der Zellen unseres Immunsystems sind in und um den Verdauungstrakt konzentriert.

Gliederung
Der Dünndarm wird in 3 unterschiedlich lange Abschnitte gegliedert.

- *Zwölffingerdarm (**Duodenum**):* Der ca. 30 Zentimeter lange c-förmige Zwölffingerdarm beginnt am Magenpförtner und endet an der Zwölffingerdarm-Leerdarm-Krümmung (Flexura duodenojejunalis). Er liegt im Oberbauch retroperitoneal (↪ Abb. 7.6, S. 147 und 9.30, S. 183);
- *Leerdarm (**Jejunum**)* und
- *Krummdarm (**Ileum**)* liegen intraperitoneal im Unterbauch, eingegrenzt vom Dickdarm. Die Grenzen zwischen diesen beiden Dünndarmabschnitten sind fließend.

Schleimhaut (↪ Abb. 12.11)
Die **Dünndarmschleimhaut** ist gekennzeichnet durch
- feststehende **Ringfalten** (Kerckring-Falten, Plicae circulares);
- **Zotten** (Villi intestinales). Das sind kleine Fortsätze der Ringfalten. Innerhalb dieser Zotten befinden sich *Blutkapillaren* und ein zentral gelegenes *Lymphgefäß*. Längs angeordnete *glatte Muskelzellen* verkürzen die Zotte, wodurch Blut und Lymphflüssigkeit mit den resorbierten Nahrungsstoffen ausgepresst werden. Die Anzahl der Kerkring'schen Falten und der Zotten nimmt im Verlauf des Dünndarms ab. Im letzten Teil des Ileums fehlen sie völlig;

12.4 Dünndarm

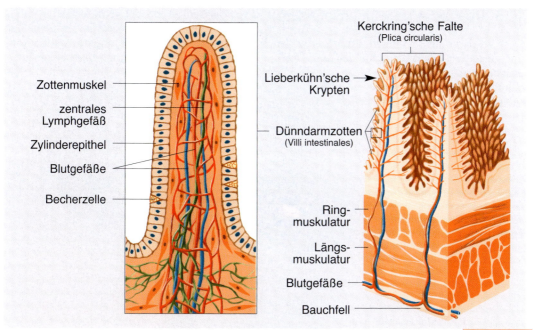

Mikroskopischer Bau des Dünndarms. Abb. 12.11

Merke

Die sezernierende und resorbierende Oberfläche des Dünndarmes (ca. 100 m²) wird 3fach vergrößert:
- durch die Ringfalten,
- durch die Zotten an den Ringfalten,
- durch die Mikrovilli (= Bürstensaum) der einschichtig angeordneten Zylinderepithelzellen.

- *Lieberkühn'sche* **Krypten**. Das sind Vertiefungen zwischen den Zotten, in denen sich die Ausführgänge der Drüsen der Dünndarmschleimhaut befinden;
- *Lymphknötchen*. Sie liegen in den tieferen Bereichen der Schleimhaut und erfüllen Abwehraufgaben;
- *große Zwölffingerdarmpapille* (**Papilla duodeni major**, Vater-Papille). Sie liegt im absteigenden Teil des Duodenums. Hier befinden sich die Mündungen des *Hauptgallenganges* (Ductus choledochus) und des *Bauchspeicheldrüsenganges* (Ductus pancreaticus) (↪ Abb. 12.21, S. 251).

Gefäßversorgung
Sie erfolgt durch
- *Arterien*. Obere und untere Gekrösearterie (A. mesenterica superior und inferior, ↪ Abb. 9.29, S. 183).
- *Venen*. Mesenterialvenen leiten das Blut in die Pfortader (↪ Abb. 9.35, S. 187).

Nervenversorgung
Die Funktionen des Dünndarms werden hauptsächlich von 2 Geflechten des Parasympathicus (= Teil des vegetativen Nervensystems), die in der Darmwand liegen, reguliert, dem **Plexus submucosus** (Meissner'scher Plexus) in der Submucosa und dem **Plexus myentericus** (Auerbach'scher Plexus) zwischen äußerer Längs- und innerer Ringmuskulatur.

Der Dünndarm ist mittels Mesenterium an der hinteren Bauchwand befestigt, über dessen Wurzel sämtliche Versorgungsbahnen laufen (↪ Abb. 7.2 und 7.3, S. 145).

12.5 Dickdarm (Intestinum crassum)

Der Dickdarm umgibt wie ein Rahmen die zentral gelegenen Dünndarmschlingen des Unterbauches. Seine Gesamtlänge beträgt 1,20 bis 1,50 Meter. Er schließt an den Dünndarm an. Wie den Dünndarm gliedert man auch den Dickdarm in 3 Abschnitte; den *Blinddarm* mit *Wurmfortsatz*, den *Grimmdarm* und den *End-* oder *Mastdarm*.

1. Blinddarm (Caecum)
Das blind beginnende Caecum ist der ca. 7 cm lange erste Hauptabschnitt des Dickdarms. Er liegt im *rechten Unterbauch* **unterhalb** der Einmündung des Ileums. An der Einmündungsstelle des Ileums in den Dickdarm liegt ein „Ventil", *Krummdarm-Blinddarm-Klappe* (**Valva ileocaecalis**) oder Bauhin'sche Klappe. Sie verhindert den Rückfluss des Nahrungsbreis und damit auch den Übertritt von Bakterien in den Dünndarm.

Wurmfortsatz (Appendix vermiformis)
Er ist ein Anhang des Blinddarms, ca. 8 cm lang und hat keinerlei Verdauungsfunktion, sondern gehört zu den lymphatischen Organen.

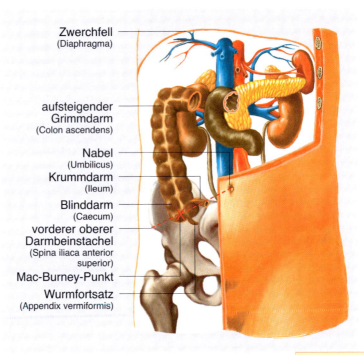

Lage des Blinddarms mit Wurmfortsatz. Abb. 12.12

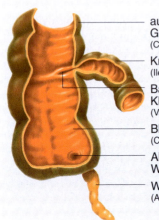

Abb. 12.13 **Blinddarm mit Bauhin'scher Klappe und Wurmfortsatz.**

P Bei Entzündung des Wurmfortsatzes (Appendicitis) entstehen starke Druckschmerzen.
Einen typischen Druckschmerzpunkt (= Mac-Burney-Punkt) finden Sie in der Abb. 12.12 oben.

2. Grimmdarm (Colon)
Das Colon ist mit ca. 1 m der längste Abschnitt des Dickdarms und liegt zwischen Blinddarm und Mastdarm. Es umgibt den intraperitonealen Teil des Dünndarms rahmenförmig. Das Colon wird in *4 Abschnitte* gegliedert (↻ Abb. 12.14), aus denen sich die Lage ergibt:
– aufsteigender Grimmdarm (Colon ascendens),
– quer verlaufender Grimmdarm (Colon transversum),
– absteigender Grimmdarm (Colon descendens),
– s-förmiger Grimmdarm (Colon sigmoideum).

12.5 Dickdarm

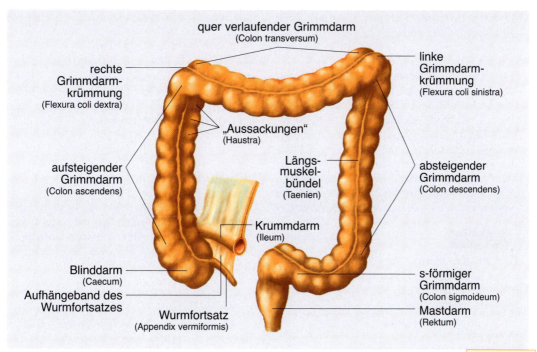

Dickdarmabschnitte. Abb. 12.14

Das Colon erkennt man äußerlich an
- den **Taenien** (Taeniae coli):
  Das sind 3 ca. 1 cm breite deutlich sichtbare Längsmuskelbündel;
- den **Haustra**:
  Das sind die zwischen den Taenien liegenden Aussackungen („Schöpfeimer");
- den **Fettanhängseln**:
  Hier handelt es sich um unterschiedlich große mit Fett gefüllte Ausstülpungen an der Darmaußenwand.

3. Mastdarm (Rektum)
Der 10 bis 15 cm lange Mastdarm folgt in seinem Verlauf der Kreuzbein-Steißbein-Krümmung. Er liegt als einziges Verdauungsorgan im dorsalen Beckenbereich und besteht aus 2 Abschnitten:
- *Mastdarmampulle* (**Ampulla recti**).
  Dieser Abschnitt ist stark erweiterungsfähig und dient als *Speicherorgan*. Er enthält 3 quere feststehende Schleimhautfalten

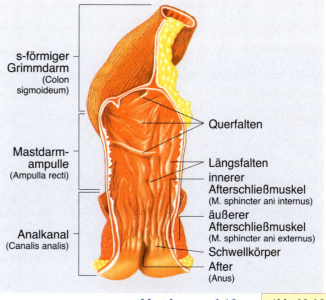

Mastdarm und After. Abb. 12.15

12 Verdauungssystem

(zwei rechts und eine links). Die linke heißt Kohlrausch-Falte und liegt ca. 6 cm vom Anus entfernt.
- *Analkanal* (**Canalis analis**).
Der Analkanal schließt sich ohne scharfe Grenze ab der Biegung des Rektums nach vorn an die Ampulla recti an und endet mit dem After, Anus (= Öffnung an der Haut). Die Schleimhaut besitzt 8 bis 10 Längsfalten (Columnae anales). Zwischen ihnen liegen die Afterbuchten (Sinus anales). Außerdem ist sie nahe dem Anus in der so genannten Hämorrhoidalzone mit Venengeflechten unterpolstert (Plexus venosus rectalis = Plexus haemorrhoidalis).

> **Merke**
>
> Das Rektum besitzt im Unterschied zum Colon keine Taenien, Haustren und Fettanhängsel, dafür aber reichlich schleimproduzierende Becherzellen.

Afterverschluss
Der Verschluss des Afters geschieht durch 2 ringförmige Schließmuskeln und einen Schwellkörper.
- *Muskeln*
- Innerer **unwillkürlicher** *Afterschließmuskel* (M. sphincter ani internus) aus glattem Muskelgewebe;
- äußerer **willkürlicher** *Afterschließmuskel* (M. sphincter ani externus) aus quer gestreiftem Muskelgewebe.
- *Schwellkörper*
Der wie ein Ring unmittelbar vor dem After liegende Schwellkörper wird von dem zuvor beschriebenen Venenplexus gebildet. Bei Kontraktion der Schließmuskeln wird der Blutabfluss über die Venen behindert. Die Längsfalten legen sich aneinander und verschließen den Analkanal.

P Hämorrhoiden sind knotigenartige Vergrößerungen bestimmter Schwellkörperabschnitte. Leitsymptom sind hellrote Sickerblutungen aus dem After.

Wandschichten
Der Wandaufbau entspricht grundsätzlich dem des Dünndarms. Die Schleimhaut ist glatt und besitzt Krypten für Schleimdrüsen. Im Bereich des Colons sind die Längsmuskeln (= Taenien) gerafft.

P Über die Mastdarmschleimhaut können Wirkstoffe resorbiert werden, z. B. Narkotika, Nährklistiere, Analgetika. Diese gelangen über das Blut, ohne Leberpassage (möglicher Abbau), direkt zu den Wirkorten.

12.6 Leber (Hepar)

Die Leber ist die Stoffwechsel- und Entgiftungszentrale des menschlichen Körpers und bildet u. a. die Gallenflüssigkeit. Für ihre umfangreiche Tätigkeit verfügt sie über eine außergewöhnliche Regenerationsfähigkeit.

Form, Farbe und Größe
Die *braunrote* Leber ist mit einer Masse von ca. *1,5 Kilo* nicht nur die *größte* **Drüse**, sondern überhaupt das größte innere Organ des menschlichen Körpers. Ihre Form wird im Wesentlichen von den Nachbarorganen bestimmt. Deutlich zu unterscheiden sind *zwei Hauptflächen*, die *Zwerchfellfläche* (Facies diaphragmatica) und die *Eingeweidefläche* (Facies visceralis). Die Zwerchfellfläche liegt in der Rundung der rechten Zwerchfellkuppel, die Eingeweidefläche liegt auf Teilen des Magens, des Duodenums und des Dickdarms. Im vorderen Bereich sind beide Flächen durch eine spitzwinklige Kante (= Leberunterrand) getrennt.

Lage und Nachbarorgane
Die Leber liegt im rechten Oberbauch unter dem rechten Rippenbogen (im rechten Hypochondrium) und reicht nach links bis in die Magengrube (Epigastrium). Wichtige Nachbarorgane sind rechte Niere, Colon transversum, Magen und Duodenum (↪ Abb. 7.5; 7.6, S. 147).

Oberflächliche Gliederung
Der **rechte** *Leberlappen* (Lobus dexter) wird durch ein Band vom **linken** (Lobus sinister) getrennt. An der Eingeweidefläche liegen
- die **Leberpforte** (Porta hepatis) mit *Leberarterie* (A. hepatica; bringt sauerstoffreiches Blut = 25 %) und die *Pfortader* (V. portae; führt sauerstoffarmes, mit Nahrungsstoffen aus dem Darm angereichertes Blut = 75 % in die Leber;

12.6 Leber

> **Merke**
> Die Leber erhält Blut aus der Leberarterie und der Pfortader.

- der *gemeinsame* **Lebergallengang** (Ductus hepaticus communis): Er transportiert die Gallenflüssigkeit aus der Leber heraus;
- die **Gallenblase** (Vesica biliaris): Sie speichert die Gallenflüssigkeit.

Blutabfluss
Im oberen hinteren Bereich der Leber, unmittelbar unter dem Zwerchfell, münden 3 Lebervenen in die V. cava inferior (die V. cava inferior ist hier mit der Leber verwachsen, sodass die Lebervenen äußerlich nicht sichtbar sind).

Mikroskopische Struktur der Leber
Das Lebergewebe gliedert sich in viele Leberläppchen (d = 1 – 2 mm). Im Zentrum jedes Läppchens befindet sich die Zentralvene, von der strahlenförmig die polygonalen[1]) Leberzellen (Hepatozyten) als **Leberzellbalken** zur Peripherie verlaufen. Auf diese Weise entsteht ein dreidimensionales labyrinthartiges System aus 1 bis 2 Zellschichten dicken Zellplatten. Zwischen den Leberzellbalken bzw. -platten liegen die Leberkapillaren, die besonders weit sind und deshalb als **Lebersinusoide** bezeichnet werden. Ihre Wand besteht aus Endothelzellen und Kupffer-Sternzellen, die zur Phagozytose befähigt sind. In den Leberzellbalken bzw. -platten befinden sich die **Gallenkapillaren**.
Blut- und Gallenkapillarsystem sind voneinander völlig getrennt.
Zwischen Kapillarendothel und Leberzellen liegt anstelle der Basalmembran ein besonderer Verteiler-Raum, der sog. Disse-Raum, in den die Mikrovilli der Hepatozyten hineinragen. Durch diesen Raum wird eine größere und damit leistungsfähigere Austauschfläche zwischen dem Blut in den Lebersinusoiden und den Leberzellen geschaffen.

Leberkreislauf
Die Speisung der Lebersinusoide mit Blut erfolgt von der Peripherie des Leberläppchens durch jeweils ein Ästchen der Leberarterie und der Pfortader. In den Sinusoiden mischt sich das Blut von Leberarterie und Pfortader (☞ Abb. 12.16).

Im folgenden Schema ist der gesamte Blutfluss durch die Leber zusammengefasst.

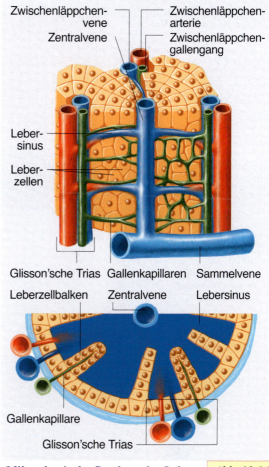

Mikroskopische Struktur der Leber. Abb. 12.16

> **Merke**
> **Leberkreislauf**

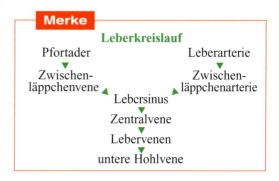

---
[1]) vieleckig

12 Verdauungssystem

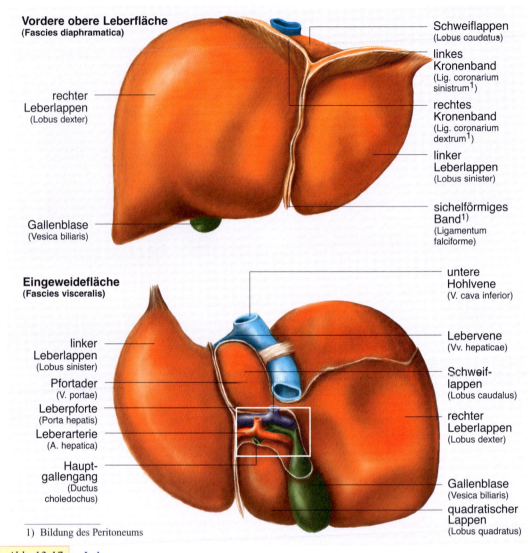

Abb. 12.17 *Leber.*

1) Bildung des Peritoneums

Die beiden zuführenden Blutgefäße – Zwischenläppchenarterie und Zwischenläppchenvene – verlaufen immer gemeinsam mit dem Zwischenläppchengallengang (= Trias heaptica oder Glisson'sche Trias) und etwas lockerem Bindegewebe im Portalkanal (Canalis portalis).

Merke

Die Fließrichtung des Blutes und die der Gallenflüssigkeit im und zwischen den Leberläppchen ist entgegengesetzt.

Galle und Gallengänge
Von den Leberzellen wird pro Tag ca. 1 Liter Gallensaft gebildet, der über das Gallengangsystem in das Duodenum geleitet wird. Der Gallensaft besitzt einen pH-Wert von 7,4 – 8,5 und ist dem Blut isoton. Wichtigste Bestandteile des Gallensaftes sind:
- Wasser (95 %),
- Gallenfarbstoffe (Bilirubin),
- Hormone (Steroidhormone, Insulin),
- Cholesterol,
- Gallensäuren,
- evtl. Medikamente.

12.6 Leber

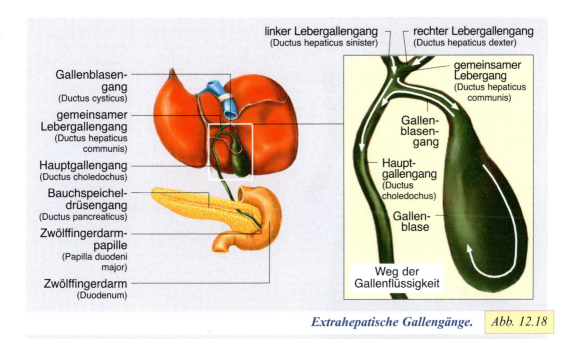

Extrahepatische Gallengänge. Abb. 12.18

Intrahepatische und extrahepatische Gallengänge

Der Gallensaft wird von Gallenkapillaren aufgenommen und über die Gallengänge in das Duodenum geleitet. Dieses Gallengangsystem gliedert sich in
- Gallenwege innerhalb der Leber (intrahepatische Gallengänge) und
- Gallenwege außerhalb der Leber (extrahepatische Gallengänge).

Die *Gallenkapillaren* liegen zwischen 2 Leberzellen, haben also keine eigene Wand. Sie nehmen die Gallenflüssigkeit auf. Von den Gallenkapillaren wird die Gallenflüssigkeit innerhalb der Leberlappen von winzig kleinen Gallengängen in die *Zwischenläppchengallengänge* geleitet. Diese vereinigen sich zu immer größer werdenden *intrahepatischen* Gallengängen, die dann schließlich an der Leberpforte in die *extrahepatischen* übergehen.

In Abbildung 12.18 ist der Weg der Gallenflüssigkeit über die extrahepatischen Gallenwege gut zu verfolgen.
Das extrahepatische Gallengangsystem beginnt mit dem linken und rechten Lebergallengang (***Ductus hepaticus sinister et dexter***). Beide vereinigen sich zum gemeinsamen Lebergallengang (***Ductus hepaticus communis***). Von dort verläuft der Gallenblasengang (***Ductus cysticus***) zur Gallenblase. Ab dem Abzweig des Gallenblasenganges setzt sich der gemeinsame Lebergallengang als Hauptgallengang (***Ductus choledochus***) zum Duodenum fort. Die besondere Funktion der Gallenblase besteht darin, eine bestimmte Menge an Gallensaft zu speichern (40 – 100 ml) und bei Bedarf abzugeben. Während des Speichervorganges wird die hellgelbe *Lebergalle* durch Wasserentzug zur grünlichen *Blasengalle* eingedickt. Bei 2/3 der Menschen vereinigen sich Ductus choledochus und *Ductus pancreaticus* innerhalb des Pankreaskopfes und münden über ein gemeinsames Endstück in die große *Zwölffingerdarmpapille* (= ***Papilla duodeni major*** = Vater-Papille), die in der Hinterwand des absteigenden Teils des Duodenums liegt. Bei 1/3 münden beide Gänge getrennt.

Merke
Die extrahepatischen Gallengänge sind mit Ausnahme des Ductus cysticus „Einbahnstraßen".

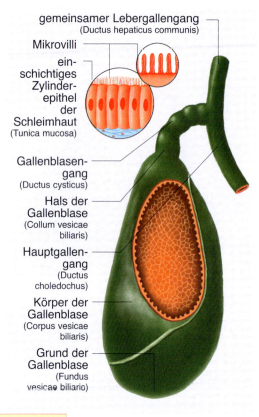

Abb. 12.19 *Gallenblase (Gliederung).*

P Häufige Erkrankungen der Gallenblase sind Entzündungen und Steinleiden. Sind die Nachbarorgane mit der Gallenblase verwachsen, können bei Perforation Steine in den Darm gelangen und zum Darmverschluss (Ileus) führen.
Gallenkoliken entstehen, wenn ein Stein im Ductus cysticus oder choledochus eingeklemmt wird.

12.7 Bauchspeicheldrüse (Pankreas)

Die Bauchspeicheldrüse hat eine Doppelfunktion: Einerseits bildet sie den Bauchspeichel, der wichtige Verdauungsenzyme und Elektrolyte enthält, andererseits produziert sie Hormone zur Blutzuckerregulation.

Form, Größe
Das Pankreas ist eine ca. 15 cm lange, 3 – 4 cm breite und 1 – 2 cm dicke Drüse mit einer Masse von ca. 85 Gramm. Die Läppchenstruktur ist deutlich an der Oberfläche zu erkennen.

Gliederung, Lage
– **Kopf** (Caput pancreatis). Liegt in der inneren Krümmung des Duodenums.
– **Körper** (Corpus pancreatis).
– **Schwanz** (Cauda pancreatis). Körper und Schwanz liegen dorsal des Magens. Der Schwanz endet am Milzhilus.

> **Merke**
> Das Pankreas liegt retroperitoneal auf der linken Seite der hinteren Bauchwand.

Mikroskopische Struktur
Die Bauchspeicheldrüse besteht aus *2 unterschiedlichen Anteilen*.
– **Exokriner** *Anteil:* Er ist der größte Lieferant von Verdauungsenzymen. Hier werden pro Tag ca. 1 – 2 Liter **Bauchspeichel** (= Verdauungssekret)

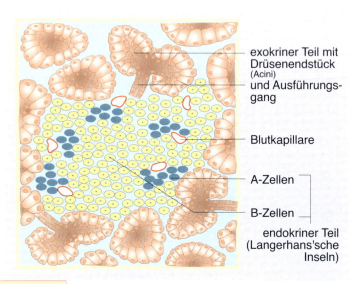

Abb. 12.20 *Mikroskopische Struktur der Bauchspeicheldrüse.*

12.7 Bauchspeicheldrüse

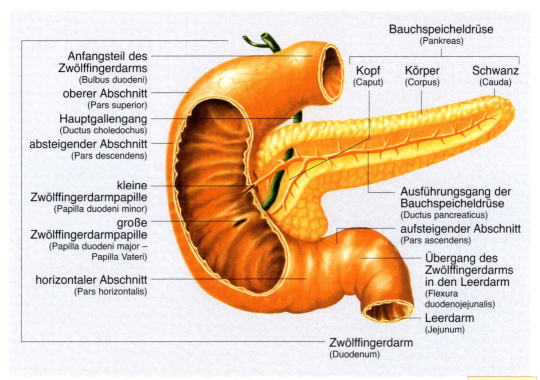

Makroskopischer Bau von Zwölffingerdarm und Bauchspeicheldrüse. Abb. 12.21

gebildet, der über den *Bauchspeicheldrüsengang* (Ductus pancreaticus) auf der *Papilla duodeni major* (Papilla Vateri) in das Duodenum gelangt.

[P] Die Verdauungsenzyme des Bauchspeichels können bei akuter Pankreatitis wegen fehlender Selbstschutzmechanismen die Drüse zerstören.

– **Endokriner** *Teil* (= Langerhans'sche Inseln): Das sind Zellanhäufungen, die besonders zahlreich in der Schwanz- und Körperregion vorkommen und Hormone produzieren. Die Langerhans'schen Inseln bestehen hauptsächlich aus zwei Zellarten:

- *A-Zellen*; sie produzieren das blutzuckerspiegelhebende **Glukagon** und
- *B-Zellen*; sie bilden die Hauptmasse und produzieren das blutzuckerspiegelsenkende **Insulin** (↪ auch Kap. 15.4.1, S. 307).

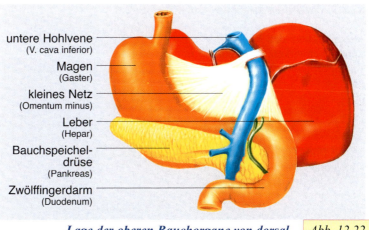

Lage der oberen Bauchorgane von dorsal. Abb. 12.22

12.8 Physiologie der Verdauung

Die Verdauung ist die mechanische und chemische Aufbereitung der Nahrung, sodass die lebensnotwendigen Stoffe in Blut und Lymphe aufgenommen (resorbiert) werden können.

Mechanische Verdauungsvorgänge (**Motorik**) sind Zerkleinern, Mischen, Transportieren, Füllen, Speichern und Entleeren der Nahrung.

Chemische Verdauungsvorgänge (**Sekretorik**) sind Vorgänge, bei denen große Teilchen durch sog. Aufschlussmittel (Salzsäure, Gallensäuren) und Verdauungsenzyme in resorbierbare kleinere Teilchen zerlegt werden.

Verdauungssekrete
Verdauungssekrete setzen sich zusammen aus:
– *Wasser* als Lösungsmittel,
– *Schleim* als Gleit- und Schutzmittel,
– *Verdauungsenzyme* als Spaltmittel,
– Säuren als *Aufschlussmittel*.
Die Verdauungsvorgänge werden durch das vegetative Nervensystem und durch Gewebshormone gesteuert.

> **Merke**
>
> Alle Verdauungsenzyme gehören zu den Hydrolasen.
> Bei den chemischen Reaktionen wird immer Wasser angelagert (= Hydrolyse).

12.8.1 Verdauungsvorgänge in der Mundhöhle

Die Funktion der Mundhöhle wird durch das Zusammenwirken ihrer Wände mit der Zunge, den Speicheldrüsen und den Zähnen ermöglicht.

Motorik
Durch Schneid- und Mahlbewegungen der Zähne und mithilfe der Zunge wird die feste Nahrung zerkleinert, mit Mundspeichel vermischt und damit gleitfähig. Danach schiebt die Zunge den Bissen (Bolus) vom Gaumen zur Rachenenge, und der Schluckreflex wird ausgelöst.

> **P** Ungenügendes Kauen, z. B. durch ein schadhaftes Gebiss, ist nicht selten Ursache für Verdauungsstörungen.

Bildungsort, Zusammensetzung und Aufgaben des Mundspeichels

Bildungsort:
Der eigentliche Bildungsort des Mundspeichels sind die Drüsenendstücke (*Azini*) der Mundspeicheldrüsen. In ihnen entsteht der sog. Primärspeichel, der dann in den Ausführungsgängen durch Resorptions- und Sekretionsvorgänge je nach Bedarf der Nahrung angepasst wird.

Zusammensetzung	Aufgaben
Wasser	Lösungs- und Transportmittel
Muzine (Schleimstoffe)	machen den Bissen gleit- und schluckfähig, erleichtern Kau- und Sprechbewegungen
α-Amylase (= Ptyalin)	Einleitung der Kohlenhydrat-(Stärke-)verdauung beim Kauen
Immunglobulin A, Lysozym und Rhodanid-Ionen	Abwehr von Krankheitserregern
HCO_3^-	Alkalisierung und Pufferung auf pH 7 – 8
Fluoridionen	Schutz des Zahnschmelzes

Tab. 12.3 *Nahrungsstoffe.*

Nicht resorbierbar	resorbierbar
Kohlenhydrate (Di-, Polysaccharide)	→ Monosaccharide
Eiweiße	→ Aminosäuren
Fette	→ Glycerol und Fettsäuren
	Vitamine
	anorganische Ionen (Mineralien)
	Wasser

Stärkeverdauung in der Mundhöhle. **Tab. 12.4**

Stärke → Maltose (Ptyalin, H_2O)

12.8 Physiologie der Verdauung

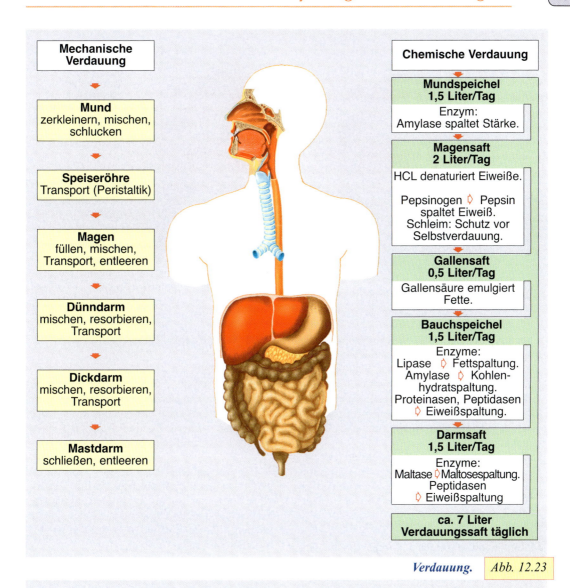

Verdauung. Abb. 12.23

P Trockene Speisen und Mundatmung erfordern größere Speichelmengen. Bei psychischer Erregung (z. B. Angst, Ärger) kann die Speichelsekretion herabgesetzt werden.

Schluckvorgang
Der Schluckvorgang ist ein *angeborener Reflex*. Er kann willkürlich eingeleitet werden. Im Bereich des weichen Gaumens und an der Zungenwurzel befinden sich *Druckrezeptoren*. Werden diese durch Speisen, Speichel oder durch einen Spatel berührt, wird der Schluckreflex ausgelöst.

- Durch Muskelzug wird das Gaumensegel angehoben und so die Mundhöhle gegen den Nasenrachenraum abgeschlossen.
- Gleichzeitig kontrahiert die *Mundbodenmuskulatur* und zieht das Zungenbein mit Kehlkopf und Trachea nach vorn und oben.
- Wird der schluckfähige Bissen (Bolus) bei geschlossenem Mund mit der Zunge gegen das Gaumensegel und/oder die hintere Rachenwand gedrückt, erfolgen die weiteren Vorgänge *reflektorisch*.
- Die *Zungenwurzel* wird ruckartig nach hinten

12 Verdauungssystem

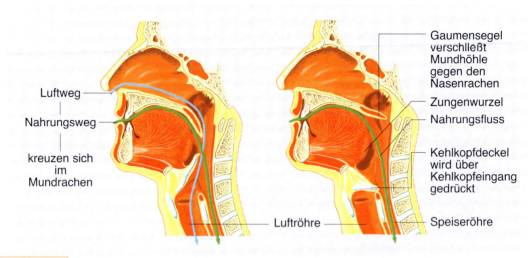

Abb. 12.24 *Luft- und Nahrungsweg (links), Schluckvorgang (rechts).*

bewegt. Dadurch stößt sie den Bolus in den *Mundrachen* und drückt den *Kehldeckel* nach unten. Gleichzeitig zieht der Schildknorpel-Zungenbein-Muskel (M. thyrohyoideus) den Kehlkopf näher an das Zungenbein (Os hyoideum), damit der Kehldeckel (Epiglottis) schützend über den Kehlkopfeingang zu liegen kommt.
– *Zungenbewegung* und Kontraktion der *Rachenmuskulatur* transportieren schließlich den Bissen in den *Ösophagus*, dessen Peristaltik dann den Weitertransport in den Magen übernimmt.

P Der Schluckakt wird durch verschiedene Hirnnerven (V, VII, IX, X) gesteuert. Störungen des Schluckvorganges weisen deshalb häufig auf eine Läsion einer dieser Hirnnerven hin.
Im Zustand der Bewusstlosigkeit erlischt der Schluckreflex, und es besteht die Gefahr, dass Erbrochenes in die Atemwege gelangt (Aspiration). Deshalb müssen Bewusstlose in die stabile Seitenlage gebracht werden.

12.8.2 Verdauungsvorgänge im Magen

Motorik
Der Magen nimmt die geschluckte Speise auf (Füllung), durchmischt sie mit Magensaft und leitet sie portionsweise in das Duodenum. Dabei findet eine weitere Zerkleinerung und damit Oberflächenvergrößerung statt.

P Die Verweildauer der Speisen im Magen hängt von deren Zusammensetzung ab. Getränke gelangen nach wenigen Minuten entlang der Magenstraße in das Duodenum. Kohlenhydrate bleiben 1 – 2, Eiweiße 2 und Fette 4 – 5 Stunden im Magen.

Sekretorik
Im Magen *beginnt* die *Eiweißverdauung*. Durch die *Salzsäure* werden die Eiweiße denaturiert[1] und das inaktive Pepsinogen zu **Pepsin** aktiviert. Letzteres spaltet ca. 10 % der Eiweiße in kleinere *Polypeptidketten* (⇨ S. 21).

Beginn der Eiweißverdauung im Magen. Tab. 12.5

	HCl	Proteinase des Magensaftes (Pepsin)	
Eiweiße	↓	→	Peptidbruchstücke
	↑		
	H_2O		

---
[1] *Denaturierung:* Meist irreversible Strukturveränderung der Proteine mit Verlust ihrer biologischen Eigenschaften (z. B. Enzymwirkung) und Veränderung ihrer physikalischen Eigenschaften (z. B. Gerinnung)

12.8 Physiologie der Verdauung

> **Merke**
>
> Die Salzsäure erfüllt 4 Funktionen:
> - Aufschlussmittel für Eiweiße,
> - Aktivierung des Pepsinogens,
> - Desinfektion,
> - pH-Einstellung von 1 – 2.
>
> Das *Pepsin* leitet die Eiweißverdauung ein. Der *Schleim* schützt den Magen vor Selbstverdauung.

Die Salzsäure wirkt durch den niedrigen pH-Wert desinfizierend, d. h., die meisten mit der Nahrung aufgenommenen Bakterien und Viren werden abgetötet. Der von den Nebenzellen gebildete alkalische *Schleim* schützt die Magenschleimhaut vor Selbstverdauung.

Intrinsic-Factor
Dieses Glykoproteid wird wie die Salzsäure in den Belegzellen synthetisiert. Der Intrinsic-Faktor ist für die *Resorption* von **Vitamin B_{12}** (Cyanocobalamin) unbedingt erforderlich.

P Fehlt der Intrinsic-Faktor, entstehen Vitamin-B-Mangel-Anämien (perniziöse Anämie).

12.8.3 Verdauungsvorgänge im Dünndarm

Die durch Langstreckung und Faltung beträchtlich vergrößerte Oberfläche des Dünndarms erklärt seine große Bedeutung für die Verdauung.

Motorik
Die Dünndarmmotorik bewirkt:
- *Mischung* des Speisebreis (Chymus) durch Segmentier- und Pendelbewegungen,
- *Weitertransport* durch Peristaltik über die Bauhin'sche Klappe in den Dickdarm,
- „Pumpen" der Zotten zum besseren Transport von Blut und Lymphe.

Sekretorik
Im Dünndarm findet die endgültige Zerlegung der Kohlenhydrate, Eiweiße und Fette in ihre Grundmoleküle und deren Resorption statt.

Verdauung und Resorption der Kohlenhydrate
Die Kohlenhydratverdauung in der Mundhöhle hat wenig Bedeutung, weil die Amylasemenge im Mundspeichel nur gering ist. Das wichtigste Nahrungskohlenhydrat „Stärke" wird im Dünndarm zunächst durch die **Amylase** des *Bauchspeichels* in das *Disaccharid Maltose* zerlegt. Letzteres gelangt in die Darmzellen und wird dort durch das *Enzym* **Maltase** in das *Monosaccharid Glucose* gespalten.

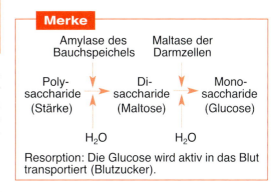

P In der Enzymdiagnostik hat die Amylase insofern Bedeutung, da bei Pankreasentzündungen ihre Konzentration im Blut ansteigt.

Verdauung und Resorption der Eiweiße
Nach der Denaturierung durch die Magensalzsäure werden die Eiweiße durch mehrere Enzyme über Peptidbruchstücke bis zu den einzelnen Aminosäuren aufgespalten. Im Dünndarm spalten die **Proteinasen** (z. B. Trypsin und Chymotrypsin) des Bauchspeichels die *Peptidketten* mehr oder weniger spezifisch in Peptidbruchstücke. Diese werden von **Peptidasen** (z. B. Carboxypeptidasen) des Pankreas- und Darmsaftes in kleinste Peptide aufgespalten, welche von den Darmzellen resorbiert werden. In den Darmzellen erfolgt durch die reichlich vorhandenen *Peptidasen* die weitere Spaltung bis zu den *Aminosäuren*.

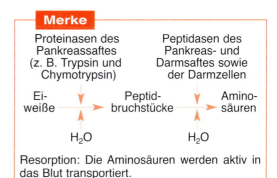

12 Verdauungssystem

Verdauung und Resorption der Fette
Die hydrolytische Spaltung der Nahrungsglyceride geschieht komplett im Dünndarm.

Zunächst werden die Nahrungsfette durch die *Gallensäuren* in ca. 5 cm große Fetttröpfchen in Wasser (= Emulsion) umgewandelt. Dieser Vorgang heißt Emulgierung. Die Emulgierung ist die Voraussetzung dafür, dass die wasserlöslichen **Lipasen** die Fette spalten können.
Die Lipase des Pankreassaftes spaltet durch Hydrolyse die Triglyceride in Glycerol und Fettsäuren.

Die Spaltprodukte gelangen in die Darmzellen, können aber – bis auf einige kurzkettige Fettsäuren – nicht vom Blut aufgenommen werden, da sie wasserunlöslich sind. In den Darmzellen erfolgt deshalb schrittweise eine *Resynthese* von Triglyceriden und deren Kopplung an bestimmte Proteine. Es entstehen wasserlösliche Komplexe, die *Lipoproteine* (↩ S. 22). Die in den Darmzellen gebildeten resorbierbaren Lipoproteine heißen **Chylomikronen** und werden mit der Lymphe abtransportiert.

> **Merke**
>
> **Fettverdauung**
>
> Lipase des Bauchspeichels
>
> Triglyceride → Glycerol + Fettsäuren
>
> Gallensäuren H_2O
>
> Resorption:
> Wenige kurzkettige Fettsäuren ins Blut, der Rest als resynthetisierte Triglyceride in Chylomikronen in die Lymphe.

P Bei Störungen der Fettresorption (z. B. verminderte Gallenproduktion bei Lebererkrankungen, Darmentzündungen) wird auch die Aufnahme fettlöslicher Vitamine beeinträchtigt. So kann es durch Vitamin-K-Mangel im Blut, das normalerweise durch die **Darmflora** immer ausreichend gebildet wird, zu einer erhöhten Blutungsneigung kommen.

12.8.4 Verdauungsvorgänge im Dickdarm

Die *Hauptfunktionen* des Dickdarms sind:
– die Bildung der *Faeces* (Stuhl) und
– die *Stuhlentleerung* (Defäkation).

Die Faeces entstehen durch weiteren Wasserentzug. So werden die pro Tag vom Ileum in das Caecum kommenden ca. 1.000 Milliliter Darminhalt auf ca. 150 Milliliter reduziert. Gleichzeitig werden wasserlösliche Vitamine und Elektrolyte resorbiert.

> **Merke**
>
> Die Resorptionsfähigkeit des Dickdarms ist im Vergleich zum Dünndarm gering (Wasserresorption im Dünndarm ca. 8.500 ml, im Dickdarm ca. 850 ml). In den Dickdarm gelangte Fette werden unverändert ausgeschieden.

Der Dickdarm ist mit Bakterien besiedelt (Escherichia coli, Aerobacter aerogenes, nichtpathogene Kokken). Man bezeichnet diese als **Darmflora**. Wichtige *Verdauungsfunktionen* dieser Bakterien sind:
– Weiterer Abbau der Kohlenhydrate durch **Gärung**. Dabei entstehen als Gärungsprodukte Milchsäure, Essigsäure, Alkohol, Kohlendioxid und Wasser.
– Weiterer Abbau der Eiweiße durch **Fäulnis**. Als Fäulnisprodukte entstehen *biogene Amine* (z. B. Histamin, aber auch das giftige Indol), Wasserstoff, Schwefelwasserstoff und Methan.
– Weiterer Abbau der Gallenfarbstoffe.

P Normalerweise besteht zwischen Gärung und Fäulnis ein Gleichgewicht. Ist dies gestört, kommt es zur Ausscheidung faulender oder gärender Stühle.

Menge, Zusammensetzung und Eigenschaften der Faeces
Die ausgeschiedene Menge beträgt bei ausgewogener Ernährung ca. 150 Gramm pro Tag.
Zusammensetzung:
• 75 – 80 % Wasser,
• 20 – 25 % feste, unverdauliche Bestandteile (Zellulose, Bakterien, unlösliche Calcium- und Eisensalze, abgeschilferte Epithelien, Schleim, Fett).

12.8 Physiologie der Verdauung

Die *Farbe* wird durch die Gallenfarbstoffe bestimmt, der *Geruch* durch den Schwefelwasserstoff, organische Säuren, Indol sowie Scatol und der *pH-Wert* durch die Gärungsprodukte.

Motorik
Die Dickdarmmotorik bewirkt:
– die weitere *Durchmischung* des Darminhaltes durch langsames Fortschreiten von Ringmuskelkontraktionen (sog. Haustrenfließen) und *rhythmische Segmentierung*;
– den *Weitertransport* des Darminhaltes in das Rektum. Zu diesem Zweck laufen 2- bis 3-mal am Tag, gewöhnlich nach der Nahrungsaufnahme, *starke peristaltische Kontraktionen* vom Caecum über das gesamte Colon;

> **Merke**
>
> Im Vergleich zum Dünndarm erfolgt der Transport im Dickdarm relativ langsam (10 bis 18 Stunden).

– die **Stuhlentleerung** (Defäkation). Hier handelt es sich um einen *willkürlich beeinflussbaren reflektorischen Vorgang*. Mit zunehmender Füllung des Rektums werden durch erhöhten Druck die Dehnungsrezeptoren der Darmwand gereizt. Die Aktionspotentiale gelangen in das zuständige *Reflexzentrum im Sakralmark*, das etwa ab dem 2. Lebensjahr von der Großhirnrinde kontrolliert werden kann. Bei der Darmentleerung wird der *äußere Schließmuskel willkürlich* entspannt und die *Bauchpresse* erzeugt. Gleichzeitig führen parasympathische Efferenzen zur *Erschlaffung des inneren Schließmuskels*. Daraufhin kommt es zur *Kontraktion* der Ring- und Längsmuskulatur des Darmes, und es erfolgt die Entleerung.

P In der Regel findet der Stuhlgang einmal täglich statt, oft nach der Einnahme von Mahlzeiten (Gastrokolonreflex).

Resorption von Vitaminen, Wasser und Mineralstoffen
Die Resorption der *fettlöslichen Vitamine* (A, D, E, K) erfolgt in gleicher Weise wie die Fettresorption. Die *wasserlöslichen Vitamine* gelangen wie folgt in das Blut: Vitamin C und B_2 durch Diffusion und Vitamin B_{12} mit Intrinsic-Faktor aktiv im Ileum.
Wasser und *Natrium* werden vorwiegend im Duodenum und Jejunum durch Diffusion aufgenommen.
Calcium und *Magnesium* werden hauptsächlich aktiv resorbiert. Die Resorption wird durch 2 Hormone (Calcitonin, Parathormon, ↪ Tab. 15.8, S. 309) gesteuert.

P Die *Calciumresorption* setzt die Anwesenheit von Vitamin D voraus, dessen aktive Form unter Mitwirkung von Niere und Haut bei Lichteinwirkung entsteht (bei Mangel: Rachitis).

Eisen wird ebenfalls aktiv im oberen Dünndarm aufgenommen.

> **Merke**
>
> Die Resorption der Verdauungsprodukte erfolgt *passiv* durch Diffusion oder *aktiv* mithilfe von Trägersubstanzen bzw. durch Pinozytose.
> Der Hauptresorptionsort ist der obere Dünndarm (Duodenum, Jejunum). Er hat eine sehr große Oberfläche, und alle lebensnotwendigen Nahrungsbestandteile sind resorptionsfähig. Grundsätzlich ist die gesamte Schleimhaut des Verdauungstraktes zur Resorption fähig. So besteht auch die Möglichkeit der künstlichen Ernährung durch Nährklistier über die Dickdarmschleimhaut.

12.8.5 Regulation der Verdauung

Die Regulation der einzelnen Verdauungsvorgänge ist recht kompliziert. Hier werden nur einige grundsätzliche Möglichkeiten dargestellt.

Das *vegetative Nervensystem* steuert sowohl Motorik als auch Sekretorik der Verdauung (Sympathicus hemmt, Parasympathicus fördert).

P Psychische Einflüsse, bestimmte Stoffe (Coffein, Nikotin) und der Grad der körperlichen Aktivität können nachhaltig die Wirkungen des vegetativen Nervensystems beeinflussen.

Die Regulation erfolgt
- über *angeborene Fremdreflexe*, deren Auslöser hauptsächlich mechanische Reize (z. B. Druckanstieg) sowie die Geruchs- und Geschmacksreize sind.
  Beispiel: Sekretion der Verdauungssekrete, Peristaltik und Defäkation;
- über *erlernte Reflexe*, deren Auslöser Gehör- oder Sehreize, aber auch Vorstellungen sind.
  Beispiel: Mundspeichel und Magensaftsekretion (= nervale Phase – Regulation durch Vorstellung von Nahrung);
- *hormonal durch Gewebshormone*, die durch bestimmte Verdauungsprodukte freigesetzt werden.

Regulation der Speichelproduktion
Die Bildung und Freisetzung des Mundspeichels wird *reflektorisch* gesteuert.

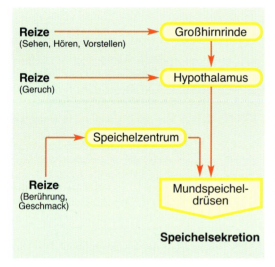

Regulation der Magensaftsekretion
In den Magendrüsen werden pro Tag ca. 3 Liter Magensaft gebildet.
Zusammensetzung des Magensaftes:
- Wasser
- eiweißspaltende Enzyme (Pepsin)
- Schleim (Muzin)
- Salzsäure
- Intrinsic-factor

Die physiologische Magensaftsekretion wird vor allem durch die Nahrungsaufnahme gesteuert. Man unterscheidet 3 Phasen.

1. Kephale Phase (psychisch-nervale Einflüsse)

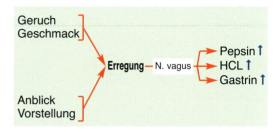

Aggressionen können sekretionssteigernd und Angst sekretionshemmend wirken.

2. Gastritische Phase (lokale Einflüsse)
Die Sekretion von Magensaft wird durch den direkten Kontakt der Nahrung mit der Magenwand ausgelöst.

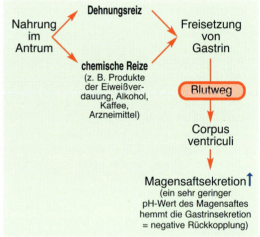

3. Intestinale Phase
Der Übertritt des Nahrungsbreis vom Magen in das Duodenum beeinflusst rückwirkend die Magensaftsekretion in folgender Weise:

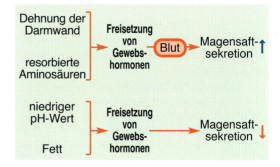

12.8 Physiologie der Verdauung

12.8.6 Funktionen der Leber (Überblick)

Der größte Teil der resorbierten Hydrolyseprodukte der Nahrung dient zunächst dem Aufbau „körpereigener" Stoffe (z. B. Glykogen, Proteine, Triglyceride, Phosphatide). Die meisten dieser anabolen Stoffwechselvorgänge vollziehen sich in der Leber.

> **Merke**
>
> Die Leber ist das zentrale Stoffwechselorgan unseres Körpers („Zentrallabor").

Im Folgenden gehen wir auf die wichtigsten Funktionen der Leber ein. Mit dem Pfortaderblut gelangen nachstehende Produkte **direkt** in die Leber:
– aus dem Dünndarm: Kohlenhydrate, Eiweiße, Fette, Vitamine, Mineralien, Medikamente etc.;
– aus dem Magen: Alkohol, Medikamente;
– aus dem Pankreas: Hormone (Insulin) der Langerhans'schen Inseln;
– aus der Milz: Abbauprodukte des Hämoglobins.

Daraus ergibt sich eine ihrer wesentlichsten Aufgaben, nämlich wichtige Stoffkonzentrationen in den extrazellulären Flüssigkeiten, insbesondere im Blut, konstant zu halten und damit eine kontinuierliche Versorgung der Zellen zu sichern. Häufig geschieht dies durch wechselseitige Umwandlung von Speicher- und Transportform eines Stoffes:

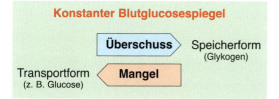

Aufgaben im Kohlenhydratstoffwechsel
Die Leber erfüllt hier vor allem die eben beschriebene Aufgabe, wodurch sie den Blutglucosespiegel konstant hält.
Nach einer kohlenhydratreichen Mahlzeit gelangt viel Glucose, aber auch Insulin, mit dem Pfortaderblut in die Leber. Durch das Hormon stimuliert, wird die überschüssige Glucose in Glykogen und wenn dessen Speicherkapazität erschöpft ist, in Fettsäuren umgewandelt. Sinkt danach der Blutglucosespiegel, werden die Glykogenvorräte wieder in Glucose umgebaut und an das Blut abgegeben. Bei Erschöpfung der Glykogenvorräte setzt schließlich die Glukoneogenese ein (⇨ S. 40).

> **Merke**
>
> Die Leber spielt eine wichtige Rolle bei der Konstanthaltung des Blutglucosespiegels (⇨ S. 307).

Aufgaben im Fettstoffwechsel
Bei reicher Glucosezufuhr synthetisiert die Leber reichlich höhere Fettsäuren und weiterhin Triglyceride sowie Phosphatide.
Mit der Synthese der Plasmalipoproteine schafft sie die Grundstoffe für den Aufbau von Transportmicellen.[1] Diese benötigt der Organismus für den Transport der wasserunlöslichen Stoffe wie Triglyceride, Phosphatide und Cholesterol in den wässrigen Körperflüssigkeiten.

Die Leber wandelt überschüssige Kohlenhydrate in Triglyceride um und ist für die Synthese der Plasmalipoproteine unterschiedlicher Dichte verantwortlich.

Aufgaben im Cholesterolstoffwechsel
Die Leber ist der Hauptort der Cholesterol-Biosynthese. Sie nimmt aber auch Cholesterol, das in anderen Körperzellen gebildet bzw. mit der Nahrung aufgenommen wurde, in ihren Vorrat auf.

Der Cholesterolvorrat wird vor allem zur Bildung der Gallensäuren verwendet und zum Teil in Form von Lipoproteinen wieder an den Kreislauf abgegeben, um andere an Cholesterolmangel leidende Organe zu versorgen.

> **Merke**
>
> Die Leber ist maßgeblich für den Cholesterolhaushalt des Körpers verantwortlich.

Aufgaben im Äthanolstoffwechsel
Alkohol (Äthanol, C_5H_5OH) wird überwiegend in der Leber abgebaut. Die Leber konzentriert

---

[1] Plasmalipoproteine (Bestandteile: Cholesterol, Phosphatide, Triglycerid, Eiweiß), die dem Lipidtransport dienen

ihn aber nicht, sondern der Alkohol wird mit Ausnahme von Fett- und Knochengewebe im ganzen Körper verteilt.

> **P** Die Blut-Alkohol-Konzentration ist ein guter Indikator für die Konzentration des Alkohols im Gehirn.

Abbau von Hämoglobin, Produktion und Sekretion des Gallensaftes

Mit dieser Spezialleistung erfüllt die Leber 2 Funktionen:
- Mitwirkung bei der Fettverdauung durch die Gallensäuresynthese;
- Abbau überalterter Blutzellen.

Beim Abbau von Hämoglobin in der Leber entstehen die *Gallenfarbstoffe*. Zuerst bildet sich das grüne *Biliverdin*, das dann zum wichtigsten Gallenfarbstoff, dem *Bilirubin*, umgewandelt wird. Das Bilirubin ist wasserunlöslich und zellschädigend. Deshalb wird es in den Leberzellen an Glucuronsäure gebunden und dadurch wasserlöslich und unschädlich. In dieser Form wird das Bilirubin aktiv in die Gallenkapillaren transportiert und gelangt mit dem Gallensaft in den Darm. Im Colon wird es durch die Tätigkeit der Darmbakterien vor allem in *Urobilinogen* und andere Farbstoffe (Sterkobilinogen, Urobilin, Sterkobilin) umgewandelt. Diese Abbauprodukte bewirken die *braune Farbe des Stuhls*. Der größte Teil wird mit dem Stuhl ausgeschieden (ca. 85 %). Der Rest wird wieder resorbiert und gelangt entweder über die Pfortader in die Leber zurück oder bei Resorption im Rektum unter Umgehung der Leber in die Niere. Dieser Teil wird mit dem Harn ausgeschieden und bestimmt die *bernsteingelbe Harnfarbe* mit.

Bestandteile des Gallensaftes und Bedeutung der Gallensäuren

Der Gallensaft besteht aus Gallensäuren, Gallenfarbstoffen (Bilirubin), Cholesterol, Lezithin, Na^+, K^+, Ca^{2+}, HCO_3^-. Die Salze der Gallensäuren sind für die Verdauung und Resorption der Fette von großer physiologischer Bedeutung. Sie setzen die Oberflächenspannung herab und wirken dadurch emulgierend (verteilend) und dispergierend (verkleinernd). Außerdem aktivieren sie die Lipasen und hemmen die Magensaftsekretion.

> **P** Gallensteine entstehen, wenn das Gleichgewicht der Bestandteile des Gallensaftes gestört ist. Am häufigsten sind Cholesterol-Pigment-Kalk-Steine.
>
> Gelbsucht (Ikterus) entsteht, wenn zu viel Gallenfarbstoffe ins Blut gelangen. Die Ursachen hierfür sind vielfältig.

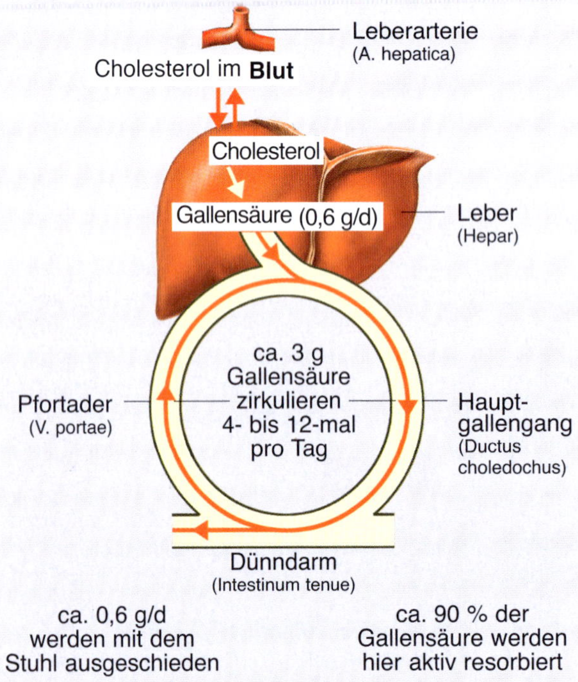

Abb. 12.25 *Enterohepatischer Kreislauf (Beispiel: Gallensäuren).*

> **Merke**
>
> Der Gallensaft spielt einerseits bei der Verdauung und Resorption der Fette und andererseits für die Ausscheidung verschiedener Stoffe (Bilirubin, überschüssiges Cholesterol, abgebaute Arzneistoffe) in den Darm eine wichtige Rolle.

12.8 Physiologie der Verdauung

Enterohepatischer Kreislauf
Unter dem enterohepatischen Kreislauf versteht man die Ausscheidung von Stoffen (z. B. Gallensäuren und Gallenfarbstoffe) mit dem Gallensaft aus der Leber in den Darm und deren Rückresorption und Rücktransport mit dem Pfortaderblut in die Leber. Hier gelangen die Stoffe dann erneut in die Gallenflüssigkeit und erfahren den gleichen Kreislauf.
Dieser Vorgang ist in erster Linie eine **Ökonomisierung** *bestimmter Stoffwechselprozesse*. Im Falle der für die Fettverdauung so wichtigen Gallensäuren bedeutet dies einen täglichen Verlust von nur ca. 10 %, ca. 90 % werden rückresorbiert.
Bei fettreicher Ernährung ist der Bedarf an Gallensäuren erhöht, deshalb zirkulieren die Gallensäuren 4- bis 12-mal pro Tag.

Aufgabe im Eiweißstoffwechsel
In der Leber werden die mit dem Pfortaderblut ankommenden Aminosäuren verstoffwechselt.
Sie dienen zum einen der Synthese der Plasmaproteine (Albumine, Gerinnungsfaktoren, einige Globuline), die an das Blut abgegeben werden. Ein weiterer Teil wird abgebaut und der dabei frei werdende Stickstoff in Harnstoff überführt. Der Harnstoff gelangt mit dem Blutkreislauf zur Niere. Der Rest der Aminosäuren wird benutzt, um intrazelluläre Proteine der Leber aufzubauen.

> **Merke**
>
> In der Leber findet die Synthese der Plasmaproteine und des Harnstoffes statt.

Biotransformation und „Entgiftung"
Unter Biotransformation versteht man alle enzymatisch gesteuerten chemischen Reaktionen in der Leber. Das Ziel ist die Bildung von wasserlöslichen, harnfähigen Stoffen, die über die Niere (renal) mit dem Harn ausgeschieden werden.

> **Merke**
>
> Biotransformationen führen häufig zur „Entgiftung" von Stoffen. Entgiftung bedeutet demnach, dass körperfremde und körpereigene Stoffe durch Abbau, Umbau oder Kopplung an andere Stoffe (z. B. Glucoronsäure) in biologisch inaktive und für den Organismus unschädliche oder harnfähige Verbindungen überführt werden.

P Die Biotransformationen in der Leber können die Konzentration von Arzneistoffen beeinflussen. Man spricht vom sog. „First pass effect" (Einfluss der ersten Leberpassage). Leber- oder Nierenfunktionsstörungen können zur Retention von „Giftstoffen" führen und dadurch ein Coma hepaticum oder eine Urämie hervorrufen.

Fragen zur Wiederholung

1. Geben Sie einen Überblick über die Verdauungsorgane und deren Lage.
2. Beschreiben Sie den Bau der Mundhöhle und deren Organe (Zunge, Zähne, große Speicheldrüsen).
3. Beschreiben Sie die Lage sowie den makroskopischen und mikroskopischen Bau der Speiseröhre.
4. Beschreiben Sie die Lage, den makroskopischen und mikroskopischen Bau sowie die Blut- und nervale Versorgung des Magens.
5. Nennen Sie die Abschnitte des Dünndarms.
   Beschreiben Sie deren bauliche Besonderheiten und Lage.
6. Nehmen Sie eine Gliederung des Dickdarms vor.
7. Beschreiben Sie die Lage des Blinddarms.
8. Nennen Sie charakteristische Merkmale des Colons.
9. Wie wird das Rektum verschlossen?
10. Beschreiben Sie Lage und Aufbau der Leber.
11. Beschreiben Sie den Verlauf der intra- und extrahepatischen Gallenwege.
12. Beschreiben Sie Lage und Bau des Pankreas.
13. Definieren Sie:
    a) Verdauung,
    b) Motorik,
    c) Sekretorik,
    d) Resorption.
14. Beschreiben Sie die Verdauung und Resorption:
    a) der Kohlenhydrate,
    b) der Fette,
    c) der Eiweiße.
15. Interpretieren Sie die Redensart „Gut gekaut ist halb verdaut".
16. Nennen Sie die Aufgaben:
    a) der Salzsäure,
    b) der Gallensäuren.
17. Begründen Sie, warum der Dünndarm für die Resorption am besten geeignet ist.
18. Wie erfolgt die Regulation der Verdauung?
19. Nennen und erläutern Sie die wichtigsten Funktionen der Leber.

13 Harnsystem, Funktionen der Niere

Die Harnorgane entwickeln sich gemeinsam mit den Geschlechtsorganen aus der gleichen Anlage. So erklären sich auch die engen nachbarschaftlichen Beziehungen.

Das Harnsystem besteht aus den *paarigen Nieren* als harnbildende Organe sowie den *paarigen Harnleitern*, der *Harnblase* und der *Harnröhre* als harnableitende Organe.

Mit der Harnproduktion und -ausscheidung erfüllt das Harnsystem die für die Aufrechterhaltung des inneren Milieus entscheidenden Regulierungsaufgaben. Wichtigstes Organ hierbei ist die Niere.

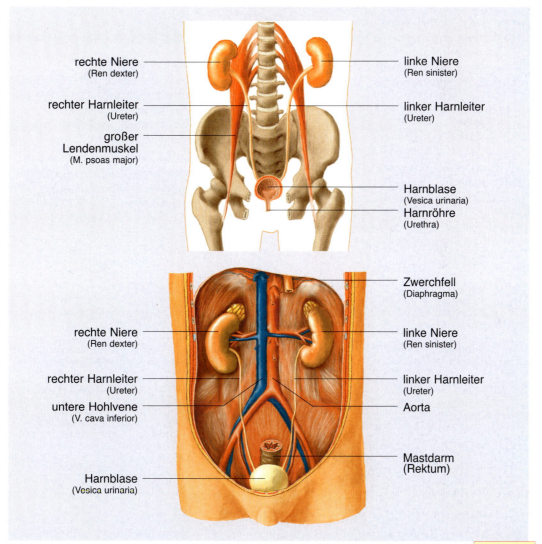

Harnsystem – Lage der Harnorgane. Abb. 13.1

13 Harnsystem, Funktionen der Niere

13.1 Niere (Ren, Nephron)

Die Niere ist, wie auch der Harnleiter, paarig angelegt.

Größe, Farbe und Form
Die rotbraun aussehende bohnenförmige Niere hat eine Masse von 120 – 220 Gramm und ist 10 – 12 cm lang, 5 cm breit und 4 cm dick. Die Form der Niere wird bestimmt durch
– den konvexen *lateralen Rand*,
– den konkaven *medialen Rand*, an der
  • die *Nierenbucht* mit
  • dem *Nierenhilus* liegt,
– den *oberen Nierenpol* und
– den *unteren Nierenpol*.

P Angeborene Fehlbildungen sind z. B. Einnierigkeit und Hufeisennieren.

> **Merke**
>
> Der Nierenhilus ist die Eintrittsstelle der Nierenarterie (A. renalis) und die Austrittsstelle der Nierenvene (V. renalis) sowie des Harnleiters (Ureter).

Lage
Die Nieren liegen hinter dem Bauchfell (*retroperitoneal*) lateral der Wirbelsäule ($Th_{12} – L_3$) mit ihrem oberen Pol dicht unter dem Zwerchfell und ventral der 12. Rippen. Die rechte Niere liegt wegen ihrer Nachbarschaft zur Leber etwas tiefer.

> **Merke**
>
> Die unteren Nierenpole stehen ca. 3 Finger breit oberhalb des Darmbeinkammes.

Die Nachbarschaftsbeziehungen der Nieren zeigen die Abb. 7.6, S. 147 und Abb. 13.1, S. 263.

P Veränderungen der Nieren können beim liegenden Menschen beidhändig tastbar sein.

Die Nieren werden in ihrer Lage gehalten und geschützt durch
– die *Blutgefäße* (↪ Abb. 13.2),
– die *Fettkapsel* (Capsula adiposa) – das Fett ist bei Körpertemperatur halbflüssig, sodass eine gewisse Beweglichkeit gegeben ist,
– die *Nierenfaszie* (Fascia renalis) als Begrenzung der Capsula adiposa.

P Wird Fettgewebe der Capsula adiposa verstärkt abgebaut, z. B. durch massive Abmagerung, kann die Niere ihren Halt verlieren und nach unten sinken. Man spricht von einer Wanderniere (Ren mobilis).

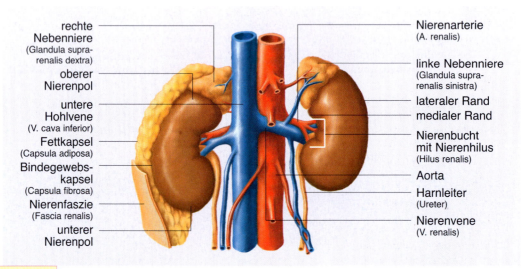

Abb. 13.2 Nierenkapseln und Nierenpforte.

13.1 Niere

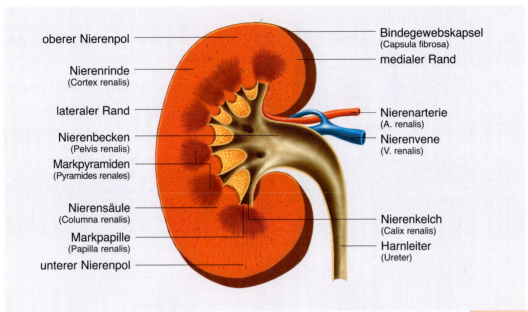

Frontalschnitt durch die Niere. Abb. 13.3

Makroskopischer Bau

An einem Frontalschnitt (Abb. 13.3) erkennt man mit bloßem Auge
- das **Mark**: Es ist die streifige Innenschicht und bildet die ca. 10 *Markpyramiden*. Auf deren Spitze, der *Markpapille* (Papilla renalis), befinden sich die 15 – 20 Öffnungen der *Papillargänge* (Ductus papillares), die in kleine Hohlräume, Nierenkelche, münden;
- die **Nierenkelche**: Sie umgeben die Markpyramidenspitzen. In den Kelchen wird der fertige Urin aufgefangen und zum Nierenbecken weitergeleitet;
- das **Nierenbecken**: Es entsteht durch den Zusammenschluss der Kelche;
- die **Rinde**: Es ist die an der Peripherie durchlaufende körnige Außenschicht, die von einer Bindegewebskapsel (Capsula fibrosa) überzogen ist. Ausläufer der Nierenrinde zwischen den Markpyramiden werden als Nierensäulen (Columnae renales) bezeichnet.

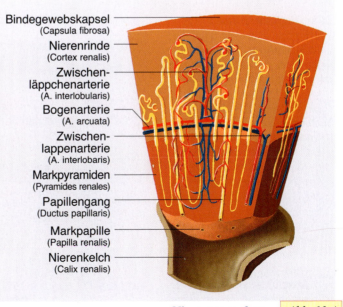

Nierenparenchym. Abb. 13.4

13 Harnsystem, Funktionen der Niere

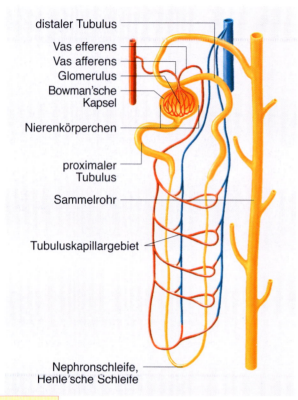

Abb. 13.5   *Mikroskopischer Bau der Niere – Nephron.*

Apparates.[1] Hier wird bei Blutdruckabfall das Hormon *Renin* produziert (↪ Tab. 9.13, S. 204). Aus dem Glomerulus heraus führt wiederum eine Arteriole, das *Vas efferens*. Die Ein- und Austrittsstelle der beiden Arteriolen heißt *Gefäßpol*;
– der **Bowman'schen Kapsel**. Sie umgibt als doppelwandige Epithelhülle den Glomerulus. Ihre innere Schicht liegt direkt auf den Blutkapillaren.
2. **Tubulusapparat** (Nierenkanälchen). Der Tubulusapparat gliedert sich in drei Hauptabschnitte:
– den **proximalen** *Tubulus*. Am Harnpol geht der Raum der Bowman'schen Kapsel in das Nierenkanälchen über;
– den **intermediären** *Tubulus* (Nephronschleife, Henle'sche Schleife) mit dünnem absteigendem und aufsteigendem Schleifenschenkel;
– den **distalen** *Tubulus*. Er mündet in ein Sammelrohr. Dort, wo er das Polkissen berührt, befindet sich ein weiterer Teil des juxtaglomerulären Apparates, die *Macula densa* (= „dichter

[1] Dient der Regulation von Blutdruck und Nierendurchblutung

Mikroskopischer Bau

Die Funktionseinheit der Niere ist das **Nephron**, von dem es in jeder Niere ca. 1 Million gibt. In ihnen wird der Harn gebildet.

Jedes Nephron besteht aus dem Nierenkörperchen und dem Tubulusapparat.
1. Das **Nierenkörperchen** (= Malpighi'sches Körperchen). Die Nierenkörperchen befinden sich im Rindengewebe. Sie bestehen aus
– dem **Glomerulus** (innen), einem Knäuel von Blutkapillaren. Dem Glomerulus wird das Blut über eine Arteriole, das *Vas afferens*, zugeführt. In dessen Wand liegt das sog. Polkissen, ein Teil des *juxtaglomerulären*

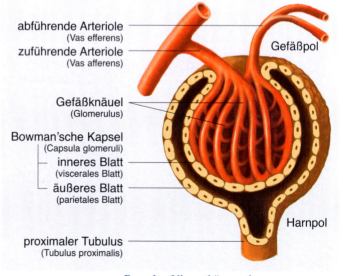

Bau des Nierenkörperchens (Corpusculum renale).   Abb. 13.6

Fleck"). Sie besteht aus Chemorezeptoren zur Messung der Natriumkonzentration. Um die Harnkanälchen befindet sich das *Tubuluskapillargebiet*.

Sammelrohrsystem

Mit dem System der Sammelrohre beginnen die *ableitenden Harnwege innerhalb der Niere*. In jedes Sammelrohr münden etwa 10 Nierenkanälchen. Kleinere Sammelrohre schließen sich zu immer größeren zusammen.
Die Endstücke liegen in den Nierenpapillen und heißen **Papillargänge** (Ductus papillares).

Nierenbecken (Pelvis renalis, Pyelon)

Das *Nierenbecken*, als Auffangbehälter für den Harn, entsteht durch den Zusammenschluß von 8 – 10 Nierenkelchen. Es kann recht unterschiedlich geformt sein. Im Nierenbecken beginnt das Übergangsepithel als Charakteristikum für die ableitenden Harnwege (⇨ S. 61 und 62).

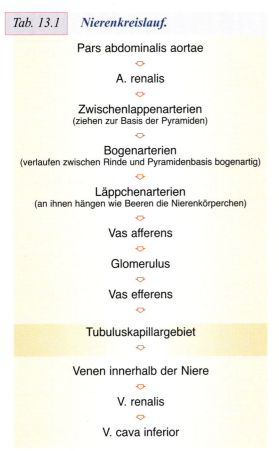

Tab. 13.1   **Nierenkreislauf.**

Pars abdominalis aortae
⇩
A. renalis
⇩
Zwischenlappenarterien
(ziehen zur Basis der Pyramiden)
⇩
Bogenarterien
(verlaufen zwischen Rinde und Pyramidenbasis bogenartig)
⇩
Läppchenarterien
(an ihnen hängen wie Beeren die Nierenkörperchen)
⇩
Vas afferens
⇩
Glomerulus
⇩
Vas efferens
⇩
Tubuluskapillargebiet
⇩
Venen innerhalb der Niere
⇩
V. renalis
⇩
V. cava inferior

P Eine häufige Erkrankung der Niere ist die Nierenbecken-/Nierenentzündung (Pyelonephritis), deren Hauptrisiken Schrumpfniere, Bluthochdruck und Nierenvereiterung sind.

Blutversorgung der Niere

Die Blutzufuhr erfolgt durch die unmittelbar aus der Bauchaorta entspringende A. renalis. Die blutabführenden Vv. renales münden direkt in die V. cava inferior.

Merke

Das Blut durchströmt in der Niere 2 Kapillargebiete:
– das Glomerulum und danach
– das Tubuluskapillargebiet.

13.2 Harnleiter (Ureter)

Die paarigen Harnleiter gehen kontinuierlich aus dem Nierenbecken hervor. Es handelt sich um dünne *muskulöse Schläuche*. Die Harnleiter, ca. 30 cm lang mit einem Durchmesser von 4 bis

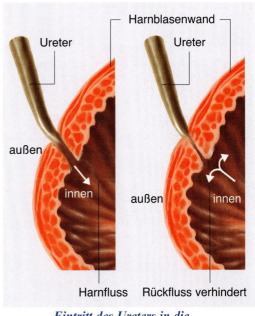

Eintritt des Ureters in die Harnblase.   Abb. 13.7

7 mm, leiten den Harn durch Peristaltik vom Nierenbecken in die Harnblase. Beide Harnleiter liegen wie die Nieren *retroperitoneal*.

Ureterengen
Der Harnleiter hat 3 enge Stellen:
- am Übergang vom Nierenbecken in den Harnleiter,
- beim Übergang in das kleine Becken und
- in der Harnblasenwand.

P In der Niere gebildete kleinere Nierensteine können in den Harnleiter abgehen. Häufig verklemmen sie sich in einer der Harnleiterengen. Dies führt zu starken Kontraktionen der Ureterwandmuskulatur (Nierenkolik) mit heftigen Schmerzen.

Wandschichten
Die Wandschichten zeigen den klassischen Dreischichtenaufbau der Hohlorgane. Das Übergangsepithel des Nierenbeckens geht kontinuierlich auf den Harnleiter über.

13.3 Harnblase (Vesica urinaria)

Die Harnblase ist ein muskulöses Hohlorgan, dessen Form und Größe vom unterschiedlichen Füllungszustand abhängen. Ihre Aufgaben sind die **Speicherung** und periodische **Entleerung** des von den Nieren ständig produzierten Urins. Das mittlere Fassungsvermögen der Harnblase beträgt ungefähr 1 Liter.

Gliederung
An der Harnblase unterscheidet man folgende Teile:
- Harnblasenscheitel (Apex vesicae) – oben gelegen,
- Harnblasenkörper (Corpus vesicae) – darunter,
- Harnblasengrund (Fundus vesicae) – unten,
- Harnblasenhals (Cervix vesicae) – Übergang in die Harnröhre.

Lage und Nachbarschaftsbeziehungen
Die Harnblase liegt im *kleinen Becken* hinter der Symphyse. Beim *Mann* schiebt sich zwischen Harnblasengrund und Beckenboden die *Vorsteherdrüse* (Prostata). Außerdem liegen hinten unten die *Bläschendrüsen* an. Die obere und hintere Seite der Harnblase ist vom Bauchfell überzogen. An der hinteren Blasenwand verläuft das Bauchfell tief nach unten, um danach entweder auf das Rektum (Mann) oder auf den Uterus (Frau) überzugehen.

Beim Mann liegt an diesem Übergang der tiefste Punkt der Bauchhöhle (*Excavatio rectovesicalis*), bei der Frau liegt der tiefste Punkt zwischen dem Uterus und dem Rektum (*Excavatio rectouterina = Douglas'scher Raum*, ↪ auch S. 145).

P Ist die Harnblase gefüllt, liegt sie an der vorderen Bauchwand (ohne Zwischenschaltung des Bauchfells) und kann oberhalb der Symphyse punktiert werden (Abb. 13.10, S. 270).

Bei entzündlichen Prozessen im kleinen Becken sammelt sich Eiter in den Bauchfelltaschen bzw. nach Verletzungen Blut.

Harnblasenwand
Die **Schleimhaut** ist mit mehrreihigem Übergangsepithel (*Urothel*) besetzt und liegt im leeren Zustand in Falten. Eine Ausnahme bildet das am Blasengrund liegende immer faltenfreie *Harnblasendreieck* (Trigonum vesicae). Seine *Eckpunkte* werden von 3 Öffnungen markiert, der inneren Harnröhrenöffnung (Ostium urethrae internum) vorn und den 2 Ureteröffnungen hinten.

> **Merke**
>
> Die Ureter durchsetzen die Harnblasenwand schräg. Dadurch entsteht ein „Ventil", und der Harn kann bei gefüllter Blase nicht zurückfließen (↪ Abb. 13.7).

P Beim vesikoureteralen Reflux ist das Verschlusssystem geschwächt. Dadurch werden Harnleiter- und Nierenbeckeninfektionen begünstigt.

Die **Muskulatur** der Harnblasenwand ist dreischichtig und so angeordnet, dass sich bei ihrer Kontraktion die Harnblase vollständig entleeren kann. Der *Harnblasenwandmuskel* heißt **M. detrusor vesicae**.

13.3 Harnblase

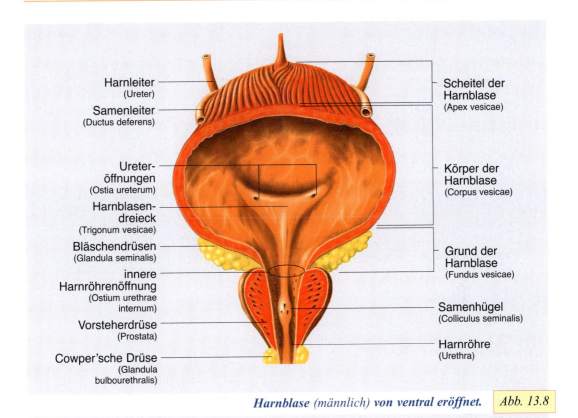

Harnblase (männlich) von ventral eröffnet. Abb. 13.8

Merke

Die Entleerung der Harnblase heißt Miktion (↪ S. 274).

Verschluss von Harnblase und Harnröhre
Der Verschluss erfolgt durch eine aus glattem Muskelgewebe bestehende Muskelschlinge, den **unwillkürlichen** Schließmuskel der Harnblase (M. sphincter vesicae) um die innere Harnröhrenöffnung und den **willkürlichen** quer gestreiften Harnröhrenschließmuskel (M. sphincter urethrae) im Beckenboden.

P Die Regulation der Miktion unterliegt komplizierten nervalen Mechanismen. Ist sie gestört (z. B. bei Querschnittslähmung, Gewebsschwäche), kommt es, meist vorübergehend, zu ständigem unwillkürlichen Harnträufeln (Harninkontinenz). Die Blasenschleimhaut kann mittels einer Zystoskopie (Harnblasenspiegelung) untersucht werden.

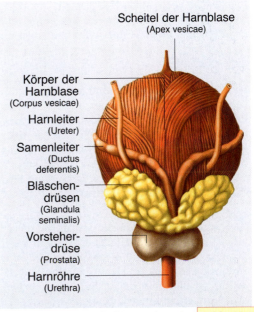

Harnblase (männlich) von dorsal. Abb. 13.9

13 Harnsystem, Funktionen der Niere

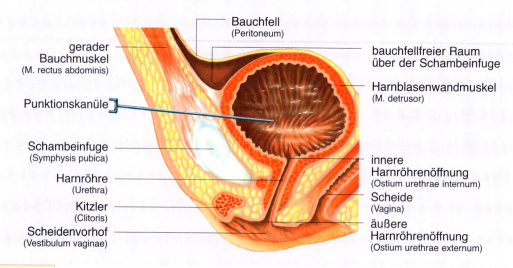

Abb. 13.10 *Weibliche Harnblase (Blasenpunktion) – **Medianschnitt**.*

13.4 Harnröhre (Urethra)

Die Harnröhre ist der letzte Teil der harnableitenden Organe.

Verlauf und Mündung der Harnröhre
Die Harnröhre leitet den Harn von der Harnblase schubweise nach außen. Sie beginnt am Harnblasenfundus mit der **inneren** *Harnröhrenöffnung* (Ostium urethrae internum) und endet mit der **äußeren** *Harnröhrenöffnung* (Ostium urethrae externum).

Weibliche Harnröhre (Urethra feminina)
Die weibliche Harnröhre liegt *vor der Scheide*. Ihre *äußere Öffnung* befindet sich im *Scheidenvorhof*. In ihrem oberen Bereich geht das Übergangsepithel, wie es im Nierenbecken, in den Harnleitern und der Harnblase vorkommt, in mehrschichtiges unverhorntes *Plattenepithel* über. Die weibliche Harnröhre ist etwa *4 cm lang*.

P Die sehr kurze weibliche Harnröhre macht das Zystoskopieren und Katheterisieren leichter. Nachteilig: Da für Krankheitserreger der Weg vom After bis zur Harnröhre sehr kurz ist, ist die Gefahr einer Entzündung der ableitenden Harnwege, die über Blase und Harnleiter bis zur Niere aufsteigen kann, bei Frauen größer als bei Männern.

Männliche Harnröhre (Urethra masculina)
Die männliche Harnröhre endet spaltförmig auf der Eichel des männlichen Gliedes (↪ S. Abb. 14.1, S. 277). Sie hat eine *Länge von 20 – 25 cm* und einen Durchmesser von 5 – 7 mm.

Man unterscheidet die folgenden 3 Abschnitte:
– *Vorsteherdrüsenabschnitt* (Pars prostatica)
  Er durchzieht die Prostata, ist ca. 3 cm lang und enthält den *Samenhügel* mit den Öffnungen der beiden Spritzkanäle.
– *Beckenbodenabschnitt* (Pars membranacea)
  Am Übergang zu diesem Abschnitt befindet sich der willkürliche Harnröhrenschließmuskel.
– *Schwellkörperabschnitt* (Pars spongiosa)
  Hier verläuft die Harnröhre im Harnröhrenschwellkörper bis zum Ausgang an der Eichel.

> **Merke**
> Die männliche Harnröhre ist ab Samenhügel eigentlich eine Harn-Samen-Röhre.

Krümmungen
Die männliche Harnröhre hat *2 Krümmungen* (↪ S. 277). Sie liegen hinter der Symphyse und beim Eintritt in den Harnröhrenschwellkörper.

Beide Krümmungen können in einen Bogen verwandelt werden, wenn das männliche Glied nach oben auf die Bauchwand gelegt wird (wichtig z. B. beim Katheterisieren).

In der Prostata wird das Übergangsepithel der Harnblase vom *Zylinderepithel* (zuerst einschichtig, dann mehrschichtig) abgelöst. Ab Schiffergrube (= Erweiterung der Urethra in der Eichel) folgt *unverhorntes mehrschichtiges Plattenepithel*.

P Durch viele sensible Nervenendungen ist die Harnröhre sehr berührungs-, schmerz- und temperaturempfindlich.

Merke

Die *männliche Harnröhre* weist in ihrem Verlauf sowohl 3 enge Stellen als auch 3 weite Stellen auf.
Enge Stellen: Innere Harnröhrenöffnung (Harnblasenwand), Beckenboden (willkürlicher Schließmuskel), äußere Harnröhrenöffnung (Eichel).
Weite Stellen: Prostatabereich, Harnröhrenschwellkörper, Eichel (Schiffergrube).

13.5 Physiologie der Niere

Damit die Zellen unseres Körpers ihre Aufgaben erfüllen können und so die Existenz des Organismus sichern, benötigen sie eine möglichst konstante Umgebung (= inneres Milieu, ↩ S. 28). Das *wichtigste Organ* für die *Erhaltung* der *Homöostase* des *inneren Milieus* ist die Niere. Sie sichert durch die Harnbildung das innere Gleichgewicht trotz diskontinuierlicher Aufnahme und Abgabe von Stoffen.

Merke

Die Umwelt der Zellen ist die interstitielle Flüssigkeit (↩ S. 28).

Im Einzelnen erfüllt die Niere mit der Harnproduktion folgende *lebenswichtige Aufgaben*.
1. *Ausscheidungsfunktion*
   – Ausscheiden der harnpflichtigen Substanzen Harnstoff, Harnsäure, Kreatinin (harnpflichtig deshalb, weil sie nur von der Niere ausgeschieden werden können und ihr Verbleiben im Körper zur allmählichen Selbstvergiftung führt).
   – *Differenzierte Ausscheidung von Stoffen* (z. B. Ionen, Wasser).
   – *Ausscheidung von Fremdsubstanzen* bzw. deren Stoffwechselprodukten (z. B. Medikamente).
2. *Regulationsfunktion*
   – Einstellung des osmotischen Drucks (*Isotonie*) und des Flüssigkeitsvolumens im extrazellulären Raum (*Isovolämie*).
   – Einstellung der Ionenkonzentration (*Isoionie*).
   – Einstellung des pH-Wertes (*Isohydrie*).
3. *Hormonbildung*
Die Niere bildet 2 Hormone: *Renin*, das mittelbar an der Blutdruckregulation beteiligt ist, und *Erythropoetin*, das die Bildung der Erythrozyten im roten Knochenmark stimuliert.

P Bei chronischen Nierenerkrankungen (z. B. Glomerulonephritis) spielen neben der Gefahr der Selbstvergiftung (Urämie) die Entstehung des Bluthochdrucks (nephrogener Hypertonus) und der Blutarmut (Anämie) eine Rolle.

Harnbildung
Der Prozess der Harnbildung durch das Nephron wird in 2 Teilfunktionen vollzogen:
– *Filtration* in den *Nierenkörperchen* (Primärharnbildung),
– *Resorption* und *Sekretion* im *Tubulusapparat* (Sekundär- oder Endharnbildung).

Bildung des Primärharns durch Filtration im Nierenkörperchen
Während das Blut durch die Kapillarschlingen des Glomerulus fließt, wird es filtriert und der Primärharn gebildet. Dabei werden bei einem renalen Plasmafluss von ca. 600 ml pro Minute 120 ml Plasmabestandteile in den Kapselraum filtriert (= glomeruläre Filtrationsrate – GFR). Das entspricht einer Tagesmenge von ca. 170 Litern. Um diese Menge zu erhalten, wird das Blutplasma (ca. 3 Liter) etwa 60-mal pro Tag dem Filtrationsvorgang unterzogen.

13 Harnsystem, Funktionen der Niere

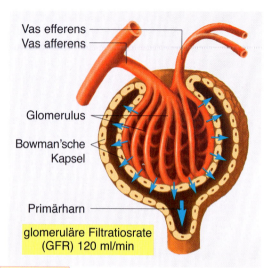

Abb. 13.11   *Glomeruläre Filtration.*

Die ca. 1 m² große Filtermembran wird aus 3 Schichten (Kapillarendothel, Deckzellen [Podozyten] des inneren Blattes der Baumann'schen Kapsel, gemeinsame Basalmembran der Podozyten und Kapillarendothelzellen) gebildet und lässt außer Blutzellen und Plasmaproteinen alle Blutbestandteile hindurch. Weil nur kleine Teilchen des Blutes im Glomerulusfiltrat enthalten sind, wird es als Ultrafiltrat und der gesamte Vorgang als Ultrafiltration bezeichnet.

Merke

In den Nierenkörperchen entstehen durch Filtration pro Tag ca. 170 Liter Primärharn. Er enthält alle Stoffe des Blutplasmas mit Ausnahme der großen Eiweißmoleküle und der Blutzellen. Die Konzentration der filtrierbaren Teilchen ist im Blutplasma und Primärharn gleich.

P Durch akute und chronische Nierenkrankheiten kann es zur Filtration von Erythrozyten (blutiger Harn – Hämaturie), Leukozyten (eitriger Harn – Leukozyturie) und Eiweißen (Proteinurie) kommen.

Effektiver Filtrationsdruck
Der glomeruläre Blutdruck (= Bruttofiltrationsdruck) beträgt ca. 50 mmHg. Diesem wirken der kolloidosmotische Druck des Blutplasmas von 25 mmHg und der Kapseldruck von 15 mmHg entgegen. Als Ergebnis entsteht der effektive Filtrationsdruck von *10 mmHg* (50–25–15=10) als treibende Kraft der Filtration.

P Bei einem arteriellen Systemblutdruck unter 70 mmHg besteht Anurie, bei einem arteriellen Systemblutdruck über 220 mmHg eine Druckdiurese.

Selbstregulation der Nierendurchblutung
Die renale Durchblutung beträgt 25 % des Herzminutenvolumens. Damit die Niere ihre Funktionen kontinuierlich erfüllen kann, muss sie möglichst konstant durchblutet werden. Dies erfolgt vor allem durch das *Vas afferens*, indem es bei einer arteriellen Druckveränderung selbständig die Gefäßlichtung so verändert, dass die Durchblutung konstant bleibt (↦ S. 202). Auf diese Weise können Blutdruckschwankungen zwischen 80 und 180 mmHg ausgeglichen werden.

P Bei starkem Absinken des zentralen Blutdruckes, z. B. bei Schock, versagt auch die Nierendurchblutung und damit die Filtration des Primärharns.
Es kommt zu akutem Nierenversagen, d. h. keine Harnbildung (= Anurie).

Bildung des Endharns durch Resorption und Sekretion im Tubulus
– *Resorption:* Stofftransport (aktiv oder passiv) aus dem Tubulus in den Blutkreislauf.
– *Sekretion:* Stofftransport (aktiv oder passiv) aus dem Blutkreislauf in den Tubulus.

Resorption
Durch die Resorption werden alle Stoffe, auch Wasser, die der Körper zur Erhaltung der Homöostase des inneren Milieus benötigt, aus dem Tubulus in das Blut zurückgeführt; das sind 98 % der gereinigten Blutflüssigkeit. Die aktive Resorption ist eine Leistung der Tubuluszellen. Würde bei einem 70 Kilo schweren Mann die Resorption für 5 Stunden versagen, betrüge danach die Masse des Mannes nur noch 28 Kilo.

Glucoseresorption
Glucose wird (wie auch die Aminosäuren) normalerweise *vollständig* aktiv rückresorbiert. Über-

13.5 Physiologie der Niere

steigt jedoch die Blutglucose 1,8 g/l = 10 mmol/1, dann erscheint sie im Urin (= Glucosurie).

P Da Glucose nur in gelöster Form ausgeschieden werden kann, wird die Urinmenge erhöht (Polyurie), und der Mensch hat größeren Durst (= Symptome der Zuckerkrankheit).

Sekretion
Durch die Sekretion können zusätzlich Stoffe aus dem Eiweißabbau (Harnstoff, Harnsäure), aber auch Medikamente (z. B. Penicillin) aus dem Blut in den Tubulus transportiert werden.

> **Merke**
>
> Die Hauptmasse der Stoffe wird im proximalen Tubulus resorbiert. Die auszuscheidende Endharnmenge pro Tag beläuft sich auf ca. 1,5 Liter. Die Dichte des Endharns beträgt 1 005 bis 1 025 g/l, der pH-Wert liegt im Mittel bei 5,5.

Diese Normwerte ändern sich bei einer Erkrankung häufig.

P Bei vielen Erkrankungen (z. B. Pyelonephritis, Stoffwechselerkrankungen) lassen sich aufgrund der Veränderungen dieser Werte Rückschlüsse für die genauere Diagnose ziehen.

Hormonelle Regulation der Nierentätigkeit
Bei der Einstellung der endgültigen Harnmenge, einschließlich der Kompensation normaler Veränderungen der osmotischen Konzentration, sind 2 Hormone wichtig:

1. **Antidiuretisches Hormon,** *(Adiuretin, ADH)*
Das ADH wird im Hypothalamus gebildet, gelangt über den Hypophysenstiel in den Hypophysenhinterlappen und von dort in das Blut. Im Tubulus *steuert* es die *Wasserrückresorption*, indem es die Wasserdurchlässigkeit der Zellen verändert.

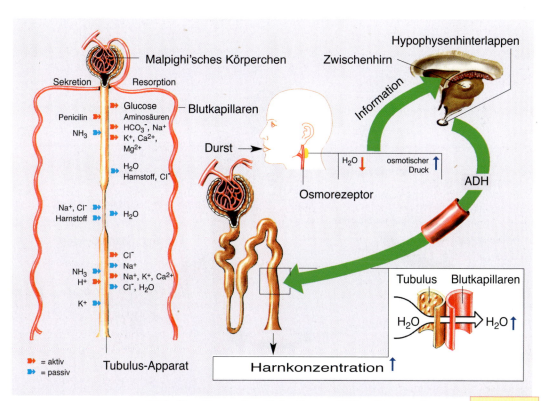

Tubuläre Resorption, Sekretion und Harnkonzentrierung. Abb. 13.12

Beispiel:
Wassermangel (z. B. infolge starken Schwitzens).

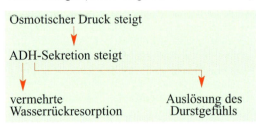

P Erkrankungen im Bereich des Zwischenhirns bzw. der Hypophyse können zum Verlust der ADH-Bildung führen. Folge ist die Wasserharnruhr (Diabetes insipidus) mit einer Urinmenge von täglich 20 – 25 Liter (ausgleichend müsste die entsprechende Flüssigkeit wieder zugeführt werden).

2. Aldosteron
Es wird in der *Nebennierenrinde* gebildet und dort in das Blut abgegeben. Über die Natriumresorption im Tubulus *reguliert* es die *Isotonie*.

Bei Natriummangel bewirkt Aldosteron im Tubulus eine verstärkte Natrium- und Wasserrückresorption, allerdings auf Kosten gleichzeitiger Kalium- bzw. Wasserstoffionensekretion.

Harnausscheidung
Von den Nierenpapillen gelangt der Endharn über die *Nierenkelche* in das *Nierenbecken*. Anschließend befördern ihn die *Harnleiter* durch peristaltische Wellen ihrer Wandmuskulatur in die *Harnblase*.

Blasenentleerung (Miktion)
Bei der Harnblase wechseln lange *Sammelphasen* und kurze *Entleerungsphasen* einander ab. Beide Phasen stehen unter der Kontrolle vor allem des *vegetativen Nervensystems*, das während der Sammelphasen über den glatten Harnblasenschließmuskel (M. vesicae) eine Entleerung verhindert bzw. hemmt (= *Kontinenz* der Harnblase).
Bei der *Entleerung* der Harnblase (= Miktion) greifen *unwillkürliche* und *willkürliche* Vorgänge ineinander. Pro Stunde werden ca. 50 ml Urin

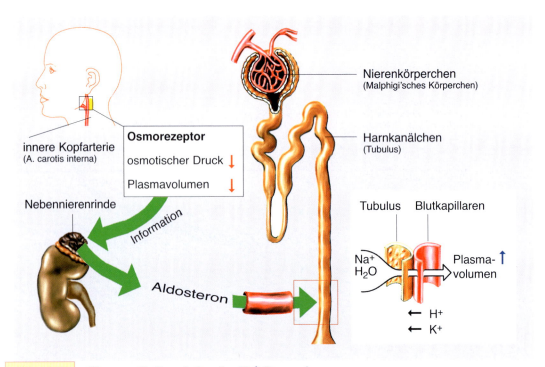

Abb. 13.13   *Hormonelle Regulation der Na$^+$-Resorption.*

13.5 Physiologie der Niere

in die Harnblase transportiert, sodass der Blaseninnendruck stetig steigt. Kurze Druckanstiege lösen bei 150 bis 200 ml bereits kurz anhaltenden Harndrang aus. Bei 250 – 300 ml wird der Harndrang so intensiv, dass die Entleerungsphase eingeleitet wird.

Parasympathisch wird Folgendes bewirkt:
- Kontraktion des M. detrusor bei
- gleichzeitiger Erschlaffung des M. sphincter vesicae und
- Verschluss der Ureteröffnungen.

Wird nun der willkürliche Schließmuskel zur Erschlaffung gebracht, fließt der Harn unter Einsatz der Bauchpresse restlos ab.

Merke

Durch die *Verknüpfung* des *sakralen Miktionszentrums* mit der *Großhirnrinde* kann die weitgehend reflektorisch und automatisch ablaufende Blasenentleerung kontrolliert, d. h. eingeleitet oder unterdrückt, werden. Dieser Vorgang wird in den ersten Lebensjahren erlernt.

Vereinfacht dargestellt, laufen dabei folgende Vorgänge ab:

Druckanstieg (= Reiz)
⇩
Dehnungsrezeptoren in der Blasenwand
⇩
Sakrales Miktionszentrum
(Dieses Reflexzentrum steuert
– für uns unbewusst –
Sammel- und Entleerungsphase.)
⇩
Miktionszentrum im **Stammhirn**
⇩
Großhirnrinde
(Der Harndrang wird bewusst.
Nun gibt es 2 Möglichkeiten: willkürliche Unterdrückung oder Blasenentleerung.)

Merke

Bei gesunden Menschen enthält der Urin weder Eiweiß noch Zucker, höchstens einige abgestoßene Epithelzellen der ableitenden Harn-wege und einige Leukozyten.

P Durch den willkürlichen Schließmuskel kann die Blasenentleerung eine begrenzte Zeit aufgehalten werden. Liegt die abgegebene Harnmenge unter 20 ml/s, sollte an ein Abflusshindernis gedacht werden.

Inkontinenz bedeutet, der Mensch ist aufgrund von Organveränderungen oder Funktionsstörungen unfähig, die Blasenentleerung willkürlich zu steuern.

Zusammensetzung des Endharns
- *Wasser* ca. 97 %,
- *Stoffwechselendprodukte* des Eiweißstoffwechsels (Harnstoff, Kreatinin) ca. 40 g/d,
- *anorganische Substanzen* (Kochsalz, Kalium, Calcium, Ammoniak, Magnesium) ca. 18 g/d,
- *Harnfarbstoffe* (Urobilin, Urochrom),
- *Hormone, Enzyme, Vitamine,* evtl. *Arzneimittel* und *Fremdstoffe*.

13 Harnsystem, Funktionen der Niere

Fragen zur Wiederholung

1. Nennen Sie die Harnorgane und beschreiben Sie deren Lage.
2. Beschreiben Sie den makroskopischen und mikroskopischen Bau der Niere.
3. Wodurch werden die Nieren in ihrer Lage gehalten?
   Was ist eine Wanderniere?
4. Beschreiben Sie das Sammelrohrsystem.
5. Beschreiben Sie den Blutfluss durch die Niere.
   Welche Besonderheit gibt es?
6. Auf welchem Weg gelangt der Urin vom Bildungsort nach außen?
7. Beschreiben Sie die anatomischen Besonderheiten der ableitenden Harnwege.
8. Vergleichen Sie männliche und weibliche Harnröhre und ziehen Sie praktische Schlussfolgerungen.
9. Nennen Sie die Aufgaben der Niere.
10. Erläutern Sie die Harnbildung als Mittel der Regulations- und Ausscheidungsfunktion.
11. Definieren Sie:
    a) Primärharn,
    b) Endharn,
    c) effektiver Filtrationsdruck,
    d) Selbstregulation der Nierendurchblutung.
12. Wie erfolgt die hormonelle Regulation der Nierentätigkeit?
13. Beschreiben Sie die Miktion.
14. Wie ist der Endharn zusammengesetzt?

14 Geschlechtssystem (Genitalsystem)

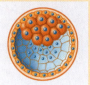

Im Zusammenhang mit dem Geschlechtssystem werden primäre und sekundäre *Geschlechtsmerkmale* unterschieden. Die *primären* Geschlechtsmerkmale sind bereits zum Zeitpunkt der Geburt vorhanden (z. B. Hoden, Eierstöcke etc.), die *sekundären* entwickeln sich während der Pubertät (z. B. weibliche Brustdrüsen, Schambehaarung etc.).

14.1 Männliche Geschlechtsorgane

Die primären Geschlechtsorgane werden entsprechend ihrer Lage in *innere* und *äußere* untergliedert. Sie stehen in enger Beziehung zu den Harnorganen (z. B. männliche Harnröhre als Harnsamenröhre).

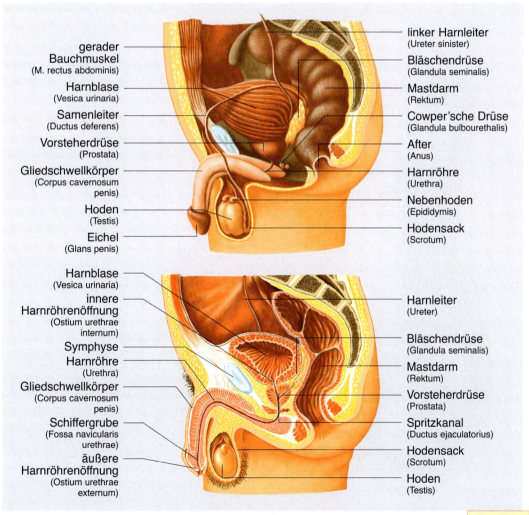

Männliche Beckenorgane. Abb. 14.1

14 Geschlechtssystem (Genitalsystem)

14.1.1 Innere männliche Geschlechtsorgane

Zu den inneren männlichen Geschlechtsorganen gehören
- die paarigen *Hoden*,
- die paarigen *Nebenhoden*,
- die paarigen *Samenleiter*,
- die *Vorsteherdrüse* und
- die paarigen *Bläschendrüsen* (= *Samenblasen*).

Hoden (Testis, Orchis)
Form, Größe, Lage
Die Hoden entwickeln sich im Bauchraum und wandern am Ende der Embryonalzeit durch den Leistenkanal (↪ S. 139) in den Hodensack (*Descensus testis*, descensus = absteigen). Dabei gelangen auch Bauchfellanteile in den Hodensack.

P Bleiben die Hoden im Bauchraum oder im Leistenkanal hängen (Kryptorchismus), ist eine operative Verlagerung in den Hodensack notwendig, da für die Bildung der Samenzellen (Spermiogenese) eine etwas niedrigere Temperatur als die Körpertemperatur Voraussetzung ist. Außerdem neigen im Bauchraum verbliebene Hoden zu krankhaften Entartungen (Tumoren).

Beim erwachsenen Mann sind die Hoden walnussgroß.

Mikroskopische Struktur
Der Hoden wird von einer *bindegewebigen Hülle* umschlossen. Von dieser ziehen kleine Bindegewebssepten nach innen, dadurch kommt es zu einer Aufteilung in ca. 250 **Hodenläppchen**. In jedem Hodenläppchen befinden sich 2 – 4 **Hodenkanälchen**, die zusammen eine Länge von ca. 300 Metern erreichen.

Funktionen
- **Samenzellbildung**
Die Bildung der Samenzellen (Spermien) erfolgt im gewundenen Teil der Hodenkanälchen; diesen Vorgang bezeichnet man als *Spermiogenese*. Über den gestreckten Teil gelangen die Spermien in das Hodennetz.

P In der Scheide sind die Spermien ca. 2 Stunden, in der Gebärmutter bis zu 48 Stunden befruchtungsfähig.

- **Hormonbildung**
In den *Leydig'schen Zwischenzellen*, die zwischen den Hodenkanälchen im Bindegewebe liegen, wird das Androgen *Testosteron* gebildet. Mit Beginn der Pubertät schüttet der Hypophysenvorderlappen (↪ Kap. 15.3.3, S. 304) Hormone aus, die die Spermienreifung und die Ausschüttung von Testosteron anregen. Das Testosteron ist mit den weiblichen Sexualhormonen Östrogen und Progesteron verwandt.

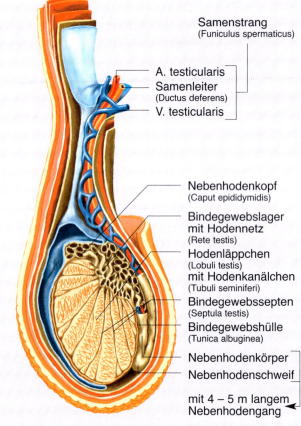

Abb. 14.2 **Hoden** *(Testis)* **und Nebenhoden** *(Epididymis)*.

14.1 Männliche Geschlechtsorgane

Blutversorgung
Die Blutversorgung der Hoden erfolgt durch die Arteria und Vena testicularis.

Nebenhoden (Epididymis)
Der Nebenhoden liegt an der Hinterfläche des Hodens, also ebenfalls im Hodensack. Vom Hodennetz ziehen Kanälchen in den Nebenhodenkopf und münden hier in den 4 – 5 m langen auf ca. 5 cm zusammengeknäulten Nebenhodengang. Dieser durchzieht den Nebenhoden und geht am Nebenhodenschweif in den Samenleiter über.

Funktion
Im Nebenhoden reifen die Samenzellen aus. Er ist der wichtigste *Speicher* für die Spermien.

Samenleiter (Ductus deferens)
Länge und Lage
Die Samenleiter sind *50 – 60 cm* lang und haben einen Durchmesser von 3 mm. Sie ziehen zunächst aus dem Hodensack heraus bis vor die Schambeinäste und von da aus im Samenstrang durch den *Leistenkanal* in das kleine Becken. Anschließend verlaufen die Samenleiter seitlich der Harnblase in enger Nachbarschaft der Bläschendrüsen zum *Fundus* der *Harnblase*. Hier durchbohren sie von beiden Seiten die *Vorsteherdrüse* und münden innerhalb dieser auf dem *Samenhügel* in die *Harnröhre*. Der in der Vorsteherdrüse verlaufende Endabschnitt der Samenleiter heißt *Spritzkanal* (Ductus ejaculatorius).

Funktion
Im Samenleiter erfolgt der *Transport der Samenzellen* von den Nebenhoden in die Harnröhre.

Samenstrang (Funiculus spermaticus)
Der Samenstrang liegt im *Leistenkanal*. Er enthält außer dem *Samenleiter* die *A.* und *V. testicularis*, *Lymphgefäße* und *Nerven* des Hodens.

Bläschendrüsen (Glandula seminalis)
Die beiden Bläschendrüsen liegen beidseitig am Harnblasengrund und grenzen dorsal an das Rektum. Ihr Ausführgang verbindet sich mit dem Ductus ejaculatorius.

Funktion
Die Bläschendrüsen produzieren für die Beweglichkeit der Spermien ein *alkalisches Sekret*. Es bildet den *Hauptteil* der *Samenflüssigkeit*.

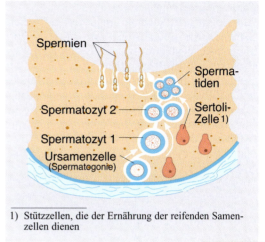

1) Stützzellen, die der Ernährung der reifenden Samenzellen dienen

Reifung der Samenzellen. Abb. 14.3

Vorsteherdrüse (Prostata)
Die kastaniengroße Prostata umschließt den ersten Abschnitt der Harnröhre, liegt also zwischen Harnblasenfundus, Beckenboden und Rektum.

[P] Die Prostata ist vom Mastdarm aus gut abzutasten.

In etwa 30 Einzeldrüsen wird ebenfalls ein *alkalisches Sekret* gebildet, das beim Samenerguss (Ejakulation) durch die reichlich vorhandene glatte Muskulatur rasch in die Harnröhre abgegeben wird. Diese Muskulatur verleiht der Prostata eine im Vergleich zu anderen Drüsen *feste Konsistenz*. Außen hat sie eine unelastische Kapsel aus straffem Bindegewebe und glatter Muskulatur.

[P] Bei älteren Männern kann sich die Prostata vergrößern (Benigne Prostatahypertrophie – BPH). Die Harnröhre wird eingeengt und der Harn in der Blase zurückgestaut (Retentio urinae).

Der Prostatakrebs ist ein typischer Alterskrebs.

Durch rektale digitale Untersuchung bei Männern über 50 Jahre kann eine vergrößerte Prostata (BPH, Krebs) rechtzeitig erkannt und damit u. U. ein mögliches Prostatakarzinom oder eine Nierenschädigung durch Harnstau verhindert werden.

14 Geschlechtssystem (Genitalsystem)

Samenflüssigkeit (Sperma)
Als Sperma bezeichnet man die bei einem Samenerguss (Ejakulation) über die Harnröhre ausgestoßene gallertartige weißliche Flüssigkeit. Es setzt sich im Wesentlichen aus den in den Hoden gebildeten *Spermien* und den *Sekreten von Bläschendrüsen und Prostata* zu-sammen.
Das Sperma besteht aus ca. 0,5 – 10 ml Flüssigkeit mit 30 – 150 Millionen Spermien pro Milliliter. Die Spermien bestehen aus Kopf, Hals, Mittelstück und Schwanz (↪ Abb. 14.10, S. 287).

14.1.2 Äußere männliche Geschlechtsorgane

Zu den äußeren männlichen Geschlechtsorganen gehören das *männliche Glied* sowie der *Hodensack*.

Männliches Glied (Penis)
Am Penis unterscheidet man äußerlich *drei Abschnitte*:
– *Wurzel.* Dieser Teil befestigt den Penis an den Schambeinästen und dem Beckenboden;
– *Schaft.* Das ist der bewegliche Teil ohne Eichel;
– *Eichel* (Glans penis). Die Eichel wird von einem Doppelblatt der Penishaut (Vorhaut = Präputium) bedeckt.

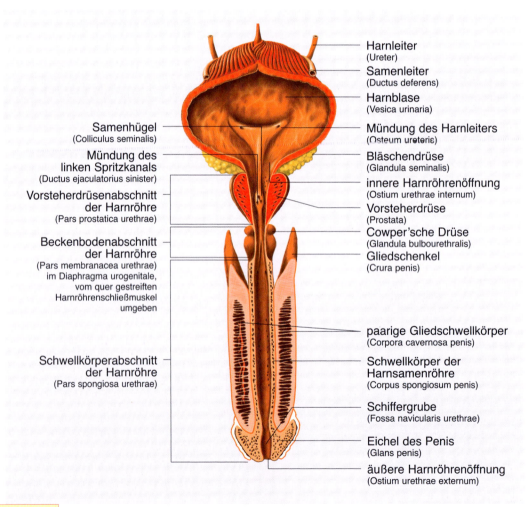

Abb. 14.4   *Männliche Harnblase und Penis eröffnet.*

14.2 Weibliche Geschlechtsorgane

P Häufige Entwicklungsstörung ist eine zu enge Vorhaut (Phimose).

Im Inneren des Penis liegen drei lang gestreckte **Schwellkörper**.
- Die paarigen *Gliedschwellkörper:* Sie liegen im oberen Bereich am Penisrücken.
- Der *Schwellkörper der Harnsamenröhre:* Er umfasst die Harnröhre und trägt an seinem vorderen Ende die Eichel. Am hinteren Ende ist er zwiebelförmig verdickt. Hier in der Beckenbodenmuskulatur liegen auch die beiden erbsengroßen *Cowper'schen Drüsen* (Glandulae bulbourethrales). Ihr schleimiges Sekret, das kurz vor der eigentlichen Ejakulation abgegeben wird, soll die Urinreste der Harnröhre neutralisieren.
Die Schwellkörper bestehen aus zahlreichen kleinen Hohlräumen und werden von einer derben Hülle umgeben.

Versteifung bzw. Aufrichtung des Gliedes
Die Erektion (Aufrichtung) des Gliedes zum Zwecke des Geschlechtsverkehrs wird erreicht, indem durch nervale Regulation eine Erweiterung der zuführenden Arterien bei gleichzeitiger Verengung der abführenden Venen erfolgt. Die Schwellkörper werden prall mit Blut gefüllt, ohne dass jedoch der Blutstrom völlig zum Erliegen kommt.

> **Merke**
>
> Der Penis hat eine Doppelfunktion. Er ist *Geschlechts-* und *Ausscheidungsorgan*.

Hodensack (Scrotum)
Der Hodensack ist eine Hauttasche, in der Hoden, Nebenhoden und die Anfänge der Samenleiter liegen. Die Haut ist pigmentiert und weist als Besonderheit reichlich glattes Muskelgewebe anstelle von Fettgewebe auf, daher der Name Fleischhaut. Dieses Muskelgewebe ermöglicht ein Zusammenziehen der Fleischhaut bei niedrigen und Erschlaffen bei höheren Temperaturen im Sinne eines Wärmeregulators für die empfindlichen Keimdrüsen.

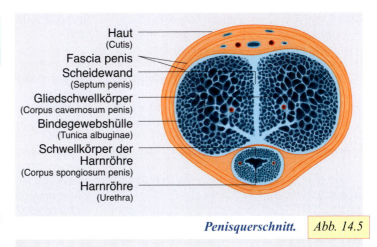

Penisquerschnitt. Abb. 14.5

14.2 Weibliche Geschlechtsorgane

14.2.1 Innere weibliche Geschlechtsorgane

Zu den inneren weiblichen Geschlechtsorganen gehören die paarigen *Eierstöcke*, die paarigen *Eileiter*, die *Gebärmutter* und die *Scheide*.

Eierstock (Ovarium)
Größe und Lage
Die bei der geschlechtsreifen Frau ca. *pflaumengroßen* (4 cm x 2 cm x 1 cm) Ovarien liegen an den Seitenwänden des *kleinen Beckens*, in der sog. Eierstockgrube, zwischen den inneren und äußeren Beckengefäßen.

Mikroskopischer Bau
Von außen nach innen gibt es 4 Schichten:
- *Bauchfellüberzug.*
- *Organkapsel* aus Bindegewebe.
- *Eierstockrinde:* Sie enthält schon beim Neugeborenen ca. 200.000 Follikel mit ebenso vielen Eizellen. Nach der Geburt bilden sich keine neuen Eizellen mehr.
- *Eierstockmark:* Es besteht aus lockerem Bindegewebe mit Gefäßen und Nerven.

Funktion
1. **Follikelreifung**
Follikel sind Bläschen aus Follikelepithel, welche jeweils eine Eizelle umhüllen. Bereits vor der Geburt beginnen die Reifeteilungen (↪ S. 50). Aber erst mit Beginn der ersten Regelblutung (Menarche) reift in ca. 28 Tagen ein Follikel heran.

14 Geschlechtssystem (Genitalsystem)

Dabei sind *drei Stadien* zu beobachten:
- *Primärfollikel.* Die Eizelle ist meist von einer Schicht Follikelepithelzellen umgeben.
- *Sekundärfollikel.* Durch Teilung der Follikelepithelzellen schon in den ersten Lebenstagen wird die Hülle dicker.
- *Tertiärfollikel* (= Graaf'scher Follikel). Er entwickelt sich ab dem 10. und 14. Lebensjahr. Das Follikelepithel teilt sich schnell. Es entsteht ein mit Flüssigkeit gefüllter Hohlraum. Der sprungreife Follikel ist kirschkerngroß und hebt sich bis zum Eisprung (Ovulation) deutlich von der Oberfläche ab.

2. *Hormonbildung*
Im Eierstock werden in bestimmten Zellen Sexualhormone gebildet.
- *Östrogene* (Follikelhormone),
- *Gestagene* (Gelbkörperhormon = Progesteron).

Eileiter (Tuba uterina, Salpinx uterina)
Der Eileiter ist ein 10 – 15 cm langer Schlauch und dient dem **Transport der Eizelle** vom Eierstock in die Gebärmutter. Die äußere trichterförmige Eileiteröffnung umfasst mit fingerartigen Fortsätzen (Fimbrien) den Graaf'schen Follikel, fängt die Eizelle beim Eisprung auf und transportiert sie mithilfe von Flimmerbewegungen der Flimmerepithelzellen sowie peristaltischen Muskelkontraktionen in die Gebärmutter. Der Transport dauert ca. 4 Tage. Im Eileiter findet normalerweise die Befruchtung statt.

P Über die Eileiter besteht die direkte Verbindung von der freien Bauchhöhle über Gebärmutter und Scheide nach außen (Infektionsgefahr). Bei gestörtem Auffang- und Transportmechanismus kann sich eine befruchtete Eizelle sowohl in der Bauchhöhle als auch im Eileiter einnisten. Im ersten Fall spricht man von einer Bauchhöhlen-, im zweiten von einer Eileiterschwangerschaft. Beide sind lebensbedrohlich (Verblutungsgefahr) und müssen behandelt werden.

Gebärmutter (Uterus)
Form und Größe
Die Gebärmutter ist birnenförmig, etwa 7 bis 10 cm lang und wiegt 60 bis 70 Gramm. Bei Frauen, die mehrere Kinder geboren haben (Multipara), ist sie etwas größer als bei Frauen, die noch keine Kinder geboren haben (Nullipara).

Gliederung
Bei der äußeren Betrachtung der Gebärmutter erkennt man die folgenden Abschnitte.
– **Gebärmuttergrund** (Fundus uteri): Dies ist die Wölbung über den Eintrittsstellen der Tuben in den Uteruskörper.
– **Gebärmutterkörper** (Corpus uteri): Im Inneren dieses breiten, abgeflachten Teiles liegt die **Gebärmutterhöhle** (Cavitas uteri) als Entwicklungsraum für den Keimling. Ihre Form ist im Frontalschnitt dreieckig und im Längsschnitt spaltförmig. Nach unten verengt sich die Gebärmutterhöhle zum *Gebärmutterhalskanal* = Cervixkanal (Canalis cervicis uteri).
– **Gebärmutterhals** (Cervix uteri): Zwischen Körper und Hals liegt eine Engstelle als Verbindung, der Isthmus uteri. Der obere Teil des Gebärmutterhalses liegt über der Scheide, der untere Halsteil ragt als Mutterkegel (*Portio vaginalis*) in die Scheide hinein.

P Der äußere Muttermund ist bei der Nullipara rund und bei der Multipara lippenartig quer gestellt. Er kann vom Arzt bei einer gynäkologischen Untersuchung betrachtet werden.

Lage
Der Uterus liegt im *kleinen Becken* zwischen der Blase und dem Rektum. Normalerweise ist der Körper nach vorn über die Blase gebeugt (*Anteflexio uteri*).

P Bei einer Krümmung des Körpers nach hinten (Retroflexio uteri) auf den Mastdarm könnte der Weg für die Spermien versperrt werden, weil der äußere Muttermund gegen die vordere Scheidenwand gedrückt wird.

Bauchfellbeziehung und Bänder
Der Bauchfellüberzug des Uterus zieht als Doppelblatt seitwärts zur Beckenwand. So entsteht von der Gebärmutter ausgehend das *breite Mutterband* (Lig. latum uteri) als Aufhängung für Eileiter und Eierstock. Das Gewebe zwischen dem Bauchfelldoppelblatt heißt *Parametrium* und enthält in Bindegewebe eingebettet Gefäße und Nerven. Vom Fundus der Gebärmutter ziehen die

14.2 Weibliche Geschlechtsorgane

beiden *runden Mutterbänder* (Lig. teres uteri) durch den Leistenkanal zu den großen Schamlippen (↪ Abb. 14.6).

P In der Gynäkologie werden die dem Uterus „anhängenden" Organe (Eileiter, Eierstock, breites Mutterband) als *Adnexe* (= Anhangsgebilde) bezeichnet. Dementsprechend heißen Entzündungen der Gebärmutteranhänge Adnexitis. Wegen ähnlichen Symptomen ist auf eine exakte Unterscheidung zwischen Adnexitis und Appendizitis (Entzündung des Wurmfortsatzes) – auch im Hinblick auf therapeutische Maßnahmen – unbedingt zu achten.

Der Halteapparat des Uterus wird bei jeder Schwangerschaft gedehnt. Bei manchen Frauen verliert er seinen Halt, und es kommt zum Gebärmuttervorfall (Prolapsus uteri) mit erheblicher Infektionsgefahr.

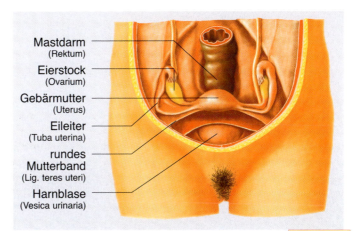

Weibliche Beckenorgane (Frontalschnitt). Abb. 14.6

Mikroskopischer Bau der Uteruswand
Die Uteruswand ist *dreischichtig*. Von innen nach außen sind zu unterscheiden:
1. **Gebärmutterschleimhaut** (Endometrium)
   Diese gefäß- u. drüsenreiche Schicht besteht aus
   – der *Basalschicht* (direkt an die Muskulatur grenzend) und

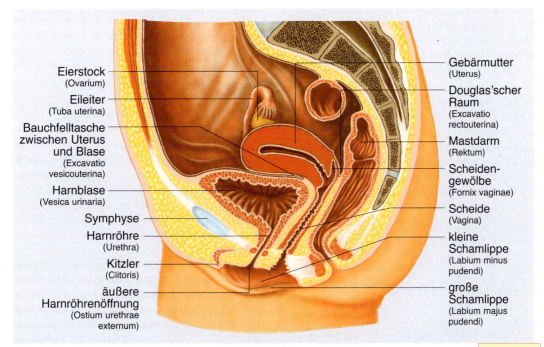

Weibliche Beckenorgane – Mediansnitt. Abb. 14.7

14 Geschlechtssystem (Genitalsystem)

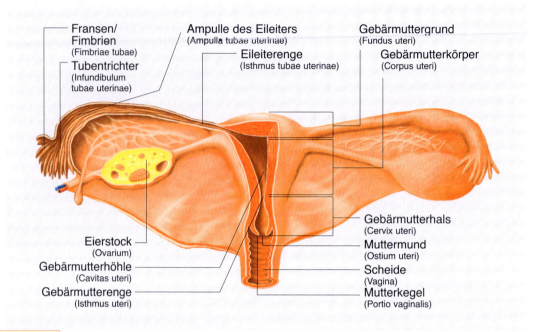

Abb. 14.8   *Innere weibliche Geschlechtsorgane von vorn.*

– der *Funktionsschicht*, welche während der monatlichen Regelblutung (Menstruation) abgestoßen und in den darauf folgenden Tagen wieder aufgebaut wird.

Die Schleimhaut im Gebärmutterhalskanal enthält palmenblattartige Falten. Hier bilden die Zellen einen Schleimpfropf, der das Eindringen von Krankheitserregern von der Scheide her verhindert.

2. **Gebärmuttermuskulatur** (Myometrium)
Diese glatte Muskulatur ist in Spiralzügen angeordnet und wirkt vor allem als austreibende Kraft während der Geburt des Kindes durch Gebärmutterhalskanal und Scheide.

P Das Myometrium neigt zur Bildung gutartiger Gewächse (Myome).

3. **Bauchfellüberzug** (Perimetrium)
Das Peritoneum überzieht vom Scheitel der Harnblase kommend die Gebärmutteroberfläche. Der Uterus liegt also intraperitoneal und ist entsprechend beweglich (Größenzunahme bei Schwangerschaft). Von der hinteren Seite des Gebärmutterhalses zieht dann das Bauchfell zur Vorderfläche des Rektums.

Scheide (Vagina)
Die Scheide ist ein ca. 10 cm langer elastischer Schlauch zwischen Harnröhre und Mastdarm. Vorder- und Hinterwand liegen aufeinander, sodass ein Querspalt entsteht. Die Wand besitzt Reservefalten für den Geburtsvorgang, aber auch als Reibefläche für den Penis beim Geschlechtsverkehr (Koitus).
Der obere Scheidenteil ist gewölbeartig erweitert (man spricht vom *Scheidengewölbe*) und umfasst den äußeren Muttermund (Portio vaginalis). Das untere Ende der Scheide (*Scheideneingang*, Scheidenmund) mündet in den *Scheidenvorhof*.

Scheidenschleimhaut
Die Schleimhaut der Scheide trägt mehrschichtiges unverhorntes *Plattenepithel*. Die Zellen enthalten sehr viel Glykogen. Nach ihrem Absterben bilden *Milchsäurebakterien*, auch Döderlein'sche Scheidenbakterien genannt, aus dem anfallenden Glykogen Milchsäure. Dadurch wird das *Scheidensekret* sauer (pH-Wert = 4) und bildet einen wichtigen *Infektionsschutz*.

14.2 Weibliche Geschlechtsorgane

Funktion
Die Scheide hat 3 *Aufgaben*: Sie
- ist das weibliche *Geschlechtsorgan*,
- nimmt das ejakulierte *Sperma auf* (Speicherung im hinteren Scheidengewölbe) und
- dient als *Geburtskanal*.

Diesen Funktionen entsprechend ist die *Scheide elastisch, dehn-* und *verformbar*.

P Scheidenspülungen sollten wegen Beeinträchtigung der Scheidenflora nicht zu häufig vorgenommen werden.
Beim Scheidenabstrich wird die hintere Wand der Scheide im oberen Bereich abgetupft und so Zellen für die mikroskopische Untersuchung gewonnen.

14.2.2 Äußere weibliche Geschlechtsorgane

Das äußere Genitale der Frau wird als *Vulva* (= weibliche Scham) bezeichnet. Es besteht aus:
- *Schamberg* (= Venushügel),
- paarige *große Schamlippen*,
- paarige *kleine Schamlippen*,
- *Scheidenvorhof* und
- *Kitzler*.

Schamberg (Mons pubis)
Der Schamberg ist ein *Fettpolster*. Er liegt über dem vorderen Zusammenschluss der großen Schamlippen und ist *behaart*. Die Behaarung schließt nach oben horizontal ab.

Große Schamlippen (Labia majora pudendi)
Die großen Schamlippen werden aus 2 breiten behaarten Hautwülsten gebildet und umschließen die *Schamspalte* (Rima pudendi). Sie enthalten Talg-, Schweiß- und Duftdrüsen.

Kleine Schamlippen (Labia minora pudendi)
Die kleinen Schamlippen sind *fettfreie,* mit Talgdrüsen versehene dünne *unbehaarte Hautfalten,* die an der Innenseite der großen Schamlippen liegen.

Scheidenvorhof (Vestibulum vaginae)
Der Scheidenvorhof ist der Raum zwischen den kleinen Schamlippen. In ihm liegen von vorn nach hinten
- die *äußere Harnröhrenöffnung* (Ostium urthrae externum) und
- der *Scheideneingang* (Ostium vaginae).

Kitzler (Clitoris)
Der Kitzler besteht aus Schwellkörpergewebe. Er ähnelt in seinem Bau dem Penis und erigiert bei sexueller Stimulation. Die Clitoris ist von der Kitzlervorhaut (Preputium clitoris) umgeben, und seine Schleimhaut ist reichlich mit sensiblen Nervenendungen versorgt.

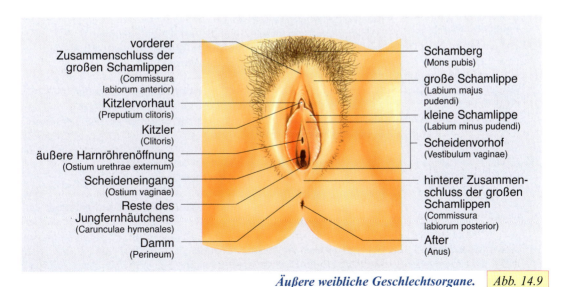

Äußere weibliche Geschlechtsorgane. Abb. 14.9

Jungfernhäutchen (Hymen)
Der Hymen ist eine dünne Schleimhautplatte am Scheideneingang und engt dessen Öffnung ein. Er *trennt* mithin *äußere* und *innere weibliche Geschlechtsorgane*. Beim Kind stellt er einen zusätzlichen *Infektionsschutz* dar. Beim ersten Geschlechtsverkehr wird das Jungfernhäutchen zerstört (= Defloration). Dieser Vorgang kann schmerzhaft sein und zu einer geringfügigen Blutung führen.

14.3 Fortpflanzung und Individualentwicklung des Menschen bis zur Geburt (Überblick)

Fortpflanzung bedeutet *Reproduktion* artgleicher Nachkommen, wobei die Erbinformationen von den Eltern auf die Nachkommen übertragen werden (↦ Kap. 2.5, ab S. 43). Der Mensch pflanzt sich *geschlechtlich* (*sexuell*) fort, d. h. mit Hilfe von Geschlechtszellen.

Die **Individualentwicklung** (Ontogenese) des Menschen läßt sich in 4 *Entwicklungsperioden* gliedern (↦ Tab 14.1).

> **Merke**
> Die individuelle Entwicklung des Menschen beginnt mit der Befruchtung und endet mit dem Tod. Man unterscheidet die vorgeburtliche (pränatale) und nachgeburtliche (postnatale) Entwicklung. Die menschlichen Entwicklungsperioden werden von biologischen, psychischen und sozialen Faktoren beeinflusst.

Geschlechtsverkehr (Coitus, Kohabitation, Beischlaf)
Der Geschlechtsverkehr ist normalerweise die Voraussetzung für die Befruchtung. Hierbei wird das männliche Glied (Penis) in die weibliche Scheide (Vagina) eingeführt und die Samenflüssigkeit (Sperma, Ejakulat) entleert. Der Geschlechtsakt kann in 4 Phasen eingeteilt werden, die vom vegetativen Nervensystem gesteuert werden (↦ Tab. 14.2 auf Seite 288).

Weg der Eizelle
In einem Eierstock eines Mädchens befinden sich bereits bei der Geburt ca. 200.000 Ureizellen, eingeschlossen von sog. Follikelzellen

Tab. 14.1 **Entwicklungsperioden der Individualentwicklung.**

Entwicklungsperiode	wichtige Wachstums- und Entwicklungsprozesse (bzw. Merkmale)
1. Befruchtung Embryonal-/ und Fetalentwicklung	– Furchung (Blastogenese) – Keimblätterbildung (Gastrulation) – Bildung der Organanlagen und Organe (Organogenese) Diese Periode ist durch ein **intensives Zellteilungswachstum** und vielfältige **Zelldifferenzierungen** gekennzeichnet.
2. Säuglings-, Kindes- und Jugendentwicklung	– Wachstum und weitere Organausbildung, insbesondere der Geschlechtsorgane und sekundären Geschlechtsmerkmale In dieser Periode wird die **Fortpflanzungsfähigkeit** erreicht und das Wachstum abgeschlossen.
3. Erwachsenenstadium (adulde Periode)	– Zellen, Gewebe und Organe sind voll leistungsfähig – Bildung und Reifung der Geschlechtszellen – Fortpflanzung Hier erreicht der Mensch seine optimale **körperliche** und **geistige Leistungsfähigkeit.**
4. Altern (Seneszenz) Tod	– Abbauprozesse, Gewebsrückbildung – Nachlassen der Stoffwechselintensität In der 4. Periode kommt es zum **Nachlassen der Leistungsfähigkeit**. Die Individualentwicklung endet mit dem **Tod**.

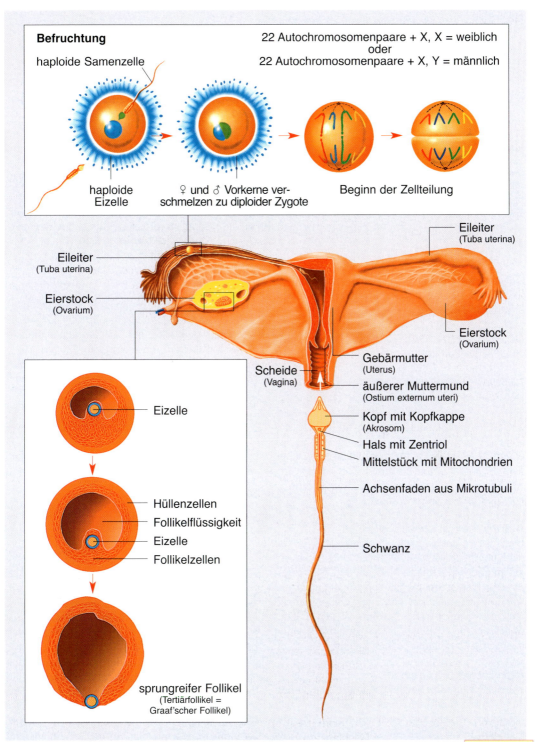

Weg der Samen- und Eizelle zum Ort der Befruchtung. Abb. 14.10

14 Geschlechtssystem (Genitalsystem)

Tab. 14.2 Die vier Phasen des Geschlechtsaktes.

Phase	Mann	Frau
Erregungsphase	Versteifung (Erektion) und Vergrößerung des Penis.	Erweiterung und Befeuchtung der Vagina.
Plateauphase	Sekret der Cowper'schen-Drüsen wird zur Neutralisierung von Harnresten in die Harnröhre ausgestoßen.	Optimales Anschwellen der Schwellkörper des Kitzlers (Clitoris).
Orgasmusphase (= Höhepunkt des Geschlechtsverkehrs)	Ausstoßen der Samenflüssigkeit (= Ejakulation) durch rhythmische Kontraktionen der Beckenboden- und Samenleitermuskulatur.	Entstehung der sog. orgastischen Manschette in der Vaginawand; rhythmische Kontraktionen der Vaginal-, Uterus- und Beckenbodenmuskulatur.
Rückbildungsphase	Schwellkörper entleeren sich; Erschlaffung und Verkleinerung des Penis.	Schwellkörper entleeren sich; Muskeltonus von Uterus, Vagina und Beckenboden normalisieren sich.

(Eizelle plus Follikelzellen gleich Primordialfollikel). Mit Beginn der Pubertät reift in jedem Zyklus ein Follikel und wird sprungfähig.

Der sprungreife Follikel heißt Tertiär- oder Graaf'scher Follikel.

Eisprung (= Follikelsprung = Ovulation)
Der reife Follikel erreicht einen Durchmesser von 1 – 2 cm. Er reißt schließlich ein. Eizelle und Hüllzellen gelangen mit der Follikelflüssigkeit in den Eileiter. Der Eisprung erfolgt bei einem 28-tägigen Zyklus in der Regel zwischen dem *12. und 15. Tag*. In dieser Zeit ist eine Befruchtung am wahrscheinlichsten. Die Eizelle ist nur 12 Stunden befruchtungsfähig.

Weg der Samenzellen (= Spermien)
Beim Geschlechtsverkehr (Coitus) gelangen mit der Samenflüssigkeit ca. 200 bis 300 Mill. Samenzellen vom Hoden über Nebenhoden, Samenleiter und Harnröhre in die Scheide. Von da aus wandern sie aufgrund ihrer *Eigenbeweglichkeit* über die Gebärmutter ebenfalls in den Eileiter (Zeitdauer: 45 – 60 Min.). Die Samenzellen sind höchstens 72 Stunden befruchtungsfähig.

Befruchtung (Fertilisation)
Unter Befruchtung versteht man die Verschmelzung einer haploiden Samenzelle mit einer haploiden Eizelle zu einer diploiden Zygote = befruchtete Eizelle). Die Zygote ist die erste Körperzelle des neuen Organismus. Die Befruchtung findet in der Regel im Eileiter statt.

Merke

Beim Menschen bestimmen die Geschlechtschromosomen das Geschlecht. XX-Zygoten ergeben weibliche und XY-Zygoten männliche Individuen. Entscheidend für das Geschlecht des Kindes ist somit die Samenzelle.

P Ursachen für Unfruchtbarkeit können sein:
Beim Mann
– zu geringe Spermienzahl,
– missgebildete Spermien,
– zu geringe Beweglichkeit der Spermien,
– nicht durchgängige Samenleiter;
bei der Frau
– Missbildungen der inneren Geschlechtsorgane,
– Funktionsstörungen der Eierstöcke oder der Gebärmutter,
– nicht durchgängige Eileiter.

Furchung
Unter Furchung versteht man *die ersten mitotischen Zellteilungen der Zygote* auf ihrem Weg durch den Eileiter in die Gebärmutter. Sie beginnt ca. 30 Stunden nach der Befruchtung. Nach ca. 72 Stunden ist die Gebärmutter erreicht und ein stecknadelkopfgroßer Zellhaufen aus 32 Zellen entstanden – die **Morula** (= maulbeerförmiger Keim). Anschließend bildet sich durch Verlagerung der Zellen aus der Morula die *Blastozyste* (= bläschenförmiger Keim). Die Zellen werden nunmehr als *Blastomeren* bezeichnet. In Abb. 14.11

14.3 Fortpflanzung und Individualentwicklung

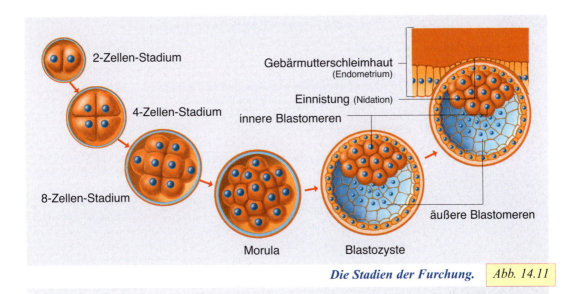

Die Stadien der Furchung. Abb. 14.11

sind die Teile der Blastozyste zu erkennen:
- innen die *Blastozystenhöhle* mit Flüssigkeit,
- die *äußeren Blastomeren* als einschichtige Hülle und
- die *inneren Blastomeren* als kleiner Zellhaufen.

Merke

Aus den äußeren Blastomeren entwickelt sich der *Trophoblast*, der sich mit Teilen der Gebärmutterschleimhaut zum *Mutterkuchen* (*Placenta*) umbildet, und aus den inneren der Embryoblast, aus dem die eigentliche Keim- und *Fruchtanlage* entsteht.

Einnistung (Nidation)
Im zuvor beschriebenen Entwicklungszustand beginnt in der *2. Entwicklungswoche* die Einnistung in die jetzt besonders *saftreiche Gebärmutterschleimhaut*. Die Blastozyste dringt in die Schleimhaut ein und verwächst mit ihr. Dies geschieht mithilfe von Enzymen der Trophoblastzellen.
Schon zu diesem Zeitpunkt produziert der Trophoblast auch das *Schwangerschaftshormon Choriongonadotropin*, das den Gelbkörper zur weiteren Progesteronsynthese anregt. Das Progesteron verhindert den Abbau der Gebärmutterschleimhaut.

P Bereits 1 Woche nach der Befruchtung kann das *Choriongonadotropin* im *Blut* bzw. *Urin* nachgewiesen und eine Schwangerschaft festgestellt werden (immunologischer Schwangerschaftstest).

Keimblattbildung (= Gastrulation)
Nach der Nidation der Blastozyste differenzieren sich die Zellen des Embryoblasten in 3 Schichten (Keimblätter): **Ektoderm** (= äußeres Keimblatt), das auch das Amnion bildet, **Mesoderm** (= mittleres Keimblatt), **Entoderm** (= inneres Keimblatt).

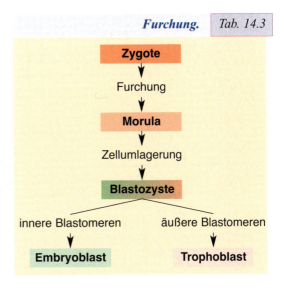

Furchung. Tab. 14.3

14 Geschlechtssystem (Genitalsystem)

Tab. 14.4 **Überblick über wichtige Phasen der Embryonalentwicklung.**

Monat	Länge (in cm)	Masse (in g)	Merkmale	Bemerkungen
1.	0,5		Typische Körpergliederung; Anlagen für Nervensystem, Augen, Ohren; einfacher Blutkreislauf.	Keimling (= Embryo).
2.	2	1	Knorpelskelett.	
3.	9	35	Alle Organanlagen, Geschlecht feststellbar.	Von nun an heißt der Keimling Fetus.
4./5.	25	500	Beginn der Verknöcherung, Lanugobehaarung, Herzschlag hörbar.	Mutter spürt Bewegungen.
6.			Zahnanlagen, Öffnen der Augen.	
7.	40	1.300	Alle Organe ausgebildet.	Frühgeburt – eingeschränkte Leistungsfähigkeit.
8.	50	3.000 –3.500	Starke Massezunahme.	Reifezeichen vollständig.

Organbildung
Aus den Keimblättern bilden sich durch weitere Zellverlagerungen und Zelldifferenzierungen die einzelnen Organanlagen für die späteren Organe.

P In den ersten drei Schwangerschaftsmonaten ist der Embryo aufgrund der Organbildung besonders stark gefährdet. Schädigende Einflüsse üben z. B. bestimmte Medikamente, Viren, radioaktive Strahlen, Röntgenstrahlen, Alkohol und Nikotin aus.

In der Tabelle 14.4 sind die wichtigsten Merkmale der einzelnen Entwicklungsphasen zusammengestellt.

Versorgung des Keimlings
Unmittelbar nach der Einnistung wird der Keimling mit Stoffen aus dem mütterlichen Gewebe zunächst über den *Trophoblasten* versorgt. Nach Bildung der **Placenta** (Mutterkuchen, Nachgeburt) übernimmt diese die Ver- und Entsorgung. Die scheibenförmige Placenta (Durchmesser = 15 – 20 cm, Masse = ca. 500 g) besteht aus einem *mütterlichen Anteil* (stammt von der Gebärmutterschleimhaut) und einem *kindlichen Anteil* (stammt vom Trophoblasten). Sie sitzt normalerweise im oberen Teil der Uterushöhle an der Vorder- oder Hinterseite. Die ca. 50 cm lange *Nabelschnur* verbindet Placenta und Kind. Sie enthält 3 Blutgefäße: 1 *Nabelvene* (V. umbilicalis) leitet das Blut von der Placenta zum Kind, und 2 *Nabelarterien* (Aa. umbilicales) leiten das Blut vom Kind zur Placenta zurück.
Eine Vermischung von kindlichem und mütterlichem Blut findet nicht statt.

P Medikamente, Alkohol, Nikotin, Drogen, Toxine, Viren und Bakterien können die Placentaschranke überwinden und dem Embryo schwerwiegende Schäden zufügen.

> **Merke**
>
> Neben der *Versorgung* des Kindes mit allen lebensnotwendigen Stoffen und der *Entsorgung* von Stoffwechselprodukten sichert die *Placenta* durch die Produktion von *Hormonen* (Choriongonadotropin = HCG und Placentalaktogen = HPL als schwangerschaftsspezifische Hormone; Östrogene, Progesteron) und *Enzymen* den Erhalt der Schwangerschaft.

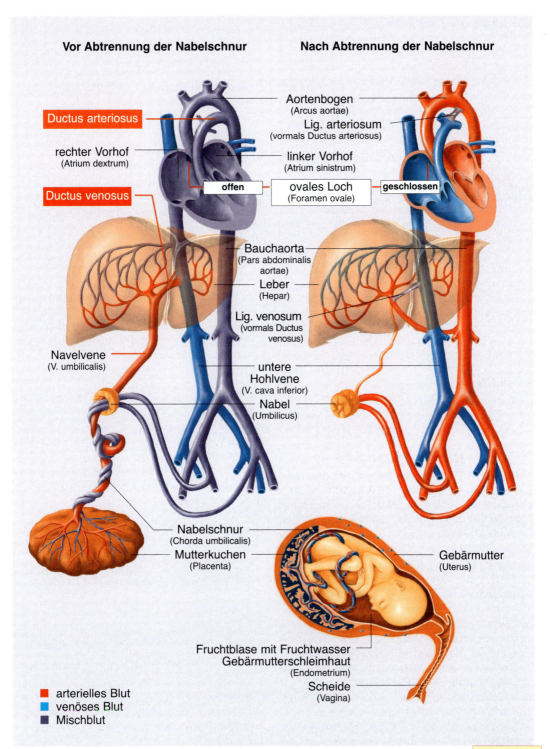

Der Blutkreislauf des Keimlings (Fetalkreislauf). Abb. 14.12

14 Geschlechtssystem (Genitalsystem)

Der Blutkreislauf des Keimlings (Fetalkreislauf)
In der 2. Schwangerschaftshälfte bildet sich der Kreislauf des Fetus heraus. Seine *Besonderheit* besteht darin, dass mit Ausnahme der Nabelschnurvene alle anderen Gefäße *Mischblut* führen. Der Stoffaustausch erfolgt in der Placenta, in der mütterlicher und fetaler Kreislauf völlig getrennt sind. Das Blut des Keimlings wird durch die Arbeit seines Herzens bewegt.

> **Merke**
>
> Die Nabelschnur enthält 3 Gefäße:
> – 1 Nabelschnurvene, die das sauerstoff- und nährstoffreiche Blut von der Placenta in den Keimling leitet;
> – 2 Nabelschnurarterien, die das verbrauchte Blut aus dem Keimling in die Placenta zurückführen.
> Der fetale Kreislauf ist gekennzeichnet durch 3 physiologische Shunts (Kurzschlussverbindungen)
> – Umgehung der Leber: Ductus venosus Arantii (zwischen Nabelvene- und unterer Hohlvene);
> – Umgehung der Lunge:
>   • Foramen ovale (im Vorhofseptum);
>   • Ductus arteriosus Botalli (zwischen Truncus pulmonalis und Aorta).

Durch diese Umgehungen gelangt in Lunge und Leber relativ wenig Blut. Dies ist aber ausreichend, da durch die fehlende äußere Atmung und die von der Mutter fertig aufbereiteten Nährstoffe beide Organe ihre volle Funktion noch nicht erfüllen müssen. Kurz nach der Geburt werden die Shunts geschlossen.

Umbildungen im Kreislauf nach der Geburt
Beim ersten Atemzug des Neugeborenen vollziehen sich folgende Umbildungen:
– Durch Entfaltung der Lungen wird das Blut aus dem Truncus pulmonalis angesaugt, durchströmt die Lungen und fließt über die Lungenvenen in den linken Vorhof.
– Der im linken Vorhof entstehende Druck schließt das Foramen ovale.
– Nabelschnurgefäße, Ductus arteriosus und Ductus venosus veröden in den ersten Lebensmonaten zu bindegewebigen Strängen.

P Nicht selten wird das Foramen ovale, also die Öffnung im Vorhofseptum, nicht vollständig geschlossen. Bei nur geringer Restöffnung ergeben sich kaum nachteilige Folgen, bei vollständig persistierender Öffnung muss diese operativ geschlossen werden.

Schutz des Keimlings
Der Keimling wird durch das *Fruchtwasser* und die aus den Eihüllen bestehenden *Fruchthüllen* wirksam geschützt. Bereits 6 Wochen nach der Befruchtung schwimmt der Embryo im Fruchtwasser der Amnionhöhle, die später zur *Fruchtblase* wird.

> **Merke**
>
> In Flüssigkeiten breitet sich der Druck gleichmäßig nach allen Seiten aus, sodass ein optimaler Schutz des Kindes – vor allem vor Druck – besteht. Gleichzeitig schützt das Fruchtwasser vor Temperaturveränderungen und äußeren Einflüssen.

Das Fruchtwasser wird ständig von den Epithelzellen der Fruchthöhlen produziert und auch wieder resorbiert, es wird also laufend erneuert. Dabei halten sich *Produktion* und *Resorption* im *Gleichgewicht*. In der späten Schwangerschaft beträgt die normale Menge ca. 1 Liter.

Geburt
Die Schwangerschaft des Menschen dauert ca. 40 Wochen (280 Tage). Der voraussichtliche **Geburtstermin** wird wie folgt bestimmt:
1. Tag der letzten Regelblutung minus 3 Monate plus 7 Tage plus 1 Jahr.

Beispiel:
1. Tag der letzten Regel = 1. 3. minus 3 Monate plus 7 Tage plus 1 Jahr ergibt den 8. 12. als voraussichtlichen Geburtstermin.

Geburtsverlauf
Der Verlauf der normalen Geburt wird in 3 Perioden eingeteilt.
– *Eröffnungsperiode*
  Beginnt mit der *regelmäßigen Wehentätigkeit*

14.3 Fortpflanzung und Individualentwicklung

und endet mit der *vollständigen Eröffnung* des *Muttermundes* und normalerweise dem Platzen der Fruchtblase. Der Kopf des Kindes hat sich bis zum Beckenboden geschoben. Dauer bei Erstgebärenden: ca. 12 Stunden.

– *Austreibungsperiode*
Sie beginnt, wenn der Muttermund vollständig eröffnet ist und *endet mit der Geburt* des Kindes. Dauer bei Erstgebärenden: ca. 30 Minuten.

– *Nachgeburtsperiode*
Das ist der Zeitraum von der Geburt des Kindes bis zum Abstoßen der Placenta (= Nachgeburt). Der Geburtsvorgang ist damit beendet. Dauer: 15 – 20 Minuten.

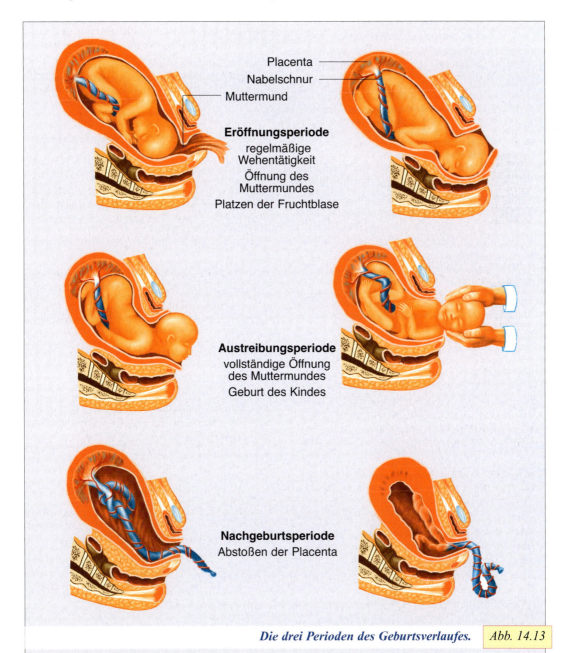

Die drei Perioden des Geburtsverlaufes. Abb. 14.13

14 Geschlechtssystem (Genitalsystem)

Fragen zur Wiederholung

1. Geben Sie einen Überblick über die männlichen Geschlechtsorgane und deren Lage.
2. Welche Aufgaben erfüllen die inneren männlichen Genitalorgane?
3. Wie ist das Sperma zusammengesetzt?
4. Beschreiben Sie den Weg der Spermien vom Bildungsort zum Ort der Befruchtung.
5. Geben Sie einen Überblick über die weiblichen Geschlechtsorgane und deren Lage.
6. Beschreiben Sie die Follikelreifung im Eierstock.
7. Welche Aufgabe hat der Eileiter, und wie erfüllt er sie?
8. Beschreiben Sie den Aufbau des Uterus.
9. Was bedeutet der Begriff „Adnexe"?
10. Begründen Sie, warum eine gesunde Scheidenflora der wichtigste Schutz gegen Infektionen der inneren weiblichen Geschlechtsorgane ist.
11. Was versteht man unter dem Scheidenvorhof? Welche Gebilde liegen in ihm?
12. Nennen und beschreiben Sie die Entwicklungsperioden in der menschlichen Individualentwicklung.
13. Was versteht man unter der Befruchtung, und welches sind die wichtigsten Ergebnisse?
14. Was geschieht während der Furchung?
15. Unterscheiden Sie Trophoblast und Embryoblast.
16. Was versteht man unter Nidation?
17. Wie erfolgen Versorgung und Schutz des Embryos bzw. des Fetus?
18. Welche Besonderheiten kennzeichnen den fetalen Kreislauf, und welche Umstellungen vollziehen sich nach der Geburt?
19. Überlegen Sie, welche Folgen ein sich nicht schließendes Foramen ovale für den Organismus hat.
20. Wie wird der Geburtstermin bestimmt?
21. In welche Perioden wird der Geburtsverlauf eingeteilt, und wodurch sind diese gekennzeichnet?

15 Hormonsystem (Endokrines System)

Hormonsystem und Nervensystem koordinieren im engen Zusammenwirken alle Organfunktionen. Sie werden deshalb auch als **Koordinationssysteme** bezeichnet. Dementsprechend werden hormonelles und nervales Regulationssystem unterschieden.

Beide Systeme beeinflussen sich wechselseitig. So können Aktionspotentiale Hormonfreisetzung und umgekehrt Hormone Aktionspotentialbildung bewirken. Vorrangig *hormonell* reguliert werden *langsam* ablaufende *Lebensprozesse* (z. B. Wachstums- und Entwicklungsprozesse, Energiestoffwechsel). Vorrangig *nerval* reguliert werden Lebensprozesse, die *schnell* ablaufen müssen (z. B. Pupillenadaptation, Anpassung der Herzfrequenz).

15.1 Regulationsfunktionen der Hormone

Das Hormonsystem reguliert durch Hormone:
- die Nahrungsaufnahme,
- den Stoffwechsel,
- die Homöostase des inneren Milieus (z. B. Wasser-Salz-Haushalt, Säure-Basen-Haushalt, Kreislauf, Wärmehaushalt),
- das Wachstum sowie die körperliche, sexuelle und geistige Entwicklung,
- die Leistungsanpassung (z. B. Blutdruck),
- die Fortpflanzungsmechanismen (Bildung und Reifung der Samen- und Eizellen, Schwangerschaft, Geburt).

> **Merke**
>
> Das Hormonsystem realisiert seine Funktion mithilfe von Hormonen (= Inkrete).

Die Hormon- oder endokrinen Drüsen sind eigenständige Organe (z. B. Schilddrüse), die im Unterschied zu den exokrinen Drüsen keinen Ausführgang besitzen (↣ S. 87).
Ansammlungen hormonbildender Zellen sind z. B. die Langerhans'schen Inseln des Pankreas und die Leydig'schen Zwischenzellen in den Hoden.

Hormone
Die Hormone gehören wie die Vitamine und Enzyme zu den **Wirkstoffen**. Diese meist organischen Verbindungen besitzen eine hohe und spezifische biologische Wirkung, d. h., geringste Mengen lösen bereits spezifische biologische Reaktionen aus. Die Hormone sind chemische Signal- und Regulatorstoffe. Sie werden deshalb in treffender Weise als **Botenstoffe** bezeichnet.

> **Merke**
>
> Hormone sind biochemische Regulatorstoffe. Sie werden entweder in Hormondrüsen oder zerstreut verteilten endokrinen Zellen gebildet und gelangen meist mit dem Blutstrom zu ihren Erfolgsorganen.

Einteilung
Wegen der fließenden Übergänge von Hormonen und hormonähnlichen Stoffen ist es zweckmäßig, diesbezüglich von 4 Stoffklassen zu sprechen:

1. Glanduläre Hormone (= Drüsenhormone)
   Die Bildung erfolgt in Drüsen. Die Hormone diffundieren über die interstitielle Flüssigkeit in das Blut oder die Lymphe. Mit dem Blutstrom werden sie rasch im Körper verteilt (Fernwirkung) und erreichen so ihren Wirkungsort – entweder eine untergeordnete endokrine Drüse oder nichtendokrine Zellen (↣ Tab 15.1).

> **Merke**
>
> Die glandulären Hormone werden in Drüsen gebildet und gelangen durch den Blutkreislauf zum Wirkungsort. Bildungs- und Wirkungsort liegen meist weit entfernt.

2. Aglanduläre Hormone (Gewebshormone)
   Diese Hormone werden nicht in Drüsen, sondern in spezialisierten Zellgruppen bestimmter anderer Gewebe bzw. Organe gebildet, daher der Name Gewebshormon. Meist gelangen sie durch Diffusion in die interstitielle Flüssigkeit zum Erfolgsorgan, in einigen Fällen aber auch über den Blutweg.

15 Hormonsystem (Endokrines System)

Tab. 15.1 **Glanduläre Hormone.**

Hormon	Bildungsort
Thyroxin, Trijodthyronin, Calcitonin	Schilddrüse
Parathormon (= Parathyrin)	Nebenschilddrüse
Aldosteron, Cortisol	Nebennierenrinde (NNR)
Adrenalin, Noradrenalin	Nebennierenmark (NNM)
Östrogene, Progesteron	Eierstöcke
Testosteron	Hoden
Insulin, Glukagon	Bauchspeicheldrüse

Merke

Die aglandulären Hormone wirken in der Regel in unmittelbarer Nähe ihrer Bildungsstellen, also lokal (Nahwirkung). Zu den aglandulären Hormonen gehören die Hormone des Magen-Darm-Traktes (z. B. Gastrin) und der Niere (Renin, Erythropoetin).

3. *Neurosekretorische Hormone*
Diese Hormone werden in Nervenzellen gebildet (Neurosekretion) und gelangen über die Blutbahn zum Erfolgsorgan. Zu ihnen gehören die Hormone des Hypothalamus: Releasing- und Inhibitinghormone, Oxytocin und Adiuretin.

4. *Mediatorstoffe* (Mediatoren, Vermittler)
Diese Wirkstoffe werden in vielen Zellen (häufig bei Erkrankungen wie Allergien, Entzündungen) gebildet. Sie diffundieren nur innerhalb des Gewebes, wirken also lokal.
Typische Mediatorstoffe sind Histamin, Serotonin und die Prostaglandine.
Die Zuordnung von Wirkstoffen ist manchmal schwierig. So sind Adrenalin und Noradrenalin einerseits glanduläre Hormone, wenn sie vom Nebennierenmark an das Blut abgegeben werden. Sie gelten aber auch als neurosekretorische Hormone (Neurotransmitter, chemische Überträgerstoffe).

Merke

Bei der Einteilung der biochemischen Regulatorstoffe ist es wegen der fließenden Übergänge zweckmäßig, glanduläre, aglanduläre und neurosekretorische Hormone einerseits und Mediatorstoffe andererseits zu unterscheiden.

Alle schlecht wasserlöslichen Steroidhormone, aber auch verschiedene wasserlösliche Hormone werden im Blut an zum Teil spezifische Transportproteine gebunden und so zu ihrem Zielort transportiert.
Beispiel:
Transcortin für Cortisol und Progesteron, Sexualhormon-Bindungs-Globulin für Testosteron und die Östrogene, thyroxinbindendes Globulin (TBG) für Thyroxin.

Die meisten Hormone gehören zu den Peptiden bzw. Proteinen sowie den Steroiden.

Tab. 15.2 **Chemische Struktur der Hormone.**

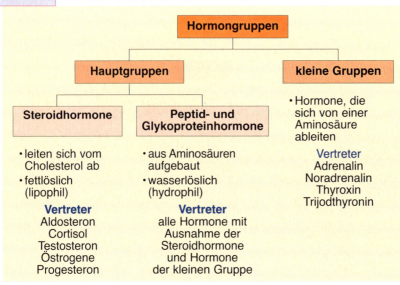

15.1 Regulationsfunktionen der Hormone

Hormonales Regulationssystem

Das hormonale Regulationssystem besteht aus folgenden Hauptteilen:
- Hormonproduzierende Zellen (Bildungsort des Hormons),
- Blut als Transportmittel,
- Erfolgsorgan (Wirkungsort des Hormons),
- Organe, in denen überschüssige Hormone inaktiviert und eliminiert werden.

Auf diese Weise werden zu hohe Hormonspiegel verhindert. Die meisten Hormone werden in der Leber inaktiviert und die Abbauprodukte über die Niere ausgeschieden.

Biologischer Regelkreis als Regulator der Hormonproduktion

Die *Hormonkonzentrationen* im Blutplasma werden in vielen Fällen nach dem Prinzip der negativen **Rückkopplung** konstant gehalten: Ein Anstieg der Hormonkonzentration im Plasma wirkt hemmend auf seine Freisetzung, ein Abfall dagegen fördernd.

Hierarchie der Hormone. Tab. 15.3

Übergeordnete Zentren des ZNS
→ Hypothalamus (+/−)
→ Releasinghormone (+) / Inhibitinghormone (−)
→ Hypophysenvorderlappen
→ glandotrope Hormone (+)
→ periphere endokrine Drüse
→ effektorische Hormone
→ Erfolgsorgan

negative Rückkopplung

+ = fördern
− = hemmen

Hormonrezeptoren und Erfolgsorgane

Hormonrezeptoren gehören zu den molekularen Rezeptoren (biochemische Definition). Auf molekularer Ebene versteht man unter einem Rezeptor ein Molekül (meist sind es Glykolipide oder Glykoproteine), das Reaktionspartner für ein anderes Molekül oder Ion (= Ligand, Agonist) mit Reiz- bzw. Signalwirkung ist.

In dem das Hormon mit dem Rezeptor reagiert, werden bestimmte Effekte (z. B. die Synthese eines Enzymeiweißes) ausgelöst. Den Mechanismus kann man sich als Schlüssel(Ligand)-Schloss-(Rezeptor)-Prinzip vorstellen. Stoffe, die die molekularen Rezeptoren hemmen bzw. blockieren, werden als **Antagonisten** bezeichnet.

Merke

Die Rezeptoren für Hormone sind spezifische Moleküle, die die Hormone binden und dadurch ihre Wirkung vermitteln.

Die Rezeptoren für die wasserlöslichen Hormone befinden sich auf der Zellmembran, jene für die Steroidhormone sitzen am Zellkern oder anderen Zellorganellen, also innerhalb der Zellen.

Tab. 15.4 *Schlüssel-Schloss-Prinzip*

„Schlüssel" — Ligand, Agonist (z. B. Hormon, Bakterientoxin, Opiat, Antigen)
„Schloss" — Rezeptor (Glykolipid, Glykoprotein)
→ Effekt (z. B. Synthese eines bestimmten Enzymeiweißes)

15 Hormonsystem (Endokrines System)

Wirkungsweise der Hormone
Jedes Hormon hat spezifische chemische Wirkungen (d. h., es beeinflusst ganz bestimmte chemische Vorgänge), die in der Regel durch keinen anderen chemischen Stoff hervorgerufen werden können.
Man unterscheidet 2 Primärreaktionen:
1. Die Steroid- und Schilddrüsenhormone diffundieren durch die Zellmembran in die Zelle und binden sich an einen intrazellulären Rezeptor. Anschließend wird der Hormon-Rezeptor-Komplex in den Zellkern transportiert und die Transkription beeinflusst (↪ S. 47).

Merke

Hormone, die in die Zellen eindringen, wirken hauptsächlich durch die Kontrolle der Genaktivität.

2. Alle übrigen Hormone verbinden sich mit einem Zellmembranrezeptor. Dadurch bewirken sie die Bildung eines 2. Boten (second messenger) in der Zelle, der dann die typische Wirkung vermittelt. Dieser 2. Bote ist häufig das cyclische Adenosinmonophosphat (cAMP).

Merke

Die meisten Peptid- und Glykoproteinhormone sowie Aminosäureabkömmlinge (kleine Gruppe, ↪ Tab. 15.2) können die Zellmembran nicht passieren und wirken deshalb über einen 2. Boten. Die Wirkungen der Hormone beruht im Wesentlichen auf der Beeinflussung von Enzymen in den Zellen der Erfolgsorgane.
Dabei gibt es drei Möglichkeiten:
1. Aktivierung oder Hemmung vorhandener Enzyme,
2. Steigerung der Enzymsynthese über eine Genaktivierung,
3. Veränderung der Zellmembranaktivität und damit Einflussnahme auf die Substratbereitstellung.

15.2 Hormongruppen

Bezüglich ihrer **Funktionsweise** lassen sich *3 Hormongruppen* unterscheiden:
- **Releasinghormone *und* Inhibitinghormone**
  Sie werden in der hypophysiotropen Zone des *Hypothalamus* gebildet und *regulieren* die Bildung und Freisetzung der Hormone des *Hypophysenvorderlappens*.
- **Glandotrope Hormone**
  Sie werden im Hypophysenvorderlappen gebildet und *regulieren* die Tätigkeit von *Schilddrüse, Nebennieren* und *Keimdrüsen*.
- **Effektorische Hormone**
  Das sind alle Hormone, die unabhängig von ihrem Bildungsort unmittelbar auf das Erfolgsorgan wirken.

15.2.1 Hormone des Hypothalamus und der Hypophyse

In Kerngebieten des Hypothalamus liegen die übergeordneten vegetativen Zentren. Von hier werden sowohl die Aktivitäten des vegetativen Nervensystems als auch die Bildung und Freisetzung der Hypophysenhormone gesteuert.

Hormone des Hypothalamus
Releasing- und Inhibitinghormone
Im Hypothalamus werden Releasinghormone, Inhibitinghormone und effektorische Hormone gebildet.
1. **Releasinghormone** (= Liberine):
   Sie *steuern* die Bildung und Freisetzung der *4 glandotropen*[1] *Hormone* (thyreotropes Hormon, luteinisierendes Hormon, follikelstimulierendes Hormon, adrenocorticotropes Hormon) sowie der *3 effektorischen Hormone* des Hypophysenvorderlappens (Wachstumshormon, Prolactin, melanocytenstimulierendes Hormon).
2. **Inhibitinghormone** (= Statine):
   Sie hemmen die Freisetzung der *3 effektorischen Hormone* des Hypophysenvorderlappens (Wachstumshormon, Prolactin, melanocytenstimulierendes Hormon).

Merke

Wachstumshormon, Prolactin und melanocytenstimulierendes Hormon werden sowohl von Releasing- als auch von Inhibitinghormonen gesteuert.

---
[1] auf eine periphere Hormondrüse einwirkend

15.2 Hormongruppen

3. *Effektorische Hormone*: Es handelt sich um 2 Hormone. Sie werden nach ihrer Bildung auf dem Nervenweg in den Hypophysenhinterlappen transportiert, dort gespeichert und bei Bedarf an das Blut abgegeben.

a) *Adiuretin, antidiuretisches Hormon* (**ADH**) oder **Vasopressin**:
   Das ADH erhöht die *Wasserresorption* aus den *distalen Tubuli der Nieren* in das Blut und vermindert damit die Harnmenge; es ist also an der *Aufrechterhaltung* der *Isotonie* beteiligt (↪ S. 271 und 273).

b) **Oxytocin**. Das Oxytocin erhöht die Spannung der *glatten Muskulatur*. Durch dieses Hormon wird die *Geburt* eingeleitet (deshalb der Name „Wehenhormon"). Nach der Geburt bewirkt es die Kontraktion der *Milchgänge*, sodass die Milchejektion zustande kommt.

Tab. 15.5 Releasing- und Inhibitinghormone des Hypothalamus und Hypophysenvorderlappenhormone

Releasinghormone (Liberine)		Hormone des Hypophysenvorderlappens, deren Bildung und Freisetzung von den Releasinghormonen gesteuert werden	
Kurzbez.	ausführliche Bez.	Kurzbez.	ausführliche Bez.
TRH	Thyreotropin-Releasinghormon	TSH	thyreotropes Hormon
CRH	Corticotropin-Releasinghormon	ACTH	adrenocorticotropes Hormon
GnRH	Gonadoliberin	FSH und LH	follikelstimulierendes Hormon luteinisierendes Hormon
GH-RH	Somatoliberin	STH	Wachstumshormon
PRH	Prolactoliberin	PRL	Prolactin
MRH	Melanoliberin	MSH	Melanotropin
Inhibitinghormone (Statine)		Hormone des Hypophysenvorderlappens, deren Bildung und Freisetzung von den Inhibitinghormonen gehemmt werden	
GH-IH	Somatostatin	STH	Wachstumshormon
PIH	Prolactostatin	PRL	Prolactin
MIH	Melanostatin	MSH	Melanotropin

Hormone der Hypophyse
Die *Hypophyse* ist ein kleines, bohnenförmiges Organ.
Masse: 0,5 bis 1 Gramm,
Lage: Türkensattel des Keilbeins,
Bau: Die Hypophyse besteht aus:
– einem **Vorderlappen** (= Adenohypophyse). Dieser wird von Drüsengewebe gebildet;
– einem **Hinterlappen** (= Neurohypophyse). Er enthält spezifische Neuroglia und markscheidenlose Nervenfasern.

Durch den **Hypophysenstiel** (Infundibulum) ist die Hypophyse mit dem Hypothalamus verbunden. Dieser ist ein Teil des Zwischenhirns (↪ S. 341). Im Bereich des Infundibulums liegt das **hypophysäre Pfortadersystem**. Über diese Blutgefäße gelangen die im Hypothalamus gebildeten Releasing- und Inhibitinghormone in den Hypophysenvorderlappen.

15.2.2 Hormone des Hypophysenvorderlappens

Im Hypophysenvorderlappen werden glandotrope und effektorische Hormone gebildet.

1. Glandotrope Hormone
Gemeinsam mit den Releasinghormonen wird nach dem Regelkreisprinzip gewährleistet, dass die abzugebende Hormonmenge der Schilddrüse, Nebennieren und Keimdrüsen den differenzierten Erfordernissen angepasst wird.

– *Thyrotropin – thyreotropes Hormon* (**TSH**). Stimuliert das Wachstum der *Schilddrüse* und reguliert die Freisetzung von *Thyroxin* und *Trijodthyronin*.
– *Corticotropin – adrenocorticotropes Hormon* (**ACTH**). Bewirkt das Wachstum der *Nebennierenrinde* und reguliert die Bildung und Freisetzung der Glucocorticoide.
– *Follitropin – follikelstimulierendes Hormon* (**FSH**) *und luteinisierendes Hormon* (**LH**). Beide Hormone werden auch als *gonadotrope Hormone* bezeichnet. Sie regulieren die Entwicklung der *Keimdrüsen* (Gonaden) sowie die Bildung und Freisetzung der *Sexualhormone* (z. B. Östrogen, Progesteron, Testosteron).

15 Hormonsystem (Endokrines System)

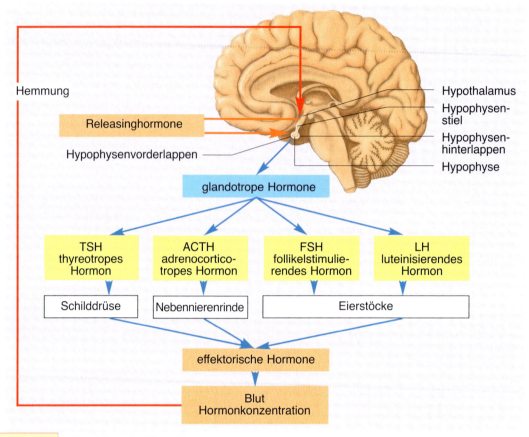

Abb. 15.1 *Funktion der Hypophyse.*

2. Effektorische Hormone
- *Somatotropin – Wachstumshormon (**STH**).*
  Wichtige Wirkungen sind die Förderung des *Längenwachstums*, die Anregung der *Proteinsynthese* und Steigerung der *Fettoxidation* sowie die Beeinflussung des *Blutzuckerspiegels*, indem es den Glucoseabbau hemmt. *STH-Überschuss* hat bei Kindern Riesenwuchs (Gigantismus) bis 2,50 Meter zur Folge. Im Erwachsenenalter entsteht die Akromegalie (Wachstum der gipfelnden Körperteile Nase, Kinn, Zunge, Hände, Füße), da wegen der geschlossenen Epiphysenfugen ein Längenwachstum nicht mehr möglich ist. *STH-Mangel* führt zum hypophysären Zwergwuchs (Liliputismus). Körperproportionen und Intelligenz sind normal entwickelt.
- *Melanotropin – melanocytenstimulierendes Hormon (**MSH**).* Das MSH beeinflusst die *Pigmentbildung* in der Haut.
- *Prolactin (**PRL**).* Das Prolactin löst die *Milchproduktion* (= Laktation) nach der Geburt aus.

Epiphyse (Epiphysis cerebri) oder Zirbeldrüse (Glandula pienalis)
Die 0,1 – 0,2 Gramm wiegende Drüse liegt an den oberen Hügeln des Mittelhirns an. Sie bildet und sondert in Abhängigkeit vom Lichtfaktor (mehr Licht hemmt) das neurosekretorische Hormon **Melatonin** ab. Seine Wirkungen beim Menschen sind noch nicht geklärt.

Geforscht wird nach folgenden Effekten:
- Hemmung der Freisetzung von FSH und LH bis zur Pubertät und damit Verhinderung einer vorzeitigen Geschlechtsreife.
- Abstimmung von Körperfunktionen auf Tag- und Nacht-Rhythmus.

15.3 Periphere Hormondrüsen, die durch die glandotropen Hormone gesteuert werden

Zu den Hormondrüsen, die durch glandotrope Hormone gesteuert werden, gehören *Schilddrüse, Nebennierenrinde* und die *Keimdrüsen* (Gonaden).

15.3.1 Schilddrüse und die Hormone Thyroxin (T_4) und Trijodthyronin (T_3)

Die Schilddrüse ist die *größte Hormondrüse*. Sie hat eine *Masse* von 30 – 40 Gramm und liegt in der vorderen Halsregion vor der Luftröhre unterhalb des Schildknorpels. Die Schilddrüse (Glandula thyreoidea) besteht aus einem *rechten* und *linken Lappen*, die durch eine Brücke (Isthmus) miteinander verbunden sind. Die beiden Schilddrüsenlappen liegen seitlich der Luftröhre und reichen nach oben bis zum Ringknorpel des Kehlkopfes, nach hinten bis zur Speiseröhre, der Isthmus liegt der Trachea vorne auf.

Außen befindet sich eine *Bindegewebskapsel*, von der kleine Septen in das Drüsengewebe ziehen. Dadurch entstehen die *Schilddrüsenläppchen*. Das Drüsengewebe selbst besteht aus kleinen Bläschen, den *Follikeln*.

Die Hormone Thyroxin und Trijodthyronin werden in den Follikelepithelzellen gebildet und in den Follikeln gespeichert.
Entscheidend für die Wirkung ist ihr Jodgehalt.
Neben den Follikelzellen liegen C-Zellen, in denen ein Hormon (Calcitonin) gebildet wird, das den Calciumstoffwechsel mit reguliert.

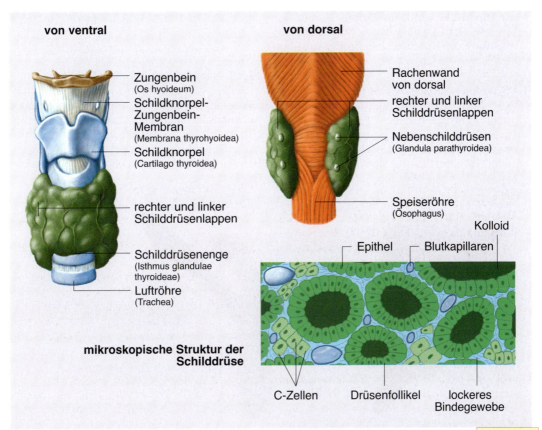

Schilddrüse (Glandula thyroidea). Abb. 15.2

15 Hormonsystem (Endokrines System)

P Krankhafte Vergrößerungen der Schilddrüse (Struma) können Atem- und Schluckbeschwerden hervorrufen. Eine Struma kann mit einer Über-, Unter- oder normalen Hormonproduktion einhergehen.

Hauptsächliche Wirkungen von T_4 und T_3
Die von den Follikelzellen produzierten Schilddrüsenhormone Thyroxin (T_4) und Trijodthyronin (T_3) werden aus der Aminosäure Tyrosin durch Anreicherung von Jod gebildet. Der Zahl entsprechend enthält Thyroxin (T_4) vier und Trijodthyronin (T_3) drei Jodatome. Thyroxin ist trotz seiner 10fach höheren Konzentration im Blut biologisch nicht so wirksam wie Trijodthyronin. Ein Großteil von Thyroxin geht nach der Sekretion in Trijodthyronin über. Beide wirken hauptsächlich
– auf den *Stoffwechsel*: Die Hormone stimulieren vor allem den **Energiestoffwechsel**. Sie sind gewissermaßen das „Gaspedal" für den Stoffwechsel.
– auf **Wachstum** und **Entwicklung**: T_4 und T_3 fördern die Eiweißsynthese, das Längenwachstum der Knochen und die Entwicklung des Nervensystems.

P *Schilddrüsenüberfunktion* (Hyperthyreose)
Ein TSH-ähnlicher Stoff regt die Bildung von T_4 und T_3 wegen der nicht funktionierenden negativen Rückkopplung ungehemmt an (Basedow-Krankheit). Kennzeichen einer Schilddrüsenüberfunktion sind u. a.
• erhöhter Energieverbrauch,
• häufiges Schwitzen,
• starkes Herzklopfen,
• hervortretende Augäpfel (Exophthalmus = Glotzauge) und
• Abmagerung.
Darüber hinaus gibt es noch andere Ursachen für eine Hyperthyreose, z. B. hormonproduzierende Schilddrüsentumoren.

Schilddrüsenunterfunktion (Hypothyreose)
Ursachen können Jodmangel in der Nahrung, aber auch erblich bedingte Faktoren sein. Kennzeichen bzw. Folgen sind u. a.
• niedriger Stoffumsatz,
• geistige und körperliche Trägheit,
• niedriger Blutdruck,
• teigiges Aussehen der Haut (Myxödem).
Im Kindesalter kann es aufgrund des gehemmten Stoffwechsels zur unproportionierten Kleinwüchsigkeit kommen. Meist ist dies mit Schwachsinn verbunden, weil auch die Entwicklung des Nervensystems gestört ist.

15.3.2 Nebennieren und ihre Hormone

Die zusammen ca. 10 Gramm schweren paarigen Nebennieren (Glandulae suprarenales) bestehen eigentlich aus 2 Organen, der dreischichtigen Nebennierenrinde und dem Nebennierenmark. Bei den Wirbeltieren bilden sie ein kompaktes Organ.

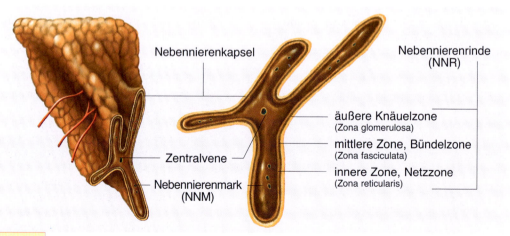

Abb. 15.3 *Nebenniere.*

15.3 Periphere Hormondrüsen

Form und *Lage*
Die halbmondförmigen Nebennieren liegen jeweils auf dem *oberen Pol der Nieren* und sind einerseits von deren Fettkapsel umgeben und andererseits durch eine dünne Fettschicht von ihnen getrennt. Die Nebenniere (Glandula suprarenalis) besteht aus der außen gelegenen *Nebennierenrinde* und dem innen liegenden *Nebennierenmark*.

Nebennierenrinde und ihre Hormone
Unter ACTH-Einfluss werden in den Schichten der Nebennierenrinde die folgenden Hormone gebildet:
1. **Glucocorticoide** (Corticosteron, Cortisol)
   Sie beeinflussen den *Kohlenhydratstoffwechsel*, indem sie die Gluconeogenese fördern und den Glucoseabbau hemmen – also blutzuckerspiegelsteigernd wirken.

P Wichtige therapeutische Effekte sind:
- Entzündungshemmung
  (indem sie die Lymphozytenbildung hemmen),
- antiallergische Wirkung.

Die Überproduktion des Cortisols kann das so genannte Cushing-Syndrom zur Folge haben mit den typischen Zeichen: Stammfettsucht, Vollmondgesicht, Muskelschwund, Hypertonie und erhöhter Blutzuckerspiegel.

2. **Mineralcorticoide** (wichtigstes = Aldosteron)
   Das Aldosteron beeinflusst den *Elektrolythaushalt*. Im Tubulusapparat der Nieren fördert es die *Rückresorption von Na^+*, „zwangsweise" muss passiv Wasser folgen.
   Das Plasmavolumen wird erhöht und die Urinmenge vermindert. Gleichzeitig werden K^+- und H^+-Ausscheidung gefördert, sodass der pH-Wert des Urins sinkt.

P Eine aus unterschiedlichen Gründen hervorgerufene Unterfunktion der Nebennierenrinde, bei der besonders ein Aldosteronmangel vorherrscht, bezeichnet man als Addison'sche Krankheit.

Hormon	wird gebildet in
Aldosteron	Zona glomerulosa
Cortisol und Corticosteron	Zona fasciculata und reticularis
Androgene	Zona reticularis

Nebennierenmarkhormone
Im Nebennierenmark werden die Hormone **Adrenalin** und **Noradrenalin** gebildet (geschieht auch in sympathischen Nervenendungen).
Beide Hormone gehören zu den **Katecholaminen**. Der Wirkungskomplex dieser Hormone (besonders Adrenalin) ergänzt die ergotropen Funktionen des Sympathicus (= sympathico-adrenales System), damit erhöht sich der Energieverbrauch im Körper.
Im Einzelnen tragen dazu folgende Wirkungen bei:
– Beeinflussung des *Herz-Kreislauf-Systems*
  • Steigerung des Herzminutenvolumens,
  • Erhöhung des peripheren Widerstandes
    ⇒ Blutdruckanstieg.
– Beeinflussung des *Stoffwechsels* durch Förderung der Glykogenolyse und Lipolyse
    ⇒ Erhöhung des Blutzuckerspiegels.

Beispiel:
Adrenalin bewirkt gleichzeitig eine Erweiterung (Vasodilatation) der Herzkranzgefäße und Gefäße der Skelettmuskulatur und Verengung (Vasokonstriktion) der Arteriolen im Verdauungssystem. Die gegensätzliche Wirkung auf unterschiedliche Gefäße beruht auf dem unterschiedlichen Besatz mit verschiedenen Rezeptortypen.

> **Merke**
>
> Die Catecholamine aus dem Nebennierenmark sind hauptsächlich *Stoffwechselhormone*.

Stress
Eine ganze Reihe von Reizen, wie starke Kälte- und Hitzebelastung, Infektionen, Atemnot, Unterzuckerung, Operationen, Verletzungen, Ärger, Leistungsdruck und auch Freude können den Körper in einen sog. Stresszustand (= Belastungs-, Spannungszustand) versetzen. Deshalb nennt man solche Reize **Stressoren**.
In einem derartigen Zustand werden alle hormonellen und vegetativen Funktionen vom Hypothalamus so gesteuert, dass es zu **Alarmreaktionen** der Körpers kommt.
Dies sind Reaktionen, die ihn optimal auf eine kurz andauernde **körperliche Hochleistung** einstellen. In einer solchen Situation kommt es über eine erhöhte Sympathicusaktivität zur verstärkten Ausschüttung von Adrenalin und Noradrenalin, die ihrerseits ACTH-Freisetzung und damit

auch die Glucocorticoide erhöhen. Adrenalin, Noradrenalin und Glucocorticoide sorgen für eine optimale Durchblutung jener Organe, die für eine körperliche Höchstleistung in erster Linie verantwortlich sind, allerdings auf Kosten einer geringeren Durchblutung anderer nicht unmittelbar beteiligter Organe.

Im Einzelnen sind es folgende Vorgänge, die eine Stresssituation kennzeichnen:
– Erhöhung des Herz- und Atemminutenvolumens verbunden mit einer Erweiterung der Bronchien,
– optimale Durchblutung von Skelett- und Herzmuskulatur sowie der Lunge bei gleichzeitiger Durchblutungsverminderung der inneren Organe (z. B. Verdauungsorgane) und Haut,
– Förderung der Glucosebildung bei gleichzeitiger Hemmung der Insulinfreisetzung und dadurch Erhöhung des Blutglucosespiegels,
– vermehrte Schweißsekretion,
– Pupillenerweiterung und schließlich
– Herabsetzung der Schmerzschwelle.

Folgt auf diese Alarmreaktionen wirklich die körperliche Belastung, sind diese physiologisch sinnvoll. Nur wenn solche Alarmreaktionen über einen längeren Zeitraum immer und immer wieder vergeblich (also ohne unmittelbar folgende körperliche Belastung) in Gang gesetzt werden, können gesundheitliche Schäden auftreten (sog. negativer Stress). So begünstigt ein ständig zu hoher Blutglucosespiegel die Entstehung einer generalisierten Arteriosklerose und deren Folgekrankheiten.

> **Merke**
> Adrenalin, Noradrenalin und Glucocorticoide werden auch als „Stresshormone" bezeichnet, und man muss „positiven" und „negativen" Stress unterscheiden.

15.3.3 Keimdrüsen, Sexualhormone und Menstruationszyklus

Die zu den Steroiden gehörenden Sexualhormone werden hauptsächlich in den Keimdrüsen (Gonaden) gebildet und in 3 Gruppen eingeteilt:

	Haupt-vertreter	*Bildungsort*
Östrogene	Östradiol	*Ovar*, Placenta, Hoden.
Gestagene	Progesteron	*Ovar*, Placenta, Hoden.
Androgene	Testosteron	*Hoden*, Ovar, Nebennierenrinde.

Hauptsächliche Wirkungen
Die Sexualhormone steuern
1. *die embryonale Geschlechtsdifferenzierung;*

P Störungen der Hormonproduktion im Embryo können zu Pseudohermaphroditismus (Zwitterbildung) führen.

2. *die pubertäre Entwicklung und die Ausbildung der sekundären Geschlechtsmerkmale.*
Dazu gehören:
• Wachstum und Reifung der Geschlechtsorgane bis zu ihrer Funktionstüchtigkeit.
• Ausbildung der Schambehaarung.
• Herausbildung des typischen Körperbaus mit der geschlechtsspezifischen Fettverteilung sowie Hüft- und Schulterbreite.
• Ausbildung der weiblichen Brustdrüsen;
3. *den zyklischen Auf- und Abbau der Uterusschleimhaut;*
4. *Schwangerschaft und Geburt;*
5. *bzw. beeinflussen das Sexualverhalten*, z. B. Entwicklung der Libido (= Bedürfnis nach sexueller Betätigung);
6. *das Knochenwachstum.*

P Bei Mangel an Sexualhormonen kann durch ausbleibende Verknöcherung der Epiphysenfugen ein hypogonadaler Riesenwuchs auftreten, weil das STH weiterwirkt.

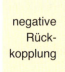

Zusammenwirken der den Menstruationszyklus steuernden Hormone.

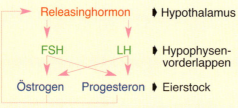

15.3 Periphere Hormondrüsen

Der Menstruationszyklus und seine hormonelle Steuerung
Der Menstruationszyklus beginnt mit dem 1. Tag der Regelblutung und erstreckt sich regulär über 28 Tage (± 3 Tage). Parallel dazu sind die *zyklischen Vorgänge* im *Eierstock* und *Uterus* zu berücksichtigen.

Ablauf des Menstruationszyklus, wenn keine Befruchtung stattfindet
Jeder Zyklus verläuft in folgenden 3 **Phasen**:
1. Phase: **Menstruation** (1. bis 4. Tag)
   In dieser Phase wird die *Functionalis* (Funktionsschicht) der Uterusschleimhaut *abgestoßen*. Damit ist die *Regelblutung* verbunden (Blutverlust ca. 20 bis 60 ml).
2. Phase: **Proliferationsphase** (5. bis 14. Tag)
   Durch zahlreiche Zellteilungen in der Basalis wird die *Funktionalis* wieder *aufgebaut* und auf eine *Schwangerschaft vorbereitet*.

Steuerung
Angeregt durch das Releasinghormon kommt es zu einem *FSH-Anstieg*. Das FSH bewirkt, dass ein *Follikel heranreift*. Dieser produziert zunehmend mehr *Östrogen*, unter dessen Wirkung der *Aufbau der Uterusschleimhaut* erfolgt.
Die Östrogensekretion wird durch das Mischungsverhältnis von FSH und LH bestimmt.

> **Merke**
> Die *Proliferationsphase* wird effektorisch hauptsächlich durch *Östrogen* gesteuert.

Die Bildung und Freisetzung des Releasinghormons wird nicht nur durch negative Rückkopplung gesteuert, sondern auch durch übergeordnete Zentren im ZNS. Dadurch kann der Menstruationszyklus durch zahlreiche Faktoren, nicht zuletzt psychisch, beeinflusst werden.

Follikelsprung (Ovulation)
Am Ende der Proliferationsphase, um den *14. Tag*, erfolgt die Ovulation. Der reife *Graaf'sche Follikel* platzt, und die *Eizelle* wird vom *Eileiter* aufgenommen.

Steuerung
Ebenfalls angeregt durch das Releasinghormon kommt es in der Zyklusmitte zu einem steilen **LH-Anstieg**. Dieser bewirkt die *Ovulation* sowie die Umwandlung des Follikels in den *Gelbkörper* (Corpus luteum menstruationis), der vor allem Progesteron bildet. Das Hormon ist an der Regulation fast aller Vorgänge der weiblichen Reproduktion beteiligt (z. B. Befruchtung, Nidation, Bildung der Drüsensekrete in der Eileiter-, Uterus- und Vaginalschleimhaut u. a. m.).

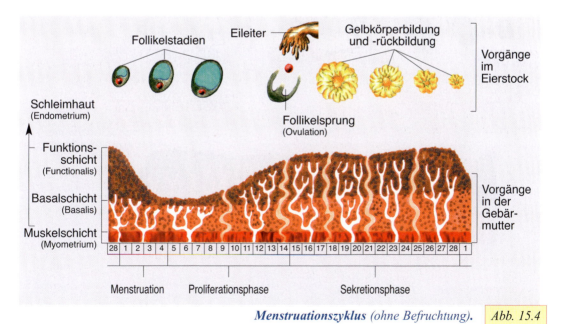

Menstruationszyklus (ohne Befruchtung). Abb. 15.4

Der LH-Gipfel ist die unmittelbare Ursache des Follikelsprungs. Zwischen beiden verstreicht eine Latenzzeit von 24 – 36 Stunden.

P *Ovulationshemmung:* Werden zu Zyklusbeginn Östrogene und Gestagene (beides in der Antibabypille enthalten) zugeführt, wird infolge der negativen Rückkopplung der LH-Gipfel und damit die Ovulation gehemmt.

3. Phase: **Sekretionsphase** *(15. bis 28. Tag)*
Blutgefäße und Drüsen der Functionalis werden reichlicher. Dies dient der unmittelbaren Vorbereitung für die Einnistung (Nidation) des Keimes.

Steuerung
Der *Gelbkörper* (hier: Corpus luteum graviditatis) bildet zunehmend **Progesteron**. Der Anstieg des Progesterons reguliert die Vorgänge im Uterus während der Sekretionsphase.

Die Sekretionsphase wird effektorisch hauptsächlich durch Progesteron gesteuert.

P Der hohe Progesteronspiegel in der 2. Zyklushälfte führt zu einem Anstieg der Körpertemperatur um 0,5 °C. Dies kann (z. B. zum Zwecke einer Schwangerschaftsverhütung) durch Messung bestätigt werden.

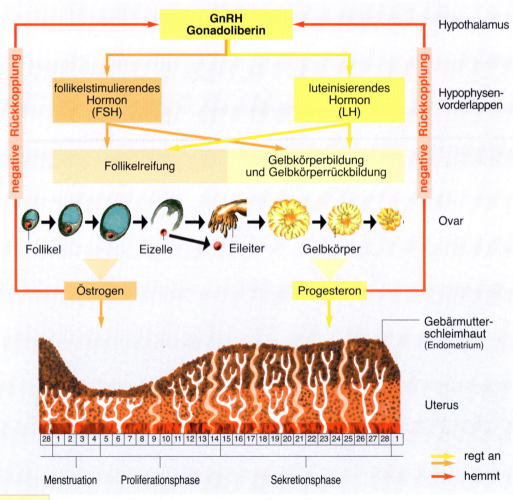

Abb. 15.5 *Hormonelle Regulation des Menstruationszyklus.*

15.4 Periphere Hormondrüsen

Ein steiler Abfall der Sexualhormone am Ende der Sekretionsphase löst die nächste Menstruationsblutung aus.

> **Merke**
>
> Die Menstruationsblutung steht nicht mit der Ovulation im Zusammenhang.

Hormonelle Steuerung der Schwangerschaft
Erfolgt eine Kopulation in der Zeit um die Ovulation, kann eine Befruchtung stattfinden und damit eine Schwangerschaft eintreten. Ist dies der Fall, nistet sich am 7. Tag nach der Befruchtung die Morula in die Uterusschleimhaut ein. Nun bildet der *Trophoblast* (= Hüllzellen, die der Ernährung dienen) *2 Hormone:* **HCG** (Choriongonadotropin) und **HPL** (Human Placental Lactogen). Diese Hormone bewirken, dass der Gelbkörper zunächst erhalten bleibt. Außerdem regen sie ihn zur verstärkten Progesteronproduktion an.

Die Aufrechterhaltung des hohen Progesteronspiegels verhindert die Abstoßung der Uterusschleimhaut. Gegen Ende des 1. Schwangerschaftsmonats produziert der entstandene Mutterkuchen (Placenta) jene Mengen von Progesteron und Östrogen, die für die Erhaltung der Schwangerschaft notwendig sind. Der Gelbkörper (Corpus luteum) bildet sich nun zurück.

P HCG wird in hohen Konzentrationen im Urin ausgeschieden: deshalb die Urinprobe für die Schwangerschaftsdiagnose.

15.4 Periphere Hormondrüsen, die nicht durch die glandotropen Hormone gesteuert werden

Die Regulation der infrage kommenden Hormondrüsen und deren Hormone erfolgt in erster Linie durch die Veränderungen der von ihnen konstant zu haltenden *Stoffkonzentrationen* (z. B. Glucose, Calcium, Natrium) im Körper. So führt eine Erhöhung oder Verminderung des Blutzucker- oder Blutcalciumspiegels zu einer unmittelbaren Stimulierung der Hormonsekretion. Eine Steigerung der Aldosteronsekretion wiederum kann durch eine Verminderung des Plasmavolumens erreicht werden.

15.4.1 Pankreashormone und Blutzuckerregulation

Die in den Langerhans'schen Inseln gebildeten Hormone Insulin und Glukagon beeinflussen den Blutglucosespiegel.

Insulin wirkt als einziges Hormon **blutzuckerspiegelsenkend**, indem es
- die *Glucosepermeabilität* der Zellmembranen erhöht, sodass Glucose verstärkt in die Zellen gelangen und verbraucht werden kann,
- die Umwandlung von *Glucose* in *Glykogen* sowie die *Eiweiß-* und *Fettbildung* aus Kohlenhydraten fördert,
- die *Glukoneogenese* hemmt.

Regulation des Blutzuckerspiegels. Tab. 15.7

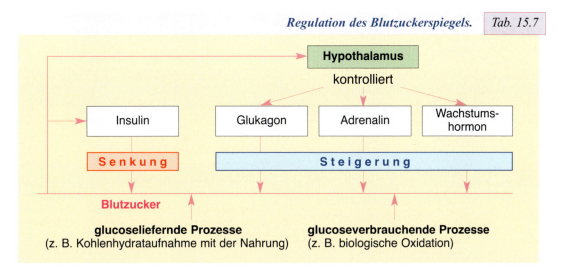

Glukagon wirkt ***blutzuckerspiegelsteigernd*** durch:
- Steigerung der *Glykogenolyse* in der Leber (Umwandlung von Glykogen in Glucose),
- Förderung der *Glukoneogenese* (Neubildung von Glucose) und des *Fettabbaus*.

P Insulinmangel führt zur Zuckerkrankheit (Diabetes mellitus). Dabei kommt es zum Anstieg des Blutzuckerspiegels (Hyperglykämie) und infolgedessen zur Ausscheidung des Zuckers im Urin (Glucosurie) bei gleichzeitiger Erhöhung der Urinmenge (Polyurie).
Außerdem wird stärker Fett zu Fettsäuren abgebaut. Es entstehen vermehrt Ketonkörper, z. B. Aceton. Diese Säuren im Blut bedingen eine metabolische Azidose, die in den Zustand tiefer Bewusstlosigkeit (Coma diabeticum) führen kann.

Regulation des Blutzuckerspiegels

Der normale Nüchternwert des Blutzuckers liegt zwischen *4,4 – 6,6 mmol/l = 80 – 100 (als Grenzwert bis 120) mg/dl*. Da Abweichungen von der Norm zu schwerwiegenden Erkrankungen führen, gehört die Konstanthaltung des Blutglucosespiegels zu den wichtigsten Regulationsaufgaben des Hormonsystems. Die wechselnde Aufnahme von Kohlenhydraten mit der Nahrung und die unterschiedliche körperliche Belastung und folglich auch unterschiedliche biologische Oxidationsrate verändern ständig den Blutglucosespiegel.

Ein ***Anstieg*** *des Blutzuckerspiegels* wird von Glucoserezeptoren im Pankreas registriert. Daraufhin wird verstärkt **Insulin** freigesetzt, bis sich der Blutzuckerspiegel wieder normalisiert hat.

Ein ***Abfall*** *des Blutzuckerspiegels* wird von Glucoserezeptoren (sog. Glukostate) im Hypothalamus registriert. Zur Normalisierung werden 3 Antagonisten des Insulins vermehrt freigesetzt: **Glukagon**, **Adrenalin** und **Wachstumshormon**.

P Da der Blutglucosespiegel von mehreren Hormonen beeinflusst wird, können Veränderungen Rückschlüsse auf den Hormonhaushalt des Körpers geben. Deshalb kommt der Messung des Blutzuckergehaltes große Bedeutung zu.

Die Zuckerkrankheit (Diabetes mellitus) ist eine Störung insbesondere des Kohlenhydratstoffwechsels durch relativen oder absoluten Insulinmangel.
Die wichtigsten Formen sind der Typ-1-Diabetes (10 %), der meist in der Jugend beginnt und insulinabhängig ist, und der Diabetes vom Typ 2 (90 %), der oft nach dem 40. Lebensjahr auftritt und nicht unbedingt Insulinspritzen benötigt.

Hauptursache beim Typ 2 ist eine genetisch bedingte Störung am Insulinrezeptor der Zellen, sodass die Glucose nicht in die Zellen gelangt.
Folge:
Zuckermangel in den Körperzellen und Zuckerüberschuss im Blut.

Häufig auftretende Symptome der schweren Zuckerkrankheit sind großer Durst, Polyurie (= krankhafte Vermehrung der Harnmenge), trockene juckende Haut und Leistungsschwäche. In vielen Fällen kann durch sorgfältige Abstimmung der Ernährung und körperlichen Aktivität der Blutglucosespiegel ohne Medikamente im Normbereich gehalten werden.
Gefürchtete Komplikationen der Zuckerkrankheit sind:
- Blutzuckerentgleisungen (Hyper- und Hypoglykämie, die ins Koma übergehen können) und die
- diabetischen Spätfolgen wie Arteriosklerose, erhöhte Infektanfälligkeit, schlechte Wundheilung, Erblindung, Nierenversagen und Neuropathien.

Ein wichtiger Risikofaktor für die Krankheitsentstehung (Typ 2) ist das Übergewicht.

15.4.2 Hormonelle Regulation des Mineralhaushaltes (Überblick)

Die Regulation des Mineralhaushaltes erfolgt durch mehrere Hormone, die in verschiedenen Hormondrüsen gebildet werden.
Man unterschiedet *2 Gruppen*:

Hormone zur Regulation der Natrium-, Kalium- und Wasserkonzentration

Die Regulation erfolgt durch Aldosteron im Zusammenwirken mit Renin und Angiotensin (↪ S. 204 und 274). Dabei wird der Wasserhaushalt zwangsläufig mit beeinflusst.

15.4 Periphere Hormonsdrüsen

Hormone zur Regulation des Calciumhaushaltes

Die Regulation umfasst:
- die Konstanthaltung des Blutcalciumspiegels,
- die Calciumresorption aus dem Darm,
- die Calciumein- bzw. -auslagerung im Knochensystem,
- die Calciumausscheidung durch die Niere.

Hormone zur Regulation des Calciumhaushaltes. Tab. 15.8

Hormon	Bildungsort	Wirkung
Parathormon	Nebenschilddrüse (Epithelkörperchen). Die 4 erbsengroßen Körperchen liegen an der hinteren Fläche des rechten und linken Schilddrüsenlappens (s. Abb. 15.2, S. 301).	Steigert Blutcalciumspiegel durch: – Förderung der Ca^{2+}-Resorption aus dem Darm, – Herauslösung von Ca^{2+} aus dem Knochen, – verstärkte Ca^{2+}-Rückresorption in der Niere.
Calcitonin	Schilddrüse (s. S. 301).	Senkt Blutcalciumspiegel durch: – Hemmung der Ca^{2+}-Freisetzung aus dem Knochen, – Förderung der Ca^{2+}-Ausscheidung.
Vitamin-D_3-Hormon (Cholecalciferol)	In Leber und Niere aus Vitamin D.	Steigert Blutcalciumspiegel durch: – Förderung der Ca^{2+}-Resorption aus dem Darm. Senkt Blutcalciumspiegel durch: – Förderung der Einlagerung von Ca^{2+} in die Knochen.

15 Hormonsystem (Endokrines System)

Fragen zur Wiederholung

1. Nennen Sie die Hormondrüsen und beschreiben Sie ihre Lage.
2. Welche allgemeinen Funktionen erfüllen die Hormone?
3. Erläutern Sie den Begriff „Hormon".
4. Nehmen Sie eine Einteilung der Hormone vor.
   Welche Schwierigkeiten treten dabei auf?
5. Begründen Sie, warum Hormondrüsen reich kapillarisiert sind.
6. Nennen und erläutern Sie die Hauptteile des hormonellen Regulationssystems.
7. Erläutern Sie das Zusammenwirken von Releasing-/Inhibitinghormonen, glandotropen und effektorischen Hormonen.
8. Erklären Sie das Prinzip der negativen Rückkopplung.
9. Was sind Hormonrezeptoren und welche Bedeutung haben sie?
10. Erklären Sie die Wirkungsweise von Hormonen.
11. Nennen Sie die Hormone der Adenohypophyse und beschreiben Sie deren Wirkungen.
12. Welche hauptsächlichen Wirkungen haben T_4 und T_3?
    Nennen Sie einige Symptome
    a) einer Schilddrüsenüberfunktion,
    b) einer Schilddrüsenunterfunktion.
13. Unterscheiden Sie Nebennierenmark- und -rindenhormone.
    Nennen Sie einige Wirkungen!
14. Was versteht man unter Stress?
    Diskutieren Sie Möglichkeiten, negativem Stress entgegenzuwirken.
15. Nehmen Sie eine Einteilung der Sexualhormone vor, und nennen Sie deren hauptsächliche Wirkungen.
16. Beschreiben Sie die Regulation des Blutzuckerspiegels.
17. Beschreiben Sie die hormonelle Regulation des Menstruationszyklus.
18. Wie erfolgt die hormonelle Steuerung der Schwangerschaft?
19. Erklären Sie folgende Begriffe:
    a) Diabetes mellitus,
    b) Hyperglykämie,
    c) Glucosurie,
    d) Polyurie,
    e) Coma diabeticum.
20. Geben Sie einen Überblick über die Regulation des Mineralhaushaltes.

16 Sinnessystem

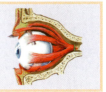

Die Koordinationsfunktion des Nervensystems setzt unter anderem die *ständige Aufnahme von Informationen* sowohl *aus der Umwelt* des Menschen als auch *von den Organen* selbst voraus. Die Träger dieser Informationen sind *Reize*, die Empfangs- oder Aufnahmestrukturen sind *Sinnes-* oder *Nervenzellen*, die als Rezeptoren bezeichnet werden.

Reiz
Ein *Reiz* ist ein Ereignis (= energetische Veränderung) in der Umgebung lebender Systeme, das eine *Erregung* auslöst. Reize treffen in unterschiedlichen Energieformen auf den Körper. Sie können nach verschiedenen Gesichtspunkten eingeteilt werden, z. B.
– nach der Art ihrer Einwirkung: mechanische, thermische, chemische, optische und akustische Reize;
– nach ihrer Herkunft: exterozeptive (aus der Umwelt kommende) und interozeptive (aus den Organen kommende) *Reize*.

Rezeptor
Im Allgemeinen sind Rezeptoren Messfühler oder -glieder, die bei Reizeinwirkung eine Reaktion auslösen. Dies kann sowohl auf molekularer als auch zellulärer Ebene geschehen. Dementsprechend ist eine biochemische Definition für molekulare (↪ S. 297) und eine physiologische für zelluläre Rezeptoren notwendig.

Physiologische Definition
Zelluläre Rezeptoren sind **Zellen**, in denen durch einen Reiz Generatorpotentiale (GP) und in der Folge Aktionspotentiale (AP) ausgelöst werden. Die AP werden über sensible Nervenzellen in des Zentralnervensystem geleitet (↪ Abb. 16.1). Die *Rezeptoren* sind entweder über die Körperoberfläche (Hautsinneszellen) oder im Körperinneren (z. B. Drucksinneszellen) *verstreut* bzw. in *Sinnesorganen* (z. B. Auge) mit anderen Zellen zusammengefasst.

Einteilung der Rezeptoren nach Bau
– *Freie Nervenendungen:*
  (Schmerz- und Temperaturempfindung),
– *primäre Sinneszellen:*
  modifizierte, bipolare Nervenzellen (Lichtsinneszellen, Riechzellen),
– *sekundäre Sinneszellen:*
  von Nervenfasern umgeben, an die sie die Erregung weiterleiten (Hör-, Gleichgewichts- und Geschmackssinneszellen).

Einteilung der Rezeptoren nach Funktion
– *Exterozeptoren:*
  Nehmen Reize aus der Umwelt auf (Sehen, Hören, Temperatur, Druck),
– *Enterozeptoren:*
  Nehmen Reize aus den Eingeweiden auf (Dehnung von Hohlorganen, Blutdruck, pH-Wert, osmotischer Druck),

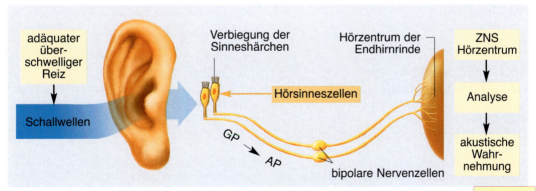

Informationsaustausch – Beispiel Hören. Abb. 16.1

– *Propriozeptoren:*
  Nehmen Reize von den Muskeln auf (Dehnung, Spannung).

Adäquater Reiz und Reizschwelle
Rezeptoren sind normalerweise auf eine bestimmte Reizart spezialisiert, z. B. Lichtsinneszellen auf optische, Geruchssinneszellen auf chemische Reize. Diese Reizart wird als adäquater Reiz bezeichnet. Für den *adäquaten Reiz* besitzt der Rezeptor die *niedrigste Reizschwelle*. Unter *Reizschwelle* versteht man die *Mindestintensität* eines Reizes, um eine Rezeptorzelle zu erregen.

Informationsaufnahme
Zur Aufnahme einer Information sind notwendig:
– ein überschwelliger Reiz,
– intakte Sinneszellen,
– intakte Leitungsbahn (= sensible Nervenzellen),
– intaktes ZNS (= Analysator).

Vorgänge (vereinfacht)
– Der *überschwellige Reiz* führt zur Entstehung eines *Rezeptor-* bzw. *Generatorpotentials*.
– Wird ein bestimmter Schwellenwert des Rezeptorpotentials erreicht, kommt es zur Auslösung von *Aktionspotentialen*, die durch sensible Nervenzellen in das zugehörige Verarbeitungszentrum im *Gehirn* weitergeleitet und verarbeitet werden.

Merke

Die Sinnesfunktion ist eine wichtige Voraussetzung für den Erwerb von Kenntnissen. Sie liefert die ursprüngliche Information für die subjektive Verarbeitung im Gehirn.

16.1 Oberflächen- und Tiefensensibilität

Oberflächensensibilität
Die Oberflächensensibilität umfasst *die Sinnesbereiche der Haut*: Tastsinn (Druck, Berührung, Vibration) und Temperatursinn (↪ S. 80).
Tast- und Temperatursinn sind wegen der ungleichmäßigen Verteilung der ca. 500.000 *Druckpunkte* bzw. ca. 250.000 *Kalt-* und ca. 30.000 *Warmpunkte* an verschiedenen Stellen des Körpers unterschiedlich ausgeprägt. Besonders gut mit Rezeptoren ausgestattet sind Lippen, Zunge und Fingerspitzen.

Tast- und Temperatursinn. Tab. 16.1

Sinn	Rezeptoren	adäquater Reiz
Tastsinn:	Meißner'sche Tastkörperchen, Haarwurzelrezeptoren	Berührung
	Merkel-Zellen Ruffini-Körperchen	Druck
	Vater-Pacini'sche Lamellenkörperchen	Vibration
Temperatursinn:	Kaltrezeptoren (unter 36 °C), Warmrezeptoren (über 36 °C)	Temperaturveränderungen

P Für das Heranwachsen von Säuglingen und Kleinkindern ist Körperkontakt besonders wichtig. Dies gilt auch für viele schwer kranke Patienten.

Tiefensensibilität
(Propriorezeption, kinästhetische Sensibilität)
Unter Tiefensensibilität verstehen wir die Fähigkeit, Informationen aus dem *Körperinneren* zu erhalten.
Als *Qualitäten* der Tiefensensibilität gelten
– **Stellungssinn**: Ohne visuelle Hilfe können wir sagen, in welcher *Stellung* (Winkelstellung) bzw. *Lage* sich die einzelnen Extremitätenabschnitte befinden;
– **Bewegungssinn**: die Fähigkeit, auch ohne visuelle Kontrolle *Geschwindigkeit* und Richtung einer aktiven oder passiven Bewegung wahrzunehmen;
– **Kraftsinn**: Er ermöglicht, die unterschiedlich notwendigen Muskelkräfte einzuschätzen, die z. B. beim Heben von Gegenständen verschiedenen Gewichts angewendet werden müssen. Man spricht auch vom *Kraftunterscheidungsvermögen*;

Die *Rezeptoren* befinden sich in den *Muskeln* (= Muskelspindeln), den *Sehnen* (= Sehnenspindeln) und den *Gelenkkapseln* (Gelenkrezeptoren).

Sonstige viscerale Rezeptoren
Diese Rezeptoren überwachen in den Eingeweiden wichtige Regulationsgrößen des Stoffwechsels. Im Einzelnen handelt es sich um Chemo-, Osmo- und Pressorezeptoren sowie Dehnungsrezeptoren in der Lunge und in den Wänden von Hohlorganen.

Merke

Die Sinne der *Oberflächen-* und *Tiefensensibilität* ermöglichen zusammen mit dem Gleichgewichtssinn die Regulation der *Körperhaltung* und die Ausführung von sensiblen *Bewegungsprogrammen,* indem sie entsprechende Reflexhandlungen auslösen.

Schmerz
Akuter Schmerz ist ein lebensnotwendiges **Warnsignal** mit Schutzfunktion. Als *Schmerzrezeptoren* kommen in fast allen Körpergeweben *freie Nervenendungen* infrage. Diese reagieren auf bestimmte chemische Stoffe (z. B. Histamin, Serotonin, Wasserstoffionen ab pH 6), die bei Schädigung von Geweben freigesetzt werden. Ursache für die Bildung dieser Stoffe sind mechanische, chemische oder thermische Reize (die eine bestimmte Intensität überschreiten), aber auch krankhafte Veränderungen (z. B. Entzündungen). Die durch Schmerzreize ausgelösten Aktionspotentiale werden durch sensible Neurone in das entsprechende Verarbeitungszentrum der Großhirnrinde geleitet. Hier wird der Schmerz bewusst wahrgenommen.

P Schmerzrezeptoren adaptieren nicht (Beispiel: stundenlange Kopfschmerzen).

Schmerzqualitäten
Oberflächen*schmerz:* Kommt von der Haut und läßt sich differenzieren in
– einen hellen *1. Schmerz,* der vorwiegend *Fluchtreflexe* auslöst, sowie
– einen nachfolgenden dumpfen *2. Schmerz,* der vor allem zu *Schonhaltungen* führt.
Tiefen*schmerz:* dumpfer Schmerz, z. B. Kopf-, Muskel-, Gelenk-, Bindegewebsschmerzen.
Eingeweide*schmerz:* dumpfer Schmerz, der z. B. auftritt bei Mangeldurchblutungen, starker Dehnung von Hohlorganen oder Spasmen (Menstruationsschmerz).

Von **übertragenem** *Schmerz* spricht man, wenn Eingeweideschmerzen an bestimmten Stellen der Körperoberfläche empfunden werden (S. 370).

P Analgetika (z. B. Morphin) sind Substanzen, die Schmerzen unterdrücken.

16.2 Chemische Sinne
(Geschmack und Geruch)

Zu den chemischen Sinnen gehören *Geschmacks-* und *Geruchssinn.* Ihre Bedeutung liegt im Wahrnehmen von Umwelteinflüssen, die ihrerseits lebenswichtige *Nahrungsreflexe* auslösen, das Wohlbefinden des Menschen entscheidend mitbestimmen und ihn vor schädigenden Einwirkungen *schützen.*

Geschmackssinn
Die zahlreiche Mikrovilli tragenden sekundären *Geschmackssinneszellen* bilden ca. 4.000 Geschmacksknospen, die in den Zungenpapillen liegen (S. 237). Die *Geschmacksstoffe* der Nahrung lagern sich nach ihrer Lösung an die Zellmembranen der Geschmacksrezeptoren und erzeugen Aktionspotentiale. Diese werden über afferente Nervenfasern, die sich in den Hirnnerven VII, IX und X (S. 356) befinden, ins Zentralnervensystem geleitet.

Es können 4 Grundqualitäten des Geschmacks unterschieden werden: *süß, salzig, sauer, bitter.*
Aufgaben:
– Nahrungskontrolle,
– Auslösung der Speichel- und Magensaftsekretion,
– Beeinflussung des Sexualverhaltens und der allgemeinen Affektlage (Lust, Unlust),
– soziale Information („jemanden nicht riechen können").

Geruchssinn
Die bipolaren primären Geruchsrezeptoren sind im *Riechfeld* (Regio olfactoria) der Nase lokalisiert und von Stützzellen umgeben. Ihre Riechhärchen sind in Schleim eingebettet. Die mit dem Luftstrom ankommenden Riech-stoffe (= organische Substanzen) reichern sich in der Zellmembran an und lösen Generator- und Aktionspotentiale aus, die über den Riechnerven (N. olfactorius) zum ZNS geleitet werden.

16 Sinnessystem

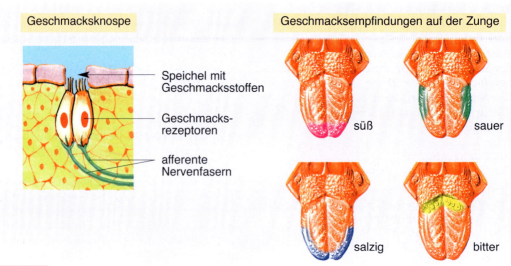

Abb. 16.2   *Geschmackssinn – Zungenpapillen.*

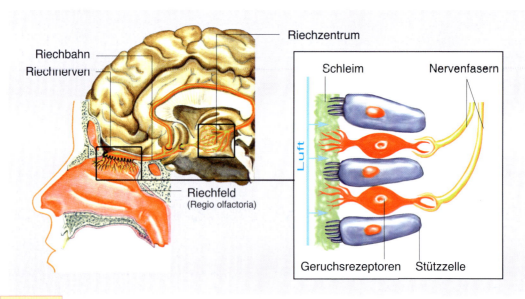

Abb. 16.3   *Geruchssinn.*

Merke

Gewöhnlich überlagern sich Geruchs- und Geschmacksempfindungen zu Mischempfindungen. Im Vergleich zu anderen Sinnen zeigen sie eine besonders ausgeprägte Adaptation.

Mit zunehmendem Alter nimmt die Leistungsfähigkeit der chemischen Sinne ab. Bestimmte Krankheiten und Rauchen beeinträchtigen diese ebenfalls.

16.3 Hör- und Gleichgewichtssinn

Hör- und Gleichgewichtsorgan liegen im *Ohr*. Das Ohr befindet sich im *Felsenbein*, einem Teil des Schläfenbeins. Die beiden Sinne vermitteln *Schall-*, *Lage-* sowie *Bewegungsempfindungen*. Die Sinneszellen besitzen haarartige Fortsätze (Cilien) und werden deshalb auch *Haarsinneszellen* genannt.

Gliederung des Ohres
Das Ohr wird in 3 Abschnitte gegliedert.
Äußeres Ohr
Zum äußeren Ohr gehören *Ohrmuschel* und *äußerer Gehörgang*, der am *Trommelfell* endet. Das Trommelfell ist eine etwa kreisförmige bindegewebige Membran mit einem Durchmesser von ca. 1 Zentimeter.

Mittelohr
Hinter dem Trommelfell liegt die *Paukenhöhle*, ein luftgefüllter Hohlraum mit der *Gehörknöchelchenkette*, bestehend aus:
- *Hammer* – mit Handgriff am Trommelfell verwachsen,
- *Amboss* – gelenkig mit Hammer und Steigbügel verbunden,
- *Steigbügel* – passt sich mit seiner Fußplatte dem ovalen Fenster (= Grenze zum Innenohr) an.

Die Paukenhöhle ist durch die *Ohrtrompete* (Tuba auditiva) mit dem Nasenrachen verbunden. Bei jedem Schluckvorgang wird die Ohrtrompete kurz geöffnet, damit der Druck zwischen Mittelohr und Außenwelt ausgeglichen wird.

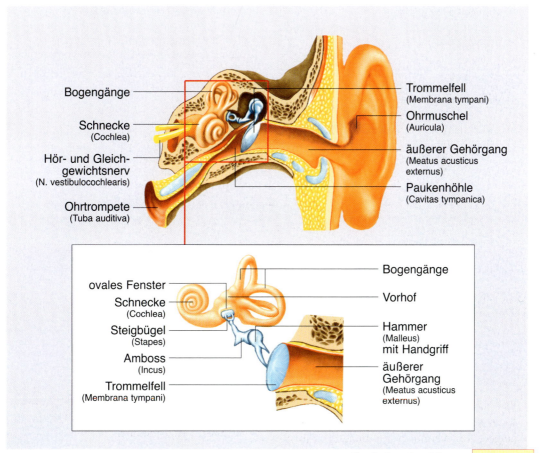

Abschnitte des Ohres. Abb. 16.4

16 Sinnessystem

P Schleimhautschwellungen bei Nasen-Rachen-Infekten können den Druckausgleich verhindern und somit vorübergehend das Hören beeinträchtigen.

Innenohr (= Labyrinth)
Das Innenohr wird von einem knöchernen Kanalsystem, dem **knöchernen Labyrinth**, gebildet.

Im knöchernen Labyrinth befindet sich, von Perilymphe (s. u.) getrennt, ein analoges häutiges Kanalsystem, das **häutige Labyrinth**. Es enthält die Sinneszellen des Hör- und Gleichgewichtsorgans.
Das Innenohr (knöchernes und häutiges Labyrinth) gliedert sich in *3 Abschnitte*:
- knöcherne *Schnecke* mit häutigem Hörorgan,
- knöcherner *Vorhof* mit den beiden häutigen Vorhofsäckchen und
- knöcherne Kanäle der *Bogengänge* mit häutigen Bogengängen.

Die knöchernen Anteile des Labyrinths umgeben die Weichgewebe des Hör- und Gleichgewichtsorgans wie eine Gießform.

Flüssigkeitsräume und Innenohrflüssigkeiten
Das häutige Labyrinth liegt dem knöchernen nicht unmittelbar an. Auf diese Weise sind 2 Flüssigkeitsräume vorhanden:
- Flüssigkeitsraum zwischen häutigem und knöchernem Labyrinth. Hier befindet sich die **Perilymphe** als schützendes Flüssigkeitspolster.
- Flüssigkeitsraum innerhalb des häutigen Labyrinths mit der **Endolymphe**, die das jeweilige Sinnesepithel umspült.

16.3.1 Gleichgewichtssinn

Der Gleichgewichtssinn löst wichtige Reflexe zur Gleichgewichtserhaltung des Körpers aus.

Gliederung
Das *Gleichgewichtsorgan* (Vestibularorgan) ist gemeinsam mit dem Hörorgan im *Innenohr* lokalisiert.
Es besteht aus *2 Untereinheiten*:
1. den *2 Vorhofsäckchen Utriculus* und *Sacculus*, mit den *Lagesinneszellen* und
2. den *3 Bogengängen* (seitlicher, vorderer häutiger und hinterer häutiger Bogengang) mit den *Drehsinneszellen*.

> **Merke**
> Die Sinneszellen des Gleichgewichtsorgans sind Haarsinneszellen, d. h., sie besitzen Cilien.

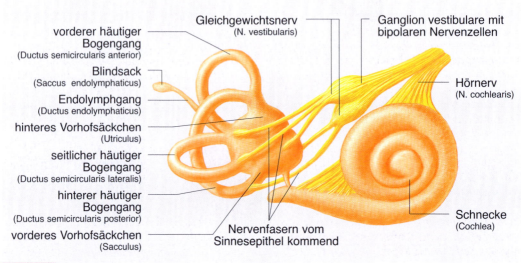

Abb. 16.5 **Gleichgewichtsorgan.**

16.3 Hör- und Gleichgewichtssinn

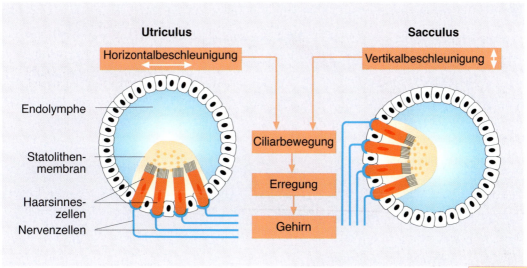

Funktion der Vorhofsäckchen. Abb. 16.6

Sacculus (vorderes Vorhofsäckchen) und **Utriculus** (hinteres Vorhofsäckchen)
In den Vorhofsäckchen liegen die *Lagesinneszellen* zum Registrieren geradliniger Beschleunigungen. Der „Fleck", an dem sich das Sinnesepithel befindet, heißt *Macula*.
Die *Haarsinneszellen* mit den *Sinneshärchen* sind in eine *gallertartige Masse* eingebettet, die durch winzige Kalksteinchen beschwert wird. Diese Masse wird als Statolithenmembran bezeichnet und ist schwerer als die Endolymphe. Das Gewicht der Statolithenmembran verbiegt die Sinneshärchen bereits in Ruhe. Bei jeder positiven oder negativen **Linearbeschleunigung** (= adäquater Reiz) bewirkt sie infolge der Trägheit eine zusätzliche *Verbiegung der Sinneshärchen*, welche dann *Erregung* auslöst. Die vertikal angeordneten Sinneszellen des *Sacculus* werden durch *Vertikalbeschleunigungen* erregt, z. B. durch rasches Anfahren oder Stoppen eines Fahrstuhls. Die horizontal angeordneten Sinneszellen des *Utriculus* werden durch *Horizontalbeschleunigungen* erregt, z. B. plötzliches Anfahren oder Bremsen eines Autos.

In den **Bogengängen** befinden sich die *Drehsinneszellen* zum Registrieren von **Winkel- (Dreh-) beschleunigungen**.

Dies wird ermöglicht, weil die 3 Bogengänge in den 3 Hauptebenen des Raumes *senkrecht aufeinander* stehen. Die Bogengänge haben ihren Ursprung am Utriculus, über den sie auch in Verbindung stehen. Jeweils ein Schenkel der halbkreisförmig gebogenen Röhren erweitert sich an der Basis zu einer *Ampulle*, in der auf einer kaminartigen Erhebung (Crista ampullaris) die *Sinneszellen* lokalisiert sind. Die Sinneshärchen tauchen ebenfalls in eine Gallerte, die wie ein Hut (Cupula) auf den Sinneszellen liegt. Dreht sich der Kopf (= adäquater Reiz), dann kann die *Endolymphe* infolge ihrer *Trägheit* der Bewegung nicht gleich folgen, sie bleibt stehen. Dadurch wird die Cupula (Gallertkappe) in die Gegenrichtung gedrückt, und die *Sinneshärchen* werden *verbogen*. Die Verbiegung der Sinneshärchen führt zur *Erregung* der Haarsinneszellen.

[P] Die Folgen übermäßiger Reizung des Vestibularapparates sind Kinetosen (See- oder Reisekrankheit) und Schwindelgefühl.

Zentrale Verarbeitung
Die Erregungen vom Gleichgewichtsorgan gelangen über den *Gehör-* und *Gleichgewichtsnerven* (N. vestibulocochlearis) zu den *Vestibulariskernen* im verlängerten Mark (*Medulla oblongata*).

16 Sinnessystem

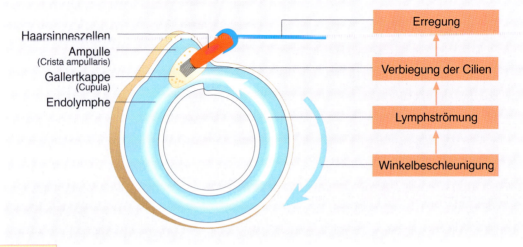

Abb. 16.7 *Funktion der Bogengänge.*

Die Vestibulariskerne stehen in Verbindung mit
- den *Augenmuskelkernen*,
- dem *Kleinhirn*,
- den *Muskelspindeln* der Skelettmuskulatur (insbesondere der Halsmuskulatur) und
- der *hinteren Zentralwindung* der Großhirnrinde (dadurch wird die bewusste Raumorientierung möglich).

Merke

Die wichtigsten *Aufgaben* des Gleichgewichtsorgans sind
- die Auslösung von *Reflexen* zur
  - Aufrechterhaltung des *Gleichgewichts* (Stützmotorik, ↪ S. 363) und
  - Einstellung des *Kopfes* und der *Augen* trotz Kopf- und Körperbewegungen sowie
- die Teilnahme an der Aktivierung der *Formatio reticularis* und des vegetativen Nervensystems (↪ S. 344).

16.3.2 Gehörsinn

Bau des Hörorgans

Das Hörorgan wird seiner Form wegen *Schnecke* (Cochlea) genannt. Die Schnecke besteht aus 3 übereinander liegenden *Kanälen*, die spiralförmig aufgerollt sind.
Um ein besseres Verständnis für den Bau der Schnecke zu bekommen, stelle man sich anhand der Abb. 16.8 Folgendes vor:
Als „Minimensch" steigt man von der *Paukenhöhle* durch das *ovale Fenster* (= Vorhoffenster) in die *Scala vestibuli* und gelangt über 2 1/2 Windungen im immer enger werdenden Kanal zur Schneckenspitze. Dort, am *Helicotrema*, kommt man über eine Öffnung in die *Scala tympani* und erreicht wiederum über 2 1/2 Windungen im wieder weiter werdenden Kanal durch das *runde Fenster* (= Schneckenfenster) die Paukenhöhle. Das runde und das ovale Fenster sind durch Membranen abgedichtet, damit die Perilymphe nicht aus den Scalen entweichen kann.

Corti'sches Organ

In der *Scala media* liegt auf der *Basilarmembran* das Cortische Organ. Es enthält die *Gehörsinneszellen*, die ebenfalls zu den Haarsinneszellen gehören. Die gallertartige Masse, in die die Cilien eintauchen, heißt *Tektorialmembran*. An der äußeren Seite der Scala media befindet sich eine *blutgefäßreiche Region* (= Stria vascularis) zur Versorgung des Hörorgans.

16.3.3 Physiologie des Hörens

Der adäquate Reiz für das Hörorgan sind *Schallwellen* der Frequenzen 16 Hz bis ca. 20.000 Hz. Außerdem müssen die Schallwellen eine bestimmte Intensität (Mindestschalldruck) besitzen, damit die Reizschwelle (= Hörschwelle) erreicht bzw. überschritten wird. Die Hörschwelle ist nicht für alle Frequenzen gleich, sie liegt für den Frequenzbereich 2.000 – 5.000 Hz am niedrigsten; diese Töne können also bei relativ niedrigem Schalldruck gehört werden.

> **Merke**
>
> Der Hauptbereich für das Hören im menschlichen Ohr liegt bei Frequenzen zwischen 1.000 – 4.000 Hz.

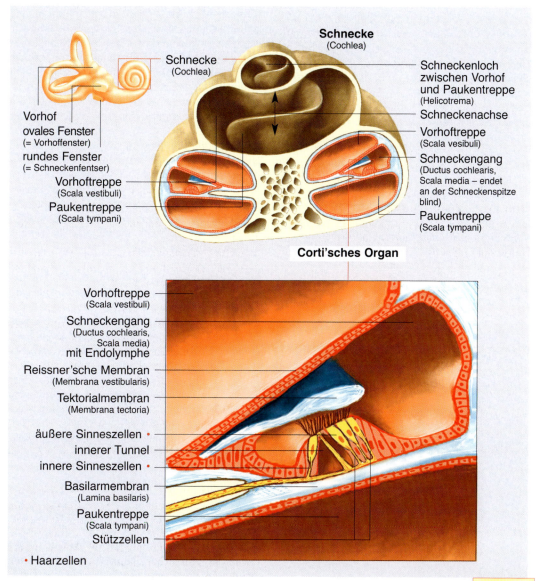

Innenohr. Abb. 16.8

16 Sinnessystem

P Der Schalldruckpegel ist ein Maß für den Schalldruck. Die Maßeinheit ist das Dezibel (dB). Der Schalldruck, der gerade noch eine Hörempfindung auslöst, wird mit 0 dB angegeben. Bei jeder Verzehnfachung des Schalldruckes erhöht sich der Schalldruckpegel um 20 dB.

Die *Schallwellen* gelangen hauptsächlich über das äußere Ohr zum *Trommelfell* und versetzen es in *Schwingungen*. Diese werden über die 3 *Gehörknöchelchen* auf die Membran des *ovalen Fensters* übertragen, welche dadurch ebenfalls zu schwingen beginnt. Dieser Weg der Schallübertragung heißt **Luftleitung**.
Wird der ganze Schädel, z. B. durch das Aufsetzen einer Stimmgabel, in Schwingungen versetzt, entsteht ebenfalls eine Hörwahrnehmung – man spricht von **Knochenleitung**. Sie spielt physiologisch nur eine geringe Rolle.

P Mittelohrerkrankungen können zu Schwerhörigkeit führen, Versteifung des ovalen Fensters zu Taubheit.

Tab. 16.2 **Schallaufnahme und -weiterleitung.**

Äußeres Ohr
⇩
Trommelfell
⇩
Hammer
⇩
Amboss — Verstärkung
⇩
Steigbügel
⇩
ovales Fenster
⇩
Perilymphe der Scala vestibuli
⇩
Wanderwelle ▶ Amplitudenmaximum
⇩
Verbiegung der Cilien
⇩
Aktionspotentiale
⇩
Hörnerv
⇩
Gehirn

Erregung der Gehörsinneszellen
Die Schwingungen der Membran des ovalen Fensters erzeugen in der *Perilymphe* der *Scala vestibuli* fortlaufende **Druckwellen**. Diese pflanzen sich zur Schneckenspitze fort und gelangen über die *Scala tympani* wieder zurück. Das runde Fenster am Ende der Scala tympani dient dem Druckausgleich.
Durch die gegenläufigen **Flüssigkeitsströmungen** in der Scala vestibuli und tympani geraten die beweglichen Strukturen in der Scala media, Reissner-Membran und Basilarmembran in eine wellenförmige Bewegung. Sie wird als Wanderwelle bezeichnet und breitet sich zur Schneckenspitze hin aus; das Helicotrema wird allerdings aufgrund bestimmter Dämpfungsvorgänge nicht erreicht. Das heißt, jede Wanderwelle endet an einem bestimmten Punkt und erzeugt hier ein *Amplitudenmaximum* (stärkste Auslenkung der Basilarmembran).
Da die Basilarmembran zur Schneckenspitze hin breiter und schlaffer wird, entsteht das Amplitudenmaximun der hohen Töne (hohe Frequenz) in der Nähe des ovalen Fensters und das niedriger Töne (niedrige Frequenz) weiter hinten in der Schnecke. So ist es möglich, dass das Gehirn jeder Stelle der Scala media eine bestimmte Tonhöhe zuordnen kann.

Die Verformung des Endolymphkanals bewirkt eine *Verschiebung der Tektorialmembran* gegenüber den Haarsinneszellen (Hörzellen) und damit eine Verbiegung ihrer *Cilien*. Diese Verbiegung führt zur *Erregung*, die über den *Hörnerv* in das *Gehirn* (Hörrinde) geleitet und dort verarbeitet wird: Das Gehörte wird uns bewusst.

Leistungen des Gehörsinns
Zu den Leistungen des Gehörsinns gehören vor allem
– die Unterscheidung von *Tonhöhen* und *Schallintensitäten* sowie
– die Feststellung der *Schallrichtung* und *Entfernung* der Schallquelle.

P Die Zerstörung einzelner Abschnitte der Basilarmembran oder Hörzellen – z. B. durch Lärm – führt zu Hörausfall für einzelne Tonhöhen bzw. auch zu Schwerhörigkeit. Bei bestimmten Krankheiten und im Alter kann sich die Reizschwelle verändern.

16.4 Gesichtssinn

Der größte Teil der Informationen aus der Umwelt wird über das Auge aufgenommen.

16.4.1 Bau des Auges

1. Äußere Augenhaut

Die äußere Augenhaut wird gebildet von der Lederhaut und der Hornhaut.
Die **Lederhaut** (Sklera) ist aufgrund des Vorhandenseins vieler Fasern *weiß* und sehr *zugfest*. Die **Hornhaut** (Cornea) ist *glasklar*, enthält *keine Blutgefäße*, aber *viele Nerven*. Daraus erklärt sich die extreme Schmerzempfindlichkeit. Die Hornhaut ist in den vorderen Bereich der Lederhaut uhrglasartig eingelassen. Sie wird vom N. trigeminus versorgt. Während der sichtbare Teil der Lederhaut mit Bindehaut bedeckt ist, die im Bindehautsack umschlägt, ist die Hornhaut frei von Bindehaut.

> **Merke**
>
> Die Lederhaut ist vor allem formgebender Bestandteil des Auges. Die Hornhaut ist stärker gekrümmt als die Lederhaut. Sie ist gemeinsam mit der Augenlinse für die Lichtbrechung verantwortlich. Ihre Brechkraft liegt bei 43 Dioptrien.

P Hornhauttrübungen können zur Erblindung führen.

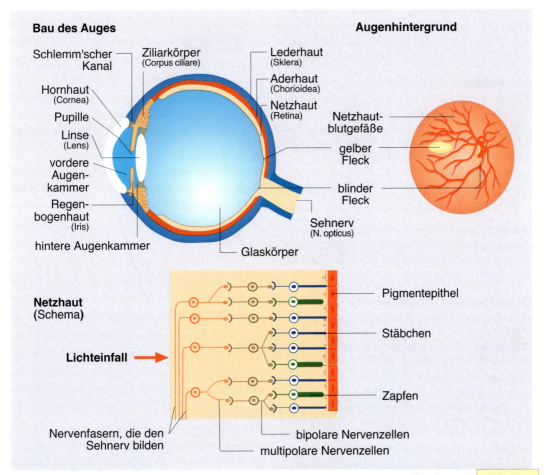

Bau des Auges. Abb. 16.9

2. Mittlere Augenhaut

Zur mittleren Augenhaut gehören Aderhaut, Ziliarkörper und Regenbogenhaut. Die **Aderhaut** (Chorioidea) ist für die *Blutversorgung* verantwortlich und deshalb gefäßreich. Der **Ziliarkörper** (Corpus ciliare) hat 3 Aufgaben:
- *Haltesystem* für die Linse;
- Veränderung der *Linsenkrümmung* durch Kontraktion bzw. Erschlaffung des Ziliarmuskels;
- Produktion des *Kammerwassers*.

Die **Regenbogenhaut** (Iris) ist farbig und besteht aus einem Ringmuskel zum Engstellen und einem Radialmuskel zum Weitstellen der **Pupille**. Die Pupille ist eine kreisrunde Öffnung in der Iris, die sich vor der Linse befindet.

3. Brechende Medien

Brechende Medien sind Hornhaut, Linse, Kammerwasser und Glaskörper.
Hornhaut (Cornea): 3/4 der Brechkraft des Auges entfallen auf die Hornhaut.

Linse (Lens): Die bikonvexe Linse ist eine glasklare elastische Struktur mit variabler Brechkraft. Sie besteht aus *eiweißreichen Zellen* und ist gefäß- und nervenfrei. Eine ebenfalls durchsichtige Linsenkapsel begrenzt sie. Die Linse ist an Fasern des ringförmigen Ziliarmuskels aufgehängt.

P Beim grauen Star (Katarakt) tritt eine Trübung der Linse ein.

Kammerwasser: Das Kammerwasser ist eine *glasklare zellfreie Flüssigkeit*. Es wird von der Ziliardrüse produziert und füllt vordere und hintere *Augenkammer* aus.

Glaskörper: Der Glaskörper füllt den größten Teil des Auges aus. Er besteht aus *zellfreier Gallerte* und liegt zwischen Netzhaut und Linse. Blutgefäße fehlen ebenso wie Nerven, sonst wäre die Weiterleitung der Lichtstrahlen zur Netzhaut nicht möglich.

4. Augenkammern und Kammerwasser

Man unterscheidet die **vordere** *Augenkammer* zwischen Hornhaut und Iris und die **hintere** *Augenkammer* zwischen Iris, Glaskörper und Ziliarkörper. Beide Augenkammern sind durch die *Pupille* miteinander verbunden und mit Kammerwasser gefüllt.

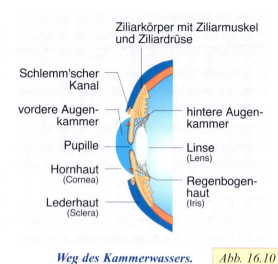

Weg des Kammerwassers. Abb. 16.10

Merke
Das Kammerwasser dient dem Stofftransport innerhalb des Auges.

Weg des Kammerwassers
Das Kammerwasser gelangt vom Bildungsort zunächst in die *hintere Augenkammer*, von dort durch die *Pupille* in die *vordere Augenkammer*. Vom *Kammerwinkel* (= Hornhaut-Iris-Winkel) fließt die Hauptmenge über den *Schlemm'schen Kanal* in das Venensystem.

Merke
Für die Konstanz des *Augeninnendruckes* spielt das Gleichgewicht zwischen Produktion und Abfluss des Kammerwassers eine wesentliche Rolle. Er wird bei *ca. 15 mmHg* konstant gehalten.

P Ein erhöhter Augeninnendruck entsteht durch ein Missverhältnis zwischen Kammerwasserproduktion und -abfluss. Liegt er über 20 mmHg, wird dies als *grüner Star* (= *Glaukom*) bezeichnet.
Die eigentliche Gefahr des Glaukoms besteht in einer verminderten Durchblutung der Netzhaut mit irreversiblen Schäden bis hin zur Erblindung.

16.4 Gesichtssinn

5. Netzhaut (Retina)
Als *innere Augenhaut* kleidet die Retina die Innenfläche der Augapfelwand bis weit nach vorn aus.
Sie gliedert sich in 2 Abschnitte:
- dem kleineren vorderen „blinden" Abschnitt, der aus 2 pigmenthaltigen Epithelzellschichten besteht und der Ziliarkörper und Iris bedeckt sowie
- dem größeren hinteren Abschnitt (Pars optica). In diesem aus 10 Schichten bestehenden Teil liegen die ersten 3 Neurone der Sehbahn.

Das *1. Neuron* bildet die **Photorezeptoren** (6 – 7 Mill. Zapfenzellen und ca. 120 Mill. Stäbchenzellen pro Auge). Die Photorezeptoren befinden sich am weitesten außen, also dem Lichteinfall abgewandt, sodass die Lichtstrahlen zunächst durch alle anderen Netzhautschichten hindurchdringen müssen.

Die **Stäbchenzellen** liegen mit Ausnahme des gelben und blinden Flecks in der gesamten Pars optica. Die **Zapfenzellen** hingegen sind auf die **Fovea centralis** (kleine Grube) des gelben Fleckes und ihre unmittelbare Umgebung konzentriert.

Das *2. Neuron* wird von **bipolaren** *Nervenzellen* gebildet.
Das *3. Neuron* wird von **multipolaren** *Nervenzellen* gebildet. Ihre Neuriten treten am blinden Fleck durch die Augapfelwand und bilden den Sehnerven.

Weitere Zellen wie die Horizontal- und amakrinen Zellen (multipolare Nervenzellen) sichern die vielfältigen Verschaltungen.

Die **Blutversorgung** der Retina erfolgt durch die *zentrale Netzhautarterie* (A. centralis retinae), die von der Augenarterie (A. ophthalmica) kommt, und die *zentrale Netzhautvene* (V. centralis retinae), die in die *obere Augenvene* (V. ophthalmica superior) mündet. A. und V. centralis retinae treten gemeinsam mit dem Sehnerven am blinden Fleck durch die Augapfelwand.

> **Merke**
> Die Retina ist das eigentliche Sinnesorgan des Auges.

Augenhintergrund
Der Augenhintergrund erscheint wegen der Blutgefäße der Chorioidea (Aderhaut) rötlich. 2 Stellen sind hervorzuheben:
- **Blinder Fleck** (= Sehnervenpapille, Discus nervi optici): Das ist ein Loch in der Netzhaut, durch das die Nervenfasern das Auge verlassen und die Blutgefäße in das Augeninnere treten. An dieser Stelle kann man nichts sehen.
- **Gelber Fleck** (Macula lutea): Diese blutgefäßfreie Stelle der Netzhaut stellt eine kleine Grube oder Vertiefung (Fovea centralis) dar. Hier befinden sich nur *tageslichtempfindliche Zapfenzellen*. Es ist die *Stelle des „schärfsten Sehens"*.

P Macula-Degenerationen beeinträchtigen das Sehvermögen besonders stark.

16.4.2 Schutz- und Bewegungsapparat des Auges

Die Teile des Schutz- und Bewegungsapparates gewährleisten die störungsfreie Funktion des hochempfindlichen Lichtsinnesorgans. Zu ihnen gehören die knöcherne Augenhöhle, die Augenlider und der Tränenapparat.

Knöcherne Augenhöhle (Orbita)
Beide Augenhöhlen enthalten jeweils
- den *Augapfel* und
- 4 gerade und 2 schräge *Augenmuskeln* zur Bewegung des Augapfels. Die Augenmuskeln werden von 3 Hirnnerven (III, IV, VI) innerviert. Diese sichern das koordinierte Zusammenspiel der Muskeln beider Augen (➥ S. 354);
- den *Sehnerven* (N. opticus), der s-förmig gebogen ist, um die Bewegung des Auges nicht zu behindern;
- *Fettgewebe* zur Abpolsterung;
- die *Tränendrüse:* Sie liegt in einer kleinen Grube an der äußeren oberen Augenhöhlenwand.

P Weichen beide Augachsen stark voneinander ab, kommt es zum Schielen (Strabismus), wobei Doppelbilder entstehen können.

Augenlider
Vor jedem Auge befindet sich ein *Oberlid* und ein *Unterlid*.

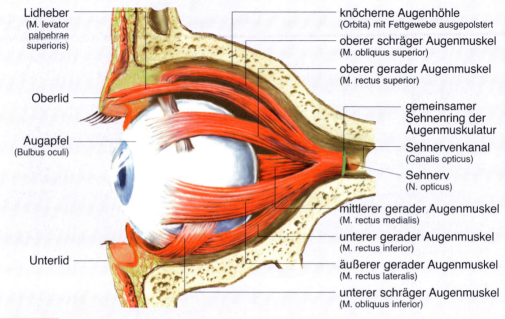

Abb. 16.11 **Augapfel und Augenmuskeln.**

Die Lider bestehen aus:
- der *Bindegewebs-Muskelplatte* im Inneren, dem „Skelett" der Augenlider,
- einer zarten *äußeren Haut*, die leicht verschiebbar ist,
- den *Wimpern* (oben ca. 150, unten ca. 275) zwischen vorderer und hinterer Lidkante,
- den *Lidhebe- und Lidschließmuskeln* sowie
- der *Bindehaut* (Tunica conjunctiva palpebralis), einer Schleimhaut an der Hinterfläche.

Bindehaut
Die Bindehaut – sowohl des Ober- als auch des Unterlides – geht in die Bindehaut des Augapfels über. Dadurch entsteht oben und unten jeweils eine Bindehauttasche. Diese bezeichnet man zusammen als **Bindehautsack** (Saccus conjunctivalis). Der Bindehautsack ist zu sehen, wenn man das Augenlied vom Augapfel wegzieht.

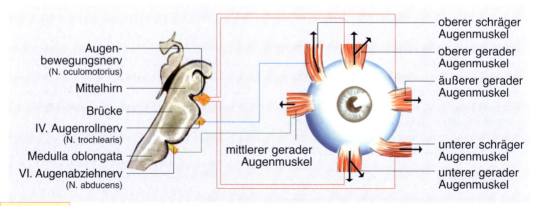

Abb. 16.12 **Augenmuskeln und ihre Innervation durch die Augenmuskelnerven.**

16.4 Gesichtssinn

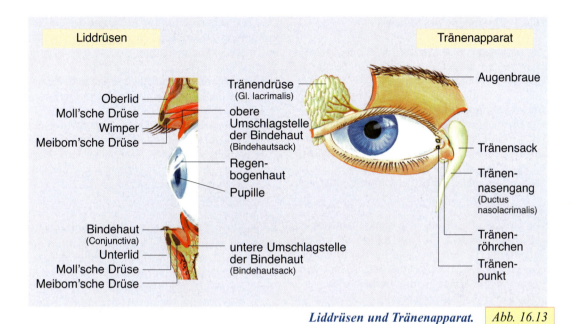

Liddrüsen und Tränenapparat. Abb. 16.13

P Sowohl das Berühren der Hornhaut als auch der Bindehaut führt reflektorisch zum Lidschluss (Schutzreflex).

Die Bindehaut eignet sich wie alle Schleimhäute gut zur Resorption von Arzneimitteln. In Form von Augentropfen werden sie meist in den unteren Teil des Bindehautsackes (Unterlid wird abgezogen oder umgeschlagen) eingeträufelt.

Liddrüsen
– *Meibom-Drüsen* (innere Talgdrüsen). Sie liegen an der Lidhinterseite und produzieren ein *talgähnliches Sekret*, das über Ausführgänge der hinteren Lidkante an die Lidränder gelangt und diese einfettet.
– *Moll-Drüsen*. Schweißdrüsen, die in der Nähe des Lidrandes liegen und dort ausmünden.
– *Zeis-Drüsen*. Äußere Talgdrüsen, deren Ausführgänge am Follikel der Wimpern enden.

P Das *Gerstenkorn* (Hordeolum) entsteht durch Stauung des Sekretes und Entzündung der Zeis-Drüsen. Das *Hagelkorn* (Chalazion) entsteht durch Stauung des Sekrets und Entzündung der Meibom-Drüsen.

Tränenapparat
Die Tränendrüsen hinter dem Oberlid sezernieren pro Tag etwa 500 ml *Tränenflüssigkeit*. Sie ist farblos und enthält desinfizierende Substanzen (z. B. Kochsalz) und das bakterienabtötende *Lysozym*. Über mehrere Ausführgänge gelangt die Tränenflüssigkeit in den *Bindehautsack* und wird durch den Lidschlag über die Vorderfläche des Augapfels verteilt, sodass die Hornhaut feucht gehalten wird. Die Tränenflüssigkeit sammelt sich im medialen Augenwinkel, dem sog. *Tränensee*, und fließt über *Tränenröhrchen*, *Tränensack* und *Tränennasengang* in den unteren Nasengang.

Merke

Die Tränenflüssigkeit sichert die einwandfreie Funktion der Hornhaut, indem sie sie feucht hält und kleine Unebenheiten ausgleicht sowie Fremdkörper im Bindehautsack ausschwemmt.

P Zu wenig Tränenflüssigkeit führt zu Bindehaut- und Hornhautentzündung (Conjunctivitis, Keratitis, „Syndrom des trockenen Auges").

16.4.3 Physiologie des Sehens

Als *adäquater Reiz* wirken *elektromagnetische Strahlen* der Wellenlängen 400 bis 700 nm (= sichtbares Licht).

Bildentstehung auf der Netzhaut
Die brechenden Medien (Cornea, Kammerwasser, Linse, Glaskörper) werden als **dioptrischer Apparat** bezeichnet. Dieser wirkt wie eine Sammellinse und lässt auf der Netzhaut verkleinerte umgekehrte reelle Bilder der Umwelt entstehen.

Brechkraft
Die Brechkraft gibt an, wie stark Lichtstrahlen gebrochen werden. Sie wird als Kehrwert der Brennweite (f) berechnet und in Dioptrien (dpt) ausgedrückt. Die vordere Brennweite des menschlichen Auges beträgt 17 mm, deshalb gilt:

$$D = \frac{1}{f} = \frac{1}{0{,}017 \text{ m}} = 58{,}8 \text{ dpt}$$

Akkommodation
Das Bild eines Gegenstandes wird nur dann scharf abgebildet, wenn es genau auf der Netzhaut entsteht. Damit die Bilder von Gegenständen unterschiedlicher Entfernungen scharf gesehen werden, ändert das Auge seine *Brechkraft*. Das geschieht durch aktive Änderung der Linsenkrümmung (vorwiegend ihrer vorderen Fläche) und heißt Akkommodation.
Man unterscheidet
– **Fern**akkommodation: Bei entspanntem Ziliarmuskel flacht sich die Linse ab, die *Brechkraft* wird verringert.
– **Nah**akkommodation: Durch Kontraktion des Ziliarmuskels kann sich die Linse so weit krümmen, dass die *Brechkraft* um etwa 14 Dioptrien steigt. Das ermöglicht ein scharfes Sehen bis zu einem Abstand von ca. 10 cm (= Nahpunkt).

[P] Die Nahakkommodation nimmt mit zunehmendem Alter ab (Linse krümmt sich aufgrund ihres Elastizitätsverlustes nicht mehr genug). Wenn der Nahpunkt größer als 30 cm wird, spricht man von der *Alterssichtigkeit* (Presbyopie). Die Kompensation erfolgt durch Sammellinsen, die den Nahpunkt wieder näher an das Auge rücken. Nicht immer sind Größe und Form des Augapfels genau auf die Brechkraft des dioptrischen Apparates abgestimmt, sodass Störungen bei der Bildentstehung auftreten. Die wichtigsten sind:
• *Kurzsichtigkeit* (Myopie),
• *Weitsichtigkeit* (Hyperopie, Hypermetropie).

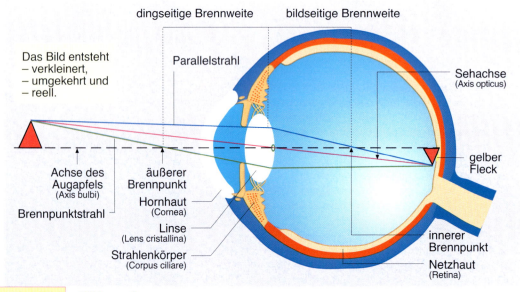

Abb. 16.14 *Bildentstehung.*

16.4 Gesichtssinn

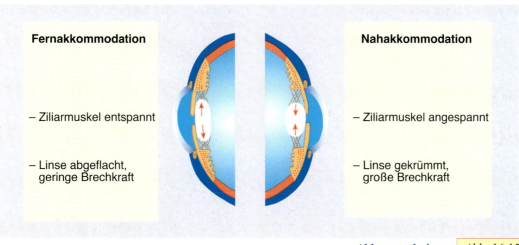

Akkommodation. Abb. 16.15

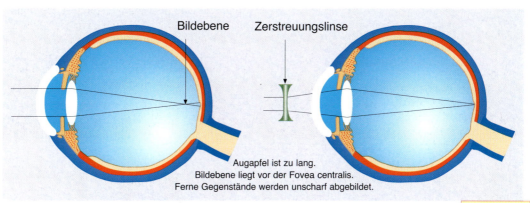

Kurzsichtigkeit mit Korrekturlinse. Abb. 16.16

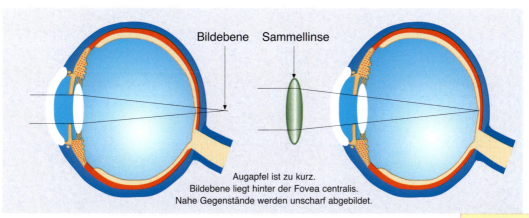

Weitsichtigkeit mit Korrekturlinse. Abb. 16.17

16 Sinnessystem

Funktion der Stäbchen- und Zapfenzellen
Die Zapfen ermöglichen das farbige Sehen von Einzelheiten bei heller Beleuchtung.
Die Stäbchen ermöglichen das Schwarzweißsehen bei schlechter Beleuchtung.

> **Merke**
>
> Scharfe Bilder entstehen nur an der Stelle des gelben Flecks.

Erregungsbildung
In den Stäbchen- und Zapfenzellen befinden sich **Sehfarbstoffe** (z. B. Rhodopsin). Diese werden durch Lichtabsorption mehr oder weniger abgebaut (= gebleicht).

Die Bleichung der Sehfarbstoffe führt zur Erregung der Sinneszelle.

Adaptation
Adaptation ist die *Anpassung* des Auges an die jeweilige **Lichtintensität**. Man unterscheidet die Pupillen- und Netzhautadaptation. Die **Pupillenadaptation** passt das Auge reflektorisch schnell an einen plötzlichen Lichtwechsel an, indem sich die Pupille im Hellen verengt und im Dunklen erweitert (Pupillenreflex). Die **Netzhautadaptation** passt das Auge durch die Veränderung der Konzentration der Sehfarbstoffe der Lichtintensität an.

> **Merke**
>
> Wenig Licht → große Pupille
> (ein Neuron wird durch große Retinafläche gereizt),
> → viel Sehfarbstoff.
> Viel Licht → kleine Pupille
> (ein Neuron wird von kleiner Retinafläche gereizt),
> → wenig Sehfarbstoff,
> da rascherer Zerfall.

Gesichtsfeld und Sehbahn
Das **Gesichtsfeld** ist das Bild der Umwelt, das man mit unbewegten Augen und fixiertem Kopf sieht.
Die **Sehbahn** wird von *4 sensiblen Neuronen* gebildet, von denen die ersten 2 komplett in der *Retina* liegen.

Vom 3. Neuron befinden sich die Nervenzellkörper in der Netzhaut. Seine Axone bilden zunächst den *Sehnerven* (N. opticus), der bis zur *Sehnervenkreuzung* (Chiasma opticum) zieht. Ab hier verlaufen sie als **Sehstrang** (Tractus opticus) zum *seitlichen Kniehöcker* (Corpus geniculatum

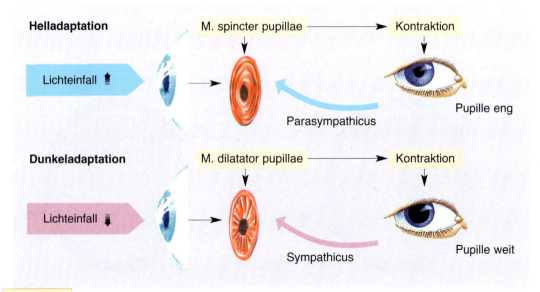

Abb. 16.18 **Pupilleadaptation.**

16.4 Gesichtssinn

laterale) des Thalamus sowie zur Vierhügelplatte des Mittelhirns. Letztere sind wichtig für den Pupillen- und Akkommodationsreflex.

Im Chiasma opticum kreuzen die Nervenfasern der jeweiligen nasalen Retinahälfte auf die Gegenseite, während die temporalen auf der gleichen Seite bleiben. Die Nervenfasern aus dem gelben Fleck (Fovea centralis) ziehen sowohl ungekreuzt als auch gekreuzt zur Hirnrinde. Auf diese Weise werden die *Erregungen gemischt*, was eine wichtige Voraussetzung für das *räumliche Sehen* ist.

Die Perikaryen des 4. Neurons liegen im seitlichen Kniehöcker, ihre Axone verlaufen als **Sehstrahlung** (Radiatio optica) zum **Sehzentrum** (= Sehrinde) im Hinterhauptlappen der Großhirnrinde. Jedem Punkt des Gesichtsfeldes ist hier eine bestimmte Anzahl von Neuronen zugeordnet, die meisten dem gelben Fleck.

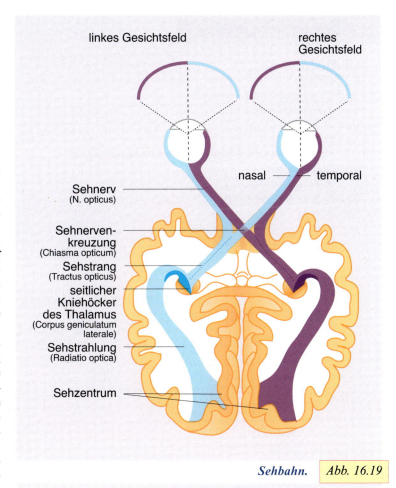

Sehbahn. Abb. 16.19

Merke
Die Aufgabe der Sehzentren besteht darin, die von den Augen kommenden Informationen in ein aufrechtes, reelles Bild umzuwandeln.

P Bei Zerstörung der Sehzentren, z. B. durch Tumoren, Verletzungen etc., erblindet der Mensch (= Rindenblindheit).

Leistungen des Gesichtssinns
Die Sehleistungen des Menschen umfassen
– Hell-dunkel-Sehen,
– Farbsehen,
– räumliches Sehen und
– Erkennen von Mustern und Bewegungen.

16 Sinnessystem

Fragen zur Wiederholung

1. Definieren Sie
   a) Reiz,
   b) adäquater Reiz,
   c) Reizschwelle,
   d) Rezeptor,
   e) Sinnesorgan.
2. Nehmen Sie eine Klassifizierung der Reize vor.
3. Erläutern Sie
   a) Reizaufnahme,
   b) Informationsleitung.
4. Was ist
   a) unter Oberflächensensibilität,
   b) unter Tiefensensibilität zu verstehen?
   Erläutern Sie die biologische Bedeutung dieser Sinne.
5. Welche Bedeutung hat der Schmerz?
   Was versteht man unter übertragenem Schmerz?
6. Erläutern Sie die biologische Bedeutung von Geruch und Geschmack.
7. Beschreiben Sie den Aufbau des Ohres.
8. Wie arbeitet das Gleichgewichtsorgan, und welche Aufgaben erfüllt es im Körper?
9. Erläutern Sie die ablaufenden Prozesse bei der Schallaufnahme und -weiterleitung.
10. Erklären Sie, wie es zur Erregung der Hörsinneszellen im Corti'schen Organ kommt.
11. Nennen Sie Maßnahmen zur Lärmbekämpfung.
12. Beschreiben Sie den Bau des menschlichen Auges.
13. Welche Aufgaben haben:
    a) die brechenden Medien,
    b) der Ziliarkörper,
    c) das Kammerwasser?
14. Beschreiben Sie den Abfluss des Kammerwassers.
15. Wo liegen
    a) vordere und
    b) hintere Augenkammer?
16. Beschreiben Sie die Verteilung der Photorezeptoren in der Retina.
17. Definieren Sie
    a) gelber Fleck,
    b) blinder Fleck!
18. Nennen Sie die Schutzeinrichtungen des Auges und ihre Aufgaben.
19. Beschreiben Sie die Bildentstehung auf der Netzhaut und das Funktionsprinzip der Stäbchen und Zapfen.
20. Erklären Sie Akkommodation und Adaptation.
    Worin liegt ihre biologische Bedeutung?
21. Was versteht man unter der Sehbahn?
22. Geben Sie einen Überblick über die Leistungen des Gesichtssinnes.
23. Warum strengt langes Nahsehen die Augen besonders an?

17 Nervensystem

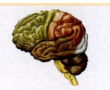

Das Nervensystem steuert und koordiniert die lebenserhaltenden Körperfunktionen so, dass mit möglichst wenig Aufwand eine optimale Anpassung an die aktuellen Umwelteinwirkungen erfolgt. Dazu nimmt es mithilfe von Sinneszellen bzw. Nervenendungen Informationen auf, analysiert und speichert sie, um danach die Effektorgane zur Aktivität anzuregen. Zum Beispiel wird Sprachinformation akustisch aufgenommen, analysiert und gespeichert, danach werden die Sprechorgane erregt, und es erfolgt die Reaktion.

17.1 Gliederung

1. Nach **anatomischen** Gesichtspunkten werden Zentralnervensystem und peripheres Nervensystem unterschieden (➥ Tab. 17.1, S. 332).
- **Zentralnervensystem (ZNS)**:
  Gehirn und Rückenmark.
  Sie bestehen aus:
  grauer Substanz (= Nervenzellkörper) und
  weißer Substanz (= Nervenfasern), deren weiße Farbe auf die lipidhaltige Markscheide zurückzuführen ist.
- **Peripheres Nervensystem (PNS)**:
  Das periphere Nervensystem besteht aus den zu- und abführenden Nervenfasern, die sich in den peripheren Nerven befinden (➥ S. 352). Das periphere Nervensystem verbindet ZNS und Organe miteinander.

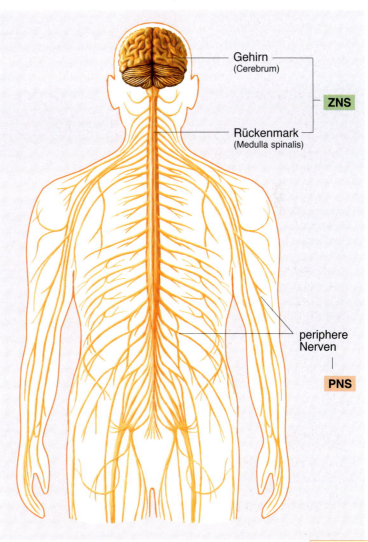

Nervensystem. Abb. 17.1

> **Merke**
>
> Das ZNS dient der Weiterleitung, Verarbeitung und Speicherung von Informationen, das PNS hauptsächlich der Weiterleitung.

17 Nervensystem

Tab. 17.1 *Anatomische Gliederung des Nervensystems.*

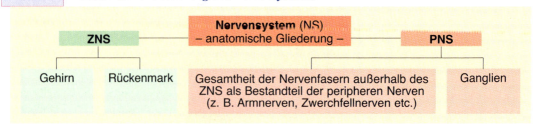

Tab. 17.2 *Physiologische Gliederung des Nervensystems.*

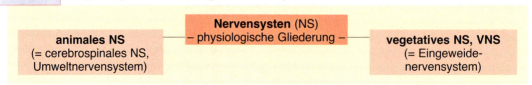

2. Nach **physiologischen** *(funktionellen)* Gesichtspunkten werden unterschieden (⇨ Tab. 17.2).
– *Animales (cerebrospinales – somatisches) Nervensystem:*
Das sind jene Teile des Nervensystems, die aus der Umwelt Informationen aufnehmen, sie verarbeiten und damit eine individuelle Anpassung an die Umwelt ermöglichen.
– *Vegetatives Nervensystem (VNS)*:
Das VNS innerviert die glatte Muskulatur der Gefäße und inneren Organe und stimmt so deren Tätigkeit harmonisch aufeinander ab.

Merke
Animales und vegetatives Nervensystem funktionieren nur kooperativ aufeinander abgestimmt. Sie bilden also eine Einheit.

17.2 Rückenmark (Medulla spinalis)

Das Rückenmark leitet über absteigende Nervenfasern (Leitungsbahnen = weiße Substanz) Informationen vom Gehirn zur Peripherie bzw. über die aufsteigenden Nervenfasern Informationen von der Peripherie zum Gehirn.

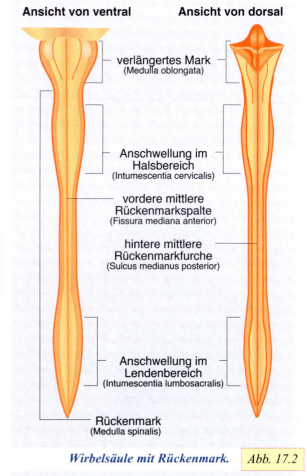

Wirbelsäule mit Rückenmark. Abb. 17.2

17.2 Rückenmark

17.2.1 Lage und Form

Das Rückenmark liegt als *ovaler Strang*, Durchmesser ca. 1 cm, Länge ca. 45 cm, im **Wirbelkanal**. Es beginnt als Fortsetzung des verlängerten Markes des Gehirns am *großen Hinterhauptloch* und endet in Höhe der Oberkante des *2. Lendenwirbels*. Der caudale Teil ist verjüngt und wird durch einen 20–25 mm langen Endfaden an der Rückseite des 2. Steißwirbels befestigt.

An der Oberfläche des Rückenmarkes fallen 2 längs verlaufende Vertiefungen besonders auf:
- *vordere mittlere Rückenmarkspalte* (Fissura mediana anterior) an der Vorderseite – tief,
- *hintere mittlere Rückenmarkfurche* (Sulcus medianus posterior) an der Hinterseite – flach.

17.2.2 Innerer Bau

Die Schnittfläche eines Rückenmarkquerschnittes zeigt 2 deutlich unterscheidbare Zonen.

1. Graue Substanz (Substantia grisea)
Die schmetterlingsförmige graue Substanz besteht hauptsächlich aus **Nervenzellkörpern**. Es sind folgende Teile zu unterscheiden:

a) *2 Vorderhörner* (Columna anterior) oder *Vordersäulen* (Cornu anterius)
In ihnen liegen die motorischen Nervenzellkörper der *peripheren motorischen Neurone*. Ihre Neuriten treten gebündelt an der Vorderseite des Rückenmarks als motorische **vordere Wurzeln** heraus und ziehen in den entsprechenden Nerven zu den Muskeln. Bei den motorischen Nervenzellkörpern (Perikaryen) gibt es 3 Typen.
- große α_1-Motoneurone – schnelle Bewegungen der Bewegungsmuskeln,
- kleine α_2-Motoneurone – langsame Bewegungen der Haltemuskeln und
- kleine γ-Motoneurone – Beeinflussung des Muskeltonus.

Außerdem befinden sich in den Vorderhörnern zahlreiche Interneurone zur Steuerung der α-Motoneurone.

b) *2 Hinterhörner* (Columna posterior) oder *Hintersäulen* (Cornu posterius)
In den Hinterhörnern liegen Nervenzellkörper des *2. sensiblen Neurons*; die des 1. befinden sich außerhalb des Rückenmarkes im Spinalganglion, und deren Neuriten ziehen als **hintere Wurzel** in die Hinterhörner.

c) *2 Seitenhörner* (Columna lateralis) oder *Seitensäulen* (Cornu laterale)
In den Seitenhörnern befinden sich Perikaryen des Sympathicus ($C_8 - L_3$) und des Parasympathicus ($S_2 - S_4$).

d) *Zentralkanal* (Canalis centralis)
Er liegt als Rest der Lichtung des Neuralrohres (eine der ersten Anlagen des ZNS in der Embryonalentwicklung) im zentralen Verbindungsstück der grauen Substanz und enthält Liquor. Cranial steht er mit dem 4. Ventrikel in Verbindung, caudal endet er blind. Beim Erwachsenen ist er oft stellenweise verödet (↬ Abb. 17.14, S. 347).

2. Weiße Substanz (Substantia alba)
Die weiße Substanz umgibt die graue Substanz. Sie besteht hauptsächlich aus markscheidenhaltigen Nervenfasern, die als sog. **Leitungsbahnen**

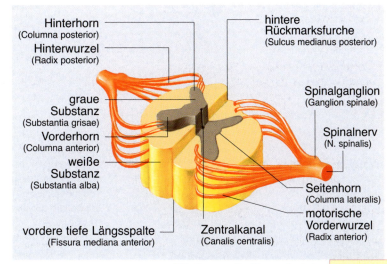

Rückenmark (Querschnitt). Abb. 17.3

17 Nervensystem

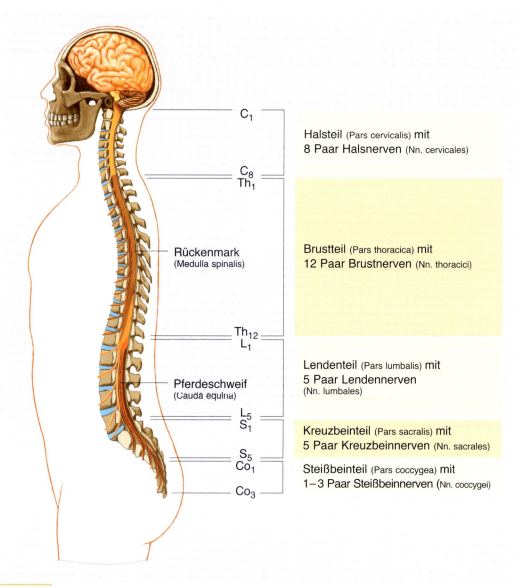

Abb. 17.4   *Rückenmarksegmente.*

zwischen Peripherie und Gehirn verlaufen. Die weiße Substanz wird durch die graue „Schmetterlingsfigur" rechts und links in jeweils 3 Stränge unterteilt:
- einen **Vorderstrang** (Funiculus anterior) zwischen Fissura mediana anterior (vordere Längsspalte) und motorischer Vorderwurzel,
- einen **Seitenstrang** (Fubiculus lateralis) zwischen motorischer Vorder- und sensibler Hinterwurzel und
- einen **Hinterstrang** (Funiculus posterior) zwischen sensibler Hinterwurzel und Sulcus medianus posterior (hinterer Rückenmarksfurche).

Die beiden Vorderstränge werden durch eine Brücke weißer Substanz, die Commisura alba, die unmittelbar hinter der Fissura longitudinalis anterior liegt, verbunden.

17.2.3 Rückenmarksegmente

Das Rückenmark wird analog der Wirbelsäule in *5 Abschnitte* gegliedert. Jeder Abschnitt besteht aus Segmenten (äußerlich nur durch die austretenden Rückenmarkwurzeln erkennbar). Zu einem *Rückenmarksegment* gehören **2 vordere** und **2 hintere** *Rückenmarkwurzeln*. Auf jeder Seite verbinden sich die vordere und hintere Wurzel im Zwischenwirbelloch zu einem ***Rückenmarknerven***.

17.3 Gehirn (Encephalon)

17.3.1 Masse, Lage, Form, Gliederung

Das Gehirn ist der rostrale Teil des Zentralnervensystems. Beim Erwachsenen beträgt die *Hirnmasse* durchschnittlich 1.350 bis 1.500 Gramm. Das Gehirn liegt von Hirnhäuten und Liquor umgeben in der knöchernen *Schädelhöhle* und ist dieser in seiner äußeren Form angepasst. Die untere Fläche des Gehirns heißt *Hirnbasis*.

Gliederung des Gehirns
Folgende Abschnitte unterscheidet man:
- *Telencephalon* (Endhirn) oder Cerebrum (Großhirn),
- *Diencephalon* (Zwischenhirn),
- *Mesencephalon* (Mittelhirn),
- *Metencephalon* (Hinterhirn), mit Cerebellum (Kleinhirn) und Pons (Brücke),
- *Myelencephalon* (Nachhirn) oder *Medulla oblongata* (verlängertes Mark).

Metencephalon und *Myelencephalon* bilden das *Rhombencephalon* (Rautenhirn).

Sehr vereinfacht wird das Gehirn eingeteilt in das Großhirn und den Hirnstamm (= alle übrigen Hirnabschnitte).

17.3.2 Endhirn (Telencephalon)

Das Endhirn ist der Sitz des Bewusstseins, des Empfindens, des Willens und des Gedächtnisses. Es ist beim Menschen der *größte Hirnabschnitt*, der einen weiten Teil der übrigen Hirnteile überdeckt und diesen funktionell übergeordnet ist. Gebildet wird es von zwei fast symmetrischen *halbkugelförmigen Hälften* (Hemisphären), die durch einen tiefen *Längsspalt* (Fissura longitudinalis cerebri) voneinander getrennt und durch den *Balken* (Corpus callosum) miteinander verbunden sind.

Die *Oberfläche* der beiden Hemisphären wird durch zahlreiche **Windungen** (Gyri, Singular:

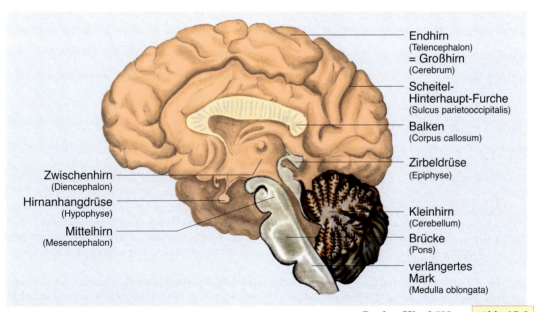

Rechte Hirnhälfte. Abb. 17.5

17 Nervensystem

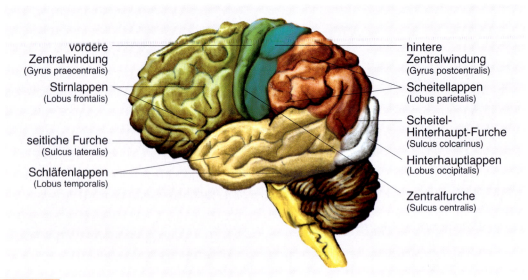

Abb. 17.6 **Lappen und Furchen des Endhirns.**

Gyrus) und **Furchen** (Sulci, Singular: Sulcus) beachtlich vergrößert. Gleichzeitig wird durch die tiefen Furchen jede Endhirnhemisphäre in 4 **Endhirnlappen** (Lobi, Singular: Lobus) unterteilt:
- *Stirnlappen* (Lobus frontalis),
- *Scheitellappen* (Lobus parietalis),
- *Schläfenlappen* (Lobus temporalis) und
- *Hinterhauptlappen* (Lobus occipitalis).

Wichtige **Furchen** als Grenzlinien zwischen den Lappen sind
– die *Zentralfurche* (Sulcus centralis) zwischen Stirn- und Scheitellappen,
– die *seitliche Furche* (Sulcus lateralis) zwischen Stirn-, Scheitel-, Schläfenlappen sowie
– die *Scheitel-Hinterhaupt-Furche* (Sulcus parietooccipitalis) zwischen Scheitel- und Hinterhauptlappen.

Merke
Vor der Zentralfurche liegt die vordere Zentralwindung (Gyrus praecentralis) und hinter ihr die hintere Zentralwindung (Gyrus postcentralis).

Innerer Bau
Wie das Rückenmark besteht auch das Gehirn aus grauer und weißer Substanz.

Graue Substanz (Substantia grisea)
Die graue Substanz bildet
– die **Endhirnrinde** (Cortex cerebri), die wie ein Mantel das Endhirn (Großhirn) umschließt. Sie besteht aus 10 – 16 Milliarden Nervenzellkörpern, die in 6 Schichten übereinander angeordnet sind;
– die **Kerne** *des Endhirns*: Als solche werden Ansammlungen von grauer Substanz unterhalb der Hirnrinde bezeichnet.

Funktionszentren der Endhirnrinde
Die ablaufenden Nervenprozesse können bestimmten Teilen der Rinde (= Rindenfelder) zugeordnet werden. Diese Rindenfelder werden von Nervenzellkörpern gebildet, die gleiche oder ähnliche Funktionen erfüllen. Die Projektion erfolgt in der Weise, dass die Abschnitte der linken Körperhälfte auf dem Kopf stehend (Bein und Becken oben, Kopf unten) in der rechten Endhirnhemisphäre und umgekehrt widergespiegelt werden. Nach der Funktion unterscheidet man 2 verschiedene Rindenfeldtypen, die motorischen und die sensorischen (sensiblen) Rindenfelder.

Motorische Rindenfelder
Sie werden von *motorischen Neuronen* gebildet und sind für das Zustandekommen der Bewegungen verantwortlich.

17.3 Gehirn

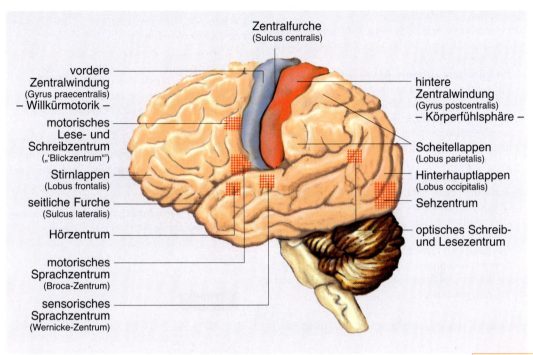

Funktionszentren an der Außenfläche der Endhirnrinde. Abb. 17.7

– **Primärzentrum der Willkürmotorik**. Es liegt in der *vorderen Zentralwindung* (Gyrus praecentralis) des Stirnlappens. Die Zentren für den Kopf liegen unten, die für die Beine oben. Hier werden die Befehle für alle **willkürlichen Bewegungen** an die Peripherie gegeben. Vom primären Projektionszentrum ziehen die *Projektionsbahnen* (**Pyramidenbahnen**) zu den motorischen *Hirnnervenkernen* und den motorischen *Vordersäulen* des Rückenmarks (↪auch Abb. 17.18, S. 351).

Vor der vorderen Zentralwindung liegen die **sekundären** motorischen Zentren (Assoziationszentren). In ihnen entstehen im Zusammenwirken mit anderen motorischen Zentren die *Handlungsantriebe* und *Bewegungsentwürfe*.

Muskeln, die sehr fein abgestimmte Bewegungen (Feinmotorik) ausführen müssen, besitzen ein relativ großes Rindenfeld: So nehmen die Zentren für Hand und Mund den größten Raum im Gyrus praecentralis ein.

Merke

Die motorischen Bahnen kreuzen entweder in den Pyramiden der Medulla oblongata oder im Zielsegment auf der Gegenseite, d. h., Störungen in der linken vorderen Zentralwindung führen zu Ausfällen in der rechten Körperhälfte.

– **Motorisches Sprachzentrum** (**Broca**-Zentrum). Dieses Zentrum liegt unter der *vorderen Zentralwindung* und ist das Koordinationszentrum für die Sprachmuskeln (Kehlkopf, Zunge, Wangen, Lippen, weicher Gaumen).

P Ein Ausfall des Broca-Zentrums führt zur motorischen Aphasie. Der Betroffene versteht zwar Worte, kann aber selbst nicht artikuliert sprechen.

– **Motorisches Lese- und Schreibzentrum**. Es liegt im *Frontallappen*. Von dort aus werden die *Augenmuskeln* beim Schreiben und Lesen gesteuert.

Sensorische Rindenfelder
Sie werden von *sensiblen Neuronen* gebildet und verarbeiten die von den Sinneszellen aufgenommenen Informationen.
- **Primäres sensorisches Rindenfeld** (= Körperfühlsphäre). Das Zentrum befindet sich in der *hinteren Zentralwindung* (Gyrus postcentralis) des Scheitellappens, wo die sensiblen **Körperfühlbahnen** enden. Diese leiten die Informationen von den Tast-, Druck-, Temperatur- und Schmerzrezeptoren der Haut, den Muskeln, Gelenken und inneren Organen in das Zentrum. Hier werden sie dann zu Tast-, Druck-, Temperatur- und Schmerzempfindungen verarbeitet und *bewusst* wahrgenommen (➥ auch Abb. 17.17, S. 350).
- **Hörzentrum**. Das Hörzentrum liegt im *Schläfenlappen* und ist nur wenige Millimeter groß. Es ist für die Wahrnehmung von Lauten und Tönen zuständig.

P Ausfall des Hörzentrums führt zur Taubheit.

- **Sensorisches Sprachzentrum** (= **Wernicke**-Zentrum). Dieses Zentrum befindet sich hinter dem Hörzentrum im Schläfenlappen und ist wie das motorische Sprachzentrum meist nur in der linken Endhirnhälfte zu finden. Es ist für das *Verstehen* und die *Interpretation* von Wörtern zuständig.

P Ausfall bedeutet „Seelentaubheit". Dem Kranken fehlt die Spracherinnerung. Worte und Silben werden als „Wortsalat" hervorgebracht (Paraphasie).

- **Sehzentrum**. Das Sehzentrum liegt in der Kalkarinarinde oder Area striata des *Hinterhauptlappens*. In dieser primären Sehrinde endet die vom seitlichen Kniehöcker des Thalamus kommende Sehbahn, und hier entstehen die *optischen* Wahrnehmungen.

P Bei Ausfall des Sehzentrums ist der Mensch blind (Rindenblindheit).

Dem Sehzentrum benachbart sind verschiedene *optische Assoziationszentren*, z. B. das *optische Erinnerungszentrum* für die Schrift (= optisches Lese- und Schreibzentrum).

P Fällt das Zentrum der optischen Erinnerung aus, kann der Mensch zwar sehen, aber nicht erklären, was er gesehen hat. Dies wird als „Seelenblindheit" bezeichnet.

- Zentren für **Geschmacks-** und **Geruchsempfindungen**. Beide Zentren liegen an der Innenseite des *Schläfenlappens* (Gyrus parahippocampalis), wobei sich das Geruchszentrum im vorderen Abschnitt befindet.

Merke

Die Organe des Körpers sind bestimmten sensiblen und motorischen Regionen der Endhirnrinde zugeordnet. Dies bezeichnet man als *Somatotopie* (➥ Abb. 17.8).

In den primären Projektionsfeldern der Motorik (vordere Zentralwindung) und Sensibilität (hintere Zentralwindung) der Endhirnrinde sind die einzelnen Organe nicht nach ihrer Größe, sondern entsprechend ihrer funktionellen oder biologischen Wertigkeit repräsentiert. Das heißt, je bedeutungsvoller ein Organ diesbezüglich ist, desto größer ist die räumliche Ausdehnung seines Rindenbezirkes und umgekehrt.

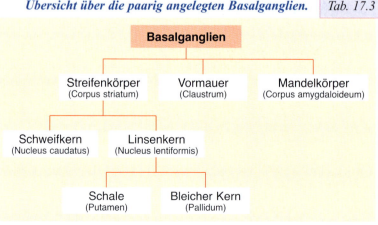

Übersicht über die paarig angelegten Basalganglien. Tab. 17.3

17.3 Gehirn

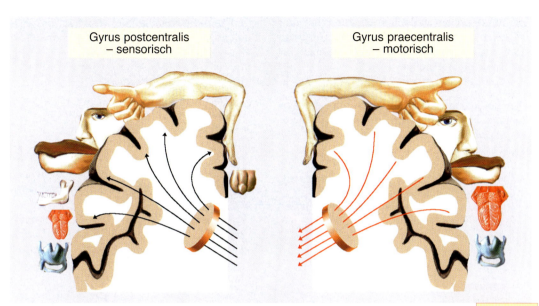

Repräsentation des Körpers im Gyrus postcentralis und praecentralis (Somatotopie). Abb. 17.8

So ist zum Beispiel das sehr gut abgestimmte Bewegungsspiel der für Hand und Mund zuständigen Muskeln darauf zurückzuführen, dass diese über die Hälfte der motorischen Repräsentation in der vorderen Zentralwindung einnehmen.

Basalganglien (= Stammganglien)
Die grauen *Kerne* des *Endhirns* werden als Basalganglien bezeichnet. Sie liegen in seiner Tiefe und werden von weißer Substanz eingeschlossen.

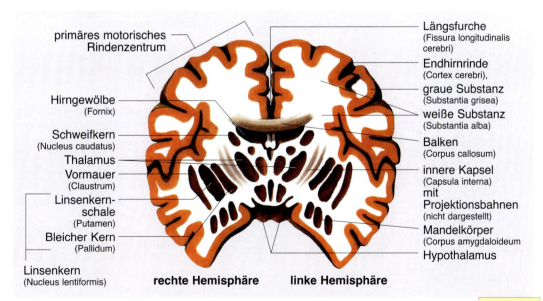

Kerne des Endhirns (Frontalschnitt). Abb. 17.9

17 Nervensystem

Die Basalganglien sind ein wichtiges Bindeglied zwischen den motorischen Zentren der Großhirnrinde und denen des Hirnstammes; sie sind aber der Rinde untergeordnet.

Aufgaben
Die Basalganglien sind vor allem am Zustandekommen und der Sicherung der *normalen Bewegungsabläufe* beteiligt. Das heißt, als Teil des extrapyramidal-motorischen Systems
- sichern sie die *Flüssigkeit* und *Zweckmäßigkeit* der Bewegungen sowie automatisierte und individuelle Mitbewegungen,
- koordinieren sie die Bewegungen und sind mitverantwortlich für *Mimik* und *Muskeltonus*,
- integriert der Mandelkörper Umweltreize und inneres Milieu und beeinflusst somit die Tätigkeit des *vegetativen Nervensystems*.

Merke
Koordinierte und orientierte Handlungen bis hin zum Persönlichkeitsprofil sind immer das Ergebnis des Zusammenwirkens aller Funktionszentren der Endhirn- bzw. Großhirnrinde mit den übrigen Teilen des Nervensystems.

Weiße Substanz (Substantia alba)
Sie befindet sich unter der Hirnrinde. Man unterscheidet folgende *Leitungsbahn*systeme:

- *Assoziationsbahnen*: Sie verbinden die Zentren innerhalb einer Endhirnhemisphäre untereinander.
- *Kommissurenbahnen*: Sie verbinden die beiden Hemisphären miteinander.

Merke
Das wichtigste Kommissurensystem ist der Balken (Corpus callosum).

- *Projektionsbahnen*: Diese Leitungsbahnen verbinden das Endhirn mit den anderen Hirnteilen und dem Rückenmark.

Merke
Das Hauptprojektionssystem ist die *innere Kapsel* (Capsula interna), die in Wirklichkeit keine Kapsel ist, sondern ein Gebiet, in dem die meisten afferenten und efferenten Projektionsfasern auf engstem Raum verlaufen.

P Schädigungen der inneren Kapsel entstehen z. B. bei Blutungen. Sie führen zu schwerwiegenden Ausfällen (z. B. Halbseitenlähmungen).

Limbisches System
Es wird aus Hirnteilen gebildet, die wie ein Saum (Limbus) an der Innenfläche der Endhirnhemisphäre um den Balken und den 3. Ventrikel liegen.
Zum limbischen System gehören u. a.:
- das *Ammonshorn* (Hippocampus) am Boden des seitlichen Ventrikels,
- die *Ammonshornwindung* (Gyrus hippocampi) unmittelbar neben dem Zwischenhirn,
- die *Gürtelwindung* (Gyrus cinguli; gehört teils zum Stirn- und teils zum Schläfenlappen),
- das *Hirngewölbe* (Fornix) um den 3. Ventrikel,
- *Teile des Riechhirns* (z. B. Bulbus olfactorius),
- der *Mandelkörper* (Corpus amygdaloideum) im Schläfenlappen und
- der *vordere Thalamuskern* (Nucleus thalami anterior).

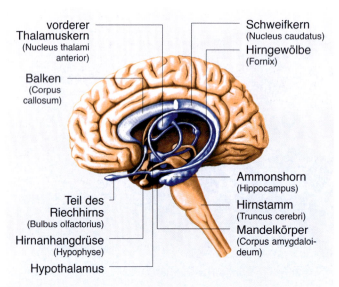

Abb. 17.10 *Limbisches System.*

> **Merke**
> Alle Strukturen des limbischen Systems haben enge Verbindungen zum Hypothalamus.

Funktionen
- Steuerung des *emotionalen* Verhaltens und damit des Motivationsgefüges zur besseren Anpassung an die konkrete Umweltsituation;
- Regulierung der *Lern- und Gedächtnisprozesse*;
- als dem Hypothalamus direkt übergeordnete Zentrale beeinflusst das limbische System zahlreiche *vegetative* Funktionen wie Blutdruck, Verdauung und Herzfrequenz.

> **Merke**
> Das limbische System steuert vordergründig die Verhaltensweisen, die die Befriedigung der primären Bedürfnisse sichern, also letztendlich der Erhaltung der Art dienen.

P Erkrankungen des limbischen Systems können zu fehlangepassten Verhaltensweisen führen.

17.3.3 Zwischenhirn (Diencephalon)

Das Zwischenhirn wird zum größten Teil vom Endhirn überlagert. Nur kleinere Abschnitte sind an der Hirnbasis sichtbar.
Es wird hauptsächlich aus 2 Abschnitten gebildet, dem viel größeren *Thalamus* und dem darunter liegenden kleineren *Hypothalamus*. Beide Abschnitte begrenzen den spaltförmigen 3. Ventrikel und werden dadurch in einen linken und rechten Anteil getrennt.

Thalamus
Der Thalamus besteht überwiegend aus grauer Substanz, die zahlreiche Kerngebiete bildet.

Aufgaben
- *Vorderer Kern* (Nucleus anterior thalami): Umschaltstation der Riechbahn.
- *Seitlicher Kern* (Nucleus lateralis thalami): Umschaltstation aller *sensiblen Bahnen* zur hinteren Zentralwindung (Körperfühlsphäre).
- *Mittlerer Kern* (Nucleus medialis thalami): Regulierende Beeinflussung der Bahnen zur Bewegungssteuerung.
- *Kniehöcker:* Sie liegen zu zweit im unteren hinteren Bereich und dienen als Umschaltzentren der zentralen *Sehbahn* (seitlicher Kniehöcker = Corpus geniculatum laterale) und zentralen *Hörbahn* (mittlerer Kniehöcker = Corpus geniculatum mediale).

> **Merke**
> Im Thalamus erfolgt die Umschaltung der meisten Sinnesbahnen, wobei eine „Filterung" erfolgt, d. h., nur die aktuell benötigten Informationen werden zum Endhirn weitergeleitet.

Hypothalamus
Der Hypothalamus liegt unter dem Thalamus, getrennt durch eine Furche (Sulcus hypothalamicus), und bildet den Boden des 3. Ventrikels.

Aufgaben
In den Kerngebieten des Hypothalamus liegen die übergeordneten Zentren des vegetativen Nervensystems.
1. *Hunger- bzw. Esszentrum.* Regulation des Appetits und der Verdauungsfunktionen.

P Bei Ausfall erlischt das Bedürfnis zur Nahrungsaufnahme.

2. *Durstzentrum.* Hier wird die Flüssigkeitsaufnahme reguliert.
3. *Temperaturregulationszentrum.* Von hier aus wird die Körpertemperatur reguliert.
4. *Sexualitätszentrum.* Durch die Bildung der Releasing- und Inhibitinghormone werden die Sexualfunktionen regulierend beeinflusst.

> **Merke**
> Über dem Hypophysenstiel (Infundibulum) steht der Hypothalamus und damit das Gehirn mit der Hypophyse in Verbindung. Er stellt somit das zentrale Bindeglied zwischen Nervensystem und Hormonsysten dar.

17.3.4 Mittelhirn (Mesencephalon)

Das Mittelhirn schließt sich als *kleinster Hirnabschnitt* dem Zwischenhirn an und ist oberster Teil des Hirnstammes. Der Hirnstamm selbst besteht aus dem Mittelhirn, der Brücke und endet mit dem verlängerten Mark, das auf der Höhe des Hinterhauptlochs in das Rückenmark übergeht.

Bevor das Mittelhirn und die weiteren Hirnabschnitte näher erläutert werden, ist es erforderlich, auf die **Hirnnervenkerne** einzugehen. Auch diese Kerne bestehen aus abgegrenzten Ansammlungen von Nervenzellkörpern (Perikaryen). Bei den Kerngebieten der Hirnnerven werden motorische und sensible (sensorische) unterschieden. Die **motorischen** Hirnnervenkerne sind **Ursprungskerne**. Sie bestehen aus den Perikaryen des 2. peripheren motorischen Neurons, deren Neuriten die peripheren Hirnnerven bilden (↪ Abb. 17.18, S. 351 und Kap. 17.9.1).
Die **sensiblen** Hirnnervenkerne sind **Endkerne** und werden von den Perikaryen der 2. sensiblen Neurone gebildet. Die Perikaryen der 1. sensiblen Neurone – pseudounipolare Nervenzellen – sitzen in den Hirnnervenganglien (↪ Abb. 17.17, S. 350).

Man untergliedert das Mittelhirn in 3 Teile mit 2 motorischen Kerngebieten:
– das *Dach* (Tectum),
– die *Haube* (Tegmentum),
– die *Großhirnschenkel* (Cruca cerebri) oder *Großhirnstiele* (Pedunculi cerebri).

Das **Dach** (Tectum, Vierhügelplatte) des Mittelhirns liegt dorsal und wird vom Endhirn überdeckt. Es wird aus der Vierhügelplatte gebildet (↪ Abb. 17.12). In den 2 oberen Hügeln befindet sich die Umschaltstelle für die Sehbahn und in den 2 unteren die für die Hörbahn. Von diesen Zentren werden die Informationen zwischen optischen und akustischen Reflexbahnen zum Rückenmark weitergeleitet.

P Bei Tumoren in der Vierhügelplatte kann es zu Blickparesen (Lähmungen) und Hörstörungen kommen.

Die **Haube** (Tegmentum) liegt zwischen Dach und Hirnschenkeln. Sie enthält
– wichtige Kerngebiete, die für den Ablauf *automatischer Bewegungen* bedeutungsvoll sind und zum extrapyramidal-motorischen System (EPS) gehören;
– die Ursprungskerne der *Hirnnerven 3* und *4*. Diese sind zuständig für
  • die Steuerung der *Augenbewegungen*,
  • den *Pupillenreflex* und
  • die *Akkommodation*;
– durchlaufende sensible Bahnen, z. B. zum Zwischenhirn und Hörzentrum.

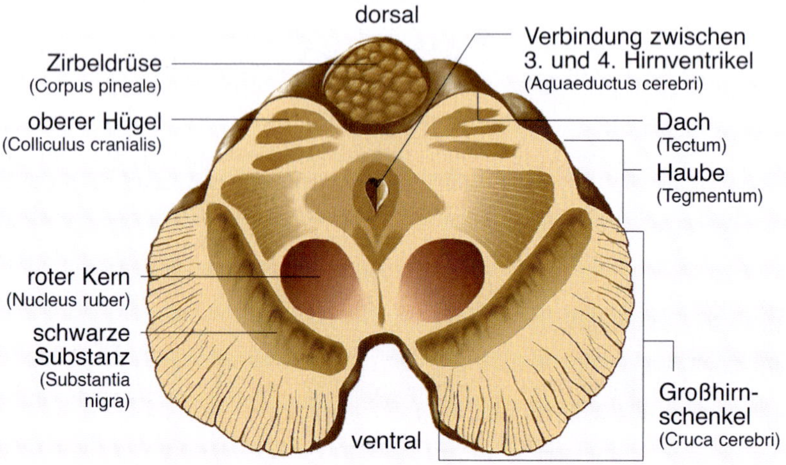

Die 1,5 cm langen **Großhirnschenkel** (Crura cerebri) liegen ventral. Sie beginnen am oberen Brückenrand und treten dann in die Tiefe. In den Großhirnschenkeln befinden sich die Nervenfasern vom Endhirn zum Kleinhirn und der *Pyramidenbahn*.

Kerngebiete des Mittelhirns
Im Mittelhirn heben sich 2 größere Kerne ab. Sie sind Teil der Formatio reticularis.

Abb. 17.11 **Mittelhirn mit Kerngebieten** *(Querschnitt).*

17.3 Gehirn

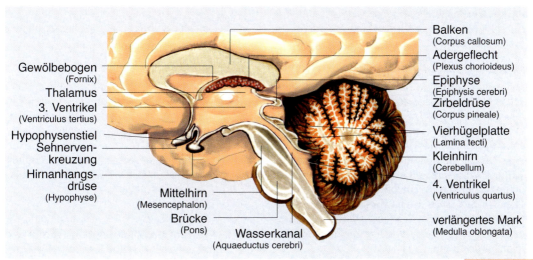

Hirnstamm und Kleinhirn (Medianschnitt). Abb. 17.12

- **Roter Kern** (Nucleus ruber)
  Der rote Kern ist kugelförmig. Die rötliche Farbe beruht auf der Einlagerung eisenhaltiger Farbstoffe. Er ist Umschaltstation für Informationen des extrapyramidal-motorischen Systems zwischen Endhirn, Kleinhirn und Rückenmark und koordiniert in diesem Zusammenhang das Zusammenspiel der Beuger und Strecker beim Gehen und Laufen.

  P Störungen des Nucleus ruber äußern sich u. a. als
  – ungeordnete Bewegungen (Ataxien),
  – fehlerhaftes Muskelzusammenspiel und
  – Zittern.

- **Schwarze Substanz** (Substantia nigra)
  Das Kerngebiet liegt als flächenhafte Nervenzellplatte zwischen Haube und Hirnschenkeln. Die Nervenzellkörper enthalten Melanin, daher die dunkle Farbe.

  Die Substantia nigra ist wechselseitig verbunden mit den Basalganglien und dem Endhirn. Ihre Zellen sind zuständig für die Produktion des Neurotransmitters *Dopamin*, das in den Basalganglien benötigt wird.

  P Eine Störung der Dopaminsynthese in der Substantia nigra führt zur Parkinson'schen Erkrankung mit den Symptomen:

- Bewegungsarmut (Akinese),
- erhöhte Muskelspannung (Rigor),
- Zittern (Tremor),
- Störungen des vegetativen Nervensystems,
- Verlangsamung des Gedankenablaufs.

17.3.5 Brücke (Pons)

Die Brücke ist an der Hirnbasis als vorspringender weißer Querwulst zwischen verlängertem Mark und Mittelhirn sichtbar. Sie besteht aus
– quer verlaufenden Nervenfasern, die End- und Kleinhirnrinde verbinden. In diese Nervenbahn sind die *Brückenkerne* eingeschaltet, sodass die Brücke hier als Schaltstation dient;
– *motorischen* und *sensiblen* Nervenfasern, die zwischen Endhirn und Rückenmark verlaufen.

17.3.6 Kleinhirn (Cerebellum)

Das Kleinhirn befindet sich in der hinteren Schädelgrube unterhalb des Hinterhauptlappens des Großhirns. Wie das Großhirn besteht auch dieser Hirnteil aus *2 Hemisphären*, die in der Mitte durch den *Kleinhirnwurm* (Vermis cerebelli) verbunden werden. Die *Kleinhirnrinde* (Cortex cerebelli) bildet die *Hülle* und weist an ihrer Oberfläche *zahlreiche* quer verlaufende *Furchen* auf. Im *Inneren* der Hemisphären unter der Rinde befindet sich die *weiße Substanz*, die sich in Form der *Kleinhirnstiele* in die benachbarten Hirnteile (Mittelhirn, Brücke, Medulla oblongata) fortsetzt. In beiden Kleinhirnhemisphären befinden sich außerdem jeweils *4 Kleinhirnkerne*.

Funktionen des Kleinhirns

Das Kleinhirn dient in erster Linie dazu, die Tätigkeit der anderen motorischen Zentren zu unterstützen und miteinander zu koordinieren. Insbesondere ist es zuständig für
- die Erhaltung des **Gleichgewichts**, indem es Muskelbewegungen und -spannungen aufeinander abstimmt,
- die reibungslose Durchführung der vom Endhirn „entworfenen" schnellen **Zielmotorik**.

Zu diesem Zweck erhält das Kleinhirn sensible Informationen von den Muskeln und Sehnen, Informationen vom Gleichgewichtsorgan und von der Großhirnrinde. Alle diese Informationen werden vom Kleinhirn verarbeitet und anschließend in extrapyramidalen Bahnen (s. S. 352) den peripheren Neuronen zugeleitet.

P Plötzlicher Funktionsausfall des Kleinhirns führt zu starkem Schwindelgefühl. Gezielte Bewegungen können nicht mehr durchgeführt werden. Das Gesicht erhält ein starres Aussehen.

17.3.7 Verlängertes Mark (Medulla oblongata)

Die Medulla oblongata verbindet das Rückenmark mit der Brücke. Es beginnt also in Höhe des Atlas.
Seine *Hauptbestandteile* sind:
- *afferente* (sensible) *und efferente* (motorische) *Nervenbahnen*, die vom Rückenmark zum Gehirn führen und umgekehrt;
- *Atmungsregulationszentrum*;
- *Brechzentrum*;
- *Herz-Kreislauf-Zentrum* (kardiovaskuläres Zentrum);
- Sitz der *Pyramidenkreuzung*;
- verschiedene *Reflexzentren* (z. B. Husten-, Nies-, Schluck- und Brechreflex).

P Verletzungen der Medulla oblongata sind mit der Gefahr des Atem- und nachfolgenden Herzstillstandes verbunden.

> **Merke**
>
> Durch verlängertes Mark, Brücke, Mittelhirn und Zwischenhirn verlaufen sämtliche sensiblen und motorischen Nervenbahnen zwischen Rückenmark und Endhirnrinde. Die sensiblen Bahnen liegen mehr dorsal und die motorischen ventral.

17.3.8 Netzsubstanz (Formatio reticularis) und aufsteigendes retikuläres aktivierendes System (ARAS)

Zwischen den abgegrenzten Kernen und spezifischen Nervenbahnsystemen in verlängertem Mark, Brücke, Mittelhirn und Zwischenhirn befinden sich verstreut liegende unterschiedlich große *Neuronengruppen*. Es handelt sich v. a. um Zwischenneurone mit vielen Dendriten und Synapsen. Diese Neurone bilden die sog. *Netzsubstanz*. Am stärksten ist sie im Mittelhirn (Nucleus ruber, Substantia nigra) ausgeprägt.

Aufgaben

In der Formatio reticularis bleibt immer ein Teil der zum Endhirn laufenden Afferenzen „hängen" und erzeugt hier **unspezifische** *Erregungen*. Diese bilden die Grundlage für die Entstehung von aufsteigenden aktivierenden Impulsen, die vor allem zu den unspezifischen *Thalamuskernen* gelangen und selbige aktivieren. Durch dieses *aufsteigende retikuläre, aktivierende System* bestimmt die Formatio reticularis maßgeblich den **Wachheitsgrad** des ZNS und beeinflusst Vorgänge wie
- Schlaf-wach-Rhythmus,
- Informationsaustausch,
- Aufmerksamkeit und Konzentrationsvermögen,
- Emotionen,
- vegetative Funktionen (z. B. Atmung, Kreislauf).

Neben den afferenten Bahnen führen von der Formatio reticularis auch efferente über Zwischenneurone zu den Motoneuronen der Vordersäulen im Rückenmark. Auf diese Weise wird der allgemeine Tonus der Skelettmuskulatur beeinflusst.

> **Merke**
>
> Die Formatio reticularis beeinflusst als Koordinator des Hirnstammes Bewusstsein, Motorik, vegetative Funktionen und Emotionen. Die dazu notwendigen Informationen erhält sie von allen Sinnessystemen, vom Hypothalamus, Thalamus, dem limbischen System sowie bestimmten Arealen der Endhirnrinde.
> Die Formatio reticularis ist der Assoziationsapparat des Hirnstammes.

17.4 Hirnkammern (Ventriculi encephali)

Im Gehirn liegen 4 mit Liquor gefüllte Hirnkammern (Ventrikel; ↣ Abb. 17.12, S. 343 und Abb. 17.14, S. 347).
– *1. und 2. Ventrikel*
  Sie liegen in der rechten und linken *Endhirnhemisphäre* und werden auch als Seitenventrikel bezeichnet.
– *3. Ventrikel*
  Dieser liegt als spaltförmiger Raum im Thalamus.
– *4. Ventrikel*
  Diese Hirnkammer befindet sich im *Rautenhirn* (Rhombencephalon). Ihr Boden ist die Rautengrube (Fossa rhomboidea), und das Dach wird aus Teilen des Kleinhirns gebildet.
Beide Seitenventrikel sind jeweils durch das Zwischenkammerloch (*Foramen interventriculare*) mit dem 3. und dieser durch einen Kanal (*Aquaeductus cerebri*) mit dem 4. Ventrikel verbunden.

Im beschriebenen Hohlraumsystem befindet sich die Hirn-Rückenmark-Flüssigkeit (**Liquor cerebrospinalis**). Sie wird von Venengeflechten (Plexus chorioideus), die sich in allen Hirnkammern befinden, gebildet. Die 4 Hirnkammern bilden den **inneren** Liquorraum. Er steht über 3 Öffnungen im Boden des 4. Ventrikels mit dem **äußeren** Liquorraum (Subarachnoidalraum, Zentralkanal des Rückenmarks) in Verbindung:
– eine mediane Öffnung (*Apertura mediana ventriculi quarti* = Magendie-Loch) hinten;
– zwei laterale Öffnungen (*Apertura lateralis ventriculi quarti* = Luschka-Loch) hinter sowie unter der 4. Hirnkammer.

P Sind die Öffnungen zwischen äußerem und innerem Liquorraum nicht angelegt oder verlegt, entsteht der „Wasserkopf" (Hydrocephalus).

17.5 Schutzeinrichtungen des ZNS

Das ZNS wird von knöchernen Hüllen (Wirbelkanal, Schädelhöhle), 3 Rückenmarks- bzw. Hirnhäuten (Meningen) und von 1 Liquorhülle geschützt.
Die Hirn- bzw. Rückenmarkshäute sind:
– **harte Hirn-** bzw. **Rückenmarkshaut** (Dura mater encephali bzw. spinalis). Die feste und derbe Dura mater ist als äußerste Haut mit der knöchernen Umgebung verwachsen;
– **Spinnwebenhaut** (Arachnoidea encephali bzw. spinalis) liegt direkt unter der Dura. Sie besteht aus einer dünnen Lage Bindegewebe, dessen kollagene Fasern einander überkreuzen und enthält keine Blutgefäße;
– **weiche Hirn-** bzw. **Rückenmarkshaut** (Pia mater encephali bzw. spinalis). Die ebenfalls zarte, dünne, aber gefäßreiche Pia mater schmiegt sich dem Gehirn und Rückenmark an und dringt in sämtliche Vertiefungen ein.

P Meningitis ist eine Entzündung der Hirnhäute.

Subarachnoidalraum
Dies ist ein Spaltraum zwischen Arachnoidea und Pia mater, der mit Liquor gefüllt ist.

> **Merke**
>
> Das ZNS ist allseitig von Liquor wie mit einem Wasserkissen schützend umgeben. Auf diese Weise werden mechanische Erschütterungen abgefedert. Außerdem kommt es bei begrenzten Hirnschwellungen nicht zu einem intracraniellen Druckanstieg.

P Bei der Lumbalpunktion wird beim sitzenden Menschen eine Kanüle zwischen L_3 und L_4 oder L_4 und L_5 in den Subarachnoidalraum geführt, um Liquor zu gewinnen. Das Rückenmark kann dabei nicht verletzt werden, da es in Höhe von L_2 endet.

17 Nervensystem

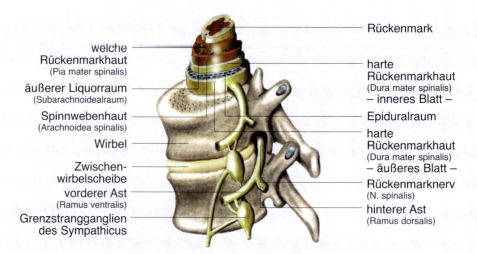

Abb. 17.13   *Rückenmarkshäute.*

Zwischen Arachnoidea und Pia mater von Rückenmark und Gehirn gibt es keine nennenswerten Unterschiede.

Harte Rückenmarkshaut (Dura mater spinalis)
Die harte Rückenmarkshaut bildet im Wirbelkanal
– ein *äußeres Blatt:* Es kleidet als Periost den Wirbelkanal aus;
– ein *inneres Blatt:* In ihm steckt das Rückenmark wie in einem Sack.
Zwischen diesen beiden Blättern befindet sich der *Epiduralraum*, angefüllt mit Fettgewebe und Venengeflechten zum Schutz des Rückenmarkes vor Zerrungen.

Harte Hirnhaut (Dura mater encephali)
Bei der harten Hirnhaut sind die 2 *Blätter verschmolzen*. Sie lässt sich vom Knochen nur schwer ablösen und bildet aus kollagenem Bindegewebe bestehende Fortsätze, die als Scheidewände schützend zwischen bestimmten Hirnteilen liegen. Die wichtigsten sind:
– *Großhirnsichel* (Falx cerebri) zwischen den Großhirnhemisphären,
– *Kleinhirnzelt* (Tentorium cerebelli) zwischen Hinterhauptlappen und Kleinhirn.

Blutleiter der harten Hirnhaut
Innerhalb der harten Hirnhaut verlaufen die klappenlosen *venösen Hirnblutleiter* (Sinus durae matris). Durch ihre besondere Wandstruktur (um den Endothelschlauch befindet sich straffes Bindegewebe der Dura mater encephali) können sie nicht kollabieren und werden deshalb nicht als Venen bezeichnet.

P Ein Tentoriumriss (Riss im Kleinhirnzelt) kann während der Geburt eines Kindes durch zu großen Druck im Geburtskanal lebensgefährliche Blutungen zur Folge haben.
Blutungen im Bereich der Hirnhäute, wie sie z. B. bei Schädel-Hirn-Traumen entstehen, können zu lebensgefährlichen Hirndruckerhöhungen führen. Das Blut sammelt sich in den entsprechenden Räumen.

17.6 Gehirn-Rückenmarks-Flüssigkeit (Liquor cerebrospinalis)

Der Liquor befindet sich im *inneren Liquorraum* (= Ventrikelsystem) und im *äußeren Liquorraum* (= Subarachnoidalraum, Zentralkanal des Rückenmarks).
Menge:
Ca. 150 Milliliter, davon ca. 35 Milliliter in den 4 Ventrikeln.
Bildung:
Die Produktion erfolgt hauptsächlich in den zot-

17.6 Gehirn-Rückenmarks-Flüssigkeit

tenartigen Adergeflechten (Plexus choroidei[1]) der vier Hirnventrikel durch Ultrafiltration aus dem Blut (Tagesmenge ca. 650 ml).
Resorption:
Die Resorption in das Blut erfolgt im äußeren Liquorraum im Bereich der Rückenmarkswurzeln sowie durch die Zotten der Arachnoidea, die sich in die venösen Hirnblutleiter vorwölben.

Blut-Liquor- bzw.
Blut-Hirn-Schranke
Die aus 3 Schichten (Plexusepithel, Basalmembran, Hirnkapillarendothel) bestehende ***Permeabilitätsbarriere*** bedingt eine unterschiedliche Zusammensetzung von Blutserum und Liquor. Dies ist ein weiterer *Schutzmechanismus* für das hochempfindliche ZNS.

Zusammensetzung:
Der Liquor beim gesunden Menschen ist eine *eiweißarme wasserklare Flüssigkeit*, deren Zusammensetzung aufgrund ständiger Austauschprozesse geringfügig schwankt.

Messgrößen lumbal:
Eiweiß = 190 – 420 mg/l,
Glucose = 2,7 – 4,2 mmol/l,
Leukozyten = $< 4 \cdot 10^6$/l.

Aufgaben:
– *Mechanische* (Schutz-)Funktion; Gehirn und Rückenmark werden „schwebend" gehalten.
– *Temperaturausgleich*.
– *Versorgung* des Nervengewebes.

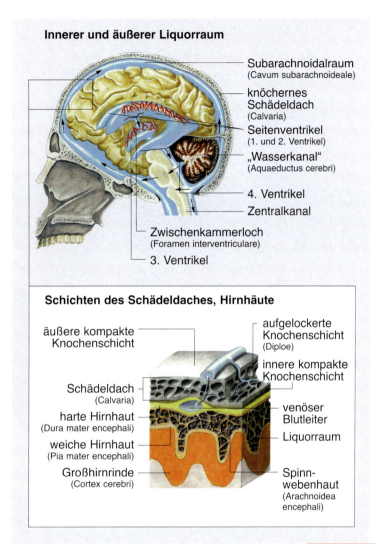

Schutzeinrichtungen von Gehirn und Rückenmark. Abb. 17.14

P Bei Erkrankungen des ZNS (bei Meningitis kann er trüb – Leukozyten, bei Blutungen rötlich oder gelblich sein) kann sich die Zusammensetzung des Liquors verändern. Dann wird Liquor zu diagnostischen Zwecken durch Lumbal- oder Subokzipitalpunktion zwischen Hinterhauptbein und Atlas aus der Cisterna cerebellomedullaris entnommen. Beide Punktionsarten ermöglichen auch die Verabreichung von Medikamenten direkt in den Liquor.

---
[1] in Ventrikel eingewachsene Gefäßnetze

17.7 Blutversorgung des Gehirns

Der **Blutzufluss** erfolgt über 4 große Arterien:
- rechte innere Kopfarterie (*A. carotis interna dextra*),
- linke innere Kopfarterie (*A. carotis interna sinistra*),
- rechte Wirbelarterie (*A. vertebralis dextra*),
- linke Wirbelarterie (*A. vertebralis sinistra*).

Beide Wirbelarterien vereinigen sich am oberen Rand der Medulla oblongata zur Schädelbasisarterie (*A. basilaris*).

Arterienring (Circulus arteriosus cerebri)
Die A. basilaris und die beiden inneren Kopfarterien sind durch verschiedene Arterienäste zu einem Arterienring zusammengeschlossen. Von diesem Ring aus werden die einzelnen Hirnteile von der Oberfläche her versorgt.

P Ein Platzen der Arterien führt zu Hirnblutungen, die z. B. im Bereich der inneren Kapsel Nervenbahnen schädigen können, sodass eine Halbseitenlähmung entsteht. Verengungen oder Verschluss dieser Arterien führen zu Durchblutungsstörungen unterschiedlichen Grades bis zum Schlaganfall (Apoplexie).

Der **Blutabfluss** aus dem Schädelinneren geschieht folgendermaßen: Von den *tiefen Hirnvenen* gelangt das Blut in die *oberflächlichen Hirnvenen* und sammelt sich in den **Sinus** der Dura mater. Von diesen fließt es in die innere Drosselvene (*V. jugularis interna*).

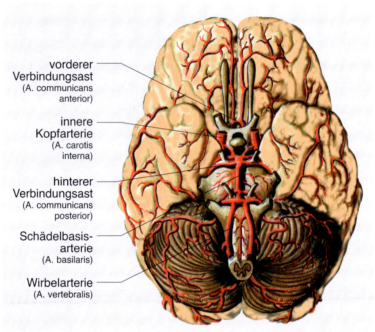

Arterielle Blutversorgung des Gehirns. Abb. 17.15

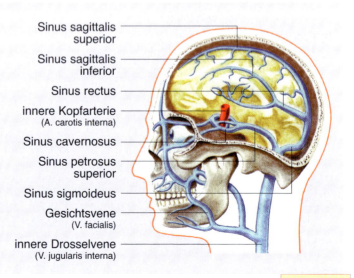

Venöser Hirnblutleiter (Sinus durae matris). Abb. 17.16

17.8 Leitungsbahnen des ZNS

Die Bereiche des ZNS werden miteinander durch *afferente* (sensible) und *efferente* (motorische) Leitungsbahnen verbunden.

17.8.1 Sensible aufsteigende Leitungsbahnen

In den sensiblen Leitungsbahnen werden die Informationen von den Sinneszellen (z. B. Wärme, Druck) und Nervenendungen (z. B. Schmerz) des Körpers den entsprechenden Teilen des ZNS zugeleitet. An der Leitung zur Endhirnrinde sind 3 sensible Neurone beteiligt:

– **Erstes sensibles Neuron** (= peripheres sensibles Neuron)
  Diese Neurone sind pseudounipolare Nervenzellen. Die Nervenzellkörper liegen bei den Rückenmarksnerven in den Spinalganglien und bei den Hirnnerven in den Hirnnervenganglien. Die peripheren Fortsätze dieser Zellen sind mit den Rezeptoren (Schmerz, Druck, Temperatur, Tiefensensibilität) verbunden. Die zentralen Fortsätze ziehen bei den Rückenmarksnerven als sensible Hinterwurzel in das Rückenmark und enden entweder im Hinterhorn oder in der Medulla oblongata. Bei den Hirnnerven enden sie in den sensiblen Hirnnervenkernen.

– **Zweites sensibles Neuron**
  Es beginnt im verlängerten Mark. Die Neuriten dieser Neurone *kreuzen* entweder im Rückenmark oder der Medulla oblongata auf die *Gegenseite* und ziehen zum *Thalamus*.

– **Drittes sensibles Neuron**
  Es geht vom *Thalamus* aus. Die Neuriten dieser Neurone verlaufen durch die *innere Kapsel* und enden in der *hinteren Zentralwindung* (Körperfühlsphäre). Hier entstehen die Empfindungen und Wahrnehmungen. Die Neuriten der 2. sensiblen Neurone, die für die Tiefensensibilität zuständig sind, führen zum Kleinhirn.

Sensible (afferente, aufsteigende) Leitungsbahnen. Tab. 17.4

		Lage	Schaltstellen/ Synapsen	Kreuzung	Funktion
1.	Tractus spinothalamicus posterior	Hinterstrang	Medulla oblongata; Thalamus	Medulla oblongata	feine Tast- und Berührungsempfindungen Vibration, bewusste Tiefensensibilität (Information über bewusste Gelenkstellungen und Muskelspannungen)
1a.	Fasciculus gracilis (Goll-Strang)	– medial; mit den Fasern aus der unteren Rumpfhälfte und den Beinen			
1b.	Fasciculus cuneatus (Burdach-Strang)	– lateral; mit den Fasern aus der oberen Rumpfhälfte, dem Hals und den Armen			
2.	Tractus spinothalamicus lateralis	Seitenstrang	Hintersäule des Rückenmarks	Rückenmark vor dem Zentralkanal in der Commissura alba	Schmerz, Temperatur
3.	Tractus spinothalamicus anterior	Vorderstrang	Hintersäule des Rückenmarks		grobe Tast- und Berührungsempfindungen
4.	Kleinhirn-Seitenstrangbahnen	Seitenstrang; außen	Hintersäule des Rückenmarks	Rückenmark und im Kleinhirn wieder zurück	unbewusste Tiefensensibilität aus Muskeln, Sehnen und Gelenken
4.1	Tractus spinocerebellaris anterior (Gowers-Bahn)				
4.2	Tractus spinocerebellaris posterior				

17 Nervensystem

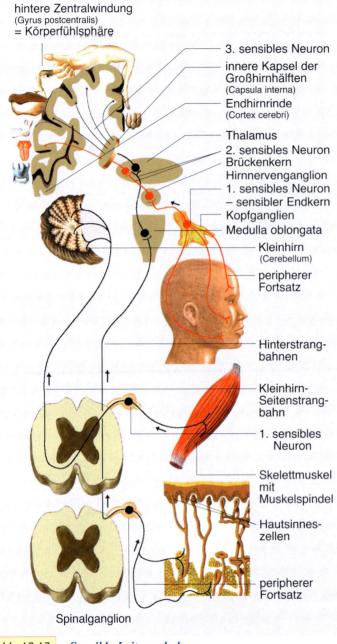

Abb. 17.17 *Sensible Leitungsbahnen.*

🅿 Krankheitsbedingte Schäden der Hinterstrangbahnen führen zu schweren Sensibilitäts- und Bewegungsstörungen.

17.8.2 Motorische absteigende Leitungsbahnen

Zu den motorischen (absteigenden, efferenten) Bahnen gehören die Pyramidenbahnen und verschiedene extrapyramidale Bahnen. Sie sind für das Zustandekommen der willkürlichen und unwillkürlichen Bewegungen zuständig.

1. **Pyramidenbahn** (Tractus pyramidalis)
Die Pyramidenbahn dient der **Willkürmotorik**. Sie verbindet zu diesem Zweck die Endhirnrinde mit den
   - motorischen *Hirnnervenkernen* und
   - motorischen *Vorderhörnern* des Rückenmarks. Im Unterschied zur afferenten Leitung wird die efferente nur aus *2 Neuronen* gebildet.
   - **Erstes motorisches (= zentrales) Neuron**
   Die relativ großen Nervenzellkörper liegen in der **vorderen Zentralwindung** (Gyrus praecentralis) des Stirnlappens. Ihre Axone ziehen zum Rückenmark bzw. zu den motorischen Hirnnervenkernen.
   - **Zweites motorisches (= peripheres) Neuron**
   Die Nervenzellkörper liegen in den *Vorderhörnern* des Rückenmarks und im *Hirnstamm*. Ihre Axone erreichen in den motorischen Vorderwurzeln und weiterführenden peripheren Nerven oder in den Hirnnerven die *quer gestreifte* Muskulatur.

Demnach werden *2 Leitungssysteme* der Pyramidenbahnen unterschieden:

17.8 Leitungsbahnen des ZNS

– der *Tractus corticonuclearis* und
– der *Tractus corticospinalis*.

Die Abbildung 17.18 zeigt, dass die Axone beider Bahnsysteme zunächst gemeinsam von der vorderen Zentralwindung folgenden Weg nehmen:

vordere Zentralwindung
↓
innere Kapsel
↓
Hirnschenkel
↓
vordere Seite des Mittelhirns
↓
Brücke
↓
verlängertes Mark.

Im Hirnstamm kreuzt ein Teil der Axone auf die Gegenseite und zieht als **Tractus corticonuclearis** zu den motorischen Kerngebieten der Hirnnerven. Hier werden sie auf die 2. motorischen Neurone umgeschaltet, deren Axone zu den quer gestreiften *Kopfmuskeln* ziehen. 80 – 90 % der übrigen Fasern kreuzen in den Pyramiden der Medulla oblongata (Pyramidenbahnkreuzung, Decussatio pyramidum) auf die Gegenseite und ziehen als *Pyramiden-Seitenstrangbahn* (**Tractus corticospinalis lateralis**) zu den motorischen Vorderhörnern des Rückenmarks. Die restlichen 10 – 20 % der Axone ziehen ungekreuzt als *Pyramiden-Vorderstrangbahn* (**Tractus corticospinalis anterior**) zu ihren Zielsegmenten und kreuzen erst hier auf die Gegenseite.

Die Axone der Pyramidenbahn geben auf ihrem Weg in das Rückenmark über Abzweigungen ständig Informationen an die anderen motorischen Zentren ab, was für die Koordination der Bewegungsabläufe sehr wichtig ist. Die Pyramidenbahn übt einen *dämpfenden* Einfluss auf den Ablauf der *spinalen Eigenreflexe*, die den Muskeltonus regulieren, aus (↪ S. 363).

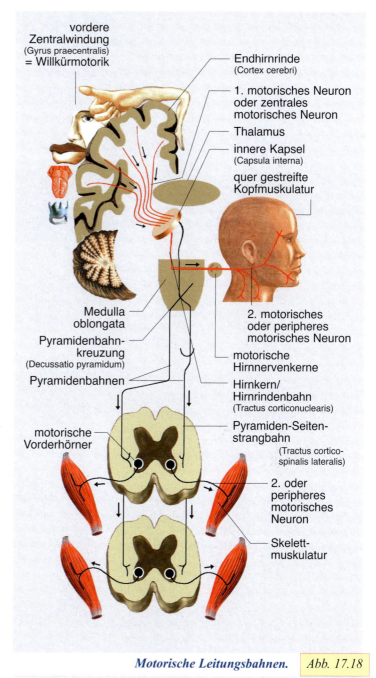

Motorische Leitungsbahnen. Abb. 17.18

> **Merke**
>
> Die Pyramidenbahn wird aus dem Komplex der *zentralen motorischen Neurone* gebildet.
> Im Rückenmark wird die Verbindung zu den Muskeln durch die *peripheren motorischen Neurone* hergestellt.

P Schädigungen der Pyramidenbahn führen zu erhöhtem Muskeltonus und überschießenden Eigenreflexen (Spastik).

2. Extrapyramidal-motorische Bahnen
Als extrapyramidale Bahnen werden alle motorischen Bahnen bezeichnet, die *nicht* zur *Pyramidenbahn* gehören. Sie ziehen von verschiedenen *subcorticalen* (nicht zum Cortex gehörenden) motorischen Zentren ebenfalls zu den motorischen *Vorderhörnern* des Rückenmarks und dienen der **unwillkürlichen** Motorik.
Die extrapyramidalen Bahnen bilden zusammen mit ihren Kerngebieten das „extrapyramidal-motorische System" (EPS) mit:
- dem *roten Kern* (Nucleus ruber) als zentrale Umschaltstation (↪ S. 343),
- der *schwarzen Substanz* (Substantia nigra),
- den Kernregionen des Gleichgewichtsnerven, vor allem der Nucleus vestibularis lateralis (*Deit'scher Kern*),
- Anteilen der *Netzsubstanz* (Formatio reticularis; ↪ S. 344),
- den *Basalganglien* (↪ S. 339),
- dem *Kleinhirn* (Cerebellum; ↪ S. 343),
- Teilen des Cortex im Stirnlappen, den sog. *prämotorischen* Feldern, und
- den *extrapyramidalen* Bahnen.

Wichtige extrapyramidale Bahnen

Bahn	Ursprung	Funktion
Tractus rubrospinalis	Nucleus ruber	Über diese Bahnen werden Beuger und Strecker erregt oder gehemmt.
Tractus vestibulospinalis	Nucleus vestibularis lateralis	
Tractus reticulospinalis	Formatio reticularis	

Aufgaben des EPS
Die entscheidende Aufgabe des EPS ist die **Koordination** der *willkürlichen* Bewegungen. Während vom Primärzentrum der Willkürmotorik die Basisimpulse gegeben werden, greift das EPS regulierend so ein, dass die Bewegungsabläufe „*glatt*" und *individuell* werden.
Außerdem ist das EPS für folgende unbewusste Muskelaktivitäten zuständig:
- automatisierte Bewegungsabläufe, z. B. das Mitbewegen der Arme beim Gehen und Sprechen, sowie
- die Stellung und Haltung im Raum (Gleichgewicht).

> **Merke**
>
> Das extrapyramidal-motorische System modifiziert die Willkürmotorik und steuert die unwillkürlichen Muskelbewegungen sowie den Muskeltonus. Die Grundlage hierfür sind vielfältige Verschaltungen der extrapyramidalen Kerngebiete untereinander, mit dem Cortex, dem Gleichgewichts- und Gesichtssinn.
> Pyramidales und extrapyramidales System sind auf das engste miteinander verknüpft.

P Typische Zeichen bei Störungen im EPS sind Ataxien (ungeordnete Bewegungen), Tremor (Zittern), Hypokinesen (Bewegungsarmut) und Hyperkinesen (Bewegungsunruhe).

17.9 Peripheres Nervensystem (PNS)

Das periphere Nervensystem besteht aus sensiblen und motorischen Nervenfasern, die sich in den *peripheren Nerven* befinden, und aus *Ganglien*. Es dient der nervlichen Versorgung der Organe. Dies bezeichnet man als **Innervation**.
Zu den **peripheren Nerven** gehören
- 31 Rückenmarksnervenpaare,
- 12 Hirnnervenpaare und
- alle weiteren Nerven im Körper (z. B. Arm- und Beinnerven, Magennerven, Zwerchfellnerven etc.).

Ganglien sind Anhäufungen von Nervenzellkörpern, die sich außerhalb des ZNS in Verdickungen von Nerven und Nervenwurzeln befinden. Sie fungieren als *synaptische* Umschaltstationen.

17.9 Peripheres Nervensystem

Man unterscheidet
- *sensible* Ganglien, z. B. *Spinalganglien* in den hinteren Rückenmarkswurzeln und *Hirnnervenganglien* im Kopf. Sie enthalten die Nervenzellkörper der 1. animalen und vegetativen afferenten Neurone (↪ Abb. 17.17, S. 350),

Tab. 17.5 **Afferente Leitung.**

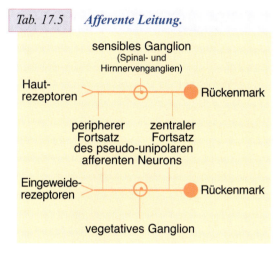

- *vegetative* Ganglien (= Ganglien des vegetativen Nervensystems), z. B. Grenzstrangganglien und vegetative Kopfganglien. Sie enthalten die Zellkörper der 2. efferenten sympathischen und parasympathischen Neurone.

17.9.1 Hirnnerven

An der Hirnbasis treten 12 Paar Hirnnerven aus. Nach der Reihenfolge ihres Austritts aus den verschiedenen Hirnabschnitten werden sie mit den Zahlen I bis XII bezeichnet.

Hirnabschnitt	*austretende Hirnnerven*
Endhirn	*Hirnnerv I*[1], Riechnerv (N. olfactorius)
Zwischenhirn	*Hirnnerv II*[1], Sehnerv (N. opticus)
Mittelhirn	*Hirnnerv III*, Augenbewegungsnerv (N. oculomotorius)
	Hirnnerv IV, Augenrollnerv (N. trochlearis)
Brücke	*Hirnnerv V*, Drillingsnerv (N. trigeminus)
	Hirnnerv VI, Augenabziehnerv (N. abducens)
verlängertes Mark	*Hirnnerv VII*, Gesichtsnerv (N. facialis)
	Hirnnerv VIII, Hör- und Gleichgewichtsnerv (N. vestibulocochlearis)
	Hirnnerv IX, Zungen-Rachen-Nerv (N. glossopharyngeus)
	Hirnnerv X, Herz-Lungen-Magen-Nerv (N. vagus)
	Hirnnerv XI, Beinerv (N. accessorius)
	Hirnnerv XII, Unterzungennerv (N. hypoglossus)

> **Merke**
>
> Es gibt sensible, motorische und gemischte Hirnnerven.

I. Hirnnerv *(N. olfactorius) – sensibel*
Der Riechnerv ist ein Teil des Endhirns. Von den *Riechzellen* (= 1. Neuron) der Nase ziehen ca. 20 Nervenfaserbündel durch die Siebbeinplatte in den Riechkolben (Bulbus olfactorius). Hier wird auf das 2. Neuron umgeschaltet, dessen Neuriten dann zu den *Riechzentren* des Endhirns gelangen.

II. Hirnnerv *(N. opticus) – sensibel*
Der Sehnerv ist ca. 5 cm lang. Er zieht vom Augapfel in der Augenhöhle durch den *Canalis opticus* in die Schädelhöhle. Vor der Hypophyse vereinigen sich beide Nerven zur *Sehnervenkreuzung* (Chiasma opticum), um dann als *Sehnervenstrang* (Tractus opticus) zunächst zum Thalamus und von dort aus als *Sehstrahlung* (Radiatio optica) zur Hirnrinde zu ziehen.

III., IV., VI. Hirnnerv *(= Augenmuskelnerven) – überwiegend motorisch*
Diese Nerven ziehen durch den oberen Augenhöhlenspalt (Fissura orbitalis superior) zu den *Muskeln* am Augapfel. Der N. oculomotorius führt außerdem parasympathische Fasern zur Verengung der Pupille.

P Bei Ausfall des N. abducens kommt es zum Einwärtsschielen.

---

[1] Hirnnerv I und II sind keine echten peripheren Nerven, sondern vorgeschobene Hirnteile.

17 Nervensystem

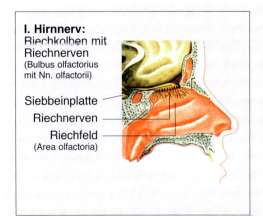

I. Hirnnerv:
Riechkolben mit Riechnerven
(Bulbus olfactorius mit Nn. olfactorii)

- Siebbeinplatte
- Riechnerven
- Riechfeld (Area olfactoria)

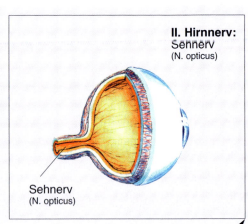

II. Hirnnerv: Sehnerv (N. opticus)

Sehnerv (N. opticus)

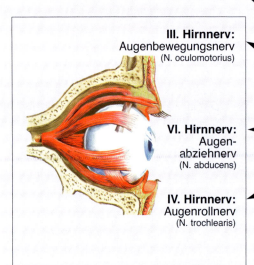

III. Hirnnerv: Augenbewegungsnerv (N. oculomotorius)

VI. Hirnnerv: Augenabziehnerv (N. abducens)

IV. Hirnnerv: Augenrollnerv (N. trochlearis)

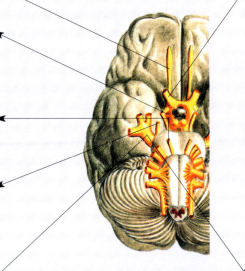

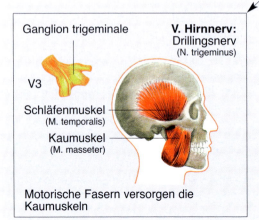

Ganglion trigeminale

V. Hirnnerv: Drillingsnerv (N. trigeminus)

V3

- Schläfenmuskel (M. temporalis)
- Kaumuskel (M. masseter)

Motorische Fasern versorgen die Kaumuskeln

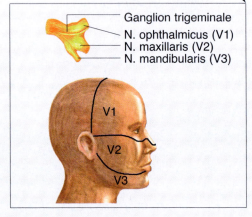

Ganglion trigeminale
- N. ophthalmicus (V1)
- N. maxillaris (V2)
- N. mandibularis (V3)

V1
V2
V3

Abb. 17.19 *Innervationsgebiete der I. – VI. Hirnnerven.*

17.9 Peripheres Nervensystem

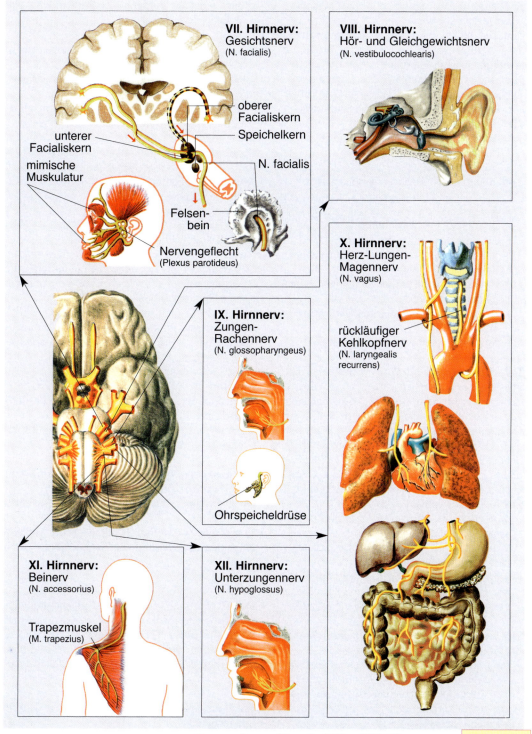

Innervationsgebiete der VII. – XII. Hirnnerven. Abb. 17.20

V. Hirnnerv (N. trigeminus = Drillingsnerv) – überwiegend sensibel
Zunächst bilden die sensiblen Fasern im Bereich der Pyramidenspitze das mächtige *Ganglion trigeminale* (Gasser-Ganglion). Aus diesem Ganglion treten die 3 Hauptäste des Trigeminus.
1. N. ophthalmicus (V1). Er versorgt sensibel:
   - Dura mater der vorderen Schädelgrube,
   - Stirnhaut,   • Nasenrücken,
   - Auge,   • Nasenhöhle,
   - Stirnhöhlen, • Keilbeinhöhlen,
   - Siebbeinzellen.
2. N. maxillaris (V2). Er versorgt sensibel:
   - Haut des unteren Augenlides,
   - Wangen,
   - Oberlippe,   • Nasenhöhle,
   - Gaumen und Zähne des Oberkiefers.
3. N. mandibularis (V3). Er versorgt sensibel:
   - Haut,   • Kinn,
   - Unterlippe,   • vordere Zungenabschnitte,
   - Zähne des Unterkiefers,
   - untere Wangenbereiche bis Gehörgang und Trommelfell
   - sowie motorisch: die Kaumuskulatur.

VII. Hirnnerv (N. facialis = Gesichtsnerv) – überwiegend motorisch
Zusammen mit dem Hör- und Gleichgewichtsnerv zieht der Gesichtsnerv durch den *inneren Gehörgang* in das *Felsenbein* und verlässt durch eine Öffnung (Foramen stylomastoideum) die Schädelhöhle und gelangt so an die äußere Schädelbasis. Von hier zieht er durch die Ohrspeicheldrüse in den Gesichtsschädelbereich.
Der N. facialis enthält
- *motorische* Fasern zur Innervation der *mimischen Muskulatur*,
- *sensorische* Nervenfasern (Geschmacksfasern) aus den vorderen zwei Dritteln der Zunge und
- *parasympathische* Fasern zu den Unterkiefer- und Unterzungendrüsen, Tränendrüsen, Becherzellen der Mund- und Nasenschleimhaut.

Der *motorische Ursprungskern* des Facialis in der Brücke besteht aus 2 Anteilen,
- dem *oberen Facialiskern* (Augenfacialis): Er versorgt die *obere Gesichtshälfte* und wird von den motorischen Rindenzentren sowohl der rechten als auch der linken Zentralwindung innerviert;
- dem *unteren Facialiskern* (Mundfacialis). Er innerviert die *untere Gesichtshälfte* und wird nur von der vorderen Zentralwindung der Gegenseite versorgt.

[P] Ausfall des rechten zentralen motorischen Neurons, z. B. infolge eines Schlaganfalls, bedeutet Lähmung der mimischen Muskulatur der linken unteren Gesichtshälfte.
Ausfall des rechten peripheren motorischen Neurons, z. B. infolge eines Schädelbasisbruches oder einer Mittelohrentzündung, bewirkt totale Lähmung der rechten Gesichtshälfte (u. U. fließt aus dem herabhängenden Mundwinkel der Speichel und das Auge kann nicht mehr geschlossen werden.

VIII. Hirnnerv (N. vestibulocochlearis = Hör- und Gleichgewichtsnerv) – sensibel
Dieser Nerv tritt ebenfalls durch den *inneren Gehörgang* in das *Felsenbein*. Ein Teil leitet die Erregungen vom *Gleichgewichtsorgan* und ein zweiter die vom *Gehörorgan*.

IX. Hirnnerv (N. glossopharyngeus = Zungen-Rachen-Nerv) – sensibel, motorisch, parasympathisch
Dieser Nerv innerviert
- motorisch die Rachenmuskeln,
- sensibel die hintere Rachenwand und das hintere Drittel der Zunge,
- parasympathisch die Ohrspeicheldrüse (Speichelsekretion).

X. Hirnnerv (N. vagus = Herz-Lungen-Magen-Nerv) – überwiegend parasympathisch
Der N. vagus ist der *wichtigste Nerv des Parasympathicus*.
Er tritt mit 10 – 15 Faserbündeln aus der Medulla oblongata und verlässt die Schädelhöhle durch das Drosselloch (Foramen jugulare).

Verlauf
Der X. Hirnnerv ist zunächst Bestandteil des *Gefäß-Nerven-Stranges des Halses*, gelangt durch die obere Thoraxöffnung in das hintere Mediastinum und von dort mit der Speiseröhre durch den *Hiatus oesophageus* in den *Bauchraum*.

Entsprechend dieses Verlaufes werden 4 Teile unterschieden:
- Kopfteil: Er innerviert sensibel die Dura mater der hinteren Schädelgrube.

17.9 Peripheres Nervensystem

P Eine Reizung durch Meningitis hat reflektorisches Erbrechen zur Folge.

- Halsteil: Er innerviert motorisch den Kehlkopf, parasympathisch das Herz.
- Brustteil: Er innerviert
  - durch rückläufige motorische Äste (N. laryngealis recurrens) die Kehlkopfmuskeln,
  - parasympathisch: Herz, Bronchien, Speiseröhre.
- Bauchteil: Hier bilden die beiden Vagusnerven Geflechte mit Nerven des Sympathicus. Parasympathisch innerviert werden Leber, Pankreas, Milz, Nieren, Nebennieren, Magen, Dünndarm, Dickdarm bis zur Mitte des Quercolons (= Cannon-Böhm-Punkt).

XI. Hirnnerv (N. accessorius = Beinerv) – motorisch
Innervationsgebiete: Kopfwendermuskel, Trapezmuskel.

XII. Hirnnerv (N. hypoglossus = Unterzungennerv) – motorisch
Innervationsgebiet: Zungenmuskulatur.

P Einseitige Lähmung des Hypoglossus führt zu erheblichen Behinderungen beim Kauen, Schlucken und Sprechen.

17.9.2. Rückenmarksnerven (Nn. spinales)

Die Rückenmarksnerven gehen vom *Rückenmark* ab und treten durch das jeweilige *Zwischenwirbelloch* aus dem Wirbelkanal heraus. Entsprechend den 31 Rückenmarkssegmenten gibt es 31 Rückenmarksnervenpaare.

Während der Embryonalentwicklung bleibt das Wachstum des Rückenmarkes gegenüber dem der Wirbelsäule zurück. Das hat zur Folge, dass sich die Austrittsstellen (Zwischenwirbellöcher)

Nervengeflechte. Tab. 17.6

Plexus	hervorgehende Nerven	Versorgung	
Halsgeflecht (Plexus cervicalis) $C_1 - C_4$	Zwerchfellnerven (Nn. phrenici) weitere Nerven	motorisch: sensibel:	Zwerchfell (Atmung) Haut und Muskeln der Hals- und Schulterregion
Armgeflecht (Plexus brachialis) $C_5 - Th_1$	Hautmuskel-Nerv (N. musculocutaneus)	motorisch: sensibel:	Flexoren (Beuger) des Oberarmes Haut am Oberarm und an der Außenseite des Unterarmes
	Ellennerv (N. ulnaris), er ist am Epicondylus medialis tastbar, „Musikantenknochen", (N. medianus) Speichennerv (N. radialis)	motorisch: sensibel: motorisch: motorisch:	Unterarmflexoren auf Kleinfingerseite Haut des Unterarms bis zum kleinen Finger Unterarmflexoren Extensoren (Strecker) an Unterarm und Oberarm
Lendengeflecht (Plexus lumbalis) $L_1 - L_4$	Oberschenkelnerv (N. femoralis)	motorisch:	Muskeln und Haut an der Vorderseite des Oberschenkels
Kreuzgeflecht (Plexus sacralis) $L_4 - S_3$	Ischiasnerv (N. ischiadicus), oberhalb der Kniekehle teilt er sich in: – Schienbeinnerv (N. tibialis) – Wadenbeinnerv (N. peroneus communis)	motorisch u. sensibel: motorisch: sensibel: motorisch: sensibel:	Gesäßgegend, Damm, Oberschenkelflexoren Wadenmuskulatur Haut an der Hinterseite des Unterschenkels vordere Unterschenkelmuskeln Haut an der Vorderseite des Unterschenkels

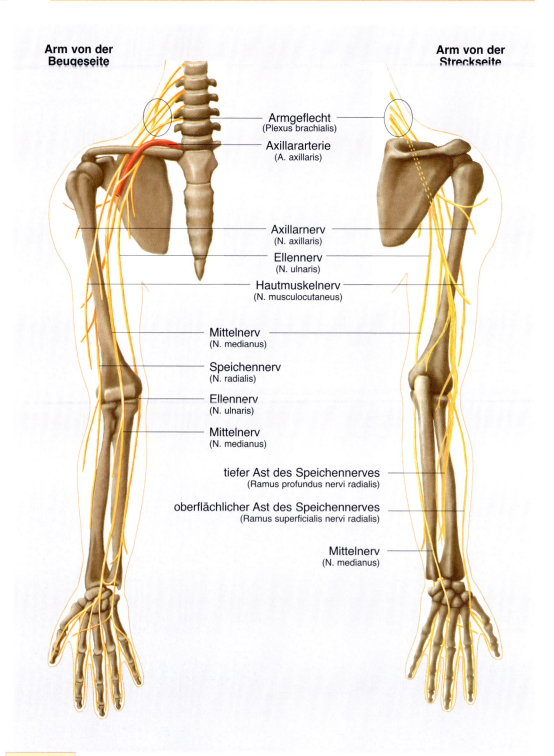

Abb. 17.21 *Innervation des Armes.*

17.9 Peripheres Nervensystem

für die Rückenmarksnerven zunehmend weiter caudal verschieben. Die Wurzeln der Lenden-, Kreuz- und Steißnerven erreichen deshalb im Wirbelkanal eine Länge bis zu 20 cm, ehe sie „ihr" Zwischenwirbelloch erreichen. Diese Wurzelansammlung unterhalb des 1./2. Lendenwirbels bildet den sog. *Pferdeschweif* (Cauda equina).

Die *gemischten Rückenmarksnerven* teilen sich entweder schon im Zwischenwirbelloch oder kurz danach in einen *hinteren* und einen *vorderen Hauptast*. Die **hinteren** Äste versorgen *sensibel* die Haut vom Hinterkopf bis zum Steißbein und *motorisch* die tiefe Rückenmuskulatur. Die **vorderen** Äste bilden mit Ausnahme der Brustäste *Nervengeflechte* (Plexus), aus denen wichtige periphere Nerven hervorgehen (↪ Tab. 17.6, S. 357).

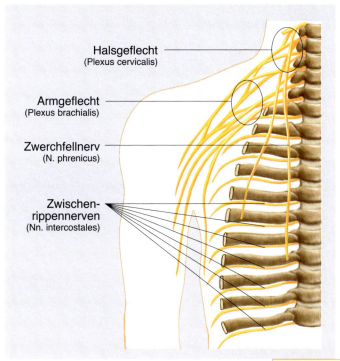

Hals- und Armnervengeflecht. Abb. 17.22

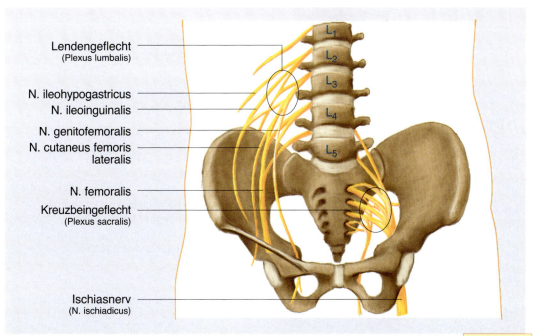

Lenden- und Kreuzbeinnervengeflecht. Abb. 17.23

17 Nervensystem

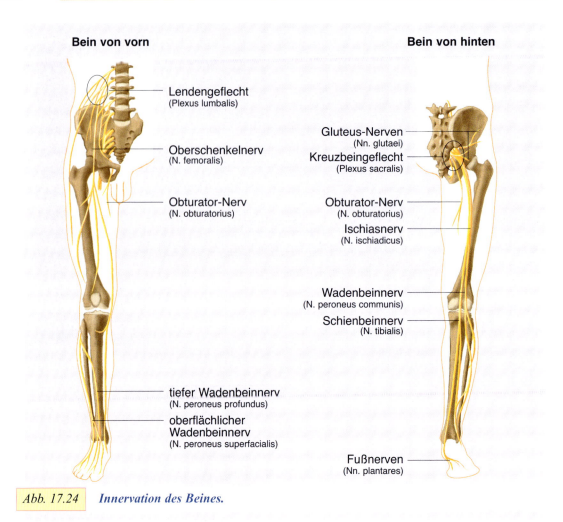

Abb. 17.24 *Innervation des Beines.*

Merke

Der **Rückenmarksnerv** (N. spinalis) entsteht aus dem *Zusammenschluss* der **vorderen motorischen Wurzel** und der **hinteren sensiblen Wurzel** eines Segmentes. Die hintere Wurzel enthält das *Spinalganglion* (Ganglion spinale), das als deutliche Verdickung zu erkennen ist.

Im Spinalganglion befinden sich die Neurone (pseudounipolare Zellen) der sensiblen Fasern, deren distale Fortsätze Informationen aus der Körperperipherie erhalten und deren zentrale Fortsätze ins Rückenmark ziehen.

Die Rückenmarksnerven liegen in den **Zwischenwirbellöchern** und sind etwa 1 cm lang.

P Folgen von Nervenausfällen
- N. ulnaris = Krallenhand.
- N. medianus = Schwurhand.
- N. radialis = Fallhand.
- N. femoralis = keine Streckung im Kniegelenk, Beugung im Hüftgelenk ist erschwert.
- N. tibialis = Fußspitze kann nicht mehr gesenkt werden.
- N. peroneus communis = Spitzfuß.

Merke

Hautnerven werden von den sensiblen Nervenfasern der Wärme-, Kälte-, Druck- und Schmerzpunkte der Haut gebildet. Das sensible Versorgungsgebiet eines Spinalnerven in der Haut wird als *Dermatom* bezeichnet.

17.10 Reflexe

Der Mensch ist in der Lage, durch spezifische Rezeptoren Veränderungen in der Umwelt bzw. in sich selbst zu erkennen und darauf zu reagieren. Diese Veränderungen werden als Reize bezeichnet (↝ S. 311). Der Organismus reagiert auf einen Reiz bzw. beantwortet einen Reiz. *Reizbeantwortung* bedeutet, dass eine Information, z. B. in Form einer *Bewegung*, abgegeben wird. Beim Menschen gehören hierzu auch die Sprachbewegungen.

Reflexe stellen die einfachste Form der Reizbeantwortung dar. Es handelt sich hierbei um eine *unwillkürliche stereotypisierte Reaktion* auf einen Reiz, die unter gleichen Bedingungen immer in der gleichen starren und schnellen Art und Weise abläuft. Die *Reflexzentren* (Umschaltstellen) liegen im *Rückenmark* und *Hirnstamm*.

Beispiele
- Zurückziehen der Hand beim Anfassen eines heißen Gegenstandes;
- Saugen und Schlucken,
- Reaktionen zur Bewahrung der Körperhaltung,
- Aufrechterhaltung von Atmung und Kreislauf.

Reflexbogen (↝ Tab. 17.7)
Grundlage eines jeden Reflexes ist der sog. Reflexbogen, der eine funktionelle Einheit aus 5 Gliedern darstellt.
Der kurze direkte Informationsweg
Rezeptor → sensibles Neuron → Reflexzentrum im ZNS → motorisches Neuron → Effektor (Muskel, Drüse) heißt Reflexbogen.
Die **biologische Bedeutung** der Reflexe liegt in der sofortigen und sehr schnellen Reaktion auf Reize. Dadurch werden die Reflexe zu wichtigen *Schutzmechanismen* (z. B. Fluchtreflexe), sichern *elementare Lebensvorgänge* (z. B. Atmung, Verdauung) und stellen die Grundlagen für das *Erlernen komplizierter Bewegungsvorgänge* dar.

> **Merke**
> Es gibt *angeborene* und durch Lernvorgänge *erworbene Reflexe*. Bei den angeborenen Reflexen unterscheidet man monosynaptische *Eigenreflexe* und polysynaptische *Fremdreflexe*.

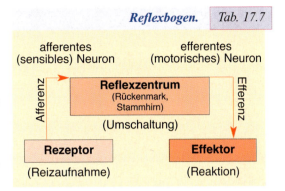

Reflexbogen. Tab. 17.7

Monosynaptische Eigen- oder Dehnungsreflexe
Beispiel: Kniesehnenreflex
Ein leichter *Schlag* auf das rechte Kniesehnenband (Lig. patellae) führt zu einer passiven Deh-

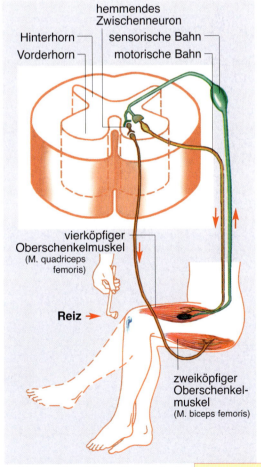

Eigenreflex (Kniesehnenreflex). Abb. 17.25

nung des rechten vierköpfigen Oberschenkelmuskels (M. quadriceps femoris) sowie einer Dehnung und damit *Erregung* seiner *Muskelspindeln* (= Rezeptor).
Die Erregung wird durch *sensible* Neurone über die rechte Hinterwurzel in das *Hinterhorn* des betreffenden Rückenmarksegmentes geleitet. Auf der gleichen Seite des Segmentes wird über nur *1* Synapse (daher *mono*synaptischer Reflex) auf das *motorische* Neuron des Vorderhorns umgeschaltet. Die Folge ist eine *Kontraktion* des gedehnten Muskels, wodurch die passive Dehnung rückgängig gemacht bzw. die *ursprüngliche* Muskellänge wieder hergestellt wird.

Damit die Kontraktion des vierköpfigen Oberschenkelmuskels (als Reaktion auf seine Dehnung) nicht dazu führt, dass seine *Antagonisten* (als Reaktion auf ihre Dehnung) nun auch reflektorisch kontrahieren, werden diese *gehemmt*. Das geschieht, indem das erregte sensible Neuron des vierköpfigen Oberschenkelmuskels über eine Abzweigung seines Neuriten gleichzeitig ein hemmendes *Zwischenneuron* im Vorderhorn erregt, welches die α-Motoneurone der Antagonisten hemmt.

Neben der Muskellänge wird nach dem gleichen Prinzip auch die *Muskelspannung* (= Muskeltonus) konstant gehalten. Als Rezeptoren fungieren *Sehnenspindeln* (= Golgi-Sehnenorgane) in den muskelnahen Bereichen der Muskelsehnen.

> **Merke**
>
> Bei den Eigenreflexen befinden sich die Rezeptoren (Muskel-, Sehnenspindeln) im Erfolgsorgan (Muskel).
> Charakteristisch für diese Reflexe ist:
> – in der Regel ist nur 1 Synapse beteiligt,
> – kurze Reflexzeiten (Zeit von der Reizeinwirkung bis zur Kontraktion ca. 20 – 50 ms),
> – fehlende Ermüdbarkeit,
> – laufen unabhängig von der Reizstärke ab.
> Die Eigenreflexe halten Muskellänge und Muskelspannung konstant und gleichen auf diese Weise den Einfluss der Schwerkraft aus.

Weitere Beispiele:
– *Achillessehnenreflex.* Schlag auf Achillessehne → Flexion in den Sprunggelenken.
– *Bicepssehnenreflex.* Schlag auf Bicepssehne → Flexion im Ellenbogengelenk.
– *Tricepssehnenreflex.* Schlag auf Tricepssehne → Extension im Ellenbogengelenk.

Polysynaptische Fremd- oder Hautreflexe
Beispiel: *Beugereflex* (= typischer *Schutzreflex*)
Tritt man mit dem rechten Fuß auf einen spitzen Gegenstand, so führt dies zur Beugung in allen Gelenken des rechten und Streckung im linken Bein. Wie ist dies zu erklären?
– Die durch den *Schmerzreiz* entstehende Erregung wird über sensible Neurone der Hinterwurzeln in das Rückenmark geleitet.

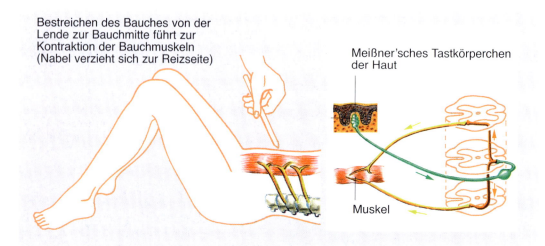

Abb. 17.26 **Fremdreflex** (Bauchdeckenreflex).

17.10 Reflexe

– Im *Rückenmark* werden die *Motoneurone* der *Beuger* (liegen in verschiedenen Segmenten) des *rechten* Beines über erregende Zwischenneurone *erregt* und die Motoneurone der *Strecker* (liegen ebenfalls in verschiedenen Segmenten) über hemmende Zwischenneurone *gehemmt*. Das rechte Bein wird gebeugt und „flieht" von der Schmerzursache weg.
– Gleichzeitig werden über erregende Zwischenneurone die Motoneurone der Strecker des linken Beines erregt und über hemmende Zwischenneurone die Beuger gehemmt. Dadurch wird die „Flucht" noch vergrößert und der Körper kann abgestützt werden.

> **Merke**
>
> Bei Fremdreflexen finden Reizaufnahme und -beantwortung in verschiedenen Organen statt. Die Erregungen laufen über mehrere Neurone und Zwischenneurone in mehreren Rückenmarkssegmenten und damit über mehrere Synapsen, so dass auch mehrere Muskeln angesprochen werden können.
> Fremdreflexe sind außerdem charakterisiert durch
> – verlängerte Reflexzeiten,
> – schnelle Ermüdbarkeit und Anpassung,
> – die Tatsache, dass sich unterschwellige Reize summieren können, um dann den Reflex auszulösen (z. B. Niesen).

Weitere Beispiele für Fremdreflexe
Bauchdeckenreflex (= Hautreflex, ⇨ Abb. 17.26)
Die Erregungen für diese Reflexe kommen hauptsächlich von Rezeptoren der Haut (z. B. Meißner'sche Tastkörperchen) bzw. Schleimhäuten.
– *Schutzreflexe:* Husten, Niesen, Erbrechen, Tränenfluss, Fluchtreaktionen (z. B. Zurückziehen der Hand infolge eines Schmerzreizes).
– *Nutrationsreflexe:* Saugen, Schlucken.
– *Vegetative Reflexe:* Kreislauf, Atmung, Verdauung, Blasen- und Darmentleerung, Sexualfunktionen.

P Neugeborene reagieren in erster Linie mit Reflexen auf Reize, da die Großhirnrinde noch nicht funktionsreif ist.

P Reflexprüfungen sind wichtige diagnostische Verfahren. Typisches Beispiel für einen pathologischen Reflex ist der Babinski-Reflex (Dorsalflexion der Großzehe bei Streichen des seitlichen Fußrandes), der bei Schädigung der Pyramidenbahn auftritt.

Stützmotorik
Die motorischen Leistungen, die der Haltung des Körpers im Raum dienen, werden als Stützmotorik bezeichnet. Sie wird durch eine Vielzahl von Reflexen realisiert. Die *Reflexzentren* befinden sich in *Rückenmark* und *Hirnstamm*.

Motorische Leistungen des Rückenmarks
Auf Rückenmarksebene existiert eine Vielzahl von Verschaltungen, über die Bewegungen ausgelöst oder gehemmt werden können. Die *spinalen Reflexe* beinhalten gewissermaßen einen Vorrat elementarer **Haltungs-** und **Bewegungsprogramme**, die je nach Bedarf vom Organismus genutzt werden können, ohne dass sich die übergeordneten Abschnitte des ZNS im Einzelnen um die Ausführung der Programme bemühen müssen. Auf diese Weise werden Änderungen in der Belastung der Muskeln automatisch ausgeglichen oder Muskeln aufeinander abgestimmt. So ist z. B. beim Streckreflex zu erkennen, dass Schrittbewegungen nur möglich sind, wenn die motorischen Neurone der Strecker und der Beuger wechselseitig aktiviert bzw. gehemmt werden.

Motorische Leistungen des Hirnstamms
Die motorischen Leistungen des Hirnstamms sorgen mit **Halte-** und **Stellreflexen** für die Aufrechterhaltung des Gleichgewichts und der normalen Körperhaltung.

> **Merke**
>
> Willkürmotorik und Stützmotorik sind eng miteinander verknüpft, denn jede gezielte Bewegung muss von einer Neueinstellung der Stützmotorik begleitet werden.

Erworbene Reflexe (bedingte Reflexe)
Wird einem Menschen seine Lieblingsspeise gezeigt oder beschrieben, reagiert er mit Speichelabsonderung, also mit einem Reflex, der nicht angeboren ist, sondern erlernt wurde.
In der Abbildung 17.27 ist die Herausbildung des *bedingten Speichelreflexes* dargestellt.

17 Nervensystem

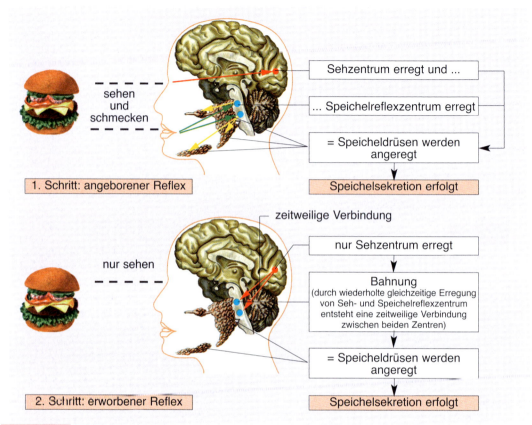

Abb. 17.27　**Entstehung eines erworbenen** *(bedingten)* **Reflexes** *(Beispiel: Speichelreflex).*

Zunächst erzeugen sowohl der 1. Reiz (Sehen der Nahrung) als auch der 2. Reiz (Schmecken der Nahrung) nur getrennt Wahrnehmungen im Sehzentrum und Speichelreflexzentrum. Wenn sich dieser Vorgang (sehen – dann essen) oft genug wiederholt hat, genügt allein der 1. Reiz – das Sehen der Nahrung – für das Einsetzen der Speichelsekretion durch die Bahnung (= Einprägung).

Merke

Bedingte Reflexe werden auf der Grundlage angeborener Fremdreflexe durch Lernvorgänge herausgebildet. Der biologische Sinn besteht darin, besser und müheloser auf wechselnde Situationen in der Umwelt zu reagieren.
Die bedingten Reflexe laufen über die Hirnrinde und werden bei mehrmaligem Fehlen des 2. Reizes wieder „vergessen".

17.11 Vegetatives Nervensystem (VNS)

Das *VNS* erfüllt gemeinsam mit dem Hormonsystem 2 *Aufgaben*.
– Es regelt die Funktion der *inneren Organe* wie Atmungs-, Verdauungs-, Kreislauf- und Drüsentätigkeit und stimmt ihre Aktivität entsprechend der aktuellen Situation sinnvoll aufeinander ab.
– Es regelt die Homöostase des *inneren Milieus*, d. h., es beeinflusst die Stoffwechselprozesse so, dass sich der Organismus den wechselnden inneren und äußeren Bedingungen anpassen kann.

Da das VNS die Organfunktionen regelt, die unbewusst und unwillkürlich ablaufen, wird es auch „autonomes" Nervensystem genannt.

17.11 Vegetatives Nervensystem

Funktionell basiert das VNS hauptsächlich auf dem *Reflexbogen*. Im Unterschied zum somatischen Nervensystem wird die efferente Strecke von *2 efferenten peripheren vegetativen Neuronen* gebildet. Die synaptische Umschaltung vom 1. auf das 2. Neuron erfolgt in *vegetativen Ganglien*. Das 1. Neuron liegt demnach *vor* dem Ganglion und wird **präganglionäres** Neuron genannt, das 2. Neuron liegt *hinter* dem Ganglion und heißt **postganglionäres** *Neuron*.

Die *Effektorgane* (= Erfolgsorgane) des VNS sind:
– das *glatte Muskelgewebe* der inneren Organe,
– das *Herzmuskelgewebe* und
– die *Drüsen*.

> **Merke**
>
> Das VNS ist mit dem somatischen Nervensystem vielfach verknüpft.

Aufbau

```
                    VNS
         ┌───────────┴───────────┐
    zentraler Teil         peripherer Teil
   = zentrale afferente    = periphere afferente
       und efferente           und efferente
    vegetative Neurone      vegetative Neurone
         im ZNS               in der Peripherie
```

Die *Perikaryen* der *peripheren afferenten* Neurone liegen in den *Spinalganglien*. Ihre Fortsätze leiten die Afferenzen von den Eingeweide- und Schmerzrezeptoren in die Hinterhörner des Rückenmarks. Von hier kann über Zwischenneurone auf die *präganglionären* (1. efferenten) Neurone umgeschaltet werden oder auf zentrale Neurone, die die Informationen in höhere vegetative Zentren und zum Cortex cerebri (Großhirnrinde) weiterleiten.

Die *Perikaryen* der zentralen efferenten Neurone liegen im *Gehirn*. Ihre Axone schalten entweder im Hirnstamm oder in den Seitenhörnern des Rückenmarks auf die 1. peripheren efferenten Neurone um. Die synaptische *Umschaltung* auf das *2. periphere efferente* Neuron erfolgt in den vegetativen *Ganglien*. Von den Neuriten dieser Neurone werden die *Erfolgsorgane* innerviert.

> **Merke**
>
> Das VNS wird wie das somatische Nervensystem aus zentralen und peripheren Neuronen gebildet.
> Im ZNS gibt es verschiedene vegetative Zentren, deren *oberste Steuereinheit* der Hypothalamus ist.
> Der efferente Teil besteht aus 2 vegetativen Neuronen.

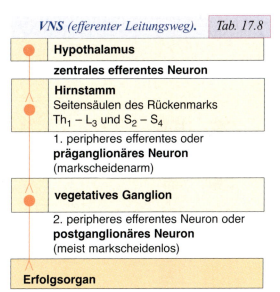

VNS (efferenter Leitungsweg). Tab. 17.8

Hypothalamus
zentrales efferentes Neuron
Hirnstamm Seitensäulen des Rückenmarks $Th_1 – L_3$ und $S_2 – S_4$
1. peripheres efferentes oder **präganglionäres Neuron** (markscheidenarm)
vegetatives Ganglion
2. peripheres efferentes Neuron oder **postganglionäres Neuron** (meist markscheidenlos)
Erfolgsorgan

Das VNS wird nach morphologischen und funktionellen Gesichtspunkten in 2 Teile gegliedert:
– den Sympathicus oder das sympathische Nervensystem,
– den Parasympathicus oder das parasympathische Nervensystem.

1. Sympathicus
Die *Perikaryen* der *präganglionären* Neurone liegen in den Seitenhörnern der grauen Rückenmarksubstanz (Nucleus intermediolateralis) vom 1. Brust- bis zum 3. Lendensegment ($Th_1 – L_3$). Die *Axone* der präganglionären Neurone ziehen über die motorischen *Vorderwurzeln* und die *weißen Verbindungsäste* (Rami communicates albi) zu den 25 – 30 paarigen sympathischen *Grenzstrangganglien* (= paravertebrale Ganglien) oder durch diese hindurch zu den unpaarigen *prävertebralen* vegetativen *Ganglien*.

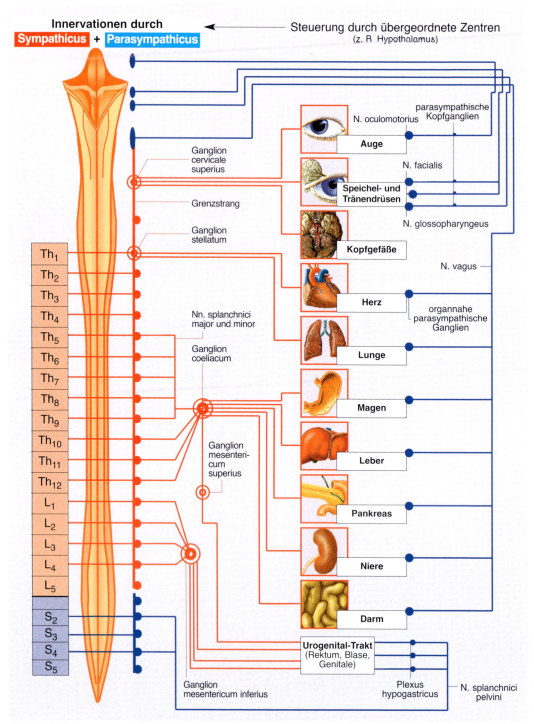

Abb. 17.28 **Zentren und Funktionen des vegetativen Nervensystems** *(Sympathicus = rot, Parasympathicus = blau).*

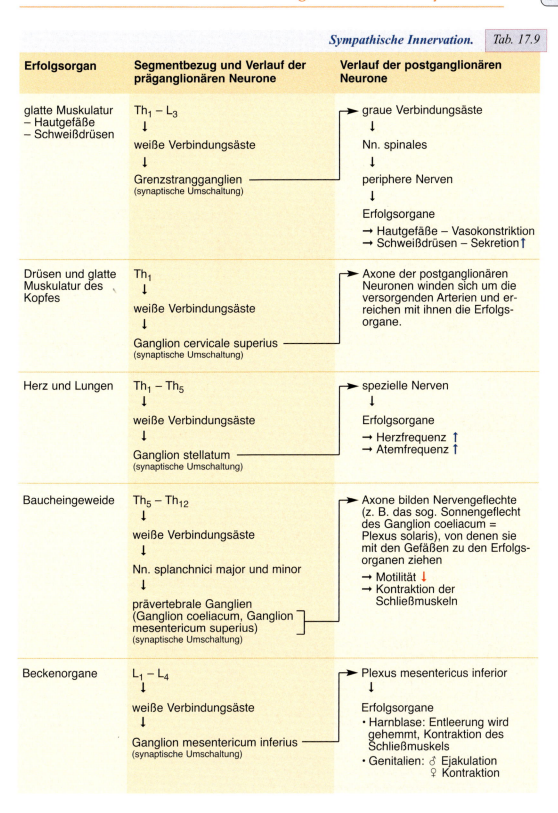

Tab. 17.9 Sympathische Innervation.

Erfolgsorgan	Segmentbezug und Verlauf der präganglionären Neurone	Verlauf der postganglionären Neurone
glatte Muskulatur – Hautgefäße – Schweißdrüsen	$Th_1 - L_3$ ↓ weiße Verbindungsäste ↓ Grenzstrangganglien (synaptische Umschaltung)	graue Verbindungsäste ↓ Nn. spinales ↓ periphere Nerven ↓ Erfolgsorgane → Hautgefäße – Vasokonstriktion → Schweißdrüsen – Sekretion ↑
Drüsen und glatte Muskulatur des Kopfes	Th_1 ↓ weiße Verbindungsäste ↓ Ganglion cervicale superius (synaptische Umschaltung)	Axone der postganglionären Neuronen winden sich um die versorgenden Arterien und erreichen mit ihnen die Erfolgsorgane.
Herz und Lungen	$Th_1 - Th_5$ ↓ weiße Verbindungsäste ↓ Ganglion stellatum (synaptische Umschaltung)	spezielle Nerven ↓ Erfolgsorgane → Herzfrequenz ↑ → Atemfrequenz ↑
Baucheingeweide	$Th_5 - Th_{12}$ ↓ weiße Verbindungsäste ↓ Nn. splanchnici major und minor ↓ prävertebrale Ganglien (Ganglion coeliacum, Ganglion mesentericum superius) (synaptische Umschaltung)	Axone bilden Nervengeflechte (z. B. das sog. Sonnengeflecht des Ganglion coeliacum = Plexus solaris), von denen sie mit den Gefäßen zu den Erfolgsorganen ziehen → Motilität ↓ → Kontraktion der Schließmuskeln
Beckenorgane	$L_1 - L_4$ ↓ weiße Verbindungsäste ↓ Ganglion mesentericum inferius (synaptische Umschaltung)	Plexus mesentericus inferior ↓ Erfolgsorgane • Harnblase: Entleerung wird gehemmt, Kontraktion des Schließmuskels • Genitalien: ♂ Ejakulation ♀ Kontraktion

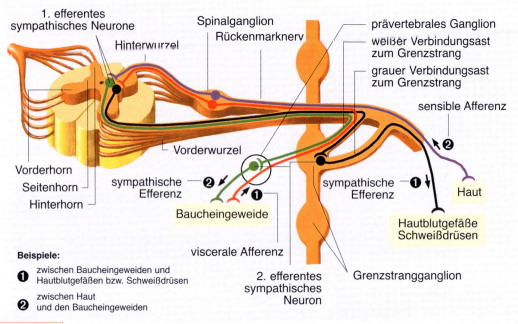

Abb. 17.29 *Eingeweidereflexbogen der sympathischen Innervation (Schema).*

Merke

Die paarigen sympathischen Grenzstrangganglien sind beiderseits der Wirbelsäule von der Hirnbasis bis zum Kreuzbein in einer Doppelreihe angeordnet und werden als Grenzstrang des Sympathicus bezeichnet. Sie sind untereinander verbunden. In den Grenzstrangganglien oder praevertebralen Ganglien wird von den prä- auf die postganglionären Neurone synaptisch umgeschaltet. Die Neuriten der postganglionären Neurone ziehen zu den Erfolgsorganen.

Es gibt auch *präganglionäre* Neurone, deren Axone direkt zu den Zellen des *Nebennierenmarkes* (diese entsprechen den postganglionären Neuronen) ziehen und hier die Sekretion von *Adrenalin* und *Noradrenalin* veranlassen. Beide Hormone unterstützen die Wirkungen des Sympathicus auf die Organe. So regen sie vor allem die biologische Oxidation in Belastungssituationen (Stress) an.

P Langfristig erhöhte Adrenalinspiegel im Blut infolge emotionalen Stresses können die Entstehung verschiedener Erkrankungen begünstigen.

Transmitter
Die chemischen *Überträgerstoffe* im sympathischen Nervensystem sind:
- *Acetylcholin* vom prä- auf das postganglionäre Neuron in den Grenzstrang- und prävertebralen Ganglien.
- *Noradrenalin* vom postganglionären Neuron auf das Erfolgsorgan.

Da die *sympathischen* Ganglien *organfern* liegen, sind die *präganglionären* Axone *kurz* und die *postganglionären lang*.

Efferente Leitungsbahn des Sympathicus.   Tab. 17.10

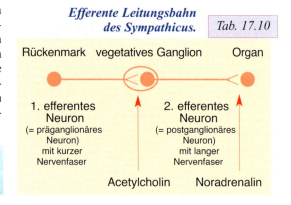

17.11 Vegetatives Nervensystem

P Arzneimittel, die die gleiche Wirkung wie Adrenalin und Noradrenalin haben, heißen *Sympathomimetika*. Arzneimittel, die die Wirkung dieser Hormone blockieren oder abschwächen, nennt man *Sympatholytika*.

Noradrenalin und Adrenalin erzeugen an den sympathisch innervierten Erfolgsorganen verschiedene physiologische Wirkungen. Das ist möglich, weil diese Organe 2 Arten von Rezeptoren besitzen, die α- und β-*Rezeptoren*. Erstere sprechen besser auf Noradrenalin, letztere besser auf Adrenalin an.
Allgemein gilt:
α-*Rezeptoren* vermitteln die *erregende* (Ausnahme: Magen-Darm-Trakt), β-*Rezeptoren* die *hemmende* (Ausnahme: Herzerregung) Wirkung des Sympathicus.

2. Parasympathicus
Die Perikaryen der praeganglionären (1. efferenten) parasympathischen Neurone liegen:
– im Hirnstamm (Pars encephalica), v. a. im Mittelhirn und verlängerten Mark, und
– im *Kreuzmark* (Pars sacralis) in den Seitensäulen der Rückenmarksegmente S_2 – S_4.

Merke
Nach der Lage der zentralen Teile unterscheidet man einen cranialen (Pars encephalica) und sacralen (Pars sacralis) Parasympathicus.

Die synaptische *Umschaltung* von den *prä-* auf die *post*ganglionären Neurone erfolgt in *peripheren* parasympathischen Ganglien, die entweder in unmittelbarer Organnähe oder im Organ (= *intramurale Ganglien*) liegen.
Die *präganglionären* Axone ziehen in speziellen *Nerven* zu den postganglionären Neuronen, sind also im Vergleich zum Sympathicus sehr lang. Entsprechend kurz sind die postganglionären Axone.

Parasympathische Innervation
Cranialer Parasympathicus
Von den *präganglionären* Perikaryen des *Hirnstammes* ziehen die Axone in den *Hirnnerven III* (N. oculomotorius), *VII* (N. facialis), *IX* (N. glossopharyngeus) und *X* (N. vagus) zu den *post*ganglionären Neuronen der vegetativen parasympathischen **Kopf-** bzw. **Brust-** und **Bauchganglien**. In den Kopfganglien werden die präganglionären Neurone, deren Axone in den Hirnnerven III, VII und IX verlaufen, auf die postganglionären Neurone umgeschaltet. Die

Parasympathische Innervation. Tab. 17.11

Parasympathische Axone der Hirnnerven	vegetatives Ganglion	Erfolgsorgan	
III	Ganglon ciliare[1]	M. sphincter pupillae	– Pupillenadadaption
		M. ciliaris	– Akkommodation
VII	Ganglion pterygopalatinum[1]	Tränendrüsen, Nasen- und Gaumendrüsen	– Sekretion ↑
	Ganglion submandibulare	Unterkiefer- und Unterzungenspeicheldrüsen	– Sekretion ↑
IX	Ganglion oticum[1]	Ohrspeicheldrüse	– Sekretion
X	parasympathische Brust- und Bauchganglien	Herz	– Herzfrequenz ↓
		Lunge	– Atemfrequenz ↓
	intramurale Ganglien	Gastrointestinaltrakt bis Cannon-Böhm-Punkt[2]	– Motilität ↑

[1] Kopfganglien
[2] Grenze zwischen mittlerem und linkem Drittel des Colon transversum

synaptische Umschaltung jener, die im Hirnnerv X verlaufen, erfolgt in den Brust- und Bauchganglien.

Sacraler Parasympathicus
Die Axone der **präganglionären** parasympathischen Neurone ziehen über die Vorderwurzel der Rückenmarksegmente S$_2$ – S$_4$ in die *Spinalnerven*. Ab hier verlaufen sie in den **Beckeneingeweidenerven** (N. splanchnici pelvini) in die parasympathischen **Ganglien** des Plexus hypogastricus. Hier erfolgt die synaptische *Umschaltung* auf die *post*ganglionären Neurone. Die Axone dieser Neurone innervieren den *Dickdarm* ab Cannon-Böhm-Punkt (Sekretion ↑, Schließmuskel ↑), die Harnblase (Entleerung), die Harnleiter (Kontraktion) und die Genitalorgane (♂ Erektion).

Transmitter
Als Transmitter wirkt sowohl in den Ganglien als auch auf das Erfolgsorgan *Acetylcholin*.

P Arzneimittel, die so wirken wie Acetylcholin, werden *Parasympathomimetica* genannt.
Arzneimittel, die die Wirkung von Acetylcholin blockieren oder abschwächen, heißen *Parasympatholytica*.

Wirkungsweise des VNS
Sympathicus und Parasympathicus weisen je nach Situation unterschiedliche Erregungszustände auf. Der **Sympathicus** bewirkt eine *Leistungssteigerung*, die als **ergotrope** Reaktion bezeichnet wird (*vorherrschend bei Arbeit*). Der **Parasympathicus** sorgt für die Aktivierung jener Organfunktionen, die für den *Aufbau der Energiereserven* nötig sind, d. h., er hat eine **trophotrope** Wirkung (vorherrschend bei Ruhe).

Tab. 17.12 *Efferente Leitungsbahn des Parasympathicus.*

Rückenmark Sakralmark	vegetatives Ganglion oder Nervengeflecht	Organ
1. efferentes Neuron (= präganglionäres Neuron) mit langer Nervenfaser	2. efferentes Neuron (= postganglionäres Neuron) mit kurzer Nervenfaser	
	Acetylcholin	Acetylcholin

Merke
Die meisten inneren Organe werden sympathisch und parasympathisch innerviert, wobei die Effekte antagonistisch sind.

Beispiele	Reizung des **Sympathicus** bewirkt	Reizung des **Parasympathicus** bewirkt
Schlagfrequenz und -volumen des Herzens	Zunahme	Abnahme
Darmmotorik	Abnahme	Zunahme
Gallenblasenmuskulatur	Erschlaffung	Kontraktion
Bronchialmuskulatur	Erschlaffung	Kontraktion

Vorwiegend parasympathisch werden innerviert:
– Harnblase, Speicheldrüsen, Tränendrüsen, Drüsen im Nasenrachenraum.
Nur parasympathisch werden innerviert:
– Tränendrüsen,
– Drüsen des Nasen-Rachen-Raumes.
Nur sympathisch werden innerviert:
– fast alle Blutgefäße, Milz, Genitalorgane.

P Bei verschiedenen Erkrankungen innerer Organe kann die Haut über dem Krankheitsherd, aber auch in weiterer Entfernung, schmerzhaft und gerötet sein. Der Eingeweideschmerz wird also auf die Hautoberfläche übertragen (*übertragener Schmerz*). Wichtig zu wissen ist, dass diese gürtelförmigen Hautareale (= Dermatome) nicht immer unmittelbar über dem erkrankten Organ liegen (*Head'sche Zonen*: nerval mit inneren Organen verbundene Hautregionen). Der Grund dafür: Von einem Rückenmarksegment werden sowohl das Organ wie die entsprechende Hautregion innerviert.

Vergleich:
Sympathicus *und* **Parasympathicus**
Die wichtigsten **Gemeinsamkeiten**:
– Meist 3 Neurone bilden die efferente Strecke von ZNS zum Erfolgsorgan (Effektor),
– gleicher Transmitter zwischen prä- und postganglionären Neuronen,
– oft gemeinsame Nervengeflechte um Arterien.

17.12 Zusammenwirken der Koordinationssysteme

Die wichtigsten *Unterschiede*:

Beispiele	Sympathicus	Parasympathicus
Lage der Perikaryen der präganglionären Neurone	organnahe sympathische Ganglien	organferne parasympathische Ganglien
präganglionäre Neuriten (Axone)	kurz	lang
postganglionäre Neuriten (Axone)	lang	kurz
physiologische Wirkung	ergotrop	trophotrop
Transmitter zwischen postganglionären Neuronen und Effektor	Noradrenalin über α- und β-Rezeptoren	Acetylcholin

Wegen der unterschiedlichen Transmitter zwischen postganglionären Neuronen und Effektor wird der Sympathicus als *adrenerges* und der Parasympathicus als *cholinerges* System bezeichnet.

17.12 Zusammenwirken der Koordinationssysteme VNS, animales Nervensystem und Hormonsystem

Die verschiedenen Verhaltensformen, wie z. B. Nahrungs-, Abwehr- oder Fortpflanzungsverhalten, sind das Ergebnis des engen Zusammenwirkens von animalem und vegetativem Nervensystem sowie dem Hormonsystem. Der Hypothalamus als oberstes Steuerzentrum aller vegetativen und der meisten endokrinen Prozesse erhält vom Endhirn Informationen aus der Umwelt. Daraufhin steuert er die ihm untergeordneten hormonellen, vegetativen und animalen Prozesse so, dass z. B. Ernährung und Verdauung gefördert werden, ein Abwehrverhalten (Alarmstellung) praktiziert wird oder ein Verhalten entsteht, das der Fortpflanzung dient. Bei den 3 genannten Verhaltensformen werden die Körperfunktionen wie folgt beeinflusst (vereinfacht dargestellt):

Nahrungsverhalten:
– Blutdrucksenkung,
– Erhöhung der Magen-Darm-Durchblutung,
sowie Motorik und Sekretorik,
– Hemmung der Skelettmuskeldurchblutung.

Abwehrverhalten:
– Erhöhung der Skelettmuskeldurchblutung,
– Blutdruckerhöhung,
– Erhöhung der Herzfrequenz,
– Steigerung der Atemfrequenz,
– Hemmung der Magen-Darm-Durchblutung.

Fortpflanzungsverhalten:
– Steuerung der Partnerwerbung,
– Sexualerregung.

Die Aktivierung bzw. Hemmung der einzelnen Organe erfolgt bei Sofortreaktionen durch Aktionspotentiale der schnell leitenden Nerven und bei Dauerleistungen durch anhaltend wirkende Hormone.

P Die Vorgänge des Abwehrverhaltens werden oft aufgrund vieler täglicher Belastungen (Verkehr, Schule, Arbeit u. a.) in Gang gesetzt, ohne dass danach die körperliche Handlung (Abwehr, Flucht) erfolgt.
Folgen können z. B. sein: Herz-Kreislauf-Erkrankungen, Magengeschwüre, Drüsenfunktionsstörungen.

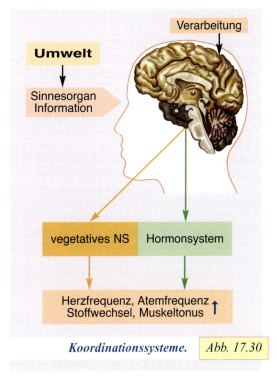

Koordinationssysteme. Abb. 17.30

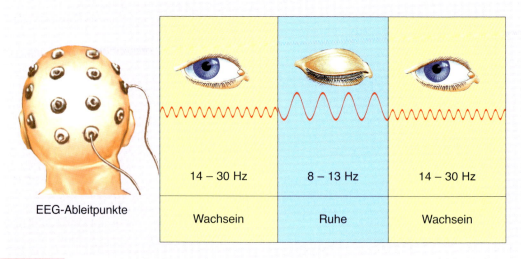

Abb. 17.31 *EEG-Wellen.*

17.13 Wachsein und Schlafen

Der Aktivitätszustand der Neurone des Gehirns („Wachheitsgrad") ist ständigen Schwankungen unterworfen. Ursachen sind z. B. die Afferenzen, die aufgrund von Umweltreizen bzw. Reizen aus dem Körper selbst entstehen.

Elektroencephalogramm (EEG)
Durch das EEG ist es möglich, die elektrische Hirnaktivität zu registrieren. Das geschieht mit Hilfe von Elektroden von der Kopfhaut aus. Je nach Wachheitsgrad variieren die Potentialschwankungen in Amplitude und Frequenz.

Wachsein und Bewusstsein
Wachsein bedeutet, dass der Mensch aktiv mit der Umwelt in Kontakt tritt und auf einwirkende Reize entsprechend reagiert. Herzfrequenz, Atemfrequenz, Stoffwechsel und Muskeltonus sind im Vergleich zum Schlafzustand erhöht.
Beim Menschen ist Wachsein eng mit *Bewusstsein* verknüpft, das durch folgende Merkmale gekennzeichnet ist:
– die *Aufmerksamkeit* und Fähigkeit, die Richtung der Aufmerksamkeit gezielt zu wechseln,
– die Kreativität und den Umgang mit abstrakten Ideen sowie ihr Ausdrücken durch Worte oder andere Symbole,
– die Fähigkeit, die Bedeutung einer Handlung im Voraus abzuschätzen, also Erwartungen und Pläne zu haben,
– die Selbsterkenntnis und das Erkennen anderer Individuen,
– das Akzeptieren ästhetischer und ethischer Werte.

P Abweichungen vom normalen Bewusstsein werden als Bewusstseinsstörungen bezeichnet. Sie äußern sich in einem veränderten Ablauf oder Ausfall der genannten Merkmale.
Im Vergleich zur normalen Bewusstseinslage (Bewusstseinsklarheit) spricht man von verschiedenen Schweregraden wie leichte Bewusstseinstrübung (= leichte Benommenheit), Somnolenz (= Schläfrigkeit), Sopor (= mittelgradige Bewusstseinsstörung, schläfriger Zustand), Koma (= Bewusstlosigkeit).

Schlafen
Schlafen dient der Erholung, ist aber nicht einfach ein Ruhen des Gehirns, sondern eine vom Wachsein unterschiedliche Organisationsform der Hirnfunktion.
Im Schlafzustand ist die Informationsaufnahme aus der Umwelt auf ein Minimum eingeschränkt, aber bestimmte Schlüsselreize, wie beispielsweise das Wimmern des Säuglings, werden aufgenommen. Stoffwechsel, Herz und Atemfrequenz sind gedrosselt (= parasympathische Reaktionslage).

17.13 Wachsein und Schlafen

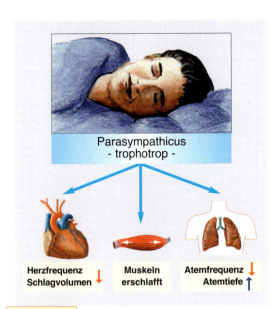

Abb. 17.32   *Parasympathische Reaktionslage.*

Mit dem EEG lassen sich 2 Schlafphasen feststellen:
- der **REM** (**R**apid **E**ye **M**ovements = schnelle Augenbewegungen) oder der paradoxe Schlaf und
- der **Non-REM** (ohne diese Augenbewegungen) oder orthodoxe Schlaf.

Darüber hinaus können unterschiedliche Schlafstadien als Ausdruck der Schlaftiefe abgegrenzt werden.
Während eines normalen Nachtschlafes werden die REM- und Non-REM-Phasen und die Schlafstadien im Durchschnitt 3 bis 5 mal durchlaufen. Dabei treten charakteristische EEG-Wellen auf.

Non-REM- oder orthodoxer Schlaf
Diese Schlafphase umfasst beim Erwachsenen ca. 80 % der Gesamtschlafdauer. Sie ist durch 5 Schlafstadien (A, B, C, D, E) gekennzeichnet und läuft wie in der Tabelle 17.13 dargestellt ab.

Tab. 17.13   5 Schlafstadien.

Schlaf-stadium	Schlaftiefe	EEG-Wellen	Frequenz (in HZ)
A ↓	entspanntes Wachsein ↓	Alpha (α) ↓	8,0 – 13,0
B ↓	Einschlafen ↓	Theta (θ) ↓	5,0 – 7,0
C ↓	Leichtschlaf ↓	Delta (δ) ↓	4,0
D ↓	mitteltiefer Schlaf ↓	Delta (δ) ↓	3,0 – 3,5
E	Tiefschlaf	Delta (δ)	0,5 – 1,2

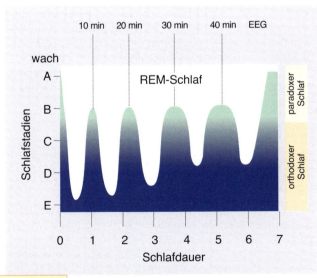

Abb. 17.33   *Schlafstadien im Verlauf einer Nacht.*

Merke

Der erste Tiefschlaf (D, E) einer Schlafperiode wird etwa 30 bis 90 Minuten nach dem Einschlafen (B) über das Stadium C erreicht. Die maximale Schlaftiefe nimmt mit zunehmender Schlafdauer ab.

In der orthodoxen Schlafphase sind verschiedene Lebensfunktionen herabgesetzt und zwar
- die Herz- und damit die Pulsfrequenz,
- der Blutdruck,
- die Atemfrequenz,
- die Drüsentätigkeit,
- der Stoffwechsel,
- der Muskeltonus und
- die Reizschwelle der Sinnes- und Nervenzellen.

17 Nervensystem

REM- oder paradoxer Schlaf
Der REM-Schlaf stellt eine besondere Phase dar: Das EEG gleicht dem Schlafstadium E (deshalb paradoxer Schlaf).

> **Merke**
> Die erste REM-Phase einer Schlafperiode beginnt ca. 80 Minuten nach dem Einschlafen und wiederholt sich etwa alle 1,5 Stunden. Die einzelnen Phasen dauern im Mittel 20 Minuten, wobei die längsten gegen Morgen auftreten.

Der REM-Schlaf zeichnet sich aus durch:
- schnelle Augenbewegungen und Muskelzuckungen (z. B. Gesichtsmuskeln);
- das fast vollständige Erlöschen des Muskeltonus der Skelettmuskulatur;
- Zunahme der Atem-, Herz- und Pulsfrequenz, wobei gewisse Unregelmäßigkeiten auftreten.
- Auftreten von Peniserektionen sowie der meisten Träume.

> **Merke**
> Zu einem erholsamen Schlaf gehören sowohl Non-REM- als auch REM-Schlaf-Phasen.

Entsprechend der Dauer des Nachtschlafes kann man von 3 Schlaftypen sprechen:
- Kurzschläfer   < 6 Stunden,
- Mittelschläfer 6 – 9 Stunden,
- Langschläfer   > 9 Stunden.

Im Allgemeinen nimmt mit zunehmendem Alter die Gesamtschlafdauer ab, wobei vor allem die Non-REM-Perioden erheblich kürzer werden. Der hohe Anteil des REM-Schlafes bei Säuglingen und Kleinkindern könnte möglicherweise ein gewisser Ersatz für fehlende äußere Reize sein.

Der normale Schlaf-wach-Rhythmus wird von einer in ihrer Wirkungsweise noch weitgehend unbekannten „inneren Uhr" gesteuert.

P Ein gesteigertes Schlafbedürfnis kann Hinweis auf Störungen sein (z. B. Allgemein- oder hirnorganische Erkrankungen).
Schlafstörungen (Einschlaf-, Durchschlafstörungen, frühes Erwachen, Schlafumkehr) sind sehr häufig. Bevor Schlafmittel verabreicht werden, sollte versucht werden, mögliche Störfaktoren auszuschalten.
Schlafmittel stören den Ablauf der natürlichen Schlafphasen und sind daher bei Dauergebrauch gesundheitsschädigend.

17 Nervensystem

Fragen zur Wiederholung

1. Aus welchen Anteilen besteht das menschliche Nervensystem?
2. Erklären Sie anhand eines Querschnittes den Aufbau des Rückenmarkes.
3. Nehmen Sie eine Gliederung der Rückenmarksegmente vor.
4. Definieren Sie
   a) graue Substanz,   b) weiße Substanz,
   c) Nervenfaser,   d) Nerv.
5. Nehmen Sie eine Gliederung der einzelnen Hirnabschnitte vor.
6. Beschreiben Sie den Bau des Endhirns.
7. Nennen Sie die verschiedenen Funktionszentren in der Großhirnrinde, und beschreiben Sie kurz ihre Aufgaben.
8. Welche Bedeutung haben die Basalganglien?
9. Aus welchen Abschnitten besteht das Zwischenhirn, und welche Aufgaben erfüllen sie?
10. Welche Funktionen erfüllen
    a) Mittelhirn,   b) Kleinhirn,
    c) Medulla oblongata,   d) Formatio reticularis?
11. Was sind Hirnventrikel, und welche gibt es?
12. Wie werden Gehirn und Rückenmark geschützt?
13. Unterscheiden Sie inneren und äußeren Liquorraum.
14. Welche Bedeutung hat der Liquor?
    An welcher Stelle kann man am günstigsten Liquor gewinnen?
    Begründen Sie den Punktionsort aus anatomischer Sicht.
15. Beschreiben Sie die Blutversorgung des Gehirns.
16. Lokalisieren Sie die afferenten und efferenten Fasersysteme des Rückenmarkes und Gehirns! – Wo liegen die Umschaltstellen zwischen den einzelnen Neuronen?
17. Was verstehen Sie unter dem extrapyramidal-motorischen System, und welche Bedeutung hat es?
18. Was sind Ganglien?
19. Nennen Sie die 12 Hirnnerven und ihre Aufgaben.
20. Beschreiben Sie die Entstehung und Aufzweigung eines Rückenmarksnerven.
21. Geben Sie einen Überblick über die Innervationsgebiete der Rückenmarksnerven unter Beachtung der Geflechtbildung.
22. Nennen Sie die wichtigsten Nerven des Armes und ihre Aufgaben.
23. Stellen Sie Ursprung, Verlauf und Versorgungsgebiet des N. ischiadicus dar.
24. Was ist ein Reflexbogen?
25. Erläutern Sie Wesen und Bedeutung von
    a) Eigenreflexen,   b) Fremdreflexen,
    c) bedingten Reflexen.
    Beschreiben Sie einige wichtige Reflexe genauer.
26. Welche Leistungen vollbringt die Stützmotorik, und wie werden diese realisiert?
27. Welche Aufgabe erfüllt das VNS?
28. Unterscheiden Sie zentrales und peripheres VNS.
29. Unterscheiden Sie
    a) para- und prävertebrale Ganglien,
    b) prä- und postganglionäre efferente Neurone.
30. Beschreiben Sie Aufbau und Aufgabe des Sympathicus.
31. Erläutern Sie den Zusammenhang zwischen Sympathicus und den Hormonen Adrenalin und Noradrenalin.
32. Beschreiben Sie Aufbau und Aufgabe des Parasympathicus.

17 Nervensystem

Fragen zur Wiederholung

33. Vergleichen Sie Sympathicus und Parasympathicus hinsichtlich ihrer Wirkungsweise.
34. Erläutern Sie an einem konkreten Beispiel das Zusammenwirken von VNS, animalem Nervensystem und Hormonsystem.
35. Erläutern Sie die Bedeutung des Schlafes aus physiologischer Sicht.

Stichwortverzeichnis

A

Abduktion	99, 114, 125
AB0-System	169
Abwehr	153
– spezifische	158
– unspezifische	158
– unspezifische, humorale	165
– unspezifische, zelluläre	165
Abwehrmechanismen	166
Acetabulum	94, 119, 120, 123
Acetessigsäure	41
Aceton	41
Acetylcholin	97, 368, 370
Achillessehne	96, 103, 122, 126, 128
Achillessehnenreflex	362
Achsel-	
-höhle	115
-lymphknoten	115, 163, 189
-vene	185
Acromion	112, 113
Adaptation	328
Addison'sche Krankheit	303
Adduktion	99, 114, 116, 125, 126, 128
Adduktoren	128
Adenin	36, 44
Adenosin	202
Adenohypophyse	299
Adenosindiphosphat	36
Adenosinmonophosphat	36
Adenosintriphosphat (ATP)	36
Ader-	
-geflecht	343
-haut	322, 323
ADH	273
Adipositas	41
Adiuretin	273, 296
Adnexe	283
Adnexitis	283
Adrenalin	203, 204, 296, 303, 308, 304, 368
Adrenalinspiegel	368
Adventitia	177
After	141
After-	
-heber	140, 141
-schließmuskel	140, 141
Agglutinine	168
Agglutinogen	169
Agonist	96
Akinese	343
Akkommodation	326
Akromegalie	300
Aktin	68
Aktionspotential	72, 74
Aktivierungsenergie	37
Aktomyosinkomplex	97
Albumine	22, 156, 198
Aldosteron	203, 204, 274, 296, 303, 308
Alkalose	30
Allele	52
Allergie	168
Alles-oder-Nichts-Gesetz	74
Alterssichtigkeit	326
Alveolar-	
-makrophagen	165
-septen	222
Alveole	220, 221
Amboss	315
Amine	
– biogene	41
Aminosäuren	21, 40, 41
Amitose	49
Ammonshorn	340
Ammonshornwindung	340
Amphiarthrose	93, 94
Amplitudenmaximum	320
Ampulla recti	245, 246
Amylasen	42
Anämie	255
Anaphase	49, 50
anaerob	40
Anastomosen	176, 177, 185
Anatomie	14
Androgene	303
Angina	165, 176
Angiotensin	204, 308
Angiotensinogen	204
Angulus	
– pubis	119
– sterni	110
Anion	21
Anspannungsphase	195
Antagonist	96, 117
Anteflexio uteri	282
anterior	16
Anteversion	99, 116
Antigen-Antikörper-Komplex	166
Antigen-Antikörper-Reaktion	166
Antikörper	155, 165
Antrum	241, 258
Anulus	
– fibrosus	106, 108
– inguinalis	140
Anurie	272
Anus	141, 142
Anzieher	
– langer	102, 125
Aorta	172
– Hauptäste	183
Aorten-	
-bogen	161, 173, 180, 183, 202
-klappe	172, 175, 178, 196
Apertura	
– lateralis ventriculi quarti	345
– mediana ventriculi quarti	345
– thoracis	110
Apex vesicae	268
Aphasie	337
Aponeurose	96
Aponeurosis	
– palmaris	96, 102, 116
– plantaris	96
Apophyse	90
Apoplexie	348
Apparat	
– dioptrischer	326
Appendix vermiformis	233, 244
Appendizitis	244, 283
Aquaeductus cerebri	342, 345, 347
Arachnoidea encephali	345, 347
ARAS	344
Arcus	
– aortae	173, 180
– costalis	110
– pubis	119
– vertebrae	105, 106
Area	
– olfactoria	354
– striata	338
Areola mammae	82
Arm-	
-geflecht	357, 358, 359
-Innervation	358
-Kopf-Vene	151
-strecker	102, 103, 116
Arteria (A.)	
– axillaris	181
– basilaris	348
– brachialis	182
– carotis communis	173, 179
– carotis interna	348
– centralis retinae	323
– communicans anterior	348
– communicans posterior	348
– coronaria	173, 180
– dorsalis pedis	181
– femoralis	181
– fibularis	181
– hepatica	246
– iliaca communis	179
– iliaca externa	180, 181
– iliaca interna	180, 181
– mesenterica inferior	180, 181
– mesenterica superior	180, 181
– ophthalmica	323
– poplitea	181
– pulmonalis	173, 184
– radialis	181, 184
– renalis	181, 184
– splencia	162
– subclavia dextra	173, 180
– subclavia sinistra	180, 182
– temporalis	181
– tibialis anterior	181
– tibialis posterior	181
– ulnaris	181
– vertebralis	149, 151, 348
Arterien	172, 176, 177
Arterienring	348
Arterien-Venen-Kopplung	201
Arteriolen	176, 197
Arteriosklerose	158, 304
Arthrose	65
Articulatio (Art.)	
– acromioclavicularis	112
– atlantoaxialis mediana	108
– carpometacarpalis pollicis	94
– coxae	94, 123
– cubiti	111, 113
– genus	92, 123
– humeri	94, 111, 112
– humeroradialis	113
– humeroulnaris	113
– radiocarpalis	92, 94, 111, 114

Stichwortverzeichnis

Articulatio (Art.)
– radiocarpalis 111
– radioulnaris distalis 113
– sacroiliaca 119
– sternoclavicularis 112
– talocruralis 124
– temporomandibularis 132
Articulationes (Artt.)
– atlantoaxiales 108
– atlantooccipitales 108
– cartilagineae 91
– fibrosae 91
– synoviales 91
Aschoff-Tawara-Knoten 190
Aspiration 254
Assimilation
– autotrophe 17
– heterotrophe 17
Assoziationsbahnen 340
Ataxien 343, 352
Atem-
-frequenz 230
-gastransport 224, 229
-hilfsmuskel 224, 226
-minutenvolumen 227, 230
-not 226
-regulation, chemische 231
-ruhevolumen 227
-stillstand 230
-tiefe 230
-zeitvolumen 227
Atlantoaxialgelenk 105
Atlas 105
Atlasquerband 93, 108
Atmungs-
-kette 26, 37, 42
-regulationszentrum 344
-typ 226
ATP (Adenosintriphosphat) 36, 97
Atrioventrikular-
-klappen 174
-knoten 190
Atrium 172, 179, 186
Atrophie 84
Auerbach'scher Plexus 243
Aufwachtemperatur 207
Augapfel 323
Auge, trockenes 325
Augen-
-braue 325
-haut, innere 321
-haut, mittlere 322
-hintergrund 323
-höhle, knöcherne 323
-höhlen 132
-innendruck 322
-kammer 322
-lider 323
-muskel, ringförmiger 133
-muskelnerven 324
-vene, obere 323
Auricula 315
Ausatmungsmuskel 225
Atmungsluft 229
Außenrotation 99, 116, 117
Austreibungsperiode 293

Austreibungsphase 175, 191
Auswärtsdreher 114
AV-Knoten 190
Axillartemperatur 207
Axis 93, 105, 108
Axolemm 70
Axon 70
Axoplasma 70
A-Zellen 251
Azidose 30, 230, 308
Azini 252

B

β-Hydroxybuttersäure 41
Babinski-Reflex 363
Balken 335, 340
Balkenvene 162
Ballaststoffe 35
Bandgelenke 91
Band-
-haft 91
-scheibe 106, 108
Basalganglien 338, 339, 340, 343, 344, 352
Basedow-Krankheit 302
Basen 29
– komplementäre 45
Basilarmembran 318
Bastard 53
Baustoffwechsel 36
Bauch, akuter 147
Bauch-
-aorta 180, 184
-deckenreflex 362, 363
-fell 144
-fellduplikaturen 144, 145
-felltaschen 145
-höhle 144
-höhlenschwangerschaft 282
-muskeln 137, 138, 139
-presse 138, 141
-region 138
-speichelgang 249
-wand 137, 138, 139
Becherzellen 61, 85
Becken 119, 120
Becken-
-boden 140
-eingangsebene 120
-gürtel 104, 111, 118, 120, 123
-lymphknoten 189
Bed-side-Test 169
Befruchtung 286, 288
B-Gedächtniszellen 166
Beischlaf 289
Belegzellen 241, 255
Belüftungs-Durchblutungs-
 Verhältnis 229
Betriebsstoffwechsel 36
Beugereflex 362
Bewegungs-
-apparat 89, 108
-element 108

Bewegungs-
-muskeln 96, 109
-sinn 312
-störung 350
Bewusstlosigkeit 254
Bewusstsein 372
Bewusstseinsstörung 372
Bicarbonat 18, 30, 38, 230
Bicepssehnenreflex 362
Bifurcatio
– aortae 184
– tracheae 220
Bilirubin 248, 260
Biliverdin 260
Bindegewebe 59, 62, 63
Bindehaut 321, 324, 325
Bindehaut-
-entzündung 325
-sack 321, 325
Biokatalysator 37
Bläschen-
-drüsen 268, 278, 280
-transport 33
Blasendreieck 268
Blastomeren 288
Blastozyste 288
Blickparesen 342
Blinddarm 242
Blut-
-bild, weißes 155
-blättchen 155
-druckamplitude 198
-druckmessung 198
-druckwert 198
-gefäß 160
-gefäßarten 176
-gruppensubstanzen 154
-kapillare 33, 34
-kreislauf 178
-Hirn-Schranke 347
-Liquor-Schranke 347
-plasma 153, 156
-plättchen 153
-serum 156
-verteilung 153
-wasser 153
-zellen 153
-zuckerspiegel 19, 40, 303, 308
Blutungs-
-neigung 256
-zeit 157
B-Lymphozyten 160, 164
B-Plasmazellen 166
Bogengänge 315, 316, 317, 318
Bolus 252
Bowman'sche Kapsel 266
Bradykardie 198
Bradykinin 199
Branchium 12
Brechkraft 322, 326
Brenztraubensäure 40
Broca-Zentrum 337
Bronchialbaum 220
Bronchialmuskulatur 222
Bronchiole 184, 222
Bronchioli respiratorii 222

Stichwortverzeichnis

Bronchus principalis	220
Bruch	139
Bruchheilung	91
Brücke	334, 342, 343
Brückenkerne	343
Brust-	
-bein	109
-beinkörper	109
-bein-Rippen-Gelenk	109
-beinwinkel	109
-drüsen	82
-fell	223
-höhle	12
-korb	109
-korböffnungen	110
-kyphose	104
-muskel, großer	99, 102, 116
-nerven	334
-wand	137
-warzen	82
-warzenvorhof	82
-wirbel	101, 104, 106, 110, 116
-wirbelsäule	104, 109
Buccae	234
Bulbus pili	84
Bursa	
– omentalis	145
– synovialis	92, 93, 123
Bursitis	96
Bürstensaum	243
Busen	82
B-Zellen	251

C

Caecum	244
Calcaneus	122
Calcitonin	296, 309
Calvaria	128, 130
Canalis	
– analis	246
– centralis	333
– cervicis uteri	282
– inguinalis	138, 139
– opticus	353
– sacralis	107
– vertebralis	105, 108
Cannon-Böhm-Punkt	357, 369
Capitulum humeri	113
Capsula	
– adiposa	264
– articularis	92, 123, 132
– fibrosa	265
– interna	339
Caput	12, 104, 128
Caput	
– femoris	94, 121, 123
– fibulae	121
– humeri	94, 112
– laterale	103
– longum	103
– mandibulare	132
– mediale	103
– pancreatis	250
– radii	113
– ulnae	113
Carboanhydrase	230
Carpometacarpalgelenk	114
Carpus	111, 113
Carrier	34
Cartilago	
– arytenoidea	218
– costalis	110
– cricoidea	219
– thyroidea	215, 219
– trachealis	219
Cauda	
– equina	359
– pancreatis	250
caudal	16
Cavitas	
– abdominalis	144
– articularis	92, 123
– glenoidalis	94
– infraglottica	217
– laryngis intermedia	216
– nasi	132, 214
– oris	132, 215, 233
– pleuralis	222, 223
– thoracis	109, 143
– tympanica	315
– uteri	281
Cavum subarachnoideale	347
Cementum	235
Centrum tendineum	143
Cerebellum	335, 343
Cerebrum	335
Cervix	
– uteri	282, 284
– vesicae	268
Cervixkanal	282
Chalazion	325
Chiasma opticum	328, 329
Choanae	213
Cholesterol	20
Cholesterolspiegel	20
Chondrozyten	64
Chorioidea	322, 323
Choriongonadotropin	289
Chromatide	44
Chromatin	26, 43, 48
Chromosomen	43, 44, 48, 54
Chromosomen-Chylomikronen	256
Chylus	188
Circulus arteriosus cerebri	348
Cisterna chyli	188
Claustrum	338, 339
Clavicula	100, 110, 111, 112, 116
Clitoris	141, 285
Cholecalciferol	309
Cochlea	316, 318, 319
Coenzyme	39, 42
Coitus	286
Collum	235
– anatomicum	113
– chirurgicum	113
– femoris	121
– vesicae biliaris	250
Colon	244
Columna	
– anterior	333
– lateralis	333
– renalis	265
– posterior	333
– vertebralis	104
Coma hepaticum	261
Concha nasalis	215
Condylus lateralis	121
Conjunctiva	324, 325
Conjunctivitis	325
Corium	77, 79
Cornea	321, 326
Cornu	333
Corpus	
– amygdaloideum	340
– callosum	335
– cavernosum penis	277
– ciliare	322
– femoris	121
– fibulae	121
– gastricum	241
– geniculatum	328
– luteum	305
– pancreatis	250
– radii	113
– spongiosum penis	280
– sterni	109, 110
– striatum	338
– tibiae	121
– uteri	282, 284
– vertebrae	105, 106
– vesicae	268
Cortex	
– cerebelli	343
– cerebri	336
Corticosteron	303
Corticotropin	299
Cortisol	296, 303
Costae	100, 110
CO-Vergiftung	230
Cowper'sche Drüsen	281
cranial	16
Cranium	100, 101, 128
Crista	
– galli	131
– iliaca	119, 127
crossing over	50
Crura cerebri	342
Cubitalvenen	115
Cupula	317
Curvatura gastrica	240
Cushing-Syndrom	303
Cutis	77
C_2-Körper	41
Cytosin	45

D

Dach	342
Damm	141
Dammmuskel	140, 141
Darmbeingelenkfläche	107

Stichwortverzeichnis

Darmbein-
  -grube 119
  -kamm 119, 127, 128
  -Kreuzbein-Gelenk 119, 120
  -Lenden-Muskel 123
  -stachel 119, 127, 128, 129
Darm-
  -epithel 60
  -flora 256, 257
  -verschluss 250
Daumensattelgelenk 94, 114
Decarboxylase 41
Decarboxylierung 41
Deckepithel 60
Decussatio pyramidum 351
Defäkation 256
Defloration 286
Deiter'scher Kern 352
Deltamuskel 93, 99, 102, 116, 127
Dendrite 70
Dens 105, 108
Dentes 234
Dentin 235
Dermatom 360
Desaminierung, oxydative
Descensus testis 139, 278
Desoxygenation 230
Desoxyribonucleinacid (DNA) 44
Diabetes
  – mellitus 308
  – insipidus 274
Diaphragma 138
  – pelvis 140
  – urogenitale 140
Diaphyse 89, 90
Diastole 175, 191
Dickdarmabschnitte 245
Dickenwachstum 90
Dictyosom 26
Diencephalon 335, 341
Differentialblutbild 154, 155
Diffusion 31, 177, 198
Digiti 111, 122
Dioptrien 321, 326
Diploe 131
diploid 44, 49, 51
Disci intervertebrales 106
Discus 92, 114
  – articularis 132
  – intervertebralis 108
distal 16
DNA (Desoxyribonucleinacid) 44
dominant 52
Dopamin 343
Doppelhelix 44, 45
dorsal 16
Dorsalextension 114, 117
Douglas'scher Raum 145, 268
Dreh-
  -beschleunigung 317
  -sinneszellen 317
Dreieckbein 111, 115
Drosselvene 185, 149, 151
Druck 32
Druckdiurese 272
Druckpunkte 312

Drüsen
  – endokrine 87
  – exokrine 86
Drüsenepithel 60
Ductus 247
  – arteriosus 291, 292
  – arteriosus Botalli 292
  – choledochus 243, 248, 249
  – cochlearis 316, 319
  – cysticus 249
  – deferens 277, 279
  – ejaculatorius 277, 279
  – hepaticus 249
  – lymphaticus 187, 188, 189
  – nasolacrimalis 213
  – pancreaticus 243, 249, 251
  – papillares 265, 267, 269
  – parotideus 239
  – submandibularis 239
  – thoracicus 187, 188, 189
  – venosus 291, 292
  – venosus Arantii 292
Duftdrüsen 81
Duodenum 242
Dura mater 345
  – encephali 131, 346
  – spinalis 346
Durchblutungs-
  -regulation 176, 202
  -störung 348
Durstzentrum 341

E

EEG 372
Effektorpol 70
Eichel 280
Eierstock 281
Eierstockvene 185
Ei-
  -gelenk 93, 94, 114
  -leiter 283, 288
  -leiterschwangerschaft 282
  -sprung 282, 288
  -weiße 17, 33, 39, 45
Eigenreflexe
  – monosynaptische 361
Einatem-
  -muskel 224
  -luft 225
Eingeweideschmerz 313
Einheit, motorische 97, 98
Einnierigkeit 264
Einzapfung 91
Einzeldrüse 87
Einwärtsdreher 114
Eiweiß-
  -bildung 21
  -synthese 26, 47
Ejakulation 279, 280
EKG 191, 192
Ektoderm 289
Elektro-
  -encephalogramm (EEG) 372

Elektro-
  -kardiogramm 191, 192
  -lyte 17
Elle 91, 94, 100, 111, 114
Ellen-
  -arterie 181, 182
  -beuge 114
  -bogenlymphknoten 189
  -nerv 357
Ellen-Speichen-Gelenk 113, 114
Embryoblast 289
Empyem 86
Emulgierung 256
Enamelum 235
Encephalon 335
End-
  -harn 274
  -hirn 335
  -hirnhemisphäre 336, 340, 345
  -glied 113
  -knöpfchen 75
Endokard 172, 174, 191
Endolymphe 316, 317, 319
Endometrium 283, 289, 291
Endoneurium 71
Endothel 62
Endplatten, motorische 97
enterohepatischer Kreislauf 261
Enterozeptoren 312
Entoderm 289
Entspannungsphase 194, 195
Enzym 165, 204
Epicondylus lateralis 113, 121, 127
Epidermis 80, 83, 85
Epididymis 279
Epiduralraum 346
Epiglottis 215, 216
Epikard 172, 174
Epineurim 71
Epiphyse 89, 335, 343
  – distale 90
  – proximale 90
Epiphysenfuge 89, 90
Episiotomie 141
Epithel 60, 62
Epithelgewebe 60
  – kubisches 61
Epithelium 85
Erbgang
  – autosomaler 52
  – autosomaler-dominanter 55
Erbgang
  – autosomaler-rezessiver 54
  – dihybrider 52
  – dominant-rezessiver 52
  – intermediärer 52
  – monohybrider 52
Erbsenbein 111, 115
Erektion 281, 288
Erguss 86
Erinnerungszentrum, optisches 338
Ernährung, künstliche 257
Eröffnungsperiode 292
Erregungs-
  -bildung 72
  -leitung 74

Stichwortverzeichnis

Erregungsübertragung	72, 75	
Erythropoetin	271	
Erythrozyten	153	
Eßzentrum	341	
Excavatio		
– rectouterina	145, 268	
– rectovesicalis	145, 268	
– vesicouterina	145	
Exophthalmus	302	
Exozytose	34	
Exspiration	224	
Extension	99, 117, 124	
Extensoren	115, 117, 125	
Exterozeptoren	311	
extraperitoneale Lage	146	
EZR	19, 24	

F

Facies auricularis	107
Faeces	256
Fallhand	360
Falx cerebri	346
Farbsehen	323
Fascia	
– renalis	264
– transversalis	137
Faserknorpel	65
Fasern	
– elastische	59
– kollagene	59, 64, 65
– retikuläre	59
Faszikel	71
Felderhaut	79
Felsenbein	130
Femur	120, 123
Femur-Condylen	123
Fenster	
– ovales	315, 318
– rundes	318
Fertilisation	288
Fersenbein	122, 128
Fett-	
-aufbau	41
-depots	41
-gewebe	63, 64
-mark	89, 90
-säuren	20, 41
-speicherung	41
-sucht	41
-zellen	22, 41
Fette	17, 20
Fibrin	157
Fibrinogen	157
Fibula	100, 123
Fieber	211
Filtration	31, 33, 198
Filtrationsdruck, effektiver	200, 272
Finger-	
-endgelenk	93
-glieder	113
-mittelgelenk	93
First pass effect	261
Fissura longitudinalis cerebri	335

Fissura mediana	333
Fleck	316
– blinder	323
– gelber	323
Flexion	99, 126
Flexoren	115, 117, 118
Flimmerepithel	60, 62
Flügelmuskel	134
Flüssigkeit	
– interstitielle	28
Follikelsprung	288, 305
Follitropin	299
Fontanelle	129, 130
Foramen	
– interventriculare	345
– intervertebrale	108
– obturatum	119
– occipitale	131
– omentale	145
– transversale	105
– venae cavae	143
– vertebrale	105, 106
Foramina sacralia pelvina	107
Formatio reticularis	342
Fornix	339, 340, 343
Fossa	
– cranii	131
– iliaca	119
– infraspinata	113
– mandibularis	132
– supraspinata	113
Fovea centralis	323, 327, 329
Freßzellen	165
Frontalebene	15
Frucht-	
-blase	291, 293
-wasser	291, 292
Fruktose	19
Functionalis	305, 306
Füllungsphase	191
Fundus	
– gastricus	241
– uteri	282
– vesicae	268
Funiculus	
– anterior	334
– lateralis	334
– posterior	334
– spermaticus	278, 279
Furche, seitliche	336
Furchung	286, 288, 289
Furchungsstadien	289
Fuß-	
-knochen	122
-wurzelknochen	100, 121, 122

G

Galea aponeurotica	133
Galle	248
Gallen-	
-blase	247, 249
-blasengang	249
-farbstoffe	248, 256
-gänge, extrahepatische	249
-gänge, intrahepatische	249
-gangsystem	248
-kapillaren	247, 249
-saft	248, 260
-säure	253, 259, 260
-wege	249
Gallertkern	108
Ganglien	352
– intramurale	369
– parasympathische	369
– prävertebrale	367, 368
– sensible	353
– sympathische	368
– vegetative	353
Ganglion	
– cervicale superius	367
– coeliacum	367
– mesentericum	367
– spinale	333, 360
– stellatum	367
– trigeminale	354, 356
Gas-	
-austausch	224, 227, 228
-wechsel	224
Gasser-Ganglion	356
Gaster	240
Gastritis	86, 242
gastritische Phase	258
Gastrulation	286, 289
Gaumen	216, 238
Gaumen-	
-bein	132
-bogen	164, 234, 238
-mandel	164, 234, 238
-segel	216, 238
-zäpfchen	238
Gebärmutter	282
Gebärmutter-	
-grund	282
-hals	282
-höhle	282
-körper	282
-muskulatur	284
-schleimhaut	283
-vorfall	283
Geburt	292
Gefäß-	
-bau	177
-funktionen	196
-nervenstränge	150
Geflechtknochen	65
Gehirn	335
Gehirnschädel	128
Gehirn-Rückenmarks-	
Flüssigkeit	346
Gehörgang, äußerer	315
Gekröse	145
Gekröselymphknoten	189
Gelb-	
-körper	305, 306, 307
-körperbildung	306
Gelenke	89, 91
– synoviale	91, 93, 108
Gelenkbänder	92, 119

Stichwortverzeichnis

Gelenk-
- -fläche 112
- -fortsatz, oberer 105, 106
- -fortsatz, unterer 106
- -kapsel 91, 112, 124, 132
- -knorpel 91, 120
- -knorren 121, 123
- -körper 91
- -lippe 92, 123
- -schmiere 91, 93
- -spalt 91
- -zwischenscheibe 92

Gen 47, 50
Generatorpotential 313
Genetik 43, 50
Genmutation 54
Genommutation 54
Genotyp 52
Gerinnungszeit 157
Gerstenkorn 325
Geruch 313
Geruchs-
- -rezeptoren 313
- -sinn 313

Gesäßmuskel 103, 125, 128
Geschlechts-
- -merkmale, primäre 277
- -merkmale, sekundäre 277, 304
- -verkehr 286

Geschmack 313
Geschmacks-
- -knospe 314
- -sinn 313
- -sinneszellen 313
- -stoffe 313

Gesichts-
- -feld 328
- -muskeln 134
- -nerv 353
- -vene 185, 348

Gestaltenwandel 14
Gewebe 22, 34, 59
Gigantismus 300
Gingiva 235, 236
Glandula (Gl.)
- – parotis 216, 238

Glandula
- – seminalis 279
- – sublingualis 239
- – submandibularis 239
- – suprarenales 302

Glans penis 280
Glanzstreifen 69
Glaukom 322
Gleichgewichts-
- -organ 315
- -sinn 312, 315

Glia 69
Glia-
- -narben 71
- -zellen 71

Gliedschwellkörper 277, 280, 281
Glomerulonephritis 271
Glomerulus 266
Glomus caroticum 150
Glossa 234, 237

Glucocorticoide 299, 303, 304
Glucose 17, 19, 34, 40
Glucosurie 272, 273
Glukagon 296, 307
Glukoneogenese 303, 307, 308
Glykogen 40
Glykokalyx 24, 26
Glykolyse 24, 40
Glykoneogenese 40
Glycerol 20, 40
Golgi-
- -Apparat 24, 26, 34
- -Sehnenorgane 362

Gomphosis 91
Gonaden 299, 301, 304
Graaf'scher Follikel 282, 287, 288
Granulozyten 153, 159
Grenzstrang 366, 368
Grenzstrangganglien 365
Griffelfortsatz 129
Grimmdarm 244
Großhirn 335
Großhirn-
- -rinde 340, 344, 365
- -schenkel 342
- -sichel 346

Grund-
- -bausteine 21, 42
- -glied 113

Grundsubstanz 64
- – amorphe 59

Guanin 45
Gürtelwindung 340
Gyrus 336
- – cinguli 340
- – hippocampi 340
- – parahippocampalis 338
- – postcentralis 338
- – praecentralis 337

H

Haar-
- -aufrichtermuskel 84
- -papille 84
- -rinde 84
- -schaft 84
- -sinneszellen 315, 317, 320
- -trichter 84
- -wurzel 84
- -zwiebel 84

Hagelkorn 325
Hahnenkamm 131
Hakenbein 111, 115
Halbdornmuskel 109
Hallux 124
Hals 149
Hals-
- -arterie 151
- -geflecht 357
- -lordose 104
- -muskeln 149
- -nerven 334
- -schlagader-Dreieck 149

Hals-
- -wirbel 93, 100, 101, 105, 116
- -wirbelsäule 104

Halte-
- -bänder 96, 118
- -muskeln 96
- -reflexe 363

Hämatokrit 154
Hämaturie 272
Hammer 315
Hämoglobin 18, 30, 154, 162
Hämorrhoiden 246
Hämostase 157
- – primäre 157
- – sekundäre 157

Hand-
- -gelenk 111, 114, 117
- -gelenk, distales 113
- -gelenk, proximales 92, 94
- -griff 109, 110, 112
- -muskulatur 118
- -wurzel 111, 114
- -wurzelknochen 111
- -wurzel-Mittelhandgelenk 94

haploid 44, 49, 51
Harn-
- -ausscheidung 274
- -bildung 266, 270
- -blase 268
- -inkontinenz 269
- -konzentrierung 273
- -leiter 267
- -leiterinfektion 268
- -organe 263
- -pol 266
- -röhre, männliche 270
- -röhre, weibliche 270
- -röhrenöffnung 268
- -röhrenschließmuskel 269
- -röhrenschwellkörper 270
- -säure 271, 273
- -stoff 31, 41, 271, 273, 275

Haube 342
Hauptbronchus 219, 220
Haupt-
- -gallengang 249, 251
- -zellen 241

Haustra 245
Haut-
- -blutgefäße 83
- -drüsen 81
- -farbe 79
- -nerven 360
- -reflexe 362
- -schichten 78, 80
- -talg 81
- -temperatur 207
- -venen 184, 185, 188

Haver'scher Kanal 68
Havers-System 68
HCG (Choriongonadotropin) 307
Head'sche Zone 370
Heiserkeit 219
Helicotrema 318, 319, 320
Hepar 246
Heparin 157, 159

Stichwortverzeichnis

Hernien		139
Herz-		
-aktion		193, 194, 195
-basis		172, 176
-beutel		172, 174, 176
-infarkt		176
-innenhaut		174
-kammer		172
-klappen		172, 174
-kranzarterie		175
-kranzfurche		172, 175
-kranzgefäße		175
-kranzvene		173
-Kreislauf-Zentrum		344
-leistung (Regelung)		193
-massage		110
-minutenvolumen		193, 203
-muskelgewebe		68
-ohren		172
-räume		172
-skelett		172
-spitze		173
-ton		193
-ventile		172, 174
heterozygot		52, 55
Hiatus		
– aortae		148
– aorticus		143
– oesophageus		143
Hilum pulmonis		223
Hinterhaupt-		
-bein		107, 108, 128, 129
-fontanelle		130
-lappen		336
-loch		131
Hinter-		
-hörner		333
-säulen		333
-strang		334, 349, 350
Hippocampus		340
Hirn-		
-anhangdrüse		335
-basis		335
-blutleiter		346
-blutung		348
-druckerhöhung		346
-gewölbe		339, 340
-haut		346
-kammer		345
-masse		335
His-Bündel		191
Histiozyten		159, 165
Hitzekollaps		211
Hitzschlag		211
Hoden		278
Hoden-		
-kanälchen		278
-läppchen		278
-sack		139, 141, 281
Höhlen, seröse		86
Hohl-		
-fuß		124
-vene		172, 184, 179, 185, 201
Homöostase		28, 364
– des inneren Milieus		271
homoiotherm		2207
homozygot		52, 55
Hör-		
-ausfall		320
-störung		342
Hordeolum		325
Horizontal-		
-achse		15
-ebene		15
Hormon		296
– adrenocorticotropes		298
– antidiuretisches		273
– effektorisches		298
– follikelstimulierendes		298
– glandotropes		298
– gonadotropes		298
– luteinisierendes		298
– melanocyten-stimulierendes		298
– thyreotropes		298
Hormon-Rezeptor-Komplex		298
Horn-		
-haut		321, 325
-hauttrübung		321
-schicht		77, 83
Hör-		
-schwelle		319
-zentrum		338
Hufeisenniere		264
Hüft-		
-bein		100, 120, 121, 123
-gelenk		92, 93, 123, 126, 128
-kopf		123
-vene		185
Hühnerauge		77
Humerus		100, 101, 111, 112, 113, 116
Hungerzentrum		341
Hustenreflex		219
Hybride		52
Hydratation		17
Hydrocephalus		345
Hydrogencarbonat		230
Hydrolase		37
Hymen		286
Hyperglykämie		308
Hyperkinese		352
Hypermetropie		326
Hyperopie		326
Hyperthermie		211
Hyperthyreose		302
Hypertrophie		69
Hyperventilations-Alkalose		231
Hypokinese		352
Hypophyse		298, 336, 353
Hypophysen-		
-stiel		299
-hinterlappen		299
-vorderlappen		299
Hypothalamus		298, 339
Hypothermie		211
Hypothyreose		302

I

Ileum	242
Immunglobuline	156, 166
Immunisierung	168
– aktive	168
– passive	168
Immunkompetenz	161
immunologische Toleranz	168
Incisura clavicularis	110
Incisurae costales	110
Incus	315
Individualentwicklung	286
inferior	16
Infundibulum	299, 341
Inhibitinghormone	296, 297, 299
Injektion	
– intragluteale	127
– intramuskuläre	125, 127, 128
Inkrete	87, 295
Inkontinenz	269, 275
Innenohr	315, 316
Innenrotation	99, 111, 116, 124
Innervation	118
Inspiration	224
Insulin	296, 307
Interferone	159, 165
Interkosträume	137
intermediär	52
Intermediärstoffwechsel	36
Interphalangealgelenke	115
Interstitium	24, 33, 34
intrazellulär	72
intrazellulärer Raum	25, 28
Interzellularsubstanzen	59
intestinale Phase	259
Intestinum	
– crassum	244
– tenue	242
Intima	158, 175, 177
intraperitoneale Lage	146
Intrinsic-Factor	241, 255
Iris	322
Ischiasnerv	357
Isohydrie	28, 271
Isotonie	28, 271
isoton	32
Isotonie	28, 271, 274
Isovolämie	28, 271
Isthmus faucium	234, 238
IZR	18, 19, 25

J

Jejunum	242
Jochbein	89, 129, 133
Jungfernhäutchen	286
juxtaglomerulärer Apparat	266

Stichwortverzeichnis

K

Kahnbein	111, 115, 122, 124
Kalkarinarinde	338
Kallidin	199, 203
Kallus	68
Kallusbildung	91
Kälterezeptoren	210
Kaltpunkte	312
Kammer-	
-schenkel	191
-wasser	322
-winkel	322
Kammmuskel	102, 125, 128
Kapillaren	153, 168, 176, 178
Kapillarnetz	184
Kapsel, innere	349
Kapuzenmuskel	103, 116
Karies	235
Kardia	241
Katalase	26, 37
Katalysator	37
Katarakt	322
Katecholamine	303
Kation	21
Kau-	
-muskel	95, 133, 134
-muskulatur	134
Kehldeckel	215, 217
Kehlkopf-	
-abschnitt	216
-innenraum	216
-lähmung	218
-karzinom	219
-krebs	219
-muskeln	217
-schleimhaut	217
-tasche	216
-vorhof	216
Keilbein	122, 129, 130, 131, 133
Keilbeinflügel	130, 131
Keim-	
-blattbildung	289
-schicht	77
kephale Phase	258
Keratin	78, 84
Keratitis	325
Kerckring-Falten	242
Kern	
– bleicher	338
– graue	339
– mittlerer	341
– roter	343, 352
– seitlicher	341
– vorderer	341
Ketonkörper	41
Kiefer-	
-gelenk	132, 135
-höhle	132
Kinetosen	317
Kinnmuskel	133
Kitzler	141
Kleinhirn-	
-rinde	343
-stiele	344
Knallgasreaktion	42
Knie-	
-gelenk	92, 123, 124, 126
-höcker	338
-kehle	128
-scheibe	92, 96, 100, 102, 121, 123, 125
-sehnenreflex	361
Knöchel	123
– mittlerer	121
– seitlicher	121
Knöchelgabel	123
Knochen	89
– der Hand	115
– der unteren Extremität	121
– des Fußes	123
Knochen-	
-bälkchen	90
-bau	89
-bildung	89
-gewebe	62, 64
-haut	89
-lehre	89
-leitung	320
-manschette	66
-mark, gelbes	89
-mark, rotes	89
-nähte	128
-punkte	108, 110
-rinde	89
-struktur	89
-typen	89
-verbindungen	91, 106, 108, 109, 111, 120, 123 124, 128
-wachstum	90
-zellen	66
Knorpel	
– elastischer	64
– hyaliner	64
Knorpel-	
-gelenke	91, 109
-gewebe	59, 63
KOD	33
Kohabitation	288
Kohlendioxidtransport	230
Kohlensäure-Bicarbonat-System	30
Kollagenfasern	59, 64
Kollateralkreislauf	177, 187
Koma	372
Kommissurenbahnen	340
Kompakta	89
Kompartimente	24, 28
Kompartimentsbeziehung	25
Komplementsystem	165, 166
Konduktorin	55
Kontinenz	274
Kontraktion	96
– isometrische	97
– isotonische	97
Konvektion	31, 34
Kopf-	
-bein	111, 115
-gelenk	108
-wender	149
Koronargefäße	175
Körperachsen	15
Körper-	
-ebenen	15
-höhlen	207
-kern	207
-kreislauf	178
-temperatur, Regulation	210
-kerntemperatur	207
-schale	207
Kortikalis	89
Kraftsinn	312
Krallenhand	360
Krampfadern	178
Kranznaht	128
Kreatinin	271, 275
Kreatininphosphat	97
Kreislauf	
– enterohepatischer	261
Kreislauf-	
-reflexe	203
-zentrum	203
Kreuz-	
-band	123, 124
-bein	100, 101, 106, 107, 119, 120, 356
-beingeflecht	359
-beinkanal	106
-beinnerven	334
-Darmbein-Gelenk	120
-probe	169, 170
Krummdarm	242
Krummdarm-Blinddarm-Klappe	244
Kryptorchismus	278
Kugelgelenk	93, 98, 108, 112, 123
Kurzsichtigkeit	326, 327
Kyphose	104

L

Labia	234
– majora pudendi	285
– minora pudendi	285
Labium articulare	92
Labyrinth	316
– häutiges	316
– knöchernes	316
Lachmuskel	133
Lactat	40
Lactatdehydrogenase (LDH)	40
Lacuna	
– musculorum	139
– vasorum	138, 139
Lambdanaht	129, 130
Lamellen-	
-knochen	65, 67
-körperchen	83
Lamina externa	131
Lamina interna	131
Langerhans'sche Inseln	251
Langerhans-Zellen	165
Längenwachstum	67, 90
Längs-	
-achse	15
-furche	339

Stichwortverzeichnis

Längs-	
-gewölbe	122, 124
-vene	185
Lanugohaare	83
Lappenbronchien	220
lateral	16
LDH (Lactatdehydrogenase)	40
Leber-	
-läppchen	247, 248
-vene	185, 186
-zirrhose	240
Lederhaut	77, 83
Lederhaut (des Auges)	321
Leerdarm	242
Leisten-	
-band	102, 104, 125, 138, 139
-kanal	138, 139
-lymphknoten	163, 189
-region	138
-ring	140
Leitungsbahnen des ZNS	349
Lenden-	
-geflecht	357, 359, 360
-muskel	138, 140
-nerven	334
-vene	185
-wirbelsäule	138
Lesezentrum	337
Leukopenie	154
Leukozyten	153, 154, 155
Leukozytose	154
Leukozyturie	272
Leydig'sche Zwischenzellen	278
Libido	304
Lieberkühn'sche Krypten	243
Lien	161
Ligamenta (Ligg.)	
– flava	107
– interspinalia	107
– intertransversaria	107
Ligamentum (Lig.)	
– collaterale fibulare	92
– cruciatum	123
– inguinale	102, 124, 125, 138, 140
– latum uteri	282
– longitudinale	107
– nuchae	107
– patellae	92
– supraspinale	107
– teres uteri	283
– transversum atlantis	93, 108
– vocale	218
Liliputismus	300
Limbisches System	340
Linea terminalis	120
Lingua	215, 234, 237
Linolsäure	20
Linse	322, 326
Linsenkern	338, 339
Lipasen	42
Lipide	20
Lipoproteine	256
Liquor cerebrospinalis	345
Lobus	221, 222, 336
– frontalis	336
Lobus	
– parietalis	336
– occipitalis	336
– temporalis	336
Longitutinalachse	15
Lordose	104
Lösung	
– hypertone	32
– hypotone	32
Luft-	
-leitung	320
-röhre	149, 151, 213
-röhrengabel	219
Lumbalpunktion	345, 347
Lungen-	
-basis	220, 224
-bläschen	220, 222
-fell	223
-gewebe	220
-hilus	220
-kreislauf	178
-spitze	220
-vene	220
Lunula	85
Luschka-Loch	345
Luxation	113
Lymphe	160, 188
Lymph-	
-follikel	163
-kapillaren	187
-knötchen	161, 163
-knoten	165, 188
-stamm	189
Lymphozyten	153, 154, 159
Lysosomen	24, 26, 27
Lysozym	165, 252, 325

M

Mac-Burney-Punkt	244
Macula	317
– lutea	323
Magen-	
-drüsen	241
-eingang	241
-felder	241
-grübchen	241
-grund	241
-körper	241
-krümmung	241
-sondierung	239
-straße	241
Magendie-Loch	345
Makrophagen	162, 164
Malleolengabel	121, 123, 124
Malleus	315
malpighi'sches Körperchen	266
Maltase	253, 255
Mamma	82
Mandelkörper	338, 339, 340
Mandeln	164
Mandibula	129, 131, 132
Manubrium	109
– sterni	112

Manus	99, 111
Mark-	
-höhle	90
-papille	265
-pyramide	265
Mastdarm	244, 245
Maxilla	129, 131, 132
Meatus	
– acusticus	315
– nasi	215
Media	177
Medianebene	15
Mediastinum	143, 147
Medulla	
– oblongata	231, 335, 344
– spinalis	331, 332
Meibom-Drüsen	325
Meiose	49
Meissner'scher Plexus	243
Meissner'sche Tastkörperchen	83, 362
Melanin	78, 83
Membran, semipermeable	32
Membrana	
– fibrosa	92
– synovialis	92
– tympani	315, 318, 320
Membranruhepotential	72
Mendel'sche Erbregel	52
Meningitis	345
Menisci	92, 124
Meniscus	92, 123, 124
Menstruation	305, 306
Menstruationszyklus	304
Merkel-Zellen	80, 83
Mesangiumzellen	165
Mesencephalon	335, 342
Mesenchym	64
Mesenterium	145
Mesocolon	145
Mesoderm	289
Mesogastricum	145
Mesothel	62
Mesosalpinx	145
Metacarpophalangealgelenk	115
Metacarpalia	111
Metacarpus	111, 113
Metaphyse	90
Metatarsus	122
Metencephalon	335
Microbodies	24, 26, 27
Mikrophagen	165
Mikrovilli	27, 243, 247, 250
Miktion	269, 274
Milch-	
-brustgang	187
-drüsen	82
-gebiss	234
Milz	154, 161
mimische Muskeln	134
Mineralstoffe	17
Mindestschalldruck	319
Mineralocorticoide	303
Mitochondrien	24, 26, 41
Mitose	44, 48
Mittelfellraum	143

Stichwortverzeichnis

Mittel-
- -fußknochen 100, 121, 122
- -glied 113
- -hand 111, 113, 114
- -hirn 335, 342
- -nerv 358
- -ohr 315
- -ohrerkrankung 320

Moll-Drüsen 325
Mondbein 111, 115
Monozyten 153, 159, 165
Mons pubis 285
Morula 288, 289
Motoneurone 333, 362, 363
motorische Einheit 97, 98
motorische Endplatten 97

Mund-
- -höhle 215
- -rachen 215
- -ringmuskel 133, 134
- -spalte 134
- -speicheldrüse 234, 238
- -winkelherabzieher 133

Musculus
- – adductor longus 102, 125, 128
- – arrector pili 84
- – biceps brachii 95, 99, 117
- – biceps femoris 103, 125, 126
- – buccinator 133
- – deltoideus 93, 99, 102, 103, 116, 127, 128
- – depressor aguli oris 133
- – depressor labii 133
- – detrusor vesicae 268
- – digastricus 133, 151
- – epicranius 133
- – gastrocnemius 103, 122, 125, 128
- – gluteus 103, 125, 126, 128
- – gracilis 102, 103, 125, 128
- – iliacus 124, 125
- – iliopsoas 124, 125, 126, 139
- – intercostalis 137
- – latissimus dorsi 99, 103, 116
- – levator ani 141
- – levator labii 133
- – levator scapulae 116
- – masseter 95, 133, 134, 354
- – mentalis 133
- – nasalis 133
- – obliquus 137, 138, 140
- – orbicularis oculi 95, 133
- – orbicularis oris 133, 134, 234
- – pectineus 102, 124, 125, 128
- – pectoralis 99, 102, 116, 137
- – peroneus longus 125
- – plantaris 128
- – pronator 99
- – pronator quadratus 114
- – pronator teres 114
- – psoas 124, 125
- – pterygoideus 134
- – quadratus lumborum 138
- – quadriceps femoris 103, 123, 125, 126
- – rectus abdominis 137, 138

Musculus
- – rectus femoris 102, 125
- – risorius 133
- – semimembranosus 103, 125
- – semitendinosus 103, 125, 128
- – serratus 137
- – soleus 128
- – sphincter ani 141, 246
- – sphincter urethrae 269
- – sphincter vesicae 269
- – sternocleidomastoideus 102, 133
- – supinator 99, 114
- – temporalis 133, 134, 354
- – tibialis 95, 102, 125, 126, 128
- – transversus abdominis 137
- – trapezius 95, 99, 103, 116
- – triceps brachii 99, 102, 103, 116, 117
- – triceps surae 125
- – vastus 102, 125, 128
- – zygomaticus 133

Muskel 96, 102, 103
- – gefiederter 95
- – halbmembranöser 103, 118
- – halbsehniger 103, 128
- – mimische 134
- – platter 95
- – runder 95, 103
- – schlanker 103, 128
- – spindelförmiger 95
- – zweibäuchiger 95
- – zweiköpfiger 95

Muskel-
- -aktionspotential 97
- -bauch 95
- -binde 95
- -durchblutung 99
- -fasermembran 97
- -faserbündel 95
- -faszie 95
- -gewebe 68
- -mechanik 96
- -pumpe 200, 201
- -stoffwechsel 99

Mutante 54

Mutter-
- -band 139, 282
- -mund 282, 284

Muzine 252
Myelencephalon 335
Myofibrillen 68
Myokard 172, 174, 190
Myom 284
Myometrium 284
Myopie 326
Myosin 68

N

Nabel 244
Nachgeburtsperiode 292
Nagel 85

Nagel-
- -bett 85
- -matrix 85
- mykose 85
- -platte 85
- -tasche 85
- -wall 85

Naht 91
Nährklistier 257
Nahrungsreflex 313
Nase 213

Nasen-
- -bein 129
- -flügel 213
- -gang 213, 215
- -höhle 132
- -loch 213
- -muschel 132, 213, 215
- -muskel 133
- -nebenhöhle 132, 214
- -rachen 215
- -rachen-Infektion 316
- -rücken 213
- -scheidewand 216
- -schleimhaut 214
- -spitze 213
- -vorhof 213, 214
- -wurzel 213

Nasus 213
Natrium-Kalium-Pumpe 74
Nebenhoden 278, 281, 288

Nebennieren-
- -mark 296, 302, 303
- -rinde 296, 301, 302, 303

Nebenschilddrüse 296, 309
Nebenzellen 241, 255
Nerven, periphere 69
Nervenendungen 80, 83, 311, 313

Nervenfaser
- – absteigende 71
- – afferente 71
- – aufsteigende 71
- – efferente 71
- – motorische 71
- – sensible 71

Nervensystem 331
- – animales 332
- – cerebrospinales 332
- – peripheres 331
- – somatisches 332
- – vegetatives 332

Nervus (N.)
- – abducens 353
- – accessorius 353, 357
- – facialis 353, 356
- – femoralis 357, 359
- – glossopharyngeus 353, 356
- – hypoglossus 353
- – ischiadicus 357, 359
- – mandibularis 354, 356
- – maxillaris 354, 356
- – medianus 357, 358
- – musculocutaneus 357, 358
- – oculomotorius 353, 369
- – olfactorius 353, 369
- – ophthalmicus 354, 356

Stichwortverzeichnis

Nervus (N.)
- opticus 323, 353, 354
- radialis 357, 358, 360
- spinalis 333, 346, 360, 368
- splanchnici pelvini 366, 370
- tibialis 357, 360
- trigeminus 353, 354, 356
- trochlearis 353, 354
- ulnaris 357, 358, 360
- vagus 353, 355, 356, 366, 369
- vestibulocochlearis 355, 356

Nervi (Nn.)
- cervicales 334
- coccygei 334
- lumbales 334
- phrenici 357
- sacrales 334
- spinales 357, 367
- thoracici 334

Netz,
- großes, kleines 144, 145

Netz
-beutel 145
-haut 323, 326
-hautadaptation 328
-substanz 344, 352

Neurit 70
Neurocranium 128
Neurofibrillen 70
Neuroglia 69, 71
Neurohypophyse 299
Neurolemm 70
Nidation 289, 305, 306
Niere 264
Nieren-
-becken 265, 267
-beckenentzündung 267
-beckeninfektion 268
-bucht 264
-entzündung 267
-faszie 266
-hilus 264
-kelch 265
-körperchen 266
-pol 265
-vene 185

Nissl-Schollen 70
Nodus lymphaticus 163
Non-REM-Schlaf 373
Noradrenalin 368, 369, 371
Nucleus 24, 26, 27
- caudatus 338, 339, 340
- intermediolateralis 365
- lentiformis 338, 339
- pulposus 106, 108
- ruber 343, 344, 352
- thalami 349
- vestibularis 352

Nukleotide 45

O

Oberarm 12
Oberarm-
-arterie 115
-knochen 100, 101, 111, 112, 113, 117
-köpfchen 113
-rolle 93, 113

Oberflächen-
-sensibilität 312
-schmerz 313

Obergrätengrube 113
Oberhaut 77
Oberlippenheber 133
Oberschenkel-
-knochen 100, 101, 119, 356
-nerv 357, 360
-vene 185

Ohr, äußeres 315
Ohr-
-muschel 315
-speicheldrüse 216
-trompete 315
-trompetenmandel 165

Olecranon 93
Omentum
- manus 144, 145
- minus 144, 145

Ontogenese 286
Opposition 114
Orbita 323
Orchis 278
Organe (Definition) 23
Organsysteme (Definition) 23
Orthostase 201
Os
- capitatum 111
- coccygis 106, 120
- coxae 94, 100, 119, 120, 123
- cuboideum 122
- cuneiforme 122
- ethmoidale 130, 132
- frontale 128, 130, 131
- hamatum 111
- hyoideum 215, 217
- ilium 120
- ischii 120
- lunatum 111
- metacarpale 94, 114
- naviculare 122
- occipitale 128, 130
- palatinum 132
- parietale 128
- pisiforme 111
- pubis 120
- sacrum 101, 106, 120
- scaphoideum 111
- sphenoidale 129, 130, 131
- temporale 129, 130, 131, 132
- trapezium 94, 111, 114
- trapezoideum 111
- triquetrum 111

Osmose 31
Ösophagus 215, 239
Ossa carpi 100

Ossa
- coxae 120
- digitorum 100, 111, 122
- digitorum pedis 121
- lacrimalia 132
- metacarpi 100
- metatarsi 100, 111, 121, 122
- nasalia 132
- tarsalia 121
- tarsi 100
- zygomatica 132

Ossifikation 66
- chondrale 66
- desmale 66
- enchondrale 66
- perichondrale 66

Osteoblasten 65
Osteochondrose 106
Osteoklasten 65, 165
Osteone 68
Osteozyten 67
Ostium
- urethrae externum 270
- urethrae internum 268, 270
- uteri 284
- vaginae 285

Östrogen 299, 305, 307
Ovarium 281
Ovulation 288, 305
Oxidation, biologische 42, 224
Oxydoreduktasen 37, 43
Oxygenation 230
Oxytocin 296, 299

P

Palatum 213, 234, 238
- durum 234
- molle 216, 234

Pallidum 338, 339
Palmarflexion 114, 117
Pankreas 250
Pankreaslipase 256
Pankreatitis 251
Panniculus adiposus 80
Papilla
- duodeni 243, 249
- mammaria 82
- renalis 265
- Vateri 249

Papillae
- filiformes 237
- foliatae 237
- fungiformes 237
- vallatae 237

Papillarmuskel 172
Paradontitis 235
Parametrium 282
Paraphasie 338
Parasympathicus 365, 369, 370
Parasympatholytica 370
Parasympathomimetica 370
Parathormon 296, 309
Parenchymzelle 60

Stichwortverzeichnis

Parkinson'sche Erkrankung 343
Pars
– abdominalis aortae 184, 197
– ascendens aortae 180
– cervicalis 334
– coccygea 334
– descendens aortae 184
– laryngea pharyngis 215
– lumbalis 334
– membranacea 271
– nasalis pharyngis 215
– oralis pharyngis 215
– petrosa 131
– prostatica 271
– pylorica 241
– sacralis 334
– spongiosa 271
– thoracica 334
– thoracica aortae 184
Partialdruckgefälle 229
Patella 92, 100, 102, 121, 123, 124, 125, 128
Pauken-
-höhle 315, 318
-treppe 319
Pelvis renalis 265, 267
Penis 280
Pepditasen 42
Pepsin 254, 258
Pepsinogen 241, 253, 254
Perikardhöhle 176
Perikaryon 70
Perilymphe 316, 318, 320
Perimetrium 284
Perineum 141
Perineurium 71
Periodontium 235
Periost 89, 95, 130
peripheres Nervensystem
(PNS) 331, 352
Peritoneum 144
– parietale 144
– viscerale 144
Permeabilität 72
Permeabilitätsbarriere 347
Perspiratio
– insensibilis 210
– sensibilis 210
Peroxisomen 26
Pes 122
Pfeil-
-achse 15
-naht 128, 130
Pferdeschweif 359
Pflugscharbein 132
Pfortader 162, 179, 186, 187
Pfortader-
-kreislauf 186
-system, hypophysäres 299
Pförtner 241
Phänotyp 52
Phagozyten 165
Phagozytose 33
Phalanges 100, 111, 113, 122
Phalanx
– distalis 113, 122

Phalanx
– media 113, 122
– proximalis 113, 122
Phase
– gastritische 258
– intestinale 258
– kephale 258
Phimose 281
Phosphatide 20, 41
Photorezeptoren 323
pH-Wert 29
Pia mater 345
– encephali 347
– spinalis 346
Pili 82
Pinozytose 34, 200
Placenta 290
Plasmaelektrolyte 156
Plasmaproteine 156
Plasmin 158
Plasminogen 158
Plattenepithel 60, 62
Platysma 149, 151
Pleura 220, 223, 224
– diaphragmatica 223
– costalis 223
– mediastinalis 223
– parietalis 223
– visceralis 223
Pleura-
-blätter 223
-höhle 223, 224
Pleuritis sicca 224
Plexus
– brachialis 357, 358, 359
– cervicalis 357, 359
– hypogastricus 370
– lumbalis 357, 359, 360
– myentericus 243
– parotideus 355
– pterygoideus 185
– sacralis 357, 359, 360
– submucosus 243
Pneumothorax 226
PNS 331, 352
Polynukleotid 44
Polypeptid 21
Polyploidie 49
Polyurie 273, 308
Pons 335, 343
Pore 81
Porta hepatis 246, 248
Portio vaginalis 284
posterior 16
Präputium 280
Presbyopie 326, 327
Primär-
-harn 271, 272
-follikel 282
Primärzentrum der
Willkürmotorik 337
Processus
– articularis 106
– condylaris 132
– coracoideus 113
– coronoideus 132

Processus
– mastoideus 129, 132
– spinosus 105, 106
– styloideus 129, 132
– transversus 106
– xiphoideus 109
Progesteron 296, 298, 299, 305
Projektionsbahnen 337, 340
Prolactin 298
Prolapsus uteri 283
Proliferationsphase 305
Promontorium 104, 107, 119, 120
Pronation 99, 114, 117
Pronatoren 117
Prophase 48
Propriozeptoren 312
Prostata 268, 271, 279
Prostatahypertrophie 279
Proteasen 42
Protein 22, 27, 36
Proteinasen 253, 255
Proteinurie 272
Prothrombin 156
proximal 16
Pseudohermaphroditismus 304
Ptyalin 252
Puffersubstanzen 30
Puffersystem 31
Pufferung 18, 21, 30
Pulmonalklappe 172, 175, 195
Pulpa 161
– rote 161
– weiße 161
Pulpahöhle 235
Puls 198
Pulsmessstellen 182
Pupille 322
Pupillen-
-adaptation 328
-reflex 342
Purkinje Fasern 190, 191
Putamen 338, 339
Pyelon 267
Pyelonephritis 273
Pylorus 241
Pyramiden-
-bahn 350, 363
-kreuzung 344
-Seitenstrang-Bahn 351
-Vorderstrang-Bahn 351
Pyruvat 40, 42, 43

Q

Quer-
-achse 15
-gewölbe 124

Stichwortverzeichnis

R

Rabenschnabelfortsatz	113
Rachen	213, 215
Rachen-	
-enge	234, 238, 252
-mandel	165, 215, 216
-ring, lymphatischer	164
Rachitis	257
Radgelenk	93
Radiatio optica	329, 353
Radius	92, 94, 100, 101, 111, 112, 113, 114, 115
Radiuskopf	113
Radix linguae	215
Rami communicates	365
Ramus circumflexus	175
Ramus interventricularis	175
Raum	
– extrazellulärer (EZR)	18, 25, 33
– interstitieller	28
– intravasaler	28
– intrazellulärer (IZR)	18, 25, 33
Reabsorptionsdruck	200
Reaktionsnorm	56
Reaktionsspezifität	37
Recessus pleurales	224
Reduplikation	46
Reflexe	361
– angeborene	361
– bedingte	363
– erworbene	363
– spinale	363
– vegetative	363
Reflex-	
-bogen	361
-prüfung	363
-zentrum	361
Refluxösophagitis	239
Reflux, vesikoureteraler	268
Regenbogenhaut	322
Regio	
– inguinalis	138
– olfactoria	313
– respiratoria	214
Reifeteilung	50
Reisekrankheit	317
Reissner'sche Membran	319
Reiz	72, 311
– adäquater	312
– überschwelliger	72
– unterschwelliger	72
Reizschwelle	312
Rektaltemperatur	207
Rektum	245
Rektusscheide	138
Releasinghormone	297, 298
REM-Schlafstadien	373
Ren	264
– mobilis	264
Renin	268, 271
Renin-Angiotensin-Aldosteron-Mechanismus	203
Reposition	114
Reservevolumen, exspiratorisches	228
Reservevolumen, inspiratorisches	227
Residualvolumen	228
Resorption	347
Restvolumen	194
Retikulum, endoplasmatisches	24
Retikulumzellen	63
Retinacula	96, 118
Retinaculum	
– extensorum	117
– flexorum	117
Retraktion	157
Retroflexio uteri	282
retroperitoneale Lage	146
Retroperitonealraum	146
Retroversion	99, 116
Rezeptoren	311
Rezeptor-	
-pol	70
-potential	311
rezessiv	52
Rhesussystem	167, 171
Rhombencephalon	345
Ribonucleinacid (RNA)	44
Ribose	19, 36, 45
Ribosom	24, 46, 48
Richtungsbezeichnungen	16
Riech-	
-feld	313, 354
-nerven	354
Riemenmuskel	109
Riesenwuchs	300, 304
Rigor	343
Rindenblindheit	329, 338
Rindenfeld	336
– motorisches	336
– sensorisches	338
Ring-	
-falten	242
-knorpel	216, 217, 218
Rippen	109
Rippen-	
-bogen	109, 110
-fell	223
-fellentzündung	224
RNA (Ribonucleinacid)	44
Röhrenknochen	89, 90
Rückenmark	331, 332
Rückenmarks-	
-haut	345, 346
-nerven	349, 357, 359, 360
-segmente	334, 335
-wurzeln	335, 353
Rückkopplung, negative	297
Ruffini-Körperchen	83
Ruhe-	
-potential	72
-tonus	97
Rumpf	11, 12

S

Sacculus	316, 317
Sägemuskel	102, 109, 116
Sagittalachse	15
Sagittalebene	15
Salpinx uterina	282
Samen-	
-erguss	280
-flüssigkeit	280
-hügel	269, 270, 279
-leiter	139, 279
-strang	139, 140, 279
Sammellymphknoten	163
Sattelgelenk	93, 94, 114
Sauerstoff-	
-schuld	99
-transport	230
Scala	
– media	318, 319, 320
– tympani	318, 319, 320
– vestibuli	318, 319, 320
Scapula	100, 101, 111, 116
Schädel	128
Schädel-	
-basis	128, 130, 131
-dach	128, 130
-grube	130, 131
-höhle	128
Schale	338, 339
Schalentemperatur	207
Schalldruckpegel	320
Scham-	
-beinfuge	91, 119, 120
-berg	285
-haare	84
-lippen	285
-spalte	285
Scharniergelenk	93, 114, 115
Scheide	284
Scheiden-	
-abstrich	285
-eingang	284
-gewölbe	284
-sekret	284
-vorhof	285
Scheitel-	
-bein	128, 129, 130
-Hinterhaupt-Furche	336
-lappen	336, 337
Schielen	323
Schienbein	92, 100, 101, 103, 120, 122, 123, 124
Schienbeinmuskel	102, 123, 128
Schiffergrube	271
Schild-	
-drüse	149
-drüsenüberfunktion	302
-drüsenunterfunktion	302
-knorpel	149, 151, 215
Schlafen	372
Schlaf-	
-störung	374
-wach-Rhythmus	344, 374
Schläfen-	
-bein	129, 130, 131, 132
-lappen	336, 338, 340
-muskel	133, 134
Schlagvolumen	193
Schleim-	
-beutel	93, 95, 96, 123
-beutelentzündung	96

Stichwortverzeichnis

Schleim-
- -drüsen 85
- -haut 85

Schlemm'scher Kanal 322
Schluckvorgang 253
Schlüsselbein-
- -arterie 173, 180, 181
- -gelenk 112
- -vene 185

Schmerz 313
- – akuter 313
- – übertragener 313

Schmerzrezeptoren 313
Schnecke 315, 316, 318, 319
Schneidermuskel 124
Schollenmuskel 128
Schreibzentrum 337, 338
Schulter-
- -blatt 100, 101, 111, 112, 113, 116
- -blattgräte 113
- -eck 112, 113
- -gelenk 93, 111, 112, 116

Schüttelfrost 211
Schutzeinrichtungen des ZNS 345
Schutzmechanismus 347
Schwangerschafts-
- -hormon 289
- -test, immunologischer 289

Schweifkern 338, 339, 340
Schweiß-
- -ausbruch 211
- -drüsen 81, 87

Schwellenpotential 73
Schwellkörper 245, 246
Schwerhörigkeit 320
Schwertfortsatz 110
Schwindelgefühl 317
Schwurhand 360
Scrotum 141, 281
Seekrankheit 317
Seelen-
- -blindheit 338
- -taubheit 338

Segelklappen 174
Segmentbronchien 222
Segmentierung, rhythmische 257
Seh-
- -bahn 323, 329
- -nervenkreuzung 329
- -strahlung 329
- -strang 329
- -zentrum 337

Sehnen 95
Sehnen-
- -haube 130, 133
- -haubenmuskel 133
- -scheiden 96
- -scheidenentzündung 96

Seiten-
- -hörner 333
- -säulen 333
- -strang 164, 334

Sekrete 77, 86
Sekretion 81, 86
Sekretionsphase 306

Sekundärfollikel 282
Selbstvergiftung 271
Sella turcica 131
Senkfuß 124
Sensibilitätsstörung 350
Septum nasi 213, 216
Serodiagnostik 169
Serosa 86
Serosa-
- -epithel 86
- -spalt 86

Serotonin 157, 159
Sesambein 96
Shunt 292
Siebbein 130
Siebbeinzellen 132
Sinnes-
- -bereiche 312
- -epithel 60, 317
- -härchen 317
- -organe 311
- -zellen 311

Sinus
- – cavernosus 348
- – coronarius 172
- – durae matris 346
- – ethmoidalis 214
- – frontalis 132, 215
- – maxillaris 132, 214
- – paranasales 132, 213
- – petrosus 348
- – rectus 348
- – sagittalis 185, 348
- – sigmoideus 348
- – sphenoidalis 132, 215
- – transversus 185

Sinusknoten 191
Skelett 89, 100, 101
Sklera 321
Skoliose 104
Sodbrennen 239
Somatotopie 338, 339
Somatotropin 300
Somnolenz 372
Sonnenstich 211
Sopor 372
Speiche 91, 94, 100, 101, 111, 114, 115, 117
Speichelreflex 364
Speichennerv 357, 358
Speiseröhre 149, 214, 220
Speiseröhrenentzündung 239
Sperma 280
Spermien 278, 280
Spermiogenese 278
Spina
- – iliaca 119, 127
- – ischiadica 119
- – scapulae 113

Spinalganglion 333, 350, 360, 368
Spinnwebenhaut 345, 346
Spitzfuß 360
Splen 161
Spongiosa 89, 90
Sprachzentrum 337, 338
Spreizfuß 124

Spritzkanal 277
Sprung-
- -bein 122, 124
- -gelenk 123, 124

Stamm-
- -bronchus 220
- -ganglien 339

Stapes 315
Star
- – grauer 322
- – grüner 322

Steigbügel 315
Steinleiden 250
Steißbein 100, 104, 106, 107, 120
Steißbeinnerven 334
Stell-
- -knorpel 216, 217, 218
- -reflex 363

Stellungssinn 312
Sternum 100, 109, 110
Sternzellen 159, 165
Steroidhormone 20
Stimm-
- -band 216, 217, 218
- -bruch 219
- -falten 216, 219
- -ritze 218

Stirn-
- -bein 128, 129, 130, 131, 132
- -fontanelle 130
- -höhle 132, 214, 215
- -lappen 336, 337, 352
- -muskel 133
- -naht 129, 130

Stoffwechselwege
- – anabole 36
- – katabole 36

Stoffwechselerkrankung 273
Strabismus 323
Stratum
- – corneum 77
- – germinativum 77

Streifenkörper 338
Stress, negativer 304
Stresshormon 304
Stria vascularis 318
Struma 302
Stuhl-
- -entleerung 256, 257
- -gang 257

Stütz-
- -gewebe 62
- -motorik 363

Subarachnoidalraum 345, 347
Subcutis 77, 80, 83
Subokzipitalpunktion 347
Substantia
- – alba 333, 339, 340
- – compacta 90
- – corticalis 89
- – grisea 333, 336, 339
- – nigra 343, 344, 352
- – spongiosa 89, 90

Substanz
- – graue 333, 336, 339
- – harnpflichtige 271

Stichwortverzeichnis

Substanz
- schwarze 343, 344, 352
- weiße 333, 339, 340
Substratspezifität 37
Sulci 336
Sulcus 336
- centralis 336
- hypothalamicus 341
- lateralis 336
- medianus 333, 334
- parietooccipitalis 336
superior 16
Supination 99, 114, 117, 128
Supinatoren 117
Sutura 91
- coronalis 128
- lambdoidea 129
- sagittalis 128
Sympathicus 193, 199, 203
Sympatholytika 369
Sympathomimetika 369
Symphysis pubica 119, 120
Synapse 75
Syndesmosis 91
Synergisten 96
Synovia 91, 92
Synovialmembran 122
System, aufsteigendes,
 retikuläres, aktivierendes 344
Systole 175, 191

T

Tachykardie 198
Taeniae coli 245
Taenien 245
Talgdrüsen 80, 81
Talus 122
Tarsus 122
Taschen-
 -falten 216
 -klappen 175
Tastsinn 312
Taubheit 320, 338
Tectum 342
T-Effektorzellen 160, 166
Tegmentum 342
Tektorialmembran 318
Telencephalon 335
Telodendron 70
Temperaturmessungen 207
Temperatur
 -regulationszentrum 209, 341
 -sinn 312
Tendo calcaneus 122
Tendovaginitis 96
Tentorium 346
Terminalhaare 82, 84
Tertiärfollikel 282
Testis 278
Tetanus 97
Thalamus 338, 341
T-Helferzellen 160, 166
Thermorezeptoren 210

Thorax 104, 109
Thoraxapertur 110
Thrombin 157
Thrombokinase 157
Thromboplastin 157
Thrombozyten 153, 155
Thrombus 157
- roter 157
Thymin 45
Thymosin 161
Thymus 154, 160, 161
Thyrotropin 299
Thyroxin 296, 299, 301
Tibia 92, 100, 101, 120, 122, 123, 356
Tiefen-
 -sensibilität 312
 -schmerz 313
T-Lymphozyten 160
Toleranz, immunologische 168
Tonsilla
- lingualis 165, 237
- palatina 165, 234, 238
- pharyngea 165, 215, 216
- tubaria 165
Tonsillen 164
Totraum 228
Tractus opticus 328
Tränen-
 -apparat 323, 325
 -bein 129
 -nasengang 325
 -röhrchen 325
 -sack 325
 -see 325
Trachea 214, 215, 219
Tractus
- corticonuclearis 351
- corticospinalis 351
- pyramidalis 350
- reticulospinalis 352
- rubrospinalis 352
- vestibulospinalis 352
Transaminasen 41
Transaminierung 41
Transferase 41
Transkription 47
Translation 47
Transmitter 75
Transversal-
 -achse 15
 -ebene 15
Trapezmuskel 149, 151
T-Regulatorzellen 160, 168
Tremor 343, 352
Treppenmuskel 151
Tricuspidalklappe 174, 175
Trigenum
- rectale 120
- urogenitale 120
Triglyceride 20, 40
Trigonum
- caroticum 149
- vesicae 268, 269
Trijodthyronin 296, 299, 301
Tripeptid 21

Triplett-Code 45
Trochlea humeri 93, 113
Trommelfell 315, 320
Trophoblast 289
Truncus pulmonalis 172, 173, 175, 179, 180, 184
T-Suppressorzellen 160, 166
Tuba
- auditiva 215
- uterina 282
Tubenmandel 164
Tubulus 273
- distaler 266
- intermediärer 266
- proximaler 266
Tubulus-Apparat 273
Tunica
- mucosa 85
- serosa 86
Türkensattel 130, 131

U

Übergangsepithel 60
Uferzellen 162, 164, 165
Ulcus ventriculi 242
Ulna 92, 94, 100, 101, 111, 112, 114, 115
Umbilicus 244
Untergrätengrube 113
Unterhaut 80, 83
Unterhautfettgewebe 80, 83
Unterkiefer-
 -drüse 239
 -grube 132
 -lymphknoten 189
Unterlippenherabzieher 133
Unterrachenraum 215
Unterzungendrüse 238
Uracil 45
Urämie 261, 271
Ureter 267
Urethra 270
- feminina 270
- masculina 270
Ureterengen 268
Urobilinogen 260
Urothel 60, 62
Ursprung 95
Uterus 282
Utriculus 316, 317
Uvula 234, 238

V

Vagina 284
Vaginae tendines 117
Valva
- aortae 175
- bicusspidalis 172
- ileocaecalis 244
- mitralis 175

Stichwortverzeichnis

- tricuspidalis 175
- trunci pulmonalis 175
Variabilität 56
Varizen 178
Vas efferens 266
Vasodilatation 202
Vasokonstriktion 202
Vater-Papille 243
Vater-Pacini-Körperchen 83
vegetatives Nervensystem (VNS) 332, 364
Velum palatinum 216
Vena (V.)
- acygos 185
- axillaris 185
- brachiocephalica 151
- cava 161, 172, 173, 178, 184, 190
- facialis 185, 348
- femoralis 185
- iliaca 185
- jugularis 185, 188, 149, 151
- lumbalis 185
- mediana cubiti 185
- ovarica 185
- portae 179, 186, 187, 246, 248, 260
- renalis 184, 185
- saphena 185
- subclavia 151, 185, 188
- testicularis 185
Venae (Vv.)
- hepaticae 185
Venen 176
Venen-
-geflecht 185
-klappen 178
-klappenfunktion 201
-winkel 188
Venolen 176
Ventilation 227
ventral 16
Ventrikel 178, 345
Ventriculi encephali 345
Ventriculus 171, 179, 186, 240
Verdauung 240, 242, 252
Verdauungsstörung 252
Vermis 343
Verschlusskrankheit 158
Vertebra prominens 105
Vertebrae
- cervicales 100, 101, 104
- lumbales 100, 101, 104
- thoracicae 101, 104
Vertikalachse 15
Vesica
- biliaris 247
- urinaria 268
Vestibulariskerne 318
Vestibularorgan 316
Vestibulum
- oris 234
- vaginae 285
Vibration 312
Vieleckbein 111, 115
Villi intestinales 242

Viscerocranium 131
Vitalkapazität 228
Vitamin-B-Mangel-Anämie 255
Vitamin-D$_3$-Hormon 309
VNS 332, 364
Volkmann-Kanal 66
Vomer 132
Vorder-
-hörner 333
-säule 333
-strang 334
Vorhaut 280
Vorhof 172, 178, 184, 190, 200
Vorhofsäckchen 316, 317
Vormauer 338, 339
Vorsteherdrüse 269, 277, 279
Vulva 285

W

Wachsein 372
Wachstumshormon 298, 300, 308
Waden-
-bein 91, 100, 101, 120, 123
-muskel 103, 122, 125, 128
Waldeyer'scher Rachenring 164
Wanderniere 264
Wärme-
-abgabe 208
-produktion 208
-rezeptoren 83
-transport 208
Warmpunkte 312
Warzen-
-fortsatz 129, 130
-vorhof 82
Wasser 17
Wasser-
-harnruhr 274
-kopf 345
-mindestbedarf 28
-stoffionenkonzentration 29
-zufuhr 28
Weitsichtigkeit 326, 327
Wernicke-Zentrum 337
Wirbel-
-arterie 149, 151
-kanal 346, 357, 359
-körper 104, 105
Wirbel-Rippen-Gelenk 109
Windkesselfunktion 177, 197
Wollhaare 83
Würfelbein 122
Wurmfortsatz 244
Wurzel-
-haut 235
-scheide 84

Z

Zahn-
-arten 234
-bein 235
-fach 235
-fleisch 235
-hals 235
-halteapparat 235
-höhle 235
-krone 235
-mark 235
-schmelz 235
-wurzel 235
Zäpfchen 234, 238
Zehen-
-endglied 122
-grundglied 122
-knochen 100, 121, 122
-mittelglied 122
Zeis-Drüsen 325
Zellkern 24
Zellvermehrung 48
Zentral-
-furche 336
-kanal 333, 345, 346, 347, 349
-körperchen 24, 27
-nervensystem 331
Zentriol 27, 48
Zentromer 44
Zielmotorik 344
Ziliarkörper 322
Zirbeldrüse 335, 342
Zitratzyklus 37, 40, 42
Zotten 242, 255
Zuckerkrankheit 273, 308
Zunge 215, 234
Zungen-
-bein 215, 216, 217
-mandel 237
-papillen 237
-wurzel 215, 216, 217
Zwerchfell 138, 140
Zwergwuchs 300
Zwillingswadenmuskel 126
Zwischen-
-hirn 335, 340, 341, 353
-kammerfurchen 172
-rippenmuskel 137
-wirbelloch 108
-wirbelscheibe 106, 108
Zwölffingerdarm 240, 242
Zwitterbildung 304
Zwitterion 21
Zyanose 229
Zylinderepithel 60
Zyste 282
Zytoskelett 24, 27